医学病毒图谱
Atlas of Medical Viruses
第 2 版

宋敬东　王健伟　洪　涛　编著

科　学　出　版　社

北　京

内 容 简 介

本书主要展示了1000余张病毒透射电子显微镜照片，包括负染及超薄切片照片，涵盖25个病毒科，对每个科病毒的形态特征进行了详细说明。本书还简要介绍了每个科的病毒分类、生物学特性、致病性等。全书按照现行的病毒分类学（核酸类型）进行编排，包括DNA病毒六个科、逆转录病毒两个科、双链RNA病毒一个科、负链RNA病毒九个科、正链RNA病毒七个科，以及朊病毒等。本书在第1版的基础上进行了全面更新，增加了多种病毒电镜照片；以形态学视角完善对病毒复制周期的认识；突出对病毒鉴别的实践指导；根据国际病毒分类委员会病毒分类变化修改了有关章节病毒分类内容。

本书以图谱的形式系统介绍了病毒形态学理论、病毒形态及相关技术，可供临床诊断、科学研究、教学及从事病毒形态研究的人员参考。

图书在版编目（CIP）数据

医学病毒图谱/宋敬东，王健伟，洪涛编著.—2版.—北京：科学出版社，2024.6

ISBN 978-7-03-078583-1

Ⅰ．①医… Ⅱ．①宋… ②王… ③洪… Ⅲ．①病毒病－图谱 Ⅳ．① R511-64

中国国家版本馆 CIP 数据核字（2024）第 105340 号

责任编辑：沈红芬 路 倩 / 责任校对：张小霞
责任印制：肖 兴 / 封面设计：黄华斌

科 学 出 版 社 出版
北京东黄城根北街 16 号
邮政编码：100717
http://www.sciencep.com
河北鑫玉鸿程印刷有限公司印刷
科学出版社发行 各地新华书店经销
*
2016 年 5 月第 一 版 开本：787×1092 1/16
2024 年 6 月第 二 版 印张：39
2024 年 6 月第二次印刷 字数：920 000
定价：268.00 元
（如有印装质量问题，我社负责调换）

致　谢

在本书编撰过程中，得到了得克萨斯大学 Frederick A. Murphy 教授、耶鲁大学 Caroline K. Y. Fong 博士等国际同行的大力支持、慷慨赠送并惠允使用其照片。感谢科学出版社惠允使用洪涛研究员在其出版社发表过的图片。本书的病毒样本部分来源于中国疾病预防控制中心病毒病预防控制所多个科室，包括病毒性肝炎室、病毒性出血热室、病毒性脑炎室、病毒性腹泻室、流行性感冒室、应急技术中心、狂犬病室、脊髓灰质炎室、麻疹室、曾毅院士实验室、侯云德院士实验室、高福院士实验室等。除此之外，德国科赫研究所、中国疾病预防控制中心传染病预防控制所、中国医学科学院病原生物学研究所、北京生物制品研究所、辽宁成大生物股份有限公司、湖南师范大学、清华大学等多家单位也提供了样本，在此一并表示感谢。

本书中部分病毒简介的撰写得到了中国医学科学院病原生物学研究所任丽丽研究员、郭丽研究员，北京交通大学张莹教授，首都医科大学附属北京天坛医院孙异临研究员及中国疾病预防控制中心病毒病预防控制所鲁茁壮研究员、王敏副研究员的大力支持。另外，湖南师范大学肖浩博士、庞浩博士参与了部分图片拍摄工作，中国疾病预防控制中心病毒病预防控制所屈建国副主任技师做了大量后勤保障工作，传染病溯源预警与智能决策全国重点实验室（原传染病预防控制国家重点实验室）提供了课题和仪器支持，在此一并表示感谢。

本书中的部分研究工作得到了国家重点研发计划（2022YFC2602202）、传染病预防控制国家重点实验室面上项目（2022SKLID203）、中国医学科学院医学与健康科技创新工程项目（2021-I2M-1-038）、法国梅里埃基金会新发病原体合作项目、国家自然科学基金创新群体（82221004）、"艾滋病和病毒性肝炎等重大传染病防治"科技重大专项（2011ZX10004-001、2013ZX10004-101）等项目的支持。

第 2 版前言

自 2016 年本书出版后 7 年间，国内外经历了多次重大病毒性传染病疫情，尤其是 2019 年底出现的新冠疫情，对人类生产、生活产生了巨大影响。而近期猴痘（M 痘）疫情已波及 110 多个国家，被世界卫生组织列为国际关注的突发公共卫生事件。病毒的形态鉴定在这些传染病的病原鉴定中发挥了重要作用，本书作者有幸首次鉴定了流行性出血热病毒、成人腹泻轮状病毒、SARS-CoV-2 的形态。为了使本书能够更加贴合实践及科研工作，本版在原有基础上主要补充和完善了如下内容：

（1）增加了多种病毒电镜照片。据估计大约 4/5 的人类病毒来源于动物，故增加了多种动物和虫媒病毒的照片。结合冷冻电镜技术的发展，还增加了 12 种不同病毒的冷冻电镜照片。此外，针对近年来对噬菌体研究的再度重视，增加了不同类型噬菌体负染、切片及冷冻电镜照片。为了便于读者更好地了解病毒的形态，增加了病毒结构示意图，并可通过扫描二维码查看彩图。

（2）以形态学视角完善对病毒复制周期的认识。多数病毒科的超薄切片形态描述部分，除展示病毒形态外，还按照病毒的形态发生过程编排病毒照片，囊括了病毒吸附、进入细胞、细胞内复制、释放等环节及细胞超微病理改变的电镜照片。

（3）更加突出对病毒鉴别的实践指导。病毒形态学观察容易受到多种因素的干扰，其准确性依赖于丰富的实践经验，一旦误判会"差之毫厘，谬以千里"。为此，本版增加了病毒形态的假象识别、不同病毒形态比较，以及细胞、病毒、细菌形态比较的相关内容，以更好地指导实践。

（4）根据国际病毒分类委员会病毒分类变化修改了有关章节病毒分类内容。

总之，希望通过上述内容的补充和完善，使本图谱对病毒形态、形态发生的展示更加翔实、实用。由于学识所限，本书难免还存在诸多不足之处，敬请读者批评、指正，以便再版时修正和完善。

宋敬东　王健伟　洪　涛

2023 年 12 月

第1版前言

病毒很小，不仅肉眼看不到，即便最好的光学显微镜也无济于事，因此早先被称作"超微生物"。自从 20 世纪 30 年代发明了电子显微镜，科学家才逐渐揭开了病毒的面纱，病毒形态学也应运而生。如今，尽管已有许多检测病毒的方法，并且各有所长，但只有电镜技术才能显示病毒的形态，而且可以在很短的时间（几分钟）内做出快速诊断。因此，尽管病毒学已经发展到分子病毒学时代，病毒形态学研究仍不可替代。

"百闻不如一见"道出了视觉观察不可替代的优越性，我们编辑病毒图谱的目的就是为实现"眼见为实"提供参考。本图谱是从我们多年积累的病毒照片中选其精华，加上世界病毒形态学泰斗 Frederick A. Murphy 教授及其他国际同行的无私之馈赠编辑而成，为读者呈献了常见及重要的人类致病病毒的透射电镜照片。为便于查找，按照现行的病毒分类学（核酸类型）进行编排，并对每种病毒的形态学特征加以说明。同时，结合编者自身的研究工作，还对多种病毒的形态发生学进行了较深入的描述。作者希望，本图谱能为广大病毒学同道，尤其是为那些正在学习病毒学的学子们提供参考。

编　者
2016 年 1 月

病毒形态学原理概述

病毒形态学是研究病毒形态特征及其形态发生的一门科学。病毒的种类繁多、形态各异，大小也不相同。病毒的形态具有独特性，因此可根据形态特征进行病毒的检测和鉴定。病毒形态学在病原鉴定和病毒致病机制等研究方面发挥重要作用。由于病毒很小（通常为20～200nm），无法通过光学显微镜直接观察，目前病毒形态学研究必须借助电子显微镜（简称"电镜"）技术。

【病毒的化学组成和结构】

病毒的形态受到其化学组成的影响。病毒颗粒的基本化学组成是核酸和蛋白质，有的病毒还具有脂质包膜，这些化学成分形成病毒的各种结构（图1）。所有成熟的病毒至少是由一种或几种蛋白质和一种核酸（DNA或RNA）组成。一个完整的病毒颗粒通常由衣壳、核酸、包膜及刺突等组成（图2）：

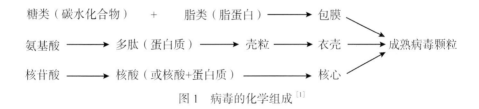

图1　病毒的化学组成[1]

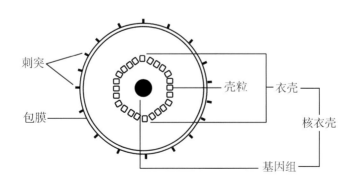

图2　病毒的结构示意图

（一）衣壳

病毒衣壳（capsid）主要由蛋白质组成，衣壳内包裹着由病毒核酸（基因组）和与其相结合的蛋白质等构成的病毒核心。病毒衣壳的形态是病毒分类或病毒鉴定的重要依据。衣壳由壳粒（capsomer）以非共价键方式结合形成，有时壳粒形成电镜下可见的形态亚单位（图3）。不同种类病毒的壳粒数目不同，是病毒的形态特征之一，如腺病毒有252个，疱疹病毒有162个，乳头瘤病毒则有72个。壳粒由蛋白质或多肽构成，是衣壳的化学亚单位或结构亚单位。病毒衣壳的主要功能：保护病毒核酸，使其免受核酸酶或其他理化因素的破坏；参与病毒感染细胞的过程，决定病毒对宿主细胞的嗜性；具有抗原性，诱导宿主产生特异性免疫反应等。

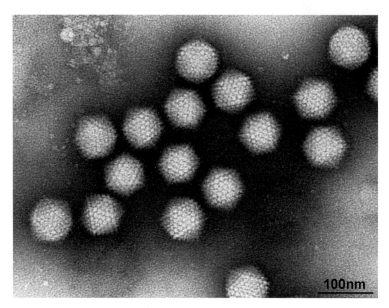

图 3　腺病毒形态（负染）
病毒颗粒表面壳粒清晰可辨

（二）核酸

病毒基因组只有一种核酸成分，DNA或RNA，决定了病毒的遗传和变异特征。病毒的衣壳与其内部的病毒基因组等合称为核衣壳（nucleocapsid）。病毒核酸的形式多样，如双链DNA、单链DNA、双链RNA、单链RNA（又分为正链RNA和负链RNA）、分节段RNA、线状DNA、线状RNA、环状DNA等。DNA病毒核酸多为双股（细小病毒等除外），RNA病毒核酸多为单股（呼肠孤病毒、布尼亚病毒等除外）。病毒核酸的类型及形式也是病毒分类的重要依据。

（三）包膜及刺突

除了蛋白衣壳与核酸等结构外，有些病毒还具有包膜（envelope）和刺突（spike）。病毒包膜由脂质或脂蛋白组成，为脂质双层膜，来源于宿主细胞，如细胞核膜、细胞质膜、高尔基体膜、内质网膜等。包膜具有维系病毒结构、保护病毒衣壳的作用。包膜上的突起称为刺突（图4），由蛋白质组成，可有糖基化等修饰。刺突具有多种生物活性，是启动病毒感染（吸附、穿入）所必需的。脂溶剂可去除包膜使病毒丧失活性。某些病毒（如正黏病毒、副黏病毒、布尼亚病毒、弹状病毒、丝状病毒等）具有基质蛋白，位于包膜与核衣壳之间，具有支撑包膜、维持病毒结构的作用，并在病毒出芽成熟过程中发挥重要作用。

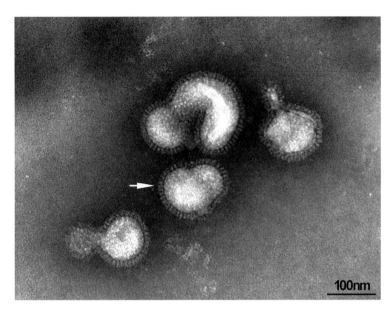

图 4　流感病毒形态（负染）

箭头示包膜上的刺突

【病毒的形态结构类型】

病毒形态多样而复杂，很多病毒呈立体对称，大致可以分为三种：二十面体立体对称、螺旋对称和复合对称[2, 3]。

（一）二十面体立体对称

二十面体立体对称（icosahedral symmetry）的病毒衣壳是由20个等边三角形组成的立体结构，包括12个顶角、20个三角面和30条边（图5）。病毒的顶角、三角面及边均由壳粒构成。腺病毒呈典型的二十面体立体对称。二十面体立体对称具有2-3-5轴对称的特征（图5）。2-3-5轴对称是指以30条边的任何一条的中心点为中心，对准其相对边的中心点作为中轴，则相邻的2个位置形态总是相同；以20个三角面任何一个面的中心与其相对三角面的中心为轴旋转时，有3个位置相同；以12个顶角的任何一个顶角与其相对的顶角作为中轴旋转时，有5个面形态相同、互相对称。在二十面体立体对称病毒衣壳上，顶角的壳粒总是与周围5个间距相等的壳粒为邻，此壳粒称为五邻体（penton）；在三角面或边上的每个壳粒与其6个间距相等的壳粒为邻，此壳粒称为六邻体（hexon）。除痘病毒外，所有脊椎动物DNA病毒衣壳均为二十面体立体对称。部分RNA病毒衣壳也呈二十面体立体对称，如星状病毒、杯状病毒、黄病毒、披膜病毒、小RNA病毒等。

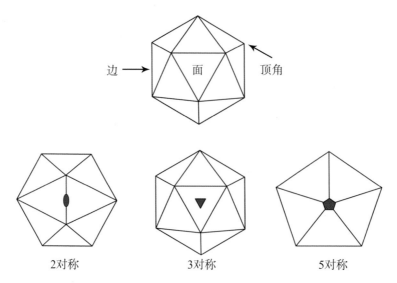

图5　二十面体立体对称结构示意图

2对称、3对称及5对称的轴的位置分别以椭圆、三角及五边形表示

（二）螺旋对称

螺旋对称（helical symmetry）的病毒衣壳沿着轴心呈螺旋排列，形成高度有序的结构。蛋白单体盘绕成对称的螺旋状或弹簧状衣壳，衣壳呈中空的圆筒状（图6），核酸位于其中。螺旋结构是一种螺旋状而不是简单堆砌的圆盘结构。一个螺旋由其直径及螺距两个因素确定，螺旋式堆积由均一的蛋白亚基构成。许多动物病毒为螺旋对称型，且包裹脂质膜。动物病毒中螺旋对称的病毒均属有包膜的单股RNA病毒，如弹状病毒、正黏病毒和副黏病毒等。

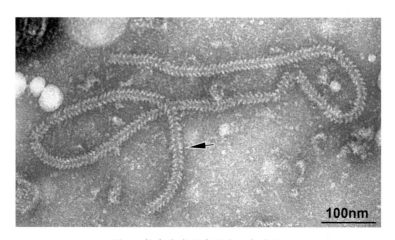

图6　仙台病毒衣壳形态（负染）

箭头示螺旋对称的衣壳

（三）复合对称

呈复合对称（complex symmetry）的病毒结构复杂，既有螺旋对称又有立体对称。仅少数病毒为复合对称。复合对称的典型例子是有尾噬菌体，病毒由头部和尾部组成，包装有病毒核酸的头部通常呈立体对称，尾部呈螺旋对称（图7）。呈复合对称的动物病毒目前仅见于痘病毒，病毒核心呈对称的哑铃状，在病毒核心两侧有对称的侧体（详见第一章第一节"痘病毒科"）。

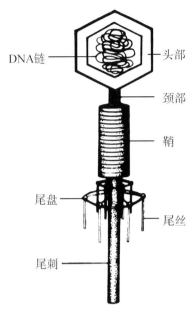

图 7　噬菌体模式图
经授权本图引自文献［4］，略有改动

【病毒的复制周期】

病毒进入细胞，在细胞内完成增殖，最后释放出子代病毒的过程为病毒的复制周期[5-9]。为便于理解，病毒的复制周期被人为分为吸附（attachment）、穿入（penetration）、脱壳（uncoating）、生物合成（biosynthesis）、组装（assembly）、释放（release）6个环节（图8）。

（1）吸附：是病毒感染细胞的第一步，病毒颗粒首先通过静电作用非特异性地吸附在细胞外基质上。然后，病毒表面的蛋白与易感细胞膜表面的受体特异性结合。包膜病毒通过其跨膜蛋白（刺突）与受体结合，无包膜病毒则通过衣壳表面或其突起的蛋白与受体结合。

（2）穿入：病毒完成吸附后，可通过膜融合（membrane fusion）或内吞（endocytosis）等方式进入细胞。病毒蛋白与受体的结合可诱导病毒蛋白构象变化，导致某些包膜病毒与细胞膜融合，使病毒基因组进入细胞。病毒与受体结合还可触发病毒转运信号，启动受体介导的内吞，在细胞质内形成包裹病毒颗粒的内体（endosome）。病毒进入细胞的内吞方式有三种，分别为网格蛋白介导的（clathrin-mediated）内吞、陷窝蛋白介导的（caveolin-mediated）内吞及非网格蛋白/非陷窝蛋白介导的内吞。另外，巨胞饮（macropinocytosis）、吞噬（phagocytosis）等方式也可介导病毒进入细胞，同一种病毒可有不同的穿入方式。

（3）脱壳：进入细胞内的病毒颗粒或亚病毒结构（subviral component）运输至细胞内适于病毒基因组复制的特定部位后释放病毒基因组。通常，病毒颗粒或亚病毒结构在细胞内多通过细胞骨架运输。

包膜病毒在内体中的脱壳可有如下方式：①病毒包膜与内体膜融合形成核衣壳释放通道，如在内体中的酸性环境下激活流感病毒包膜与内体膜融合形成通道，病毒核糖核蛋白（ribonucleoprotein，RNP）经通道进入细胞质，然后再经核孔进入细胞核内。②核糖体介导的脱衣壳，如内体中的西门利克森林病毒（*Semliki Forest virus*）包膜与内体膜融合后，病毒核衣壳暴露在细胞质中，此时核糖体与核蛋白结合、核衣壳解聚，从而释放病毒基因组完成脱壳。

无包膜病毒在内体中的脱壳可有如下方式：①破坏内体膜。如腺病毒在酸性条件下释放出蛋白Ⅵ等蛋白后形成亚病毒结构，蛋白Ⅵ可破坏内体膜，从而释放亚病毒结构，亚病毒结构在细胞质内沿微管转运至核孔，此处亚病毒结构进一步降解，释放病毒基因组并经核孔进入细胞核，完成脱壳。②在内体膜上形成孔道（pore）。无包膜正链RNA病毒，如脊髓灰质炎病毒在内体中，病毒内部VP4蛋白和部分VP1蛋白转移至衣壳外部并与内体膜相互作用形成孔道，病毒RNA由此进入细胞质。③破坏溶酶体膜。如包裹呼肠孤病毒的内体与溶酶体融合，之后在酶的作用下，病毒构象发生改变形成感染性亚病毒粒子（infectious subviral particle，ISVP），ISVP可破坏溶酶体膜使其形成孔洞，病毒核心进入细胞质完成脱壳。

（4）生物合成：指病毒基因组从衣壳中释放后，利用宿主细胞合成子代病毒核酸和蛋白质。作为严格细胞内寄生微生物，病毒的生物合成很大程度上依赖宿主的代谢系统。尽管病毒的基因组核酸形式多样，但最终均需形成mRNA以利用宿主的核糖体合成病毒复制所需蛋白质。根据不同病毒基因组产生mRNA的机制不同，可将病毒分为七大类型，即双链DNA病毒、单链DNA病毒、单正链RNA病毒、单负链RNA病毒、双链RNA病毒、逆转录病毒和嗜肝DNA病毒。多数真核生物DNA病毒（痘病毒等除外）基因组复制和转录发生在细胞核内。多数RNA病毒（流感病毒、丁型肝炎病毒除外）则在细胞质中复制其基因组。通常，病毒的复制发生在特定的细胞区域或病毒诱导产生的结构中，如疱疹病毒的复制主要发生在核斑（nuclear speckle）。许多RNA病毒的复制与细胞质内的膜或包涵体（inclusion body）关联，正链RNA病毒的复制主要发生在内质网并导致其重排而失去典型的内质网结构；负链RNA病毒复制时主要由病毒核衣壳蛋白（nucleocapsid protein）形成包涵体样结构（inclusion like structure），RNA转录及病毒基因组复制即在此发生。双链RNA病毒复制时则可在细胞内形成病毒复制工厂（factory）或病毒发生基质（viroplasm）。

（5）组装：细胞内合成的子代病毒结构蛋白和基因组被运输到或者局限在病毒包装发生的亚细胞部位，不同种类的病毒在细胞内组装的部位不同。通常，病毒的组装发生在细胞核内、细胞质内或细胞膜上。无包膜病毒通常在细胞核或细胞质内组装，例如，腺病毒在细胞核内组装，脊髓灰质炎病毒在细胞质内组装。包膜病毒在病毒包装过程中从细胞器或细胞质膜上获得脂质包膜。例如，疱疹病毒核衣壳在细胞核内包装完成后通过细胞核膜内膜进入核周隙时获得第一次包膜，由核周隙进入细胞质时脱掉包膜，核衣壳在高尔基体内获得第二次包膜，完成病毒组装。而轮状病毒在进入内质网时获得一过性包膜。布尼亚病毒则向高尔基体内出芽获得包膜完成组装。正黏病毒、副黏病毒、丝状病毒、沙粒病毒、弹状病毒、披膜病毒、人类免疫缺陷病毒（human immunodeficiency virus，HIV）等则可在细胞质膜表面向细胞外出芽获得包膜，完成病毒组装。

（6）释放：包膜病毒主要通过出芽释放，如沙粒病毒、弹状病毒、副黏病毒、正黏病毒、丝状病毒等可在细胞质膜上出芽，并将病毒颗粒释放到细胞外。有些无包膜病毒（如腺病毒、小RNA病毒等）导致细胞损伤、崩解，以裂细胞方式释放子代病毒颗粒。有些无包膜病毒还可以非细胞破坏方式释放，如脊髓灰质炎病毒、柯萨奇B病毒、甲型肝炎病毒可以脂质囊泡包裹的方式释放。

病毒的复制周期简要总结如图8所示：病毒颗粒与受体结合吸附于细胞表面（1示包膜病毒，4示无包膜病毒），启动病毒进入细胞的过程；包膜病毒可以通过膜融合方式释放病毒基因组进入细胞质（2），包膜病毒和无包膜病毒亦可通过内吞方式进入细胞（3、5），并在细胞质内释放基因组或将基因组释放于细胞核内，从而完成脱壳；病毒基因组和蛋白质的合成及病毒颗粒的组装发生在细胞核、细胞器（如内质网、高尔基体等）或细胞内形成的特定区域（如病毒发生基质），有时子代病毒颗粒可聚集形成包涵体；包膜病毒可通过出芽方式成熟及释放（6），无包膜病毒可通过裂细胞方式释放（7），有的病毒颗粒包被在囊泡中，通过囊泡与细胞质膜融合释放（8），亦有病毒通过多泡体与细胞质膜融合后，包裹在囊泡中释放。

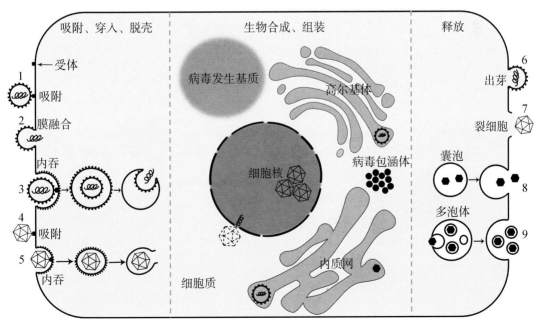

图8 病毒复制周期示意图

【主要参考文献】

［1］洪涛.生物医学超微结构与电子微技术.北京：科学出版社，1984.

［2］Harrison SC. Principles of virus structure//Knipe DM，Howley PM. Fields Virology. 6th ed. Philadelphia：Lippincott Williams & Wilkins，2013：52-86.

［3］黄文林.分子病毒学.北京：人民卫生出版社，2002.

［4］中国医学科学院.医学生物学电子显微镜图谱.北京：科学出版社，1978.

［5］Ari H. Virus entry and uncoating//Knipe DM，Howley PM. Fields Virology，6th ed. Philadelphia：Lippincott Williams & Wilkins，2013：87-104.

［6］Sean W. Viral replication strategies//Knipe DM，Howley PM. Fields Virology. 6th ed. Philadelphia：Lippincott Williams & Wilkins，2013：105-127.

［7］Eric H. Virus assembly//Knipe DM，Howley PM. Fields Virology. 6th ed. Philadelphia：Lippincott Williams & Wilkins，2013：128-152.

［8］李凡，徐志凯.医学微生物学.9版.北京：人民卫生出版社，2018.

［9］Jane F，Vincent RR，Glenn FR，et al. Principles of Virology. 5th ed. Washington：ASM Press，2020：26-60.

第一章 DNA 病 毒

本章重点介绍痘病毒、疱疹病毒、腺病毒、乳头瘤病毒、多瘤病毒、细小病毒等常见感染人类的DNA病毒的形态学特点。此外，还展示了部分动物病毒的形态作为参照。

第一节 痘病毒科（*Poxviridae*）

最受关注的感染人类的痘病毒科成员为天花病毒。该病毒导致的天花是一种烈性传染病，曾在人类历史上导致上亿人死亡。中国东晋时期葛洪记录的天花症状是人类最早的关于天花的可靠文字记载。1798年英国乡村医生爱德华·琴纳（Edward Jenner）发明了接种牛痘预防天花的方法，开启了人类利用疫苗预防传染病的先河。世界卫生组织于1980年宣布人类已经消灭了天花，人们对痘病毒的关注显著降低。一些动物痘病毒也可以感染人类，尤其是没有进行过痘苗免疫的人群，1970年第一次记录了发生在西非和中非的猴痘病毒感染人事件[1]，2022年猴痘（现名M痘，参见WHO官网）在多个国家和地区暴发流行，世界卫生组织将其宣布为"国际关注的突发公共卫生事件"（Public Health Emergency of International Concern，PHEIC），再次引发了人们对痘病毒的关注。

【基本特征】

根据宿主不同，痘病毒科分为脊椎动物痘病毒亚科（*Chordopoxvirinae*）和昆虫痘病毒亚科（*Entomopoxvirinae*）。脊椎动物痘病毒亚科分类见表1-1-1[2]，该亚科中可导致人类疾病的病毒包括天花病毒（*Variola virus*）、猴痘病毒（*Monkeypox virus*）、牛痘病毒（*Cowpox virus*）、骆驼痘病毒（*Camelpox virus*）和传染性软疣病毒（*Molluscum contagiosum virus*）等。通常，昆虫痘病毒亚科成员只感染昆虫。

表1-1-1 脊椎动物痘病毒亚科分类

亚科	属	种（举例）
脊椎动物痘病毒亚科（*Chordopoxvirinae*）	正痘病毒属（*Orthopoxvirus*）	天花病毒（*Variola virus*）、猴痘病毒（*Monkeypox virus*）、痘苗病毒（*Vaccinia virus*）、牛痘病毒（*Cowpox virus*）、骆驼痘病毒（*Camelpox virus*）
	副痘病毒属（*Parapoxvirus*）	口疮病毒（*Orf virus*）、伪牛痘病毒（*Pseudocowpox virus*）
	软疣痘病毒属（*Molluscipoxvirus*）	传染性软疣病毒（*Molluscum contagiosum virus*）
	禽痘病毒属（*Avipoxvirus*）	鸡痘病毒（*Fowlpox virus*）、金丝雀痘病毒（*Canarypox virus*）

续表

亚科	属	种（举例）
脊椎动物痘病毒亚科（Chordopoxvirinae）	山羊痘病毒属（Capripoxvirus）	山羊痘病毒（Goatpox virus）、绵羊痘病毒（Sheeppox virus）
	兔痘病毒属（Leporipoxvirus）	黏液瘤病毒（Myxoma virus）、野兔纤维瘤病毒（Hare fibroma virus）
	猪痘病毒属（Suipoxvirus）	猪痘病毒（Swinepox virus）
	鹿痘病毒属（Cervidpoxvirus）	长耳鹿痘病毒（Mule deerpox virus）
	亚塔痘病毒属（Yatapoxvirus）	塔纳痘病毒（Tanapox virus）

痘病毒有包膜，对多种消毒剂敏感，如活性氯、聚维酮碘（碘伏）、季铵盐类、氯己定葡萄糖酸盐、醛类、醇类等[3]。天花病毒能够在患者病灶处剥落的皮屑或结痂中存活13年[4]。

天花病毒可在多种哺乳动物细胞和鸡胚中生长。多数副痘病毒易于在原代羊或牛细胞中生长，但不能在鸡胚中生长[1]。成熟的痘苗病毒颗粒在氯化铯中的浮力密度是1.272g/cm^3 [5, 6]。

痘病毒基因组是线性双链DNA，大小为100（副痘病毒）～300kb（禽痘病毒），基因组两端有末端反向重复序列。病毒基因组可编码150～300种蛋白质。成熟病毒的包膜上约有30种未糖基化的蛋白质，参与病毒吸附（A26L、A27L、D8L等）、入胞（A16L、A21L、F9L等）和病毒的形态发生（A9L、A13L、A14L等），或与病毒毒力相关（A14.5L、F14.5L、I5L）。病毒的核心包含约50种蛋白质，其中约30种是酶类，包括RNA聚合酶（含RPO 147、RPO 132、PRO 35等多个亚基）、加帽酶、多聚A聚合酶等；病毒核心的非酶蛋白有A3L、A4L、A10L等。在细胞外病毒颗粒最外层的膜上还有数种糖基化的病毒蛋白[1]。

在痘病毒科中，天花病毒和传染性软疣病毒两种病毒仅有人类宿主。天花病毒主要通过呼吸道飞沫传播，也可通过接触带毒的皮疹渗出物或渗出物污染的物品传播。天花病死率为30%～40%，以高热和皮肤出现脓疱为特征。传染性软疣病毒通过皮肤直接接触传染，引起传染性软疣。其他痘病毒如猴痘病毒、牛痘病毒和口疮病毒等偶可通过接触感染人类。人感染猴痘病毒后，除导致与天花病毒相似的症状外，还可导致颌下淋巴结、腹股沟淋巴结等肿大。现有研究发现，猴痘病毒在咽喉部的DNA载量低于皮肤渗出物，推断其主要通过密切接触传播[7, 8]。牛痘病毒主要导致感染部位（如手指）皮肤出现脓疱及疼痛。口疮病毒主要导致感染部位出现结节性和乳头瘤状皮肤损伤[1]。

【形态学与超微结构】

痘病毒在形态上由如下几部分构成：病毒外部为脂质包膜，包膜内部为表面有条索状或颗粒状结构的病毒衣壳，衣壳内部为由病毒DNA及蛋白质成分构成的双凹面哑铃形或柱状核心（core），以及位于核心两侧和病毒衣壳之间的侧体（lateral body）（图1-1-1）。

（一）负染及冷冻电镜观察

除副痘病毒外，其他痘病毒衣壳负染形态几乎均呈砖形，大小为（220～450）nm（长）×（140～260）nm（宽）×（140～260）nm（厚），表面为不规则排列的条索状、管状或颗粒状结构（图1-1-2～图1-1-16）。副痘病毒呈卵圆形，大小为（250～300）nm×（160～190）nm，表面的条索平行、规则排列，不同方向的条索可呈交叉状（图1-1-17～图1-1-21），上述形态特点使得副痘病毒易于与其他痘病毒鉴别。

痘病毒负染时可呈两种形态：一种为呈桑葚状（mulberry）的M型，病毒颗粒表面有条索状或颗粒状结构（图1-1-7、图1-1-17）；另外一种为呈囊状（capsule）的C型，其表面光滑，缺乏条索状或颗粒状结构（图1-1-8、图1-1-18、图1-1-19）。当病毒颗粒呈侧立位时，其中央部位两侧突起，突起部位与病毒侧体部位相对应（图1-1-9）。多数情况下负染的痘病毒无脂质包膜，偶尔可见包被脂质包膜的病毒颗粒（图1-1-10、图1-1-19、图1-1-20）。有时病毒培养上清中还可见圆形无包膜（图1-1-11）或有包膜（图1-1-14）的不成熟球形病毒颗粒。值得注意的是，一些未分类的痘病毒其外形呈砖形，但表面结构与副痘病毒相似[9]。

冷冻透射电镜对痘苗病毒进行直接成像，有脂质包膜的病毒颗粒，包膜和蛋白衣壳间可见间隙（图1-1-12A、B），病毒的衣壳呈砖形（图1-1-12C）。有的病毒可见核心及两个侧体（图1-1-12D）。痘苗病毒的冷冻电镜形态未见负染所展示的病毒表面的条索状结构。研究表明，通过负染技术观察到的痘病毒表面的结构，可能是由脱水造成的假象[9]。

（二）超薄切片电镜观察

痘病毒形态具有显著特征，其不同复制阶段的形态表现如下：①弧形结构。病毒在复制早期形成弧形结构，其表面有时可见颗粒状突起（图1-1-22A），弧形结构逐渐延长并弯曲，可形成具有开口的环状结构。②球形不成熟病毒颗粒（immature virion，IV）。弧形结构最终包裹病毒蛋白和DNA闭合形成球形不成熟病毒颗粒（图1-1-22B），球形病毒颗粒内形成高电子密度的核心结构（图1-1-22C）。③成熟病毒颗粒（mature virion，MV）。细胞质内可见具有单层包膜的成熟病毒颗粒（图1-1-22D）和具有三层包膜包裹的病毒颗粒（wrapped virus，WV）（图1-1-22E），细胞外可见具有双层包膜的细胞外包膜病毒颗粒（extracellular enveloped virion，EEV）（图1-1-22F）。成熟病毒颗粒因切面的轴向和位置不同而呈现多种形态（图1-1-23～图1-1-36），最具特征的形态表现为具有哑铃形核心，有时两个侧体也清晰显示（图1-1-25、图1-1-27A）。当与上述切面垂直时，病毒颗粒呈砖形（图1-1-32）。不成熟的病毒颗粒特征性形态表现为病毒颗粒切面呈边界清晰的圆形，由于成熟程度不同，其内部的病毒基质填充程度也不同（图1-1-30），不成熟的病毒颗粒通常大于成熟病毒颗粒（图1-1-31）。

痘病毒虽然为DNA病毒，但是病毒的复制周期在细胞质内完成，病毒颗粒仅出现在细胞质内，细胞核内无病毒颗粒（图1-1-23、图1-1-24、图1-1-26），这与其他DNA病毒显著不同。以痘苗病毒为例，痘病毒的形态发生可有下述表现：①病毒进入细胞。具有脂质包膜的病毒颗粒与细胞质膜融合介导病毒进入细胞（图1-1-27）。无包膜的病毒颗粒以内吞方式进入细胞，病毒颗粒与细胞质膜结合后，结合处的细胞质发生凹陷，并将病毒颗粒吞入细胞质（图1-1-28）。病毒颗粒也可以细胞微绒毛参与的巨胞饮（macropinocytosis）方式进入细胞（图1-1-29）。②病毒在细胞质内复制。细胞质内形成含有病毒DNA、颗粒状的高电子密度区域，即"病毒工厂"，其内可见厚度10～15nm的弧形、半月形或近圆形的膜性结构，其开口面向基质成分，最后形成圆形的内部包含基质的不成熟病毒颗粒（图1-1-25、图1-1-30、图1-1-35）。有的圆形病毒颗粒内部也可呈空心状或部分空心状（图1-1-31A）。不成熟病毒颗粒继续成熟，在细胞质内形成具有单层包膜的砖形成熟病毒颗粒，有的成熟病毒颗粒可被源于高尔基体的双层包膜再次包裹，形成具有三层包膜的包裹病毒颗粒。成熟的病毒颗粒切面上可见病毒哑铃形核心及侧体（图1-1-32、图1-1-36）。③病毒释放。病毒可以裂细胞方式释放，释放的病毒颗粒为单层包膜的病毒颗粒（图1-1-33）。另外，细胞外也可见不成熟的病毒颗粒（图1-1-34）。包裹病毒颗粒以膜融合方式释放，包裹病毒颗粒的最外层膜可与细胞质膜融合，从而释放病毒颗粒，此种释放方式的病毒颗粒具有双层包膜，称为细胞外包膜病毒颗粒，有部分膜融合后的病毒颗粒并未释放而保持附着在细胞表面，称为细胞相关性有包膜病毒颗粒（cell-associated enveloped virion，CEV）。另外，有些痘病毒还可以在细胞膜以出芽的方式释放。痘病毒的形态发生过程如图1-1-37所示。

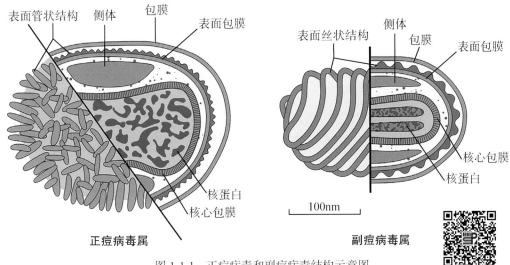

图 1-1-1　正痘病毒和副痘病毒结构示意图

每个病毒示意图分为两部分，分割线左侧为无包膜病毒表面结构示意图，右侧为有包膜病毒剖面图。正痘病毒颗粒表面可见无序排列的条索，副痘病毒表面为平行排列的条索。剖面图上可见双凹面的核心及侧体。经授权本图引自文献 [9]，略有改动

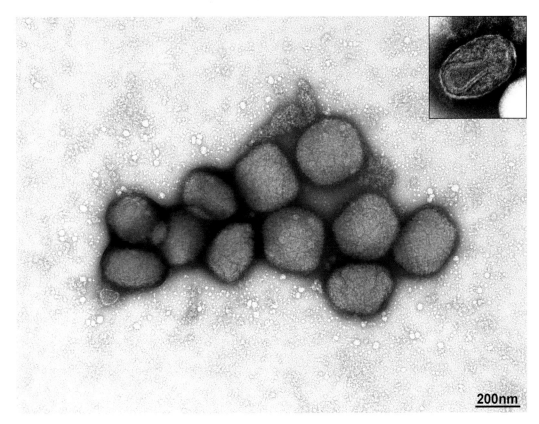

图 1-1-2　猴痘病毒的形态（负染）

病毒颗粒呈砖形，插图示含哑铃形核心及侧体的病毒颗粒

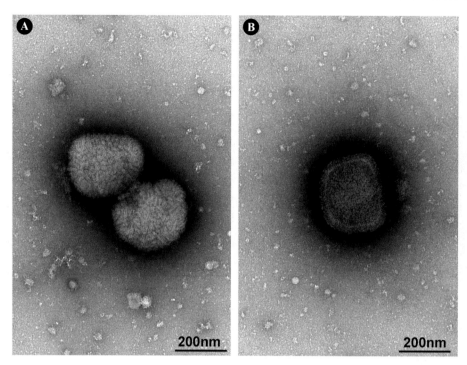

图 1-1-3　猴痘病毒的形态（负染）

A. M 型病毒颗粒，可见病毒衣壳表面有条索状或颗粒状突起；B.C 型病毒颗粒，衣壳表面及边缘光滑

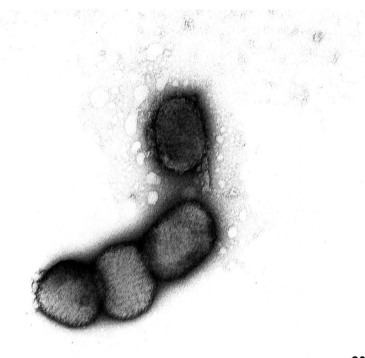

图 1-1-4　传染性软疣病毒的形态（负染）

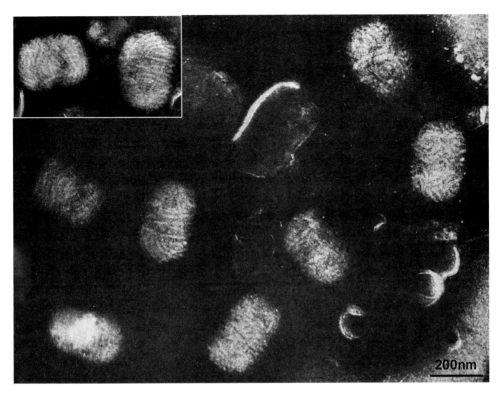

图 1-1-5　传染性软疣病毒的形态（负染）

病毒颗粒呈砖形，表面有无序排列的条索状结构（插图示）。经授权本图引自文献 [10]，略有修改

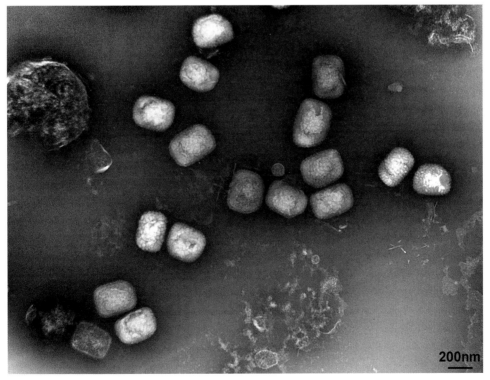

图 1-1-6　痘苗病毒的形态（负染）

病毒颗粒呈砖形

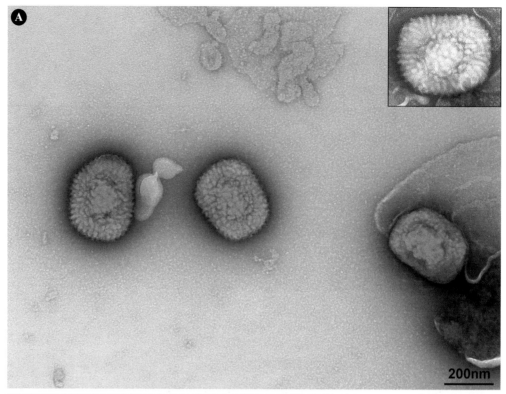

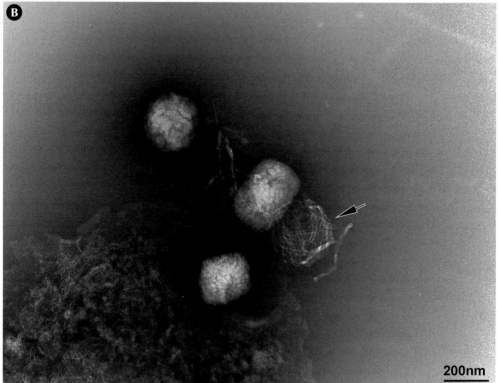

图 1-1-7 痘苗病毒 M 型颗粒的形态（负染）

A.病毒表面可见条索状结构，插图示中心部位核心突起的病毒颗粒；B.箭头示游离状态的条索状结构

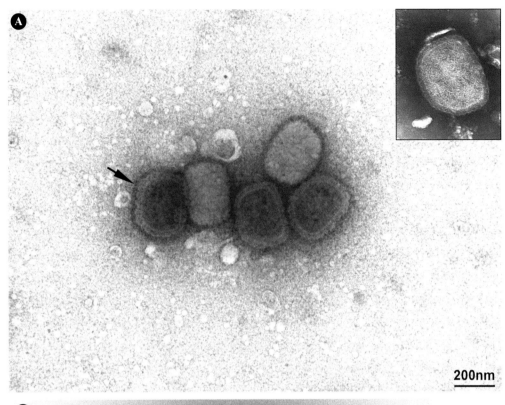

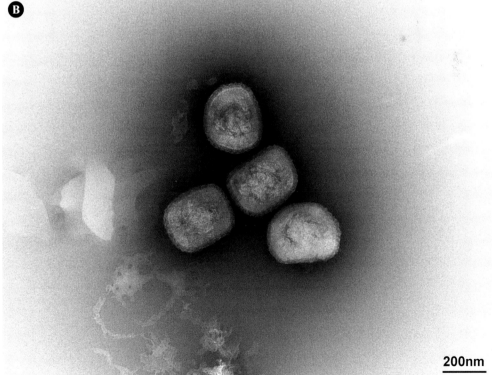

图 1-1-8 痘苗病毒 C 型颗粒的形态（负染）

A 中箭头、插图及 B 示 C 型痘苗病毒颗粒，其表面无条索状或颗粒状结构，边缘光滑

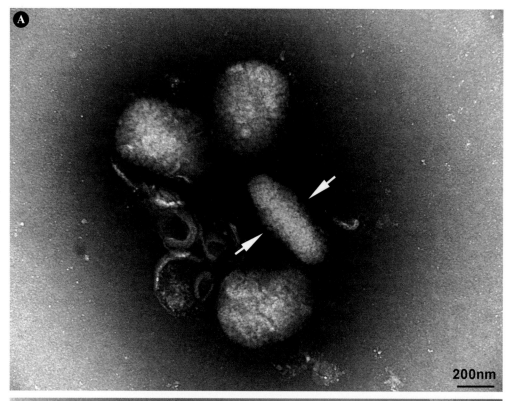

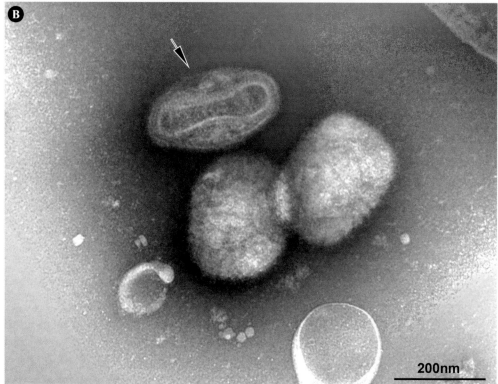

图 1-1-9 痘苗病毒的形态（负染）

A.箭头示侧立的病毒颗粒，病毒颗粒中心部位突起；B.箭头示病毒颗粒内可见哑铃形核心及侧体

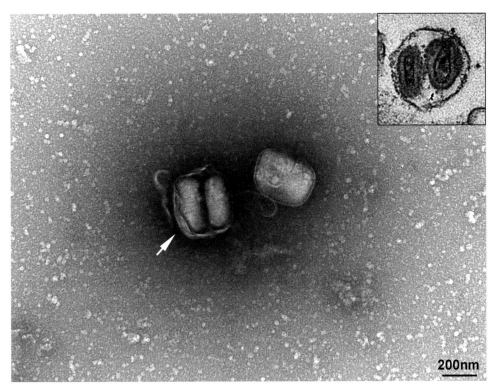

图 1-1-10　痘苗病毒的形态（负染）

箭头（负染样本）和插图（超薄切片样本）分别示两个病毒颗粒包裹于同一个脂质包膜内

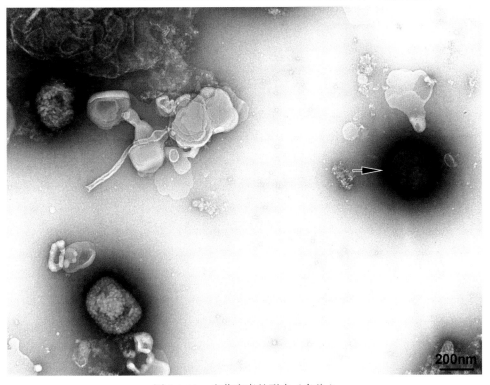

图 1-1-11　痘苗病毒的形态（负染）

箭头示无包膜的不成熟病毒颗粒

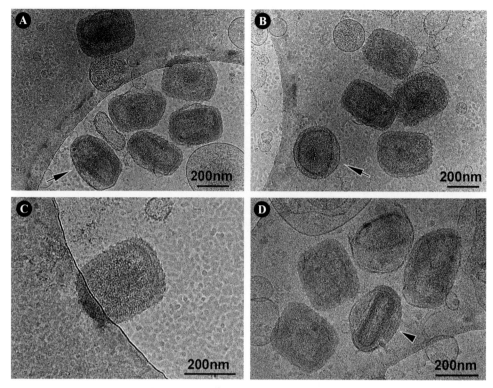

图 1-1-12 痘苗病毒的形态（冷冻电镜）

A、B 箭头示具有包膜的病毒颗粒；C.病毒衣壳呈砖形；D.三角示可见侧体及核心的病毒颗粒。病毒颗粒表面均未见条索状结构

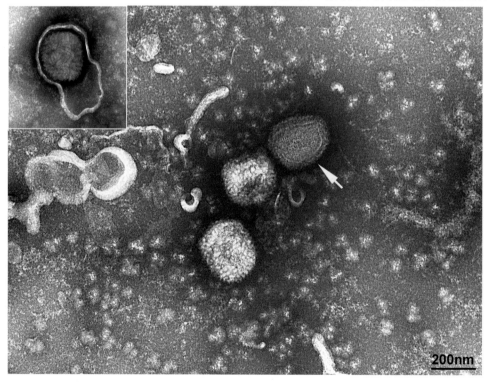

图 1-1-13 蝙蝠痘病毒的形态（负染）1

箭头示 C 型病毒颗粒，插图示具有包膜的病毒颗粒

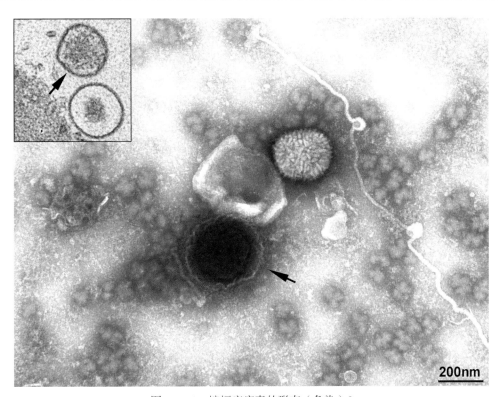

图 1-1-14　蝙蝠痘病毒的形态（负染）2

箭头示不成熟的病毒颗粒，可见包膜及高电子密度的核心。插图示不成熟病毒颗粒的超薄切片形态，亦可见包膜及核心

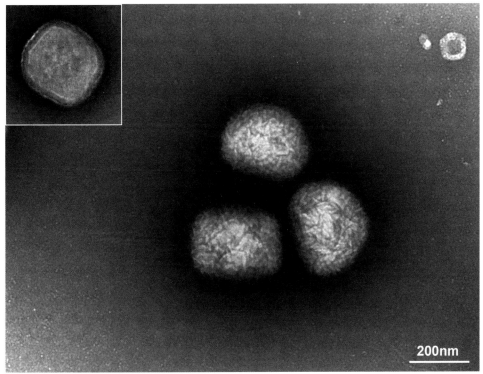

图 1-1-15　小鼠痘病毒的形态（负染）

插图示 C 型病毒颗粒

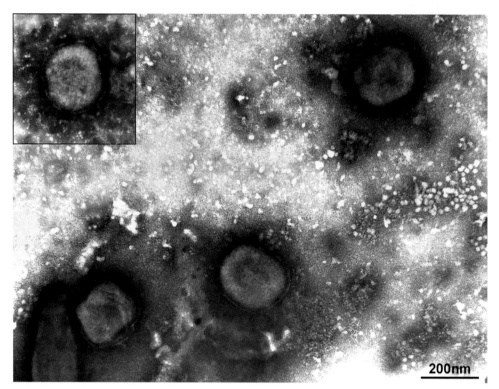

图 1-1-16　鸡痘病毒的形态（负染）

可见病毒颗粒具有包膜

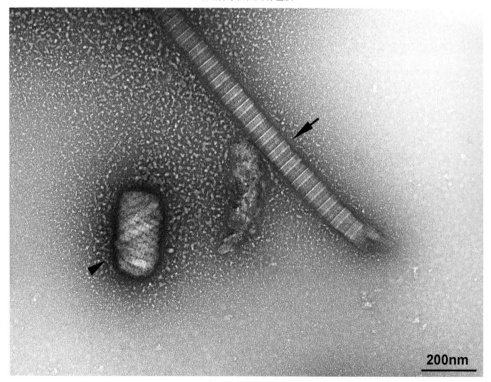

图 1-1-17　口疮病毒的形态（负染）1

三角示病毒颗粒，其表面可见平行排列的条索；箭头示胶原原纤维，可见特征性周期性间隔

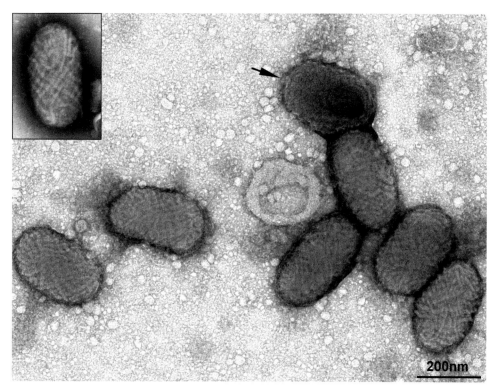

图 1-1-18　口疮病毒的形态（负染）2

病毒颗粒呈卵圆形，箭头示 C 型病毒颗粒，插图示病毒颗粒表面有规律排列的条索

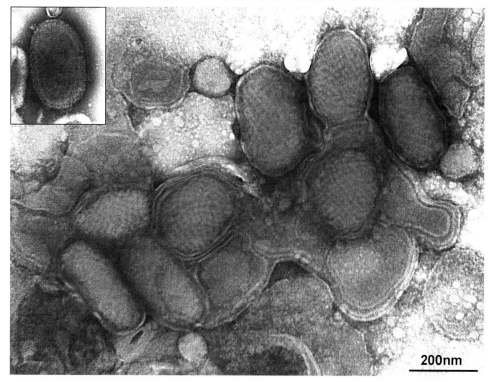

图 1-1-19　口疮病毒的形态（负染）3

病毒颗粒呈卵圆形且具有包膜，插图示 C 型病毒颗粒

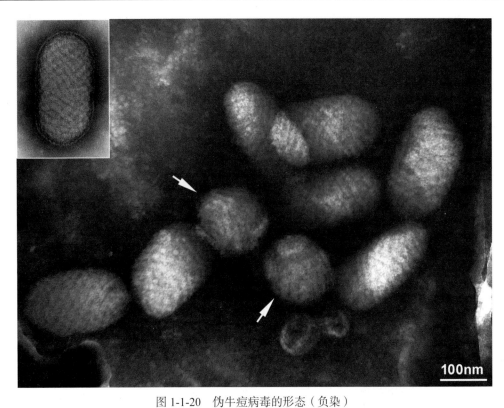

图 1-1-20　伪牛痘病毒的形态（负染）

病毒颗粒呈卵圆形，其表面可见条索状结构，该结构呈交叉状。插图示有包膜包被的病毒颗粒，箭头示直立的病毒颗粒

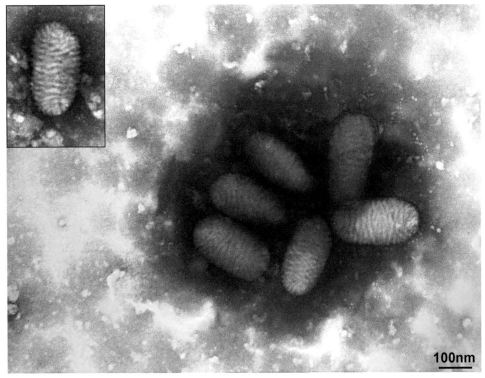

图 1-1-21　牛丘疹性口腔炎病毒的形态（负染）

病毒颗粒呈卵圆形，其表面可见平行排列的条索。插图示表面条索清晰的病毒颗粒

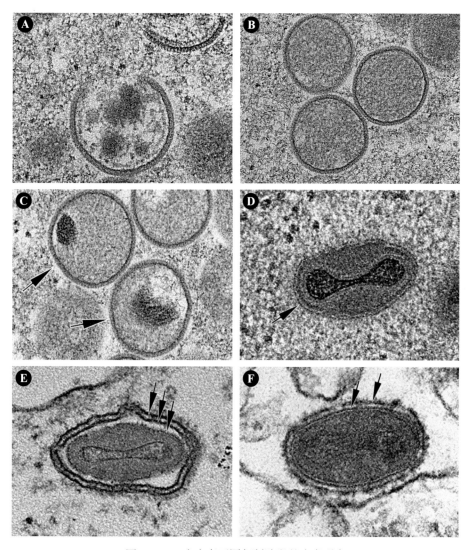

图 1-1-22　痘病毒不同复制阶段的病毒形态

A. 病毒复制早期形成的弧形结构；B. 球形不成熟病毒颗粒；C. 具有核心的球形不成熟病毒颗粒（箭头示）；D. 细胞质内成熟的病毒颗粒，箭头示病毒单层包膜；E. 细胞质内被膜包裹的病毒颗粒（箭头示病毒的三层包膜）；F. 细胞外的成熟病毒颗粒（箭头示病毒的两层包膜）

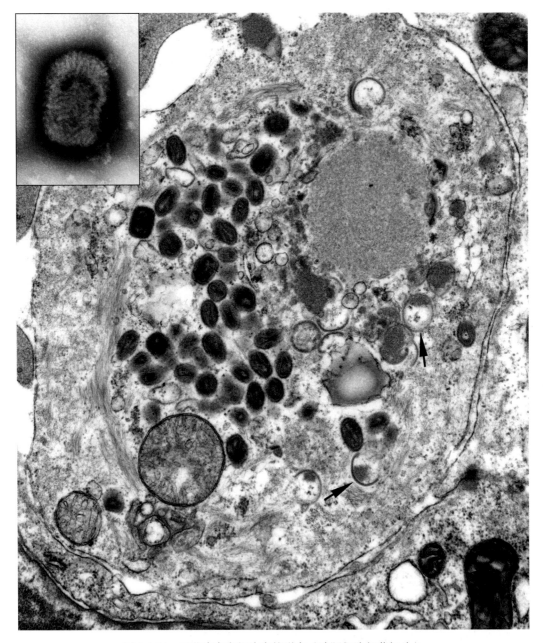

图 1-1-23　天花病毒在细胞内的形态（鸡胚细胞超薄切片）

细胞质内聚集大量呈高电子密度的病毒颗粒，病毒颗粒因切片位置不同而呈现不同形态，不成熟病毒颗粒呈新月形或圆形（箭头示），插图示天花病毒负染形态。本图由美国得克萨斯大学 Frederick A. Murphy 教授提供并惠允使用（略有改动）

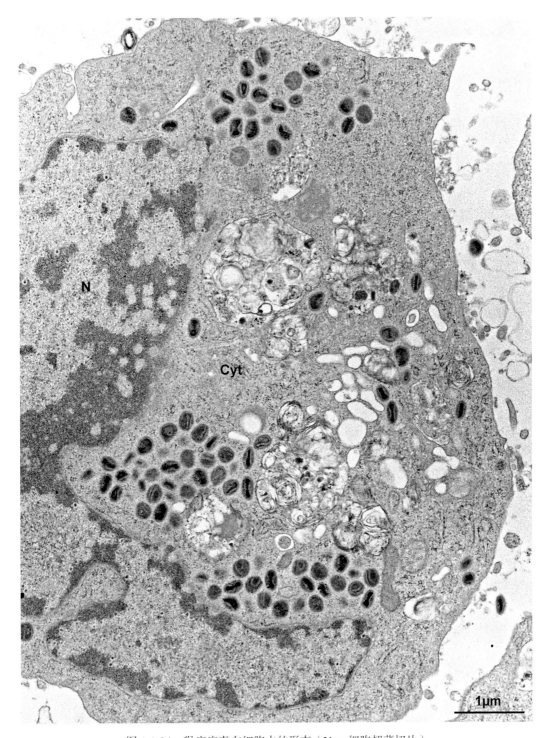

图 1-1-24　猴痘病毒在细胞内的形态（Vero 细胞超薄切片）

细胞质内聚集大量呈高电子密度的病毒颗粒，病毒颗粒因切片位置不同而呈现不同的形态。N. 细胞核；Cyt. 细胞质

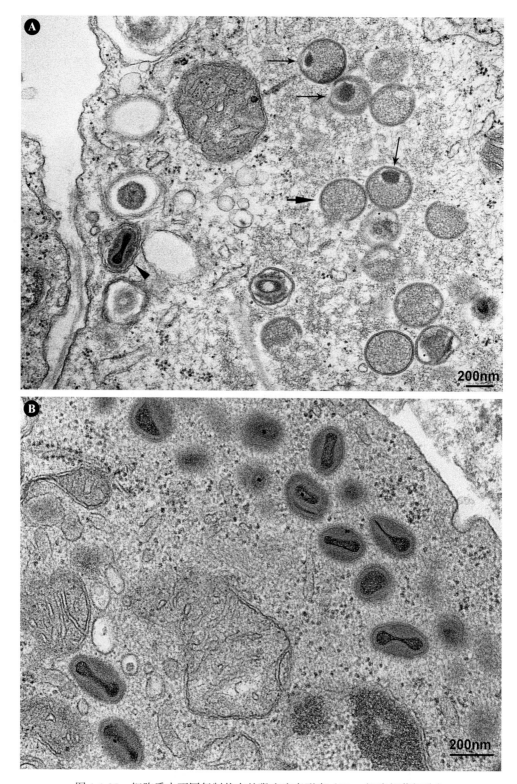

图 1-1-25 细胞质内不同复制状态的猴痘病毒形态（Vero 细胞超薄切片）

A. 粗箭头示不成熟病毒颗粒，呈球形且有开口，细箭头示有核心的不成熟病毒颗粒，三角示被膜包裹的成熟病毒颗粒（WV）；

B. 细胞质内成熟病毒颗粒因切片位置不同而呈现不同形态，有的病毒颗粒内可见哑铃形核心

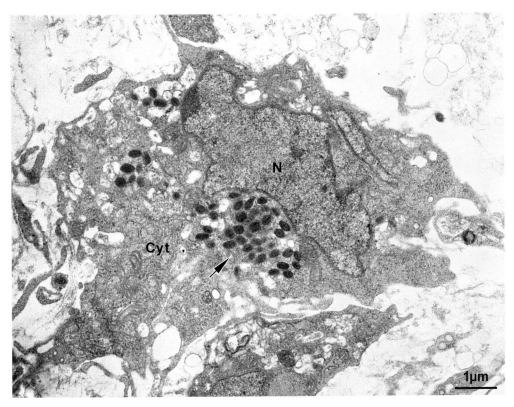

图 1-1-26　痘苗病毒在细胞质内包装（鸡胚成纤维细胞超薄切片）

痘苗病毒颗粒位于细胞质内，箭头示细胞质内病毒颗粒聚集形成病毒包涵体。N. 细胞核；Cyt. 细胞质

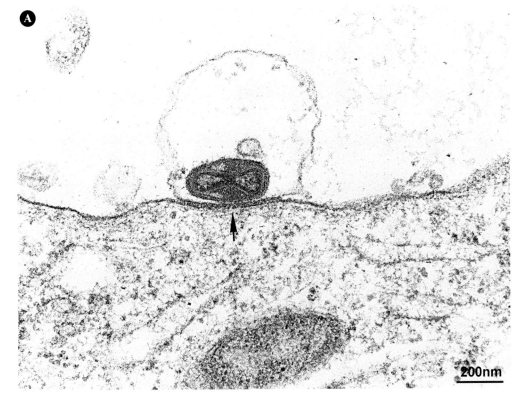

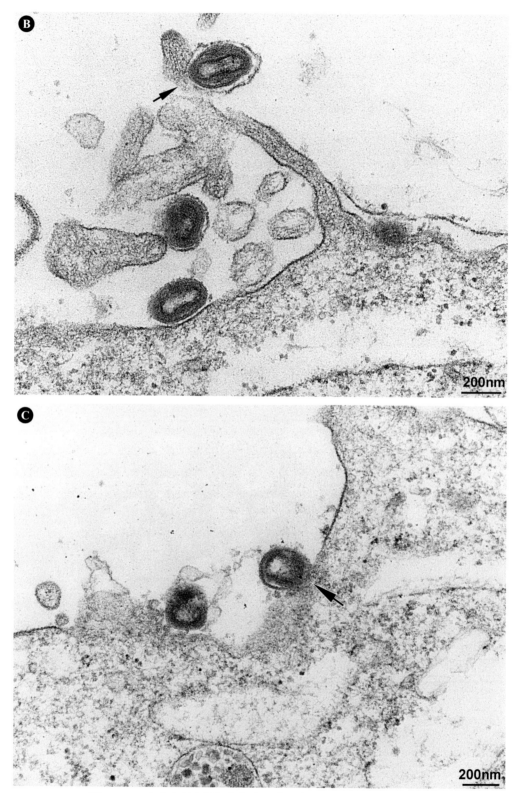

图 1-1-27　痘苗病毒入侵细胞方式：膜融合（HeLa 细胞超薄切片）

有包膜的痘苗病毒以膜融合方式进入细胞。A.箭头示病毒包膜与细胞质膜接触部位，两层膜叠加而增厚且呈高电子密度；
B.箭头示病毒包膜与细胞微绒毛的细胞膜融合；C.箭头示病毒的部分包膜与细胞膜完全融合，病毒内部与细胞质连接

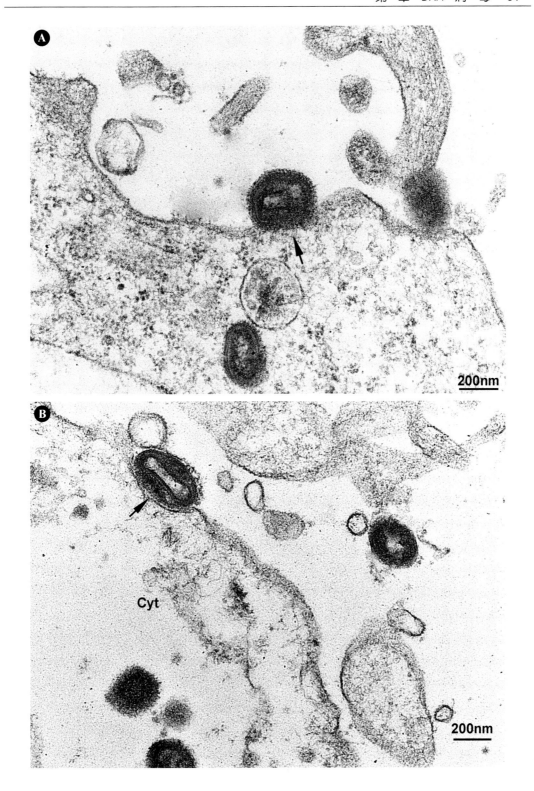

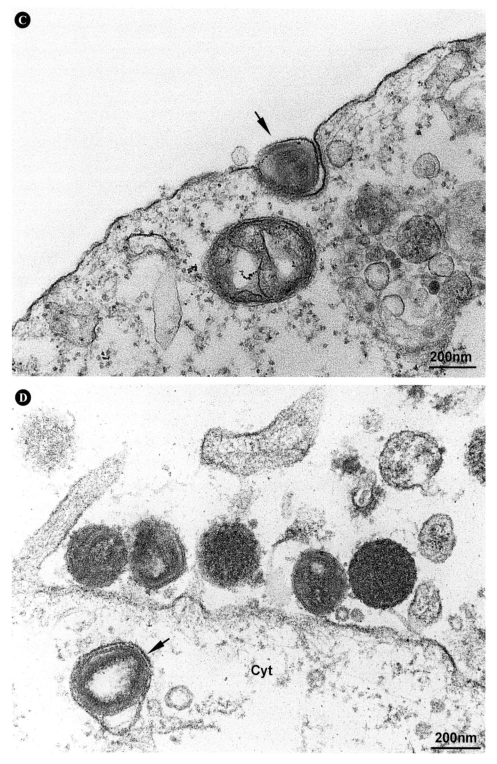

图 1-1-28　痘苗病毒入侵细胞方式：内吞（HeLa 细胞超薄切片）

无脂质包膜的痘苗病毒颗粒以内吞方式入胞。A.箭头示病毒颗粒吸附在细胞表面；B.箭头示病毒吸附处细胞质膜凹陷；
C.箭头示几乎完成内吞的病毒颗粒；D.箭头示内吞进入细胞质的病毒颗粒。Cyt.细胞质

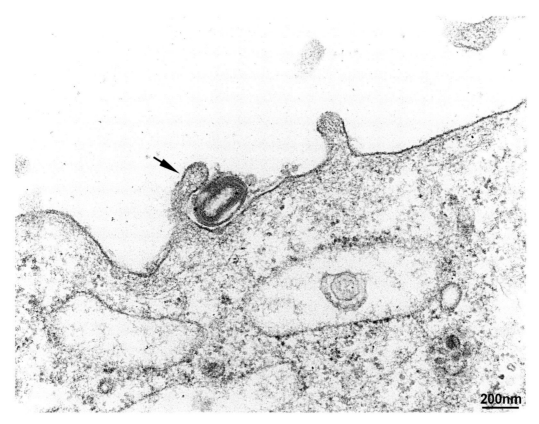

图 1-1-29 痘苗病毒入侵细胞方式：巨胞饮（HeLa 细胞超薄切片）

箭头示细胞微绒毛包绕病毒颗粒，以巨胞饮方式将其吞入细胞内

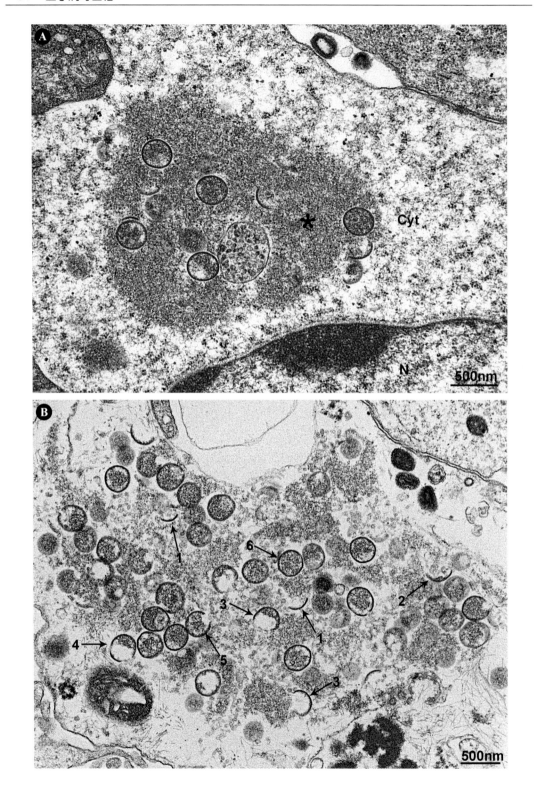

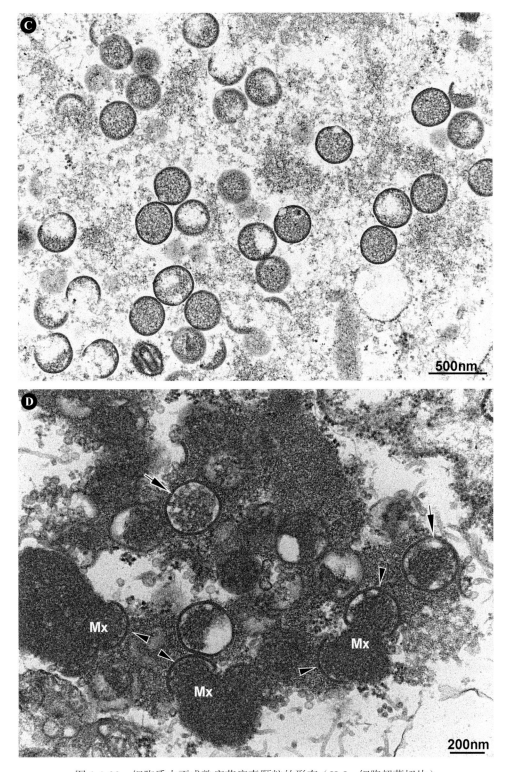

图 1-1-30 细胞质内不成熟痘苗病毒颗粒的形态（HeLa 细胞超薄切片）

细胞质内病毒复制区域可见大量聚集的圆形不成熟病毒颗粒，病毒颗粒间填充有大量基质成分。A. 病毒在细胞质内复制形成显著的区域（星号示）；B. 1～6 显示由短小圆弧至圆形逐渐形成的病毒衣壳；C. 呈球形的不成熟病毒颗粒；D. 三角示正在包裹病毒基质的衣壳，箭头示完成包裹基质的不成熟病毒颗粒。N. 细胞核；Cyt. 细胞质；Mx. 基质

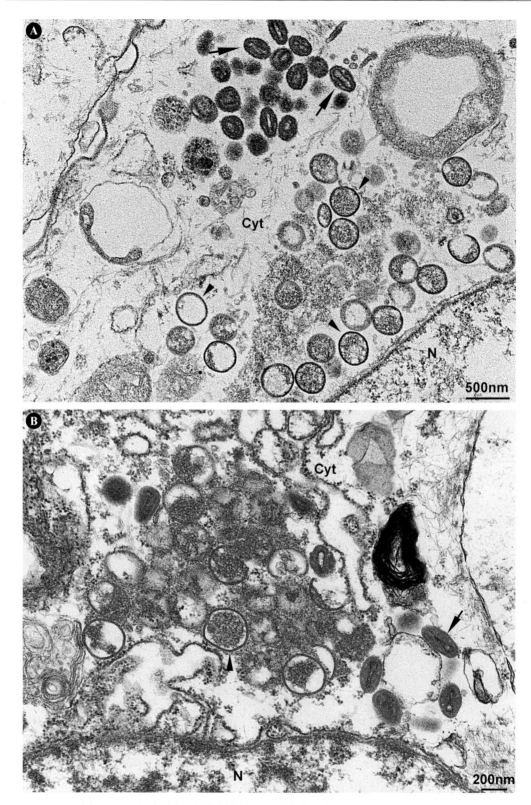

图 1-1-31　细胞质内不同复制状态的痘苗病毒形态（HeLa 细胞超薄切片）

三角示不成熟病毒颗粒，箭头示成熟病毒颗粒。Cyt. 细胞质；N. 细胞核

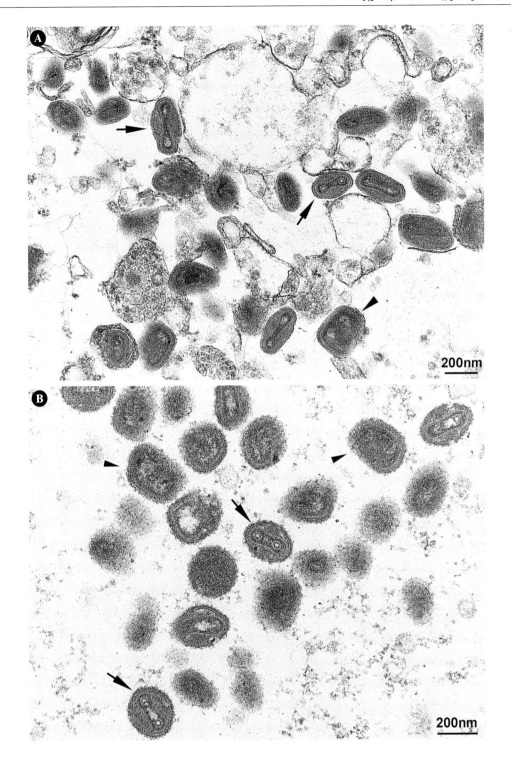

200nm

200nm

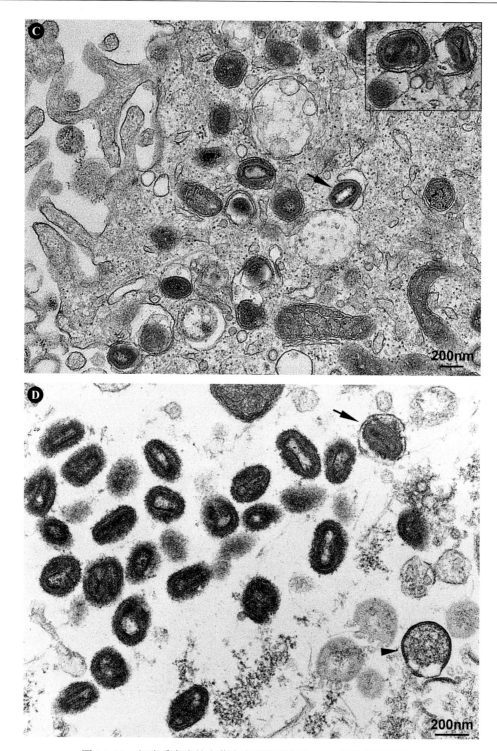

图 1-1-32　细胞质中成熟痘苗病毒颗粒形态（HeLa 细胞超薄切片）

细胞质内成熟病毒颗粒因切面位置不同呈现砖形、梭形、圆形等不同形态。A、B.箭头示病毒颗粒切面可见哑铃形核心，三角示病毒颗粒切面呈砖形；C.箭头示向细胞质中囊泡内出芽的病毒颗粒，插图示已进入囊泡并被脂质包膜包裹的病毒颗粒；D.箭头示包膜包裹的成熟病毒颗粒，三角示不成熟的病毒颗粒

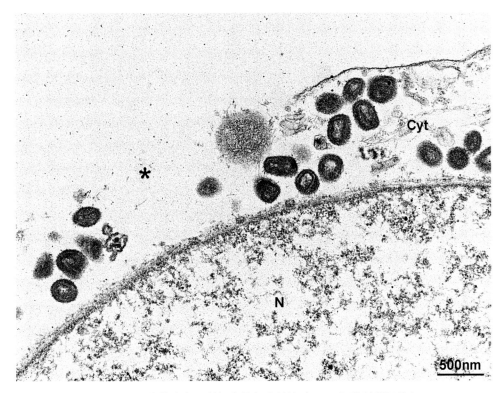

图 1-1-33　痘苗病毒以裂细胞的方式释放（HeLa 细胞超薄切片）

星号示细胞质膜破裂而导致其连续性消失的部位。Cyt. 细胞质；N. 细胞核

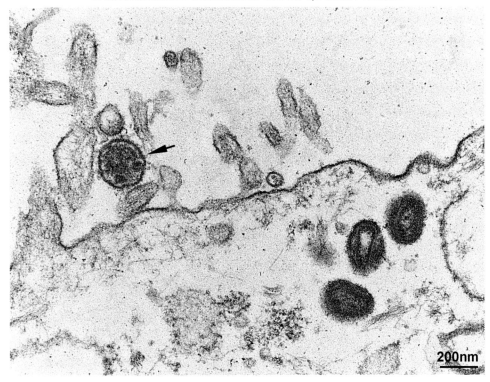

图 1-1-34　细胞外不成熟痘苗病毒颗粒的形态（箭头示）（HeLa 细胞超薄切片）

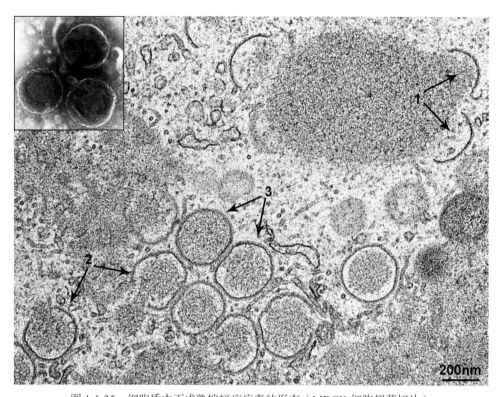

图 1-1-35　细胞质中不成熟蝙蝠痘病毒的形态（MDCK 细胞超薄切片）

1 示正在形成的月芽形结构；2 示弯曲即将封口的球形不成熟病毒；3 示包装完成的不成熟病毒颗粒；插图示培养上清中负染
的类似 3 的不成熟病毒颗粒

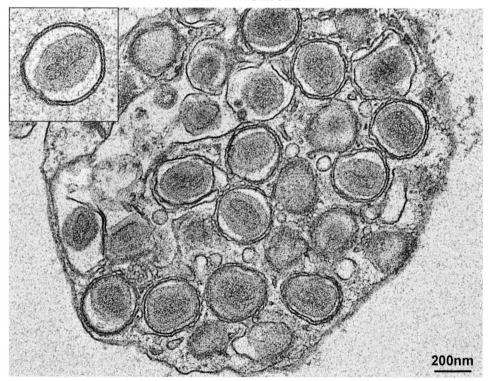

图 1-1-36　成熟蝙蝠痘病毒在细胞内的形态（MDCK 细胞超薄切片）

细胞质内成熟病毒颗粒形成的包涵体，其中可见大量包膜包裹的病毒颗粒；插图示病毒颗粒的哑铃形核心清晰可辨

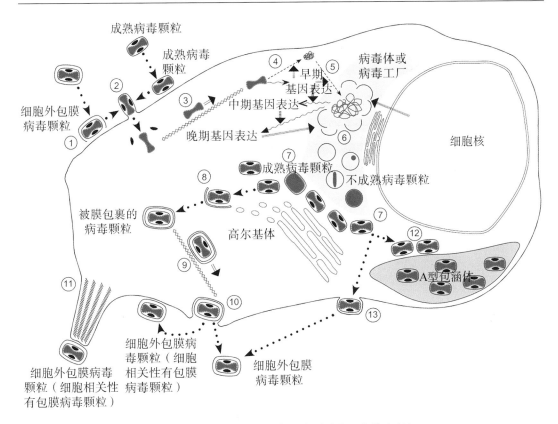

图 1-1-37　痘病毒复制周期示意图（基于痘苗病毒）

①细胞外包膜病毒颗粒（EEV）与细胞膜表面上的受体结合后其包膜被破坏。②成熟病毒颗粒（MV）可直接与细胞膜或内体膜融合，释放病毒核心和侧体。③核心沿微管运输到核周区域。④⑤早期基因表达，其产物介导核心的脱壳、病毒 DNA 复制、中期基因表达，中期基因产物介导晚期基因表达。晚期基因产物包括结构蛋白（包括早期基因表达所需的聚合酶）和形态发生所需的蛋白。⑥单层新月形膜被组装并包裹病毒核心蛋白、基因组形成不成熟病毒颗粒（IV）。⑦⑧ MV 被转运至高尔基体形成被膜包裹的病毒颗粒（WV）。⑨ WV 沿着微管被转运至细胞表面。⑩在细胞表面病毒被排出形成 EEV，部分 EEV 停留在细胞表面称为细胞相关性有包膜病毒颗粒（CEV）或者释放进入培养基。⑪ CEV 可以在被肌动蛋白驱动的细胞表面突起的顶端释放。⑫某些痘病毒的 MV 可以被转运至 A 型包涵体（ATI）或聚集形成 ATI。⑬禽痘病毒似乎不会形成 WV，而是在细胞质膜处以出芽方式释放。经授权本图引自文献[11]，略有改动

【主要参考文献】

[1] Damon IK. Poxviruses//Knipe DM，Howley PM. Fields Virology，6th ed. Philadelphia：Lippincott Williams & Wilkins，2013：2160-2184.

[2] King AMQ，Adams MJ，Carstens EB，et al. Virus Taxonomy：Classification and Nomenclature of Viruses. Ninth Report of the International Committee on Taxonomy of Viruses. Amsterdam：Elsevier，2012：291-309.

[3] de Oliveira TM，Rehfeld IS，Coelho Guedes MI，et al. Susceptibility of Vaccinia virus to chemical disinfectants. Am J Trop Med Hyg，2011，85（1）：152-157.

[4] McCollum AM，Li Y，Wilkins K，et al. Poxvirus viability and signatures in historical relics. Emerg Infect Dis，2014，20（2）：177-184.

[5] Byrd CM，Hruby DE. Screening for vaccinia virus egress inhibitors：separation of IMV，IEV，and EEV. Methods Mol Biol，2012，890：113-121.

［6］Hiller G，Eibl H，Weber K. Characterization of intracellular and extracellular vaccinia virus variants：N1-isonicotinoyl-N2-3-methyl-4-chlorobenzoylhydrazine interferes with cytoplasmic virus dissemination and release. J Virol，1981，39（3）：903-913.

［7］Colavita F，Antinori A，Nicastri E，et al. Monkeypox virus in human body sites and fluids：evidence for transmission. Lancet Infect Dis，2023，23（1）：6-8.

［8］Thornhill JP，Barkati S，Walmsley S，et al. Monkeypox virus infection in humans across 16 countries-April-June 2022. N Engl J Med，2022，387（8）：679-691.

［9］Burrell CJ，Howard CR，Murphy FA. Fenner and White's Medical Virology. 5th ed. Pittsburgh：Academic Press，2016：229-236.

［10］洪涛，陈良标，庞其方. 人类病毒性肿瘤-传染性软疣病毒超微结构的研究. 微生物学报，1963，9（4）：321-333.

［11］MacLachlan JN，Dubovi EJ. Fenner's Veterinary Virology. 5th ed. Pittsburgh：Academic Press，2016：161.

第二节 疱疹病毒科（*Herpesviridae*）

疱疹病毒（*Herpesvirus*）在自然界广泛存在，能够感染多种生物。单纯疱疹病毒（*Herpes simplex virus*，HSV）是第一个被发现的疱疹病毒科成员，也是迄今研究最为深入的疱疹病毒。HSV在200多年前已经在实验条件下被证实可在人之间传染，被确证为符合科赫法则的传染性病原体已接近100年。早在公元前3世纪就有类似生殖器单纯疱疹感染的记载[1]。

【基本特征】

疱疹病毒科包含α、β、γ 3个亚科，包括10个属、200多种病毒。已经发现的人类疱疹病毒有8种（表1-2-1），分别为单纯疱疹病毒属的单纯疱疹病毒1型（HSV-1）和单纯疱疹病毒2型（HSV-2），水痘病毒属的水痘-带状疱疹病毒（*Varicella-zoster virus*，VZV），淋巴滤泡病毒属的EB病毒（*Epstein-Barr virus*，EBV），巨细胞病毒属的人巨细胞病毒（*Human cytomegalovirus*，HCMV），玫瑰疱疹病毒属的人疱疹病毒6型（*Human herpes virus 6*，HHV-6）、人疱疹病毒7型（*Human herpes virus 7*，HHV-7）和蛛猴疱疹病毒属的人疱疹病毒8型（*Human herpes virus 8*，HHV-8）[1, 2]。

几乎所有动物均可感染疱疹病毒，且除绵羊外几乎每种家畜至少有一种主要疾病是由疱疹病毒引起的[3]。另外，有些动物疱疹病毒也可感染人，甚至导致严重疾病，如伪狂犬病病毒（*Pseudorabies virus*，又称猪疱疹病毒Ⅰ型）、猴B病毒（*Monkey B virus*，又称猕猴α疱疹病毒1型）等[4, 5]。疱疹病毒对热敏感，但用1mol/L Na$_2$SO$_4$处理后可耐受50℃温度。病毒在蛋白质溶液中较为稳定，常用10%的马血清、兔血清或0.1%蛋白质、0.5%明胶保存病毒。HSV对脂溶解敏感，病毒的浮力密度依宿主细胞而定[6]。HHV-6在37℃以下较为稳定，对＞42℃和pH＜6.5条件敏感，在氯化铯中的浮力密度为1.273g/cm^3、在蔗糖中为1.176g/cm^3。HCMV是一种不稳定的病毒，易被脂溶剂、低pH（＜5）、热（37℃ 1h或56℃ 30min）、紫外线照射（5min）灭活，20%乙醚处理2h也可灭活病毒。在感染细胞的悬液中加入10%血清或10%二甲基亚砜，置-70℃或液氮中可长期保存病毒[7]。

　　α、β、γ 3个亚科病毒的感染特征不同。α亚科疱疹病毒在细胞培养中复制周期短，致细胞病变作用强，容易破坏感染的细胞而扩散，病毒常潜伏于神经节中。β亚科疱疹病毒在细胞培养中病毒复制缓慢，复制周期长，细胞到细胞的扩散速度慢，形成多核巨细胞。病毒在淋巴网状细胞中能维持潜伏感染形式，常潜伏于分泌腺、淋巴细胞和肾脏组织中。γ亚科疱疹病毒能在淋巴母细胞中复制，可溶解上皮样细胞和成纤维细胞，常潜伏于淋巴细胞中。

　　HSV能够在多种细胞中复制，分离病毒常用人胚肺、人胚肾、兔肾或地鼠肾细胞，病毒对传代细胞株如HeLa（人宫颈癌细胞）、Vero（非洲绿猴肾细胞）、MA-104D（罗猴胎肾细胞）等也十分敏感。CMV的组织培养有严格的种属特异性，通常只有用自身宿主的成纤维细胞才能进行培养。HCMV可用人胚的肌皮、肺、睾丸等的成纤维细胞分离和培养。HHV-6、HHV-7常用新鲜制备的人脐带血或外周血淋巴细胞进行分离培养，需加入植物血凝素（PHA）和白细胞介素-2（IL-2）等以提高细胞的敏感性。传代人T淋巴瘤细胞株SupT1在PHA和IL-2存在的条件下也可支持HHV-7生长繁殖[7, 8]。

　　疱疹病毒的基因组为线性双链DNA，大小为124～295kb。基因组编码多种蛋白质，包括病毒结构蛋白和非结构蛋白。结构蛋白包括衣壳蛋白、病毒体糖蛋白，非结构蛋白包括基因组编码的DNA聚合酶、胸腺激酶、DNA复制-解旋酶等。此外，还编码其他位于包膜和衣壳之间的多种蛋白质。HSV至少有7种衣壳蛋白，包括VP4、VP19c、VP21、VP22a、VP23、VP24和VP26，这些蛋白质构成病毒的衣壳。

　　疱疹病毒导致的疾病及致病机制举例见表1-2-1[1, 2, 7-10]。

表1-2-1　疱疹病毒导致的疾病及致病机制

病毒亚科	病毒	导致疾病	传播途径	致病机制
α亚科	HSV-1	口唇疱疹、咽炎、角膜炎和散发性脑炎	直接接触	病毒感染黏膜并复制后转运至三叉神经节、颈上神经节、骶神经节、脊髓后根神经节或脑神经节内形成潜伏感染，当病毒被再次激活后导致发病部位的皮肤疱疹或黏膜溃疡
	HSV-2	新生儿疱疹、生殖器疱疹	性接触、产道垂直传播	
	VZV	水痘、带状疱疹	呼吸道飞沫传播	
β亚科	HCMV	先天性巨细胞包涵体病、单核细胞增多症（嗜异性抗体阴性）、间质性肺炎	胎盘垂直传播、密切接触、输血、器官移植等	尚不清楚
	HHV-6	幼儿急疹、淋巴结腺病、玫瑰糠疹、HHV-6脑病、硬皮病等	唾液	感染多种细胞，包括淋巴细胞、巨噬细胞、内皮细胞、上皮细胞，最终感染外周血CD_4^+ T细胞
	HHV-7	幼儿急疹、玫瑰糠疹、扁平苔藓	唾液	尚不清楚
γ亚科	EBV	传染性单核细胞增多症（嗜异性抗体阳性）、伯基特淋巴瘤、鼻咽癌、霍奇金淋巴瘤等	口腔	转化B细胞
	HHV-8	卡波西肉瘤	传播途径尚不清楚，可能为性传播和血液传播	尚不清楚

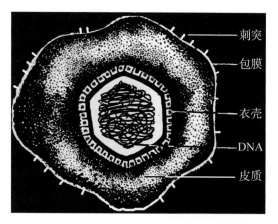

图 1-2-1 疱疹病毒结构示意图
经授权本图引自文献 [11]，略有改动

【形态学与超微结构】

（一）基本特点

疱疹病毒颗粒多呈球形，直径为 120～300nm，形态完整的病毒颗粒由 4 种结构组成（图 1-2-1）。

（1）包膜：位于病毒的最外层，为脂质双层膜。其上排列由糖蛋白构成的刺突，长度为 8～10nm。

（2）皮质（tegument）：位于衣壳与病毒包膜之间，其内包含 20 余种病毒编码的蛋白质，负染时多呈不规则丝絮状。

（3）衣壳：呈二十面体立体对称，直径约 100nm，由 162 个壳粒组成，其中 150 个为六邻体，11 个为五邻体，第 12 个五邻体部位是一个孔道，此孔道由 12 个衣壳孔道蛋白（capsid portal protein）构成。六邻体及五邻体分别由 6 个和 5 个主要衣壳蛋白（major capsid protein，MCP）构成。壳粒的纵切面大小约为 9.5nm×12.5nm，切面纵轴的中间为直径 4～5nm 的孔道，该孔道形似贯穿壳粒。

（4）核心：衣壳的内部为直径 30～50nm 的核心，含有病毒 DNA 及 DNA 结合蛋白。

（二）负染及冷冻电镜观察

在冷冻电镜 HSV-1 图片上，可以辨别疱疹病毒的形态，如刺突、包膜、皮质、衣壳及核心（图 1-2-2）等。由于冷冻样本未经染色剂增加衬度，故某些病毒结构未能清晰显示。负染时，因病毒的完整性及染色剂穿透病毒的不同结构，其形态有所差异（图 1-2-3～图 1-2-11）。可见具有包膜的完整病毒颗粒（图 1-2-3A、B，图 1-2-5A，图 1-2-6A、C，图 1-2-7A，图 1-2-8A、C，图 1-2-10A，图 1-2-11）和缺乏包膜及皮质的衣壳（图 1-2-3C、D，图 1-2-4，图 1-2-5B，图 1-2-6B，图 1-2-7B，图 1-2-8B，图 1-2-9，图 1-2-10B，图 1-2-11）两种类型的病毒结构。其结构具体表现：①当染色剂穿透完整疱疹病毒颗粒的包膜而未穿透衣壳时，可见刺突、包膜、皮质、衣壳，衣壳呈低电子密度（图 1-2-3A、图 1-2-7A）。当染色剂穿透完整病毒颗粒的衣壳时，衣壳内部呈空心状（图 1-2-3B、图 1-2-6A、图 1-2-8A、图 1-2-10A、图 1-2-11）或衣壳内包裹有核心样结构（图 1-2-5A、图 1-2-6B、图 1-2-8C）。皮质区可见无固定形状的丝絮状结构。②游离的疱疹病毒衣壳轮廓多呈六边形（2 对称或 3 对称时），壳粒清晰可辨，其内孔道明显，壳粒之间可见明显的空隙（图 1-2-3C，图 1-2-4，图 1-2-8B，图 1-2-9A、B）。当染色剂穿透衣壳时，可见其厚度为 12～16nm，衣壳内部可呈空心状（图 1-2-3C、图 1-2-7B）或具有核心样结构（图 1-2-3D，图 1-2-6B，图 1-2-9C、D）。

有时可见衣壳表面呈凹陷状，但壳粒形态特征依然明显（图1-2-9A、B）。③有时可见具有刺突的球形脂质包膜，此结构可小于或大于病毒衣壳，但由于染色剂未穿透包膜，故无法确定其内是否存在衣壳（图1-2-4、图1-2-8D、图1-2-10C）。有时染色剂穿透具有刺突的包膜，其内仅可见无固定形态的皮质样结构（图1-2-10D）。上述结构可为疱疹病毒形态学判断提供线索。

（三）超薄切片电镜观察

疱疹病毒感染的细胞可见显著的细胞核膨胀、染色质异常及线粒体等细胞器病变，且在细胞核、细胞质、细胞表面及细胞外均可见病毒颗粒（图1-2-12～图1-2-31），其形态特征较为显著，表现如下：①细胞核内常见直径约100nm的呈六边形的空心衣壳或含有核心的衣壳，核心和衣壳间通常有较为显著的间隔，核心多位于正中心位置（图1-2-14、图1-2-20、图1-2-28、图1-2-31A）。②细胞外则多见成熟病毒颗粒，其包膜、衣壳及核心多呈同心圆状，且三者间有明显间隔（图1-2-18、图1-2-19、图1-2-23、图1-2-24、图1-2-30、图1-2-31B）。依据上述形态特征不难识别疱疹病毒。

疱疹病毒吸附在细胞质膜后可以膜融合方式进入细胞质（图1-2-13），核衣壳被运输到细胞核核孔附近（图1-2-27），病毒基因组从核孔进入细胞核。病毒衣壳组装在细胞核内完成，在细胞核内可见空心或具有核心的衣壳，多数情况下衣壳轮廓呈六边形（图1-2-14、图1-2-20、图1-2-28、图1-2-31A）。病毒衣壳出细胞核的方式主要有两种：①通过细胞核内膜向核周隙出芽（图1-2-15）。病毒衣壳进入核周隙后第一次获得包膜（源于细胞核内膜），成为缺少皮质的原始包膜病毒颗粒（primary enveloped virion，PEV），PEV的包膜继而与细胞核外膜融合，衣壳被释放进入细胞质。②衣壳通过核孔进入细胞质[1]（图1-2-29）。进入细胞质的衣壳被近衣壳皮质蛋白（capsid-proximal tegument protein）包绕，从而使衣壳的外周呈高电子密度（图1-2-15C、图1-2-16A、图1-2-21）。衣壳继续向细胞质的高尔基体囊泡或细胞质内的囊泡内出芽，并逐渐被质膜包绕，在包膜与衣壳之间形成皮质，病毒颗粒可在囊泡中聚集（图1-2-16）。包裹病毒颗粒的囊泡向细胞质膜处转运。最后，包绕病毒颗粒的囊泡外膜与细胞膜融合，通过胞吐形式将囊泡内病毒颗粒释放到细胞外（图1-2-17）。

细胞外成熟的病毒颗粒切面上可见刺突、包膜、皮质、衣壳、核心等结构（图1-2-18、图1-2-19、图1-2-23～图1-2-25、图1-2-30、图1-2-31B）。通常，细胞外的成熟疱疹病毒包膜内仅有一个位于其中心的衣壳，偶尔可见同一包膜内有多个衣壳的病毒颗粒（图1-2-19）。有时在细胞质中的囊泡内及细胞外可见均质高电子密度的球形结构（图1-2-21～图1-2-24），此结构与负染时的球形结构相似（图1-2-4、图1-2-8D、图1-2-10C），并可被抗疱疹病毒的抗体标记（图1-2-26）。疱疹病毒的形态发生过程总结如图1-2-32所示。

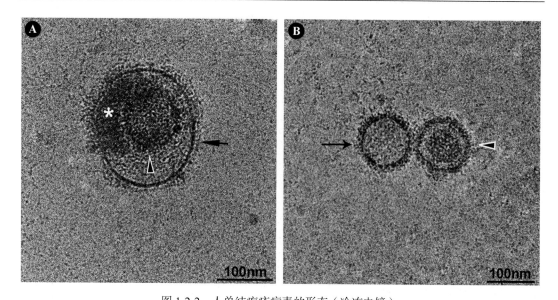

图 1-2-2　人单纯疱疹病毒的形态（冷冻电镜）

A. 箭头示病毒包膜上显著的刺突，三角示核衣壳，星号示包膜与核衣壳之间的皮质；B. 三角示包含基因组的衣壳，细箭头示
空心衣壳

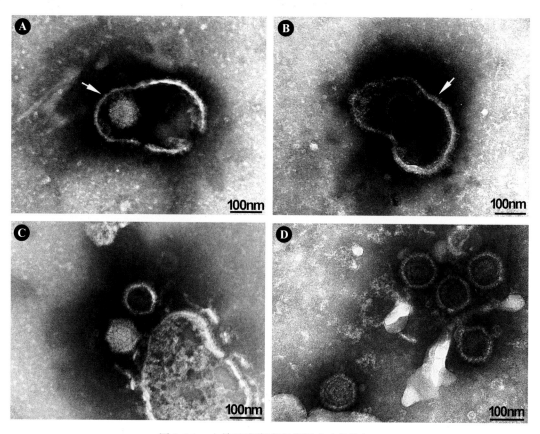

图 1-2-3　人单纯疱疹病毒的形态（负染）1

A. 完整病毒颗粒，染色剂穿透包膜而未穿透衣壳。可见刺突（箭头示）、包膜、皮质、衣壳，中空状的壳粒清晰可辨。B. 染
色剂穿透病毒包膜和衣壳，皮质、刺突（箭头示）清晰可辨，衣壳呈空心状。C、D. 无包膜、轮廓呈六边形的病毒衣壳

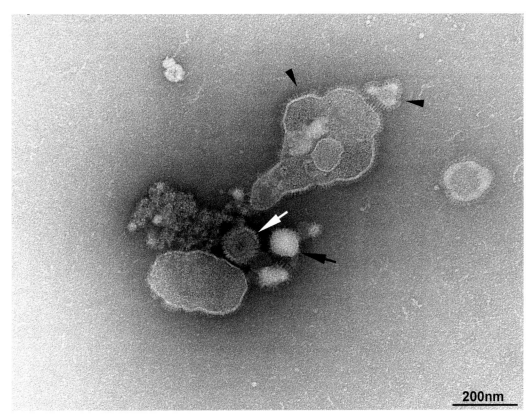

图 1-2-4　人单纯疱疹病毒的形态（负染）2

白色箭头示病毒衣壳，黑色箭头示具有刺突的球状结构，三角示具有刺突的不规则脂质膜结构

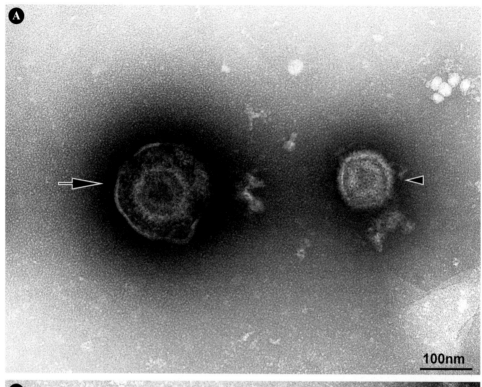

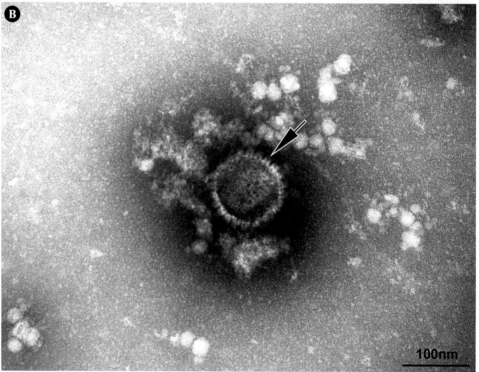

图 1-2-5　人巨细胞病毒的形态（负染）

A. 箭头示完整病毒颗粒，包膜、皮质、核衣壳清晰可见；三角示病毒核衣壳。B. 无包膜的病毒核衣壳，其轮廓呈六边形，壳
粒呈空心柱状（箭头示）

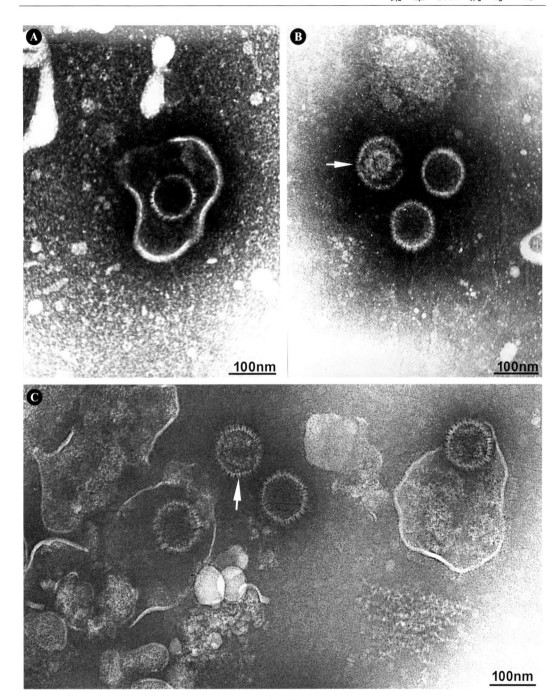

图 1-2-6　EB 病毒的形态（负染）

A. 完整病毒颗粒，其包膜及衣壳被染色剂穿透，在包膜与衣壳之间可见皮质；B. 病毒核衣壳，箭头示有核心样结构的核衣壳；

C. 箭头示病毒壳粒呈空心柱状，可见有包膜的病毒颗粒

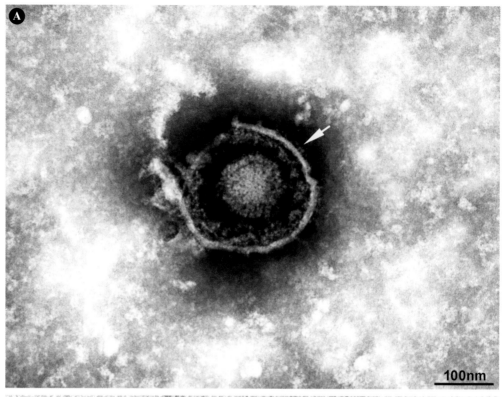

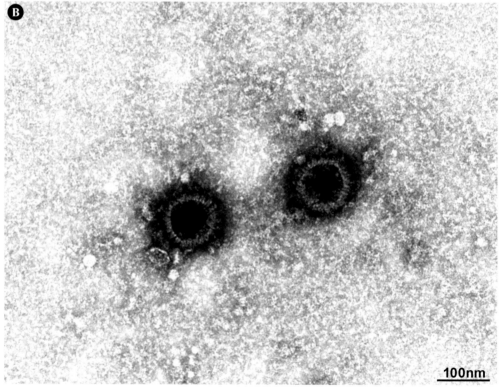

图 1-2-7　水痘 - 带状疱疹病毒的形态（负染）

A. 完整病毒颗粒，刺突（箭头示）、包膜、皮质、衣壳清晰可见；B. 呈空心状的衣壳

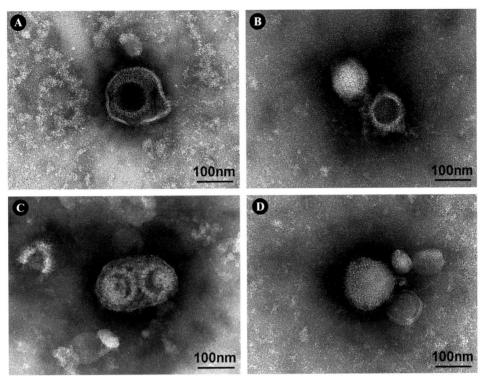

图 1-2-8　伪狂犬病病毒的形态（负染）

A. 完整病毒颗粒，可见包膜、皮质、衣壳等；B. 衣壳上的中空状壳粒清晰可辨，其中一个衣壳呈空心状；C. 两个核衣壳包裹于同一个包膜内，衣壳内可见核心样结构；D. 具有刺突的囊泡，由于染色剂未穿透，无法确定其内部是否包裹核衣壳

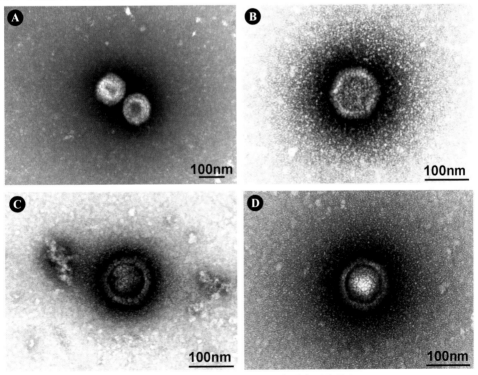

图 1-2-9　牛疱疹病毒 4 型的衣壳形态（负染）

A、B. 病毒衣壳呈凹陷状；C、D. 衣壳中有核心样结构

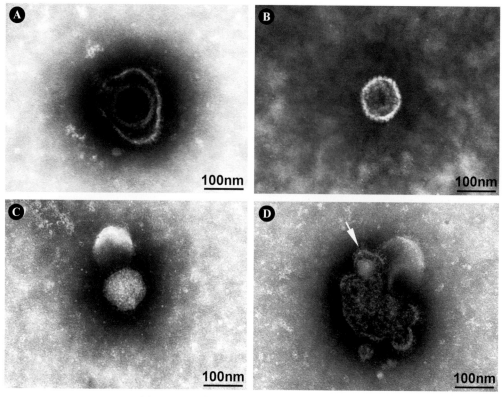

图 1-2-10　猫疱疹病毒 1 型的形态（负染）

A. 完整病毒颗粒，其包膜及衣壳被染色剂穿透，呈空心状；B. 病毒衣壳，可见粗大的壳粒；C. 具有刺突的囊泡，包膜未被
染色剂穿透；D. 具有刺突的多形性囊泡，包膜被染色剂穿透，其内可见皮质样物质，箭头示刺突

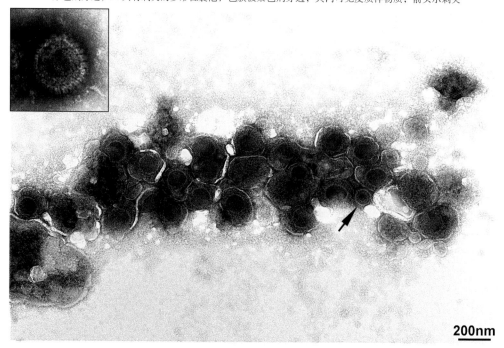

图 1-2-11　鼠疱疹病毒 8 型的形态（负染）

大部分病毒颗粒有包膜，插图和箭头示无包膜的衣壳

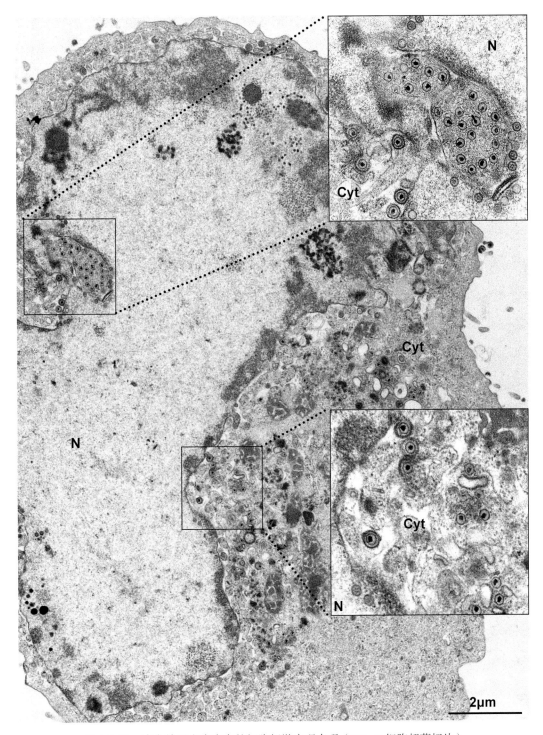

图 1-2-12 感染单纯疱疹病毒的细胞超微病理表现（HEp-2 细胞超薄切片）

细胞核内染色质变性、分布异常，线粒体变性且聚集在病毒复制区域，细胞核及细胞质内均可见不同状态的病毒颗粒。

N. 细胞核；Cyt. 细胞质

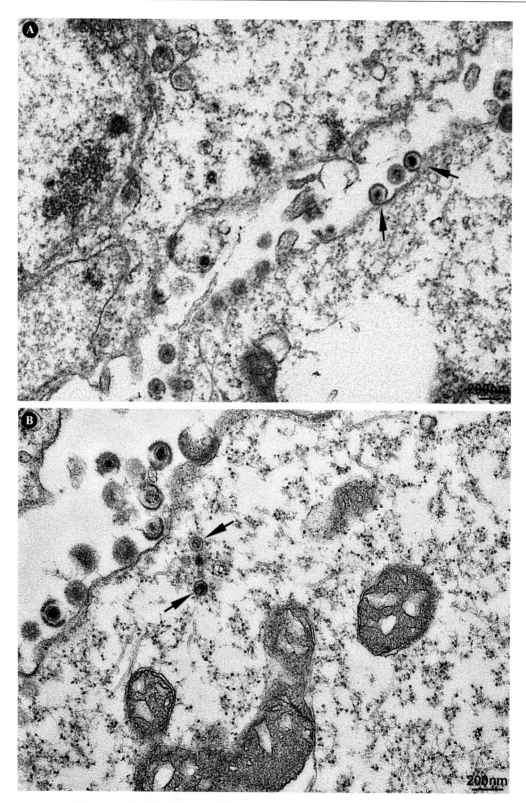

图 1-2-13　单纯疱疹病毒以膜融合方式进入细胞（HEK293 细胞超薄切片）

A. 箭头示吸附在细胞质膜表面并发生膜融合的病毒颗粒；B. 箭头示进入细胞质并脱掉包膜的核衣壳

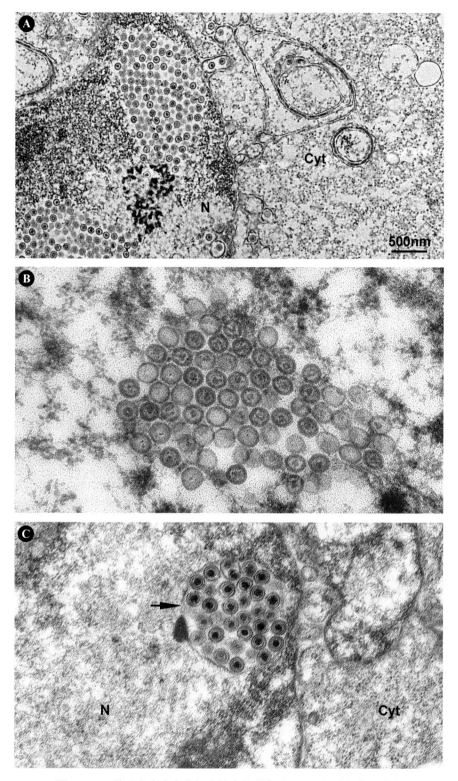

图 1-2-14 单纯疱疹病毒在细胞核内的形态（HEp-2 细胞超薄切片）

A. 细胞核内病毒衣壳聚集形成包涵体（低倍放大）；B. 细胞核内聚集的病毒衣壳（高倍放大）。衣壳呈空心状或含有高电子密度核心，衣壳轮廓多呈六边形。C. 箭头示细胞核内出现包裹大量病毒颗粒的囊泡。N. 细胞核；Cyt. 细胞质

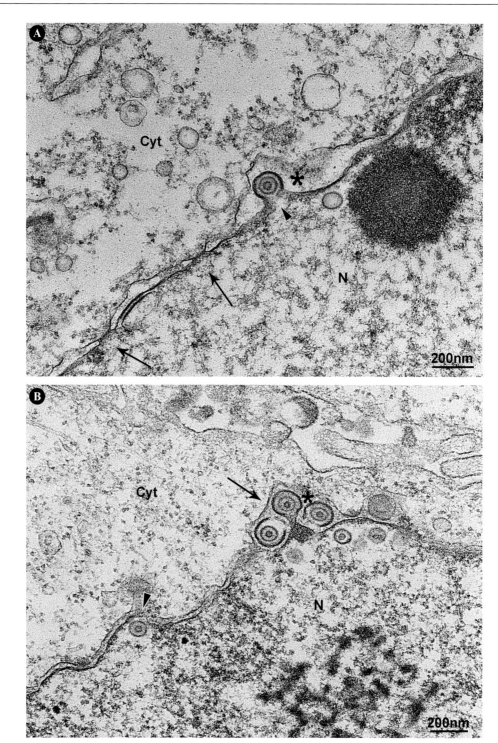

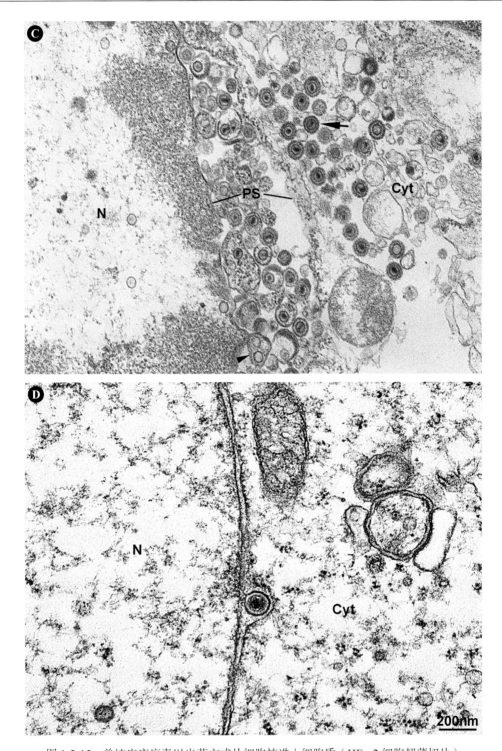

图 1-2-15　单纯疱疹病毒以出芽方式从细胞核进入细胞质（HEp-2 细胞超薄切片）

A. 三角示正在向细胞核周隙出芽的核衣壳，星号示核周隙，箭头示核孔；B. 箭头示核周隙内多个原始包膜病毒颗粒，三角示一个核衣壳正在穿越核孔，星号示核周隙；C. 核周隙（PS）内有大量原始包膜病毒，三角示核周隙内多个衣壳包裹于同一包膜内，箭头示细胞质内大量被近衣壳皮质蛋白（呈高电子密度）包绕的核衣壳；D. 核周隙内病毒颗粒正经核周隙外膜向细胞质中出芽。N. 细胞核；Cyt. 细胞质

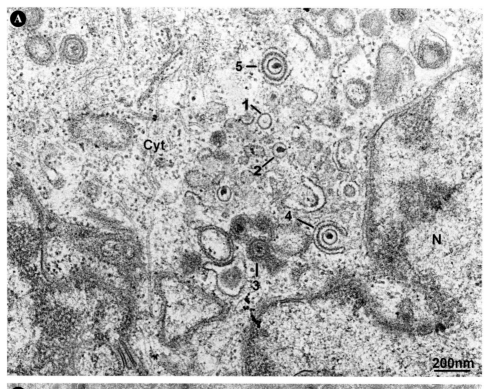

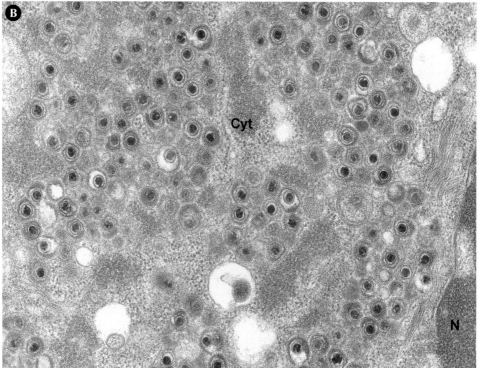

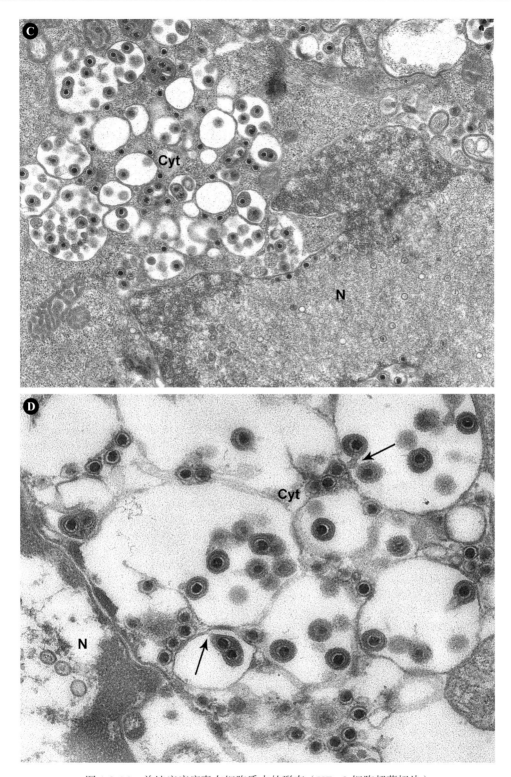

图 1-2-16　单纯疱疹病毒在细胞质内的形态（HEp-2 细胞超薄切片）

A. 单纯疱疹病毒在细胞质内的形态发生过程，1 示空心状病毒衣壳，2 示具有核心的病毒衣壳，3 示被近衣壳皮质蛋白包绕的核衣壳，4 示部分被包膜包绕的核衣壳，5 示被双层包膜包被的核衣壳；B. 细胞质内大量被近衣壳皮质蛋白包绕的核衣壳；C. 病毒颗粒在细胞质中的囊泡内聚集；D. 核衣壳向细胞质中的囊泡内出芽，箭头示出芽的病毒颗粒仍有部分膜与囊泡壁相连。N. 细胞核；Cyt. 细胞质

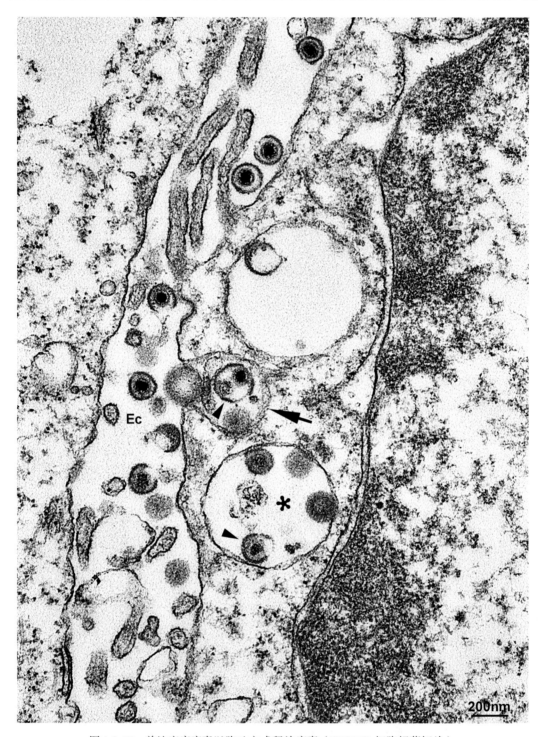

图 1-2-17　单纯疱疹病毒以胞吐方式释放病毒（HEK293 细胞超薄切片）

箭头示以胞吐方式释放病毒颗粒的囊泡，可见囊泡向细胞外开口，三角示病毒颗粒，星号示细胞质内包裹病毒颗粒的囊泡。

Ec. 细胞外间隙

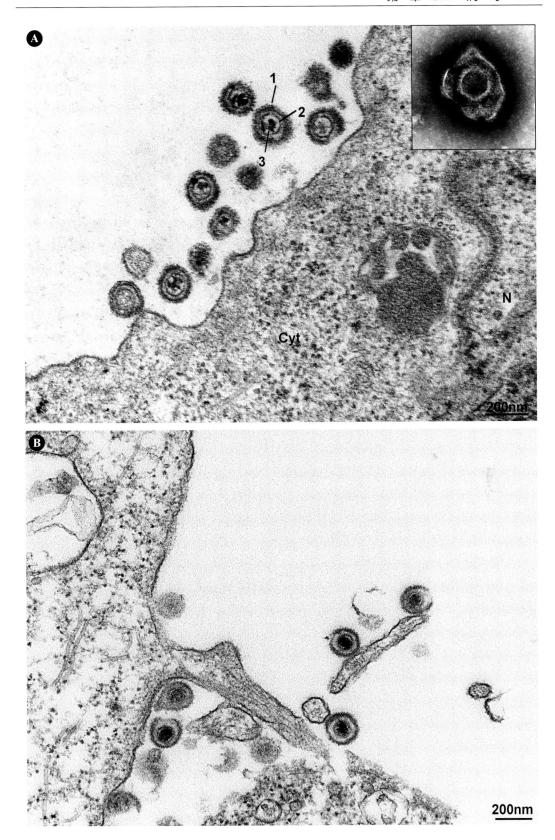

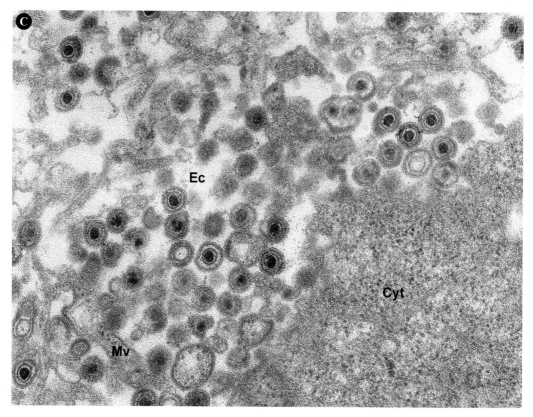

图 1-2-18　细胞外单纯疱疹病毒的形态（细胞超薄切片）

A. 1 示病毒包膜及皮质，2 示衣壳，3 示核心，插图示单纯疱疹病毒颗粒负染形态；B. 病毒的包膜、皮质、核衣壳等结构清晰可辨；
C. 细胞外大量聚集的成熟病毒颗粒。A、C 为 HEp-2 细胞超薄切片，B 为 HEK293 细胞超薄切片。N. 细胞核；Cyt. 细胞质；
Ec. 细胞外间隙；Mv. 微绒毛

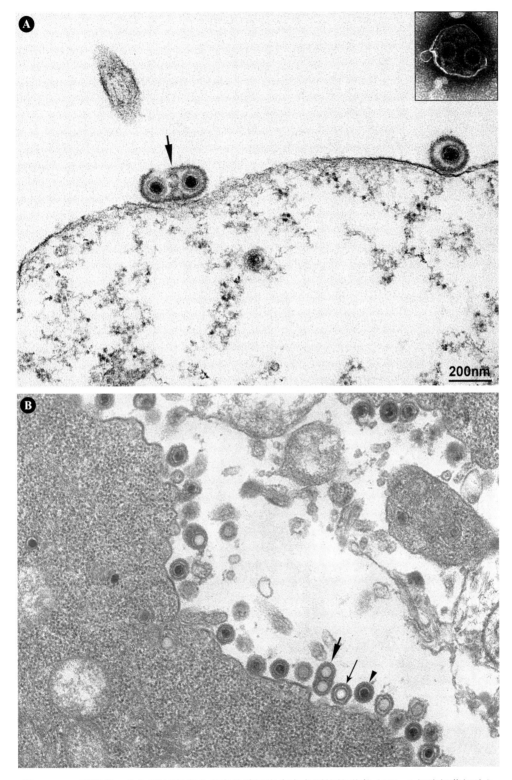

图 1-2-19　细胞外一个包膜包裹多个衣壳的单纯疱疹病毒颗粒的形态（HEp-2 细胞超薄切片）

A.箭头示一个包膜内包裹两个核衣壳，插图示包裹两个衣壳的病毒颗粒负染形态；B. 粗箭头示一个包膜内包裹两个空心衣壳，细箭头示病毒颗粒的衣壳呈空心状，三角示病毒颗粒的衣壳内有核心样结构

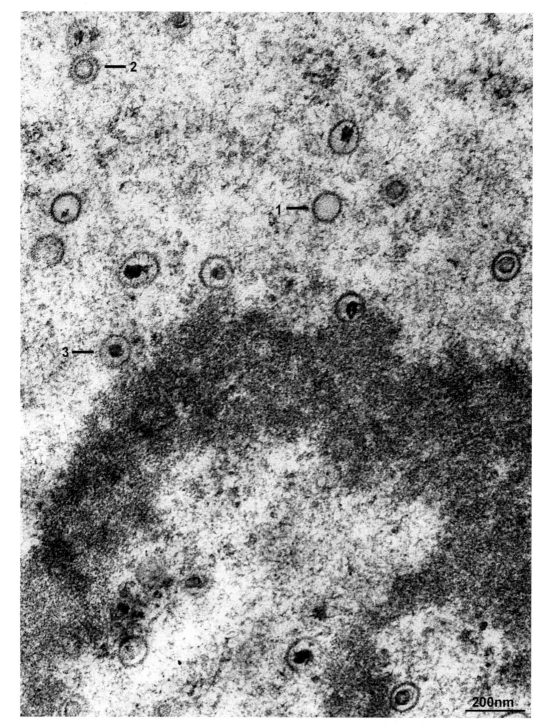

图 1-2-20　细胞核内人巨细胞病毒衣壳的形态（MRC-5 细胞超薄切片）

1 示空心状病毒衣壳；2 示内部存在"壳样"结构的衣壳；3 示含有核心的衣壳

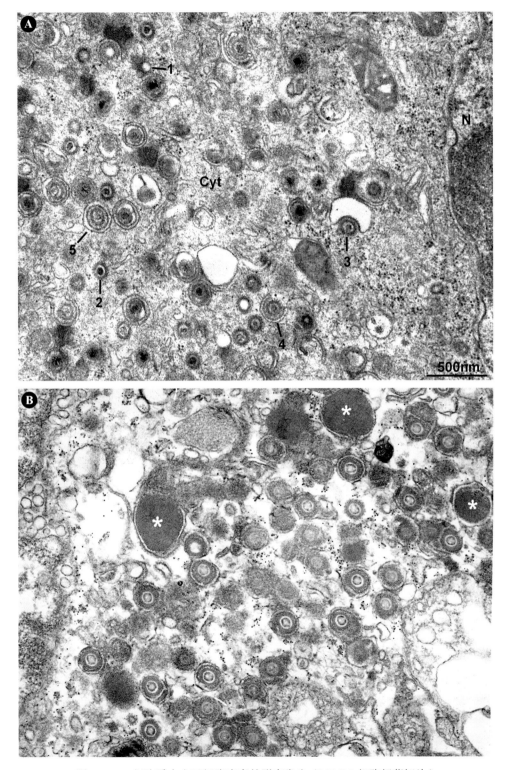

图 1-2-21　细胞质内人巨细胞病毒的形态发生（MRC-5 细胞超薄切片）

A. 1 示被近衣壳皮质蛋白包绕的空心衣壳，2 示被近衣壳皮质蛋白包绕的实心衣壳，3 示向囊泡内出芽的核衣壳，4 示被双层
包膜部分包被的核衣壳，5 示被双层包膜完全包被的核衣壳；B. 细胞质内大量游离状态的双层包膜包被的病毒颗粒，星号示
细胞质内球形致密体。N. 细胞核；Cyt. 细胞质

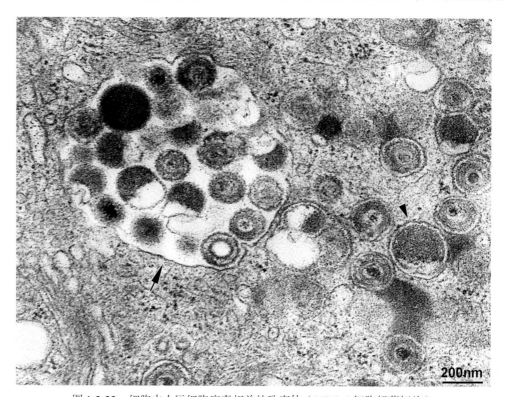

图 1-2-22　细胞内人巨细胞病毒相关的致密体（MRC-5 细胞超薄切片）

箭头示细胞质内的囊泡中存在多个高电子密度的球形致密体，三角示细胞质内双层膜包裹的均质高电子密度致密体

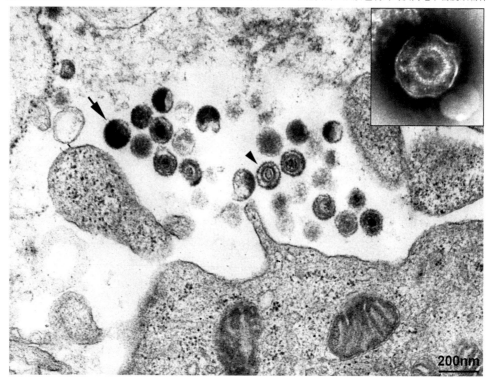

图 1-2-23　细胞外人巨细胞病毒的形态（MRC-5 细胞超薄切片）1

三角示细胞外包膜、皮质、衣壳、核心清晰的成熟病毒颗粒，箭头示呈高电子密度的致密体，插图示人巨细胞病毒负染形态

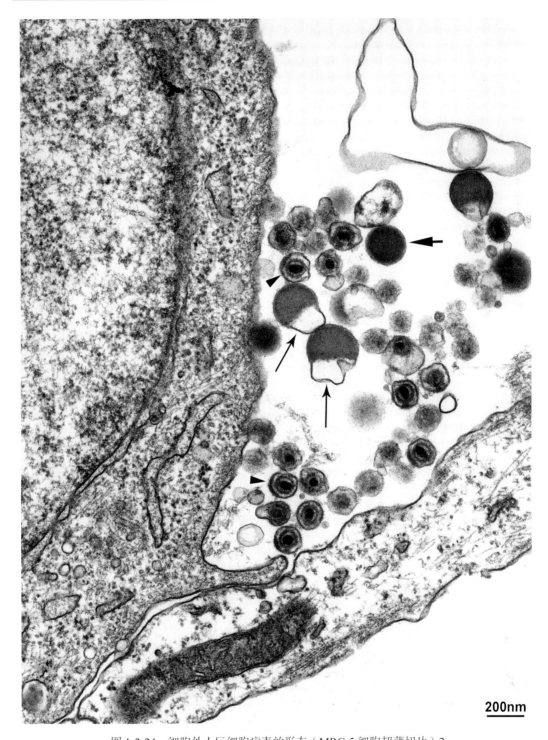

图 1-2-24　细胞外人巨细胞病毒的形态（MRC-5 细胞超薄切片）2
三角示包膜、皮质、衣壳、核心清晰的成熟病毒颗粒，粗箭头示球形高电子密度的致密体，细箭头示部分膜膨出的不规则形
致密体。本图由美国耶鲁大学 Caroline K. Y. Fong 博士提供并惠允使用（略有改动）

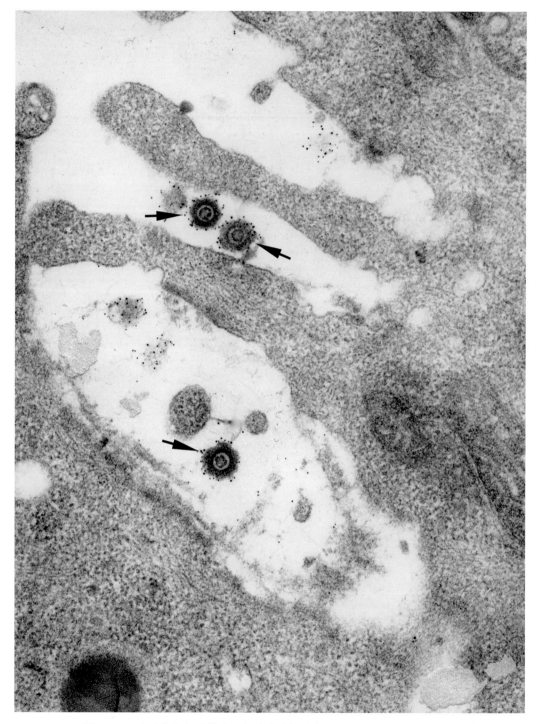

图 1-2-25　免疫标记细胞外人巨细胞病毒的形态（MRC-5 细胞超薄切片）

箭头示细胞外免疫胶体金颗粒标记的成熟病毒颗粒；一抗为抗巨细胞病毒刺突糖蛋白抗体

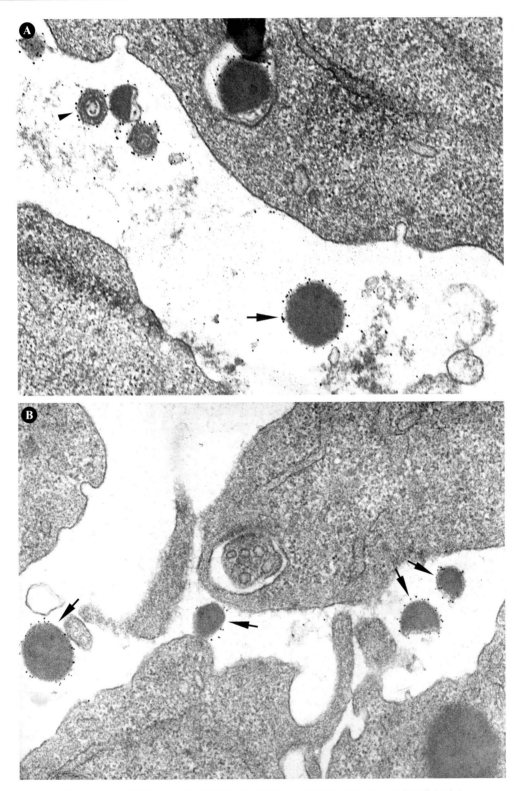

图 1-2-26　细胞外人巨细胞病毒相关致密体的免疫标记（MRC-5 细胞超薄切片）

A. 三角示免疫胶体金颗粒标记的成熟病毒颗粒，箭头示免疫胶体金颗粒标记的高电子密度致密体；B. 箭头示细胞外被免疫胶体金颗粒标记的致密体。一抗为抗巨细胞病毒刺突糖蛋白抗体

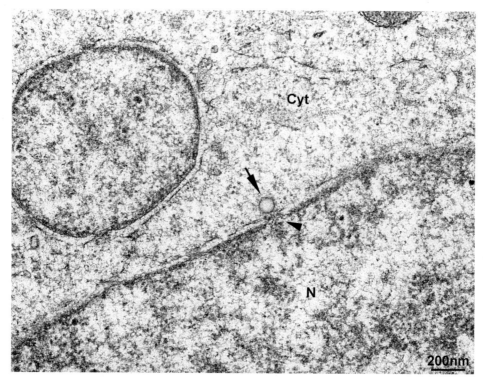

图 1-2-27　细胞核外 EB 病毒的衣壳形态（B95-8 细胞超薄切片）

箭头示紧靠核孔外侧完成基因组释放呈空壳状的衣壳，核孔内侧可见高电子密度的核酸样物质，三角示核孔。

N. 细胞核；Cyt. 细胞质

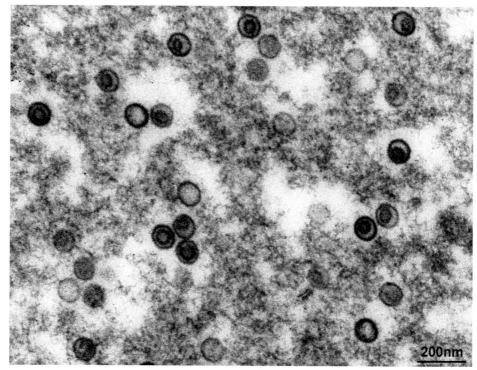

图 1-2-28　细胞核内 EB 病毒的衣壳形态（B95-8 细胞超薄切片）1

图示细胞核内组装成的大量实心和空心状病毒衣壳，衣壳轮廓多呈六边形

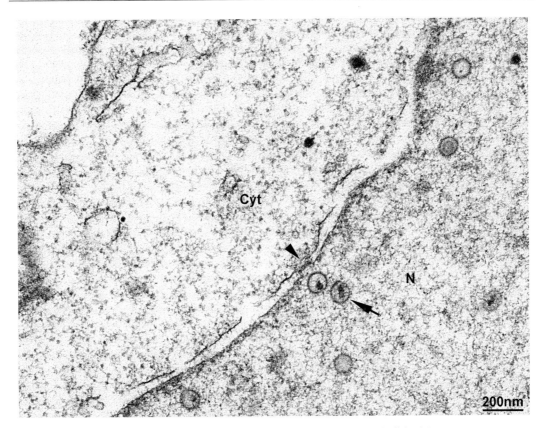

图 1-2-29　细胞核内 EB 病毒的衣壳形态（B95-8 细胞超薄切片）2

箭头示细胞核内将要穿越核孔进入细胞质的两个核衣壳，三角示核孔。N. 细胞核；Cyt. 细胞质

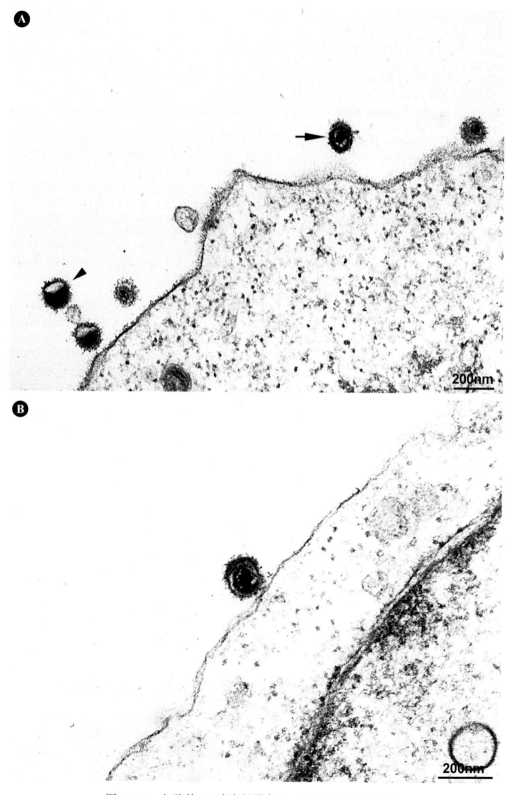

图 1-2-30 　细胞外 EB 病毒的形态（B95-8 细胞超薄切片）

A. 箭头示病毒颗粒，三角示致密体；B. 细胞外成熟病毒颗粒，其刺突、包膜、皮质、衣壳、核心清晰可见

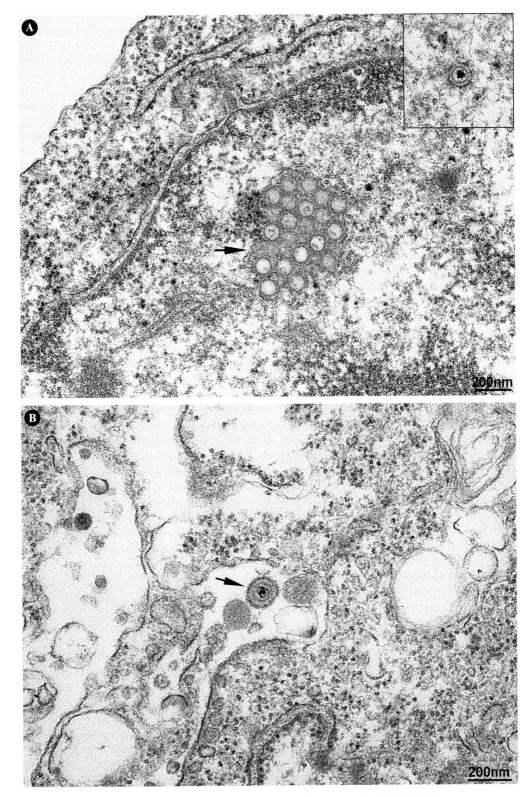

图 1-2-31　伪狂犬病病毒在细胞内的形态（MDBK 细胞超薄切片）

A. 箭头示细胞核内空心状衣壳聚集形成的包涵体，插图示具有核心的衣壳；B. 箭头示细胞外成熟病毒颗粒

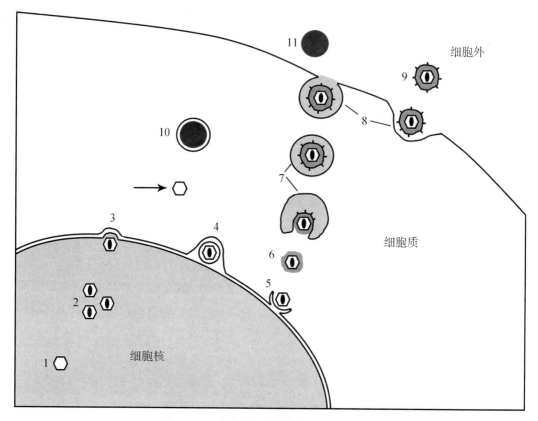

图 1-2-32 疱疹病毒的形态发生过程示意图

1. 衣壳在细胞核内组装；2. 病毒基因组进入衣壳形成核衣壳；3. 核衣壳向核周隙出芽；4. 在核周隙内形成原始包膜病毒；5. 原始包膜病毒的包膜与细胞核外膜融合后核衣壳进入细胞质；6. 核衣壳周围被近衣壳皮质蛋白包绕；7. 核衣壳向囊泡内出芽，形成双层包膜；8. 双层包膜病毒颗粒向细胞质膜转运，最终外层包膜与细胞膜融合；9. 病毒颗粒释放；10. 细胞质内囊泡中的致密体；11. 细胞外出现致密体。箭头示细胞质内的衣壳。本图改编自参考文献［12］

【主要参考文献】

［1］Pellett PE，Roizman B. Herpesviridae//Knipe DM，Howley PM. Fields Virology. 6th ed. Philadelphia：Lippincott Williams & Wilkins，2013：1802-1822.

［2］King AMQ，Adams MJ，Carstens EB，et al. Virus Taxonomy：Classification and Nomenclature of Viruses. Ninth Report of the International Committee on Taxonomy of Viruses. Amsterdam：Elsevier，2012：108-128.

［3］MacLachlan NJ，Dubovi EJ. Fenner's Veterinary Virology. 5th ed，Pittsburgh：Academic Press，2016：189-216.

［4］Ai JW，Weng SS，Cheng Q，et al. Human endophthalmitis caused by pseudorabies virus infection，China，2017. Emerg Infect Dis，2018，24（6）：1087-1090.

［5］Wang WL，Qi WJ，Liu JY，et al. First human infection case of monkey B virus identified in China，2021. China CDC Weekly，2021，3（29）：632-633.

［6］Spear P，Roizman B. Buoyant density of herpes simplex virus in solutions of caesium chloride. Nature，1967，214（5089）：713-714.

［7］黄文林. 分子病毒学. 2版. 北京：人民卫生出版社，2002.

[8] 金奇. 医学分子病毒学. 北京：科学出版社，2001.

[9] Wolz MM，Sciallis GF，Pittelkow MR. Human Herpesviruses 6，7，and 8 from a dermatologic perspective. Mayo Clin Proc，2012，87（10）：1004-1014.

[10] Edelman DC. Human herpesvirus 8—A novel human pathogen. Virol J，2005，2：78.

[11] 中国医学科学院. 医学生物学电子显微镜图谱. 北京：科学出版社，1978.

[12] Mettenleiter TC. Budding events in herpesvirus morphogenesis. Virus Res，2004，106（2）：167-180.

第三节　腺病毒科（*Adenoviridae*）

1953年，Rowe等对人扁桃体腺样组织进行原代培养时，发现一种能够引起细胞发生病变的致病因子，1954年从多例急性呼吸道感染的发热患者中分离到类似病原[1]，1956年国际病毒分类委员会（International Committee on Taxonomy of Viruses，ICTV）将此类病原命名为腺病毒（adenovirus）。

【基本特征】

目前，腺病毒科包含5个属，包括哺乳动物腺病毒属（*Mastadenovirus*）、禽腺病毒属（*Aviadenovirus*）、富AT腺病毒属（*Atadenovirus*）、唾液酸酶病毒属（*Siadenovirus*）和鱼腺病毒属（*Ichtadenovirus*）[2]。人腺病毒（human adenovirus，HAdV）属于哺乳动物腺病毒属，根据血清学、红细胞凝集、对啮齿动物的致癌性、对原代培养细胞的转化能力及基因组序列等特性，将人腺病毒分为A～G共7个种，每个种又分为多个血清型，目前已发现近70个型别[3]。

腺病毒颗粒在氯化铯中的浮力密度为$1.33～1.35g/cm^3$。人腺病毒5型（human adenovirus 5，HAdV-5）的沉降系数为31S，HAdV-2的沉降系数为32S。腺病毒可抵抗脂溶剂、胰酶、RNA酶和DNA酶，对酸碱度和温度的耐受范围较宽，对紫外线敏感，照射30min可被灭活[4]。腺病毒在被感染的细胞中相当稳定，4℃条件下保存数周其感染性不降低，但提纯的病毒颗粒在同样条件下不稳定。

人胚胎肾（human embryonic kidney，HEK）细胞是培养腺病毒的最佳细胞。HEK293细胞是HAdV-5 E1区转化的人胚胎肾细胞，除了F种的HAdV-40和HAdV-41外，其他腺病毒在HEK293细胞系中均生长良好。其他上皮细胞系，如人喉癌上皮细胞（HEp-2）、人宫颈癌细胞（HeLa）、人口腔表皮样癌细胞（KB）和人肺腺癌细胞（A549）也可以用于腺病毒的分离培养[4]。

腺病毒基因组为线性双链DNA。人腺病毒基因组长34～36kb，其两端为反向末端重复序列（ITR），包含5个早期转录单位（E1A、E1B、E2、E3和E4）、3个延迟早期转录单位（Ⅸ、Ⅳa2和E2 late）和一个晚期转录单位。晚期基因分为L1、L2、L3、L4和L5五组，表达产物主要是衣壳蛋白、病毒基因组结合蛋白及相关的组装蛋白[5]。人腺病毒颗粒含有11种蛋白质，其中六邻体、五邻体等是构成病毒衣壳的主要蛋白质。六邻体由同源三聚体构成。五邻体由五邻体基底（base）和纤维（fiber）构成。五邻体基底由同源五聚体构成，纤维由同源三聚体构成，纤维通过其N端与五邻体相结合。纤维的C端呈球形，称为球部（knob），其可与细胞表面的病毒受体结合；纤维的尾部与球部之间的中间部位即为杆部（shaft），不同腺病毒杆部的长度有所不同[3-6]。

人腺病毒在全球范围内传播，可在人呼吸道、眼结膜、胃肠道和膀胱等上皮细胞内复制，引起这些组织的病变，偶尔也可引起中枢神经系统的疾病（表1-3-1）[3, 4]。

表1-3-1　人腺病毒感染引起的疾病[3]

病毒种	病毒型别	相关疾病
HAdV-A	12、18、31	隐性肠道感染
HAdV-B	3、7、11、14、16、21、34、35、50、55	结膜炎、急性呼吸道感染、出血性膀胱炎、中枢神经系统感染
HAdV-C	1、2、5、6	呼吸道感染
HAdV-D	8、9、10、13、15、17、19、20、22～30、32、33、36～39、42～49、51、53、54	导致免疫缺陷或艾滋病患者角结膜炎
HAdV-E	4	结膜炎、急性呼吸道感染
HAdV-F	40、41	婴儿腹泻
HAdV-G	52	胃肠炎

【形态学与超微结构】

腺病毒结构如图1-3-1所示，其衣壳呈典型的二十面体立体对称，无包膜。病毒衣壳有252个壳粒，二十面体的顶角壳粒为12个五邻体（由基底和纤维两部分组成），其他240个非顶角壳粒为六邻体（直径为8～10nm）。五邻体的纤维突出于病毒的顶点部位。纤维长度为10～30nm，分为尾、杆、头三部分，纤维的长度与型别有关。

（一）负染及冷冻电镜观察

腺病毒衣壳呈现典型的二十面体立体对称（图1-3-2～图1-3-17），直径约80nm（不包括纤维长度），壳粒清晰可辨，病毒衣壳上的纤维仅偶尔可见（图1-3-4）。有时在氯化铯超速离心纯化样本中可见游离状态的纤维及壳粒（图1-3-5）。超速离心纯化获得的实心病毒颗粒使用磷钨酸进行负染时除呈现完整的病毒形态外（图1-3-7），还可能呈现破裂状态（图1-3-8）；超速离心纯化获得的空心衣壳使用磷钨酸进行负染时除可呈现空心状外，还可呈实心状或塌陷状（图1-3-9）。上述现象可能与染色剂有关（详见附录2）。腺病毒进行冷冻制样时病毒颗粒完整，较少观察到病毒颗粒形态受损的状况（图1-3-6、图1-3-10），说明负染本身可能对病毒形态有影响。目前，感染人的腺病毒除HAdV-40和HAdV-41有长短不同的两种纤维，分布在不同五邻体顶点上，其他的人类腺病毒只有一种纤维。禽腺病毒每个五邻体顶点存在两种纤维。动物腺病毒，如牛、犬、狐狸、蝙蝠及禽腺病毒的形态与人腺病毒负染形态无显著差异（图1-3-13～图1-3-17）。

在形态上，腺病毒易与双节段RNA病毒科（*Birnaviridae*）成员混淆。双节段RNA病毒呈正二十面体立体对称，直径约65nm，衣壳由260个大小约为4nm的壳粒构成（图1-3-18），双节段RNA病毒的衣壳和壳粒的直径均明显小于腺病毒对应部分。另外，双节段RNA病毒不具有纤维突起。因此，腺病毒和双节段RNA病毒在形态上可以区分。

对腺病毒进行冷冻电镜观察可见病毒颗粒周边清晰的壳粒（图1-3-6、图1-3-10），偶见游离的呈空心状的壳粒。由于未经染色，冷冻电镜观察的腺病毒形态不像负染那样具有较好的衬度从而能清晰呈现病毒的结构细节。

（二）超薄切片电镜观察

腺病毒感染的细胞内可见呈高电子密度的病毒颗粒，直径约80nm，病毒颗粒轮廓往往呈六边形，这是腺病毒的典型形态特征（图1-3-19～图1-3-39）。细胞内常见大量病毒颗粒聚集，呈规则的晶格状排列（图1-3-21、图1-3-22、图1-3-26～图1-3-29、图1-3-33、图1-3-34、图1-3-38、图1-3-39）。腺病毒感染的细胞显著的超微病理表现为细胞核膨大、染色质分布异常，有时核膜破裂甚至消失（图1-3-25、图1-3-37）。

腺病毒感染起始于腺病毒纤维突起与细胞表面的受体结合，病毒颗粒可通过陷窝蛋白（caveolin）（图1-3-19、图1-3-30）或网格蛋白（clathrin）介导的凹陷（图1-3-20、图1-3-31）内吞进入细胞。进入细胞后病毒被运输到核孔附近，病毒颗粒在核孔附近释放基因组并经核孔进入细胞核[3]（图1-3-32）。子代腺病毒的包装在细胞核内完成，大量子代病毒颗粒可在细胞核内聚集并呈晶格状排列（图1-3-21、图1-3-26、图1-3-27、图1-3-38），细胞质内也可出现大量腺病毒颗粒，并且也可大量聚集（图1-3-22、图1-3-28、图1-3-29、图1-3-33、图1-3-34）。在HAdV-5感染的HEK293细胞的细胞核及细胞质内均可见规则排列的管状结构形成的包涵体（图1-3-23、图1-3-24），此包涵体由病毒五邻体成分组成[7]。在HAdV-41感染的HEK293细胞内可出现丝絮状结构形成的包涵体，免疫电镜证明此包涵体由病毒成分构成[8]（图1-3-34）。另外，HAdV-41感染的细胞内还可产生致密条索结构形成的包涵体（图1-3-35）和均一高电子密度的包涵体（图1-3-36）。病毒在细胞核内大量复制，导致细胞核内染色质亦出现异常，细胞核膜破坏，病毒颗粒进入细胞质，最终导致细胞裂解并释放病毒（图1-3-25、图1-3-37）。

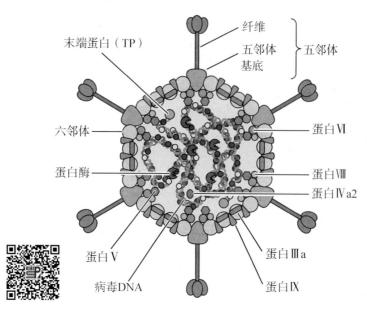

图 1-3-1　腺病毒结构示意图

经授权本图引自文献［9］，有改动

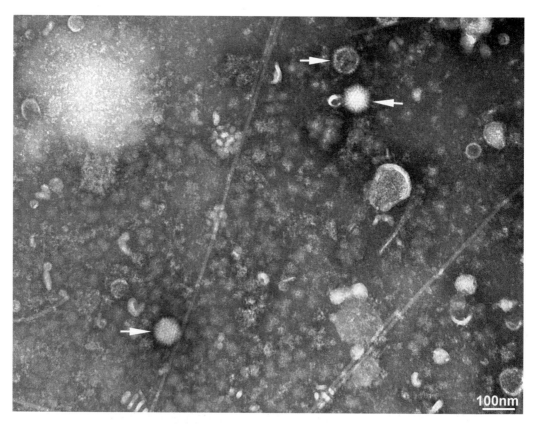

图 1-3-2　人腺病毒 3 型的形态（负染）

箭头示病毒颗粒

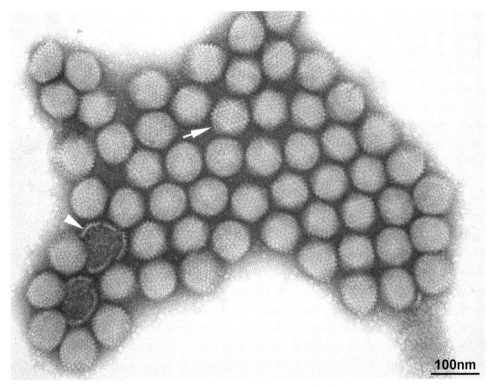

图 1-3-3 人腺病毒 5 型的形态（负染）1

五邻体、六邻体均清晰可辨，箭头示呈 2 对称的病毒颗粒，三角示破碎的病毒颗粒

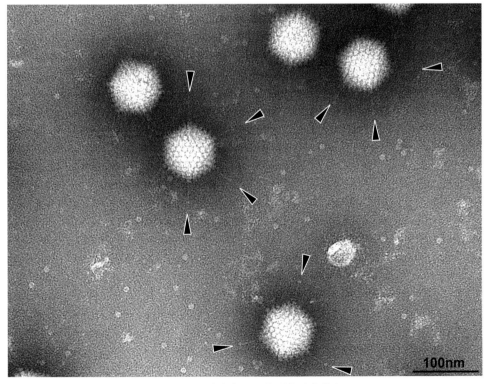

图 1-3-4 人腺病毒 5 型的形态（负染）2

三角示纤维

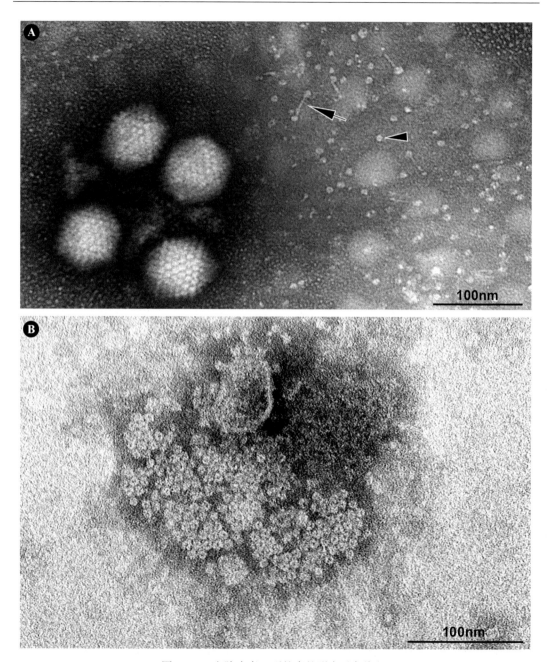

图 1-3-5　人腺病毒 5 型的壳粒形态（负染）

A. 三角示游离的壳粒，箭头示游离的纤维；B. 病毒衣壳解体后的壳粒，可见壳粒呈空心状（高倍放大）

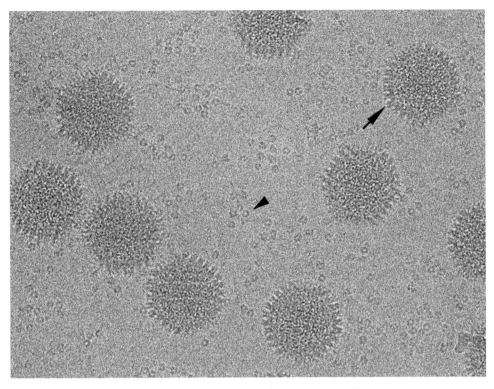

图 1-3-6　人腺病毒 5 型的壳粒形态（冷冻电镜）

箭头示完整病毒上的壳粒；三角示游离状态的壳粒，壳粒呈空心状

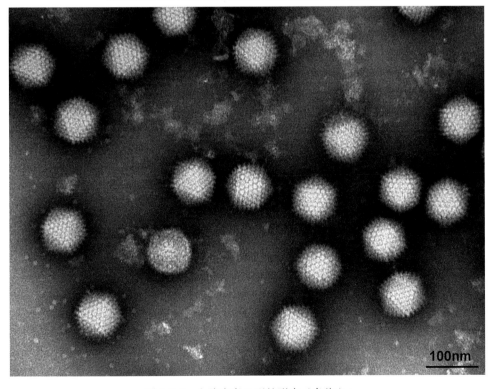

图 1-3-7　人腺病毒 7 型的形态（负染）1

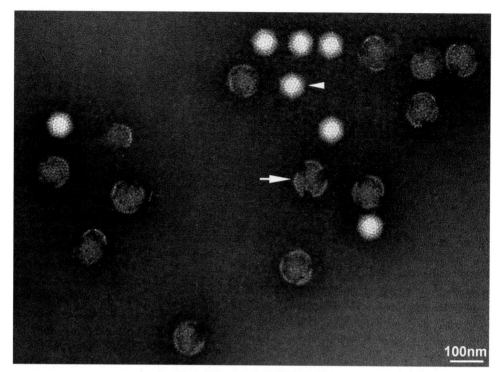

图 1-3-8　人腺病毒 7 型的形态（负染）2

箭头示破裂的病毒颗粒，三角示完整的病毒颗粒

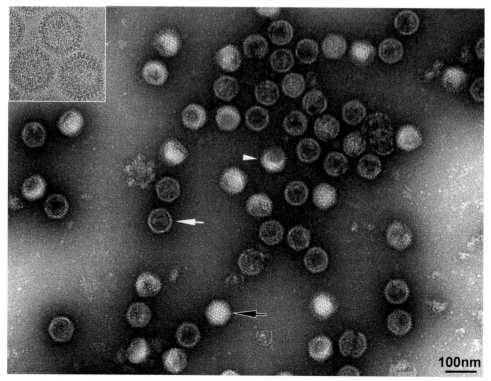

图 1-3-9　人腺病毒 7 型空心衣壳的形态（负染）

超速离心纯化获得的空心衣壳，负染呈现三种形态：白箭头示空心状，黑箭头示实心状，三角示部分塌陷的病毒颗粒；

插图示空心衣壳冷冻电镜形态，可见其均呈空心状

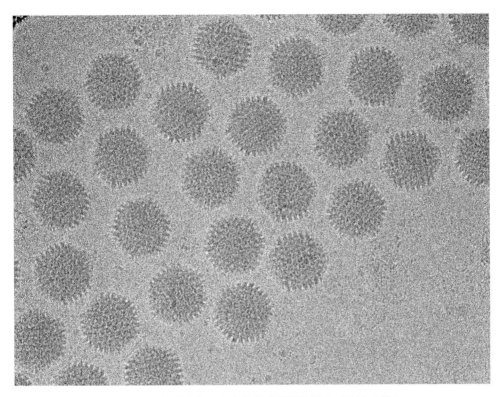

图 1-3-10　人腺病毒 7 型成熟病毒颗粒的形态（冷冻电镜）

病毒颗粒呈实心状，壳粒清晰可辨

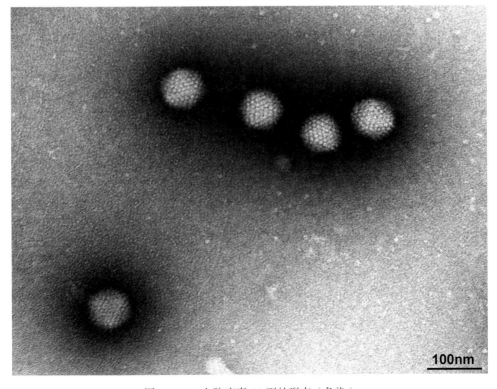

图 1-3-11　人腺病毒 41 型的形态（负染）

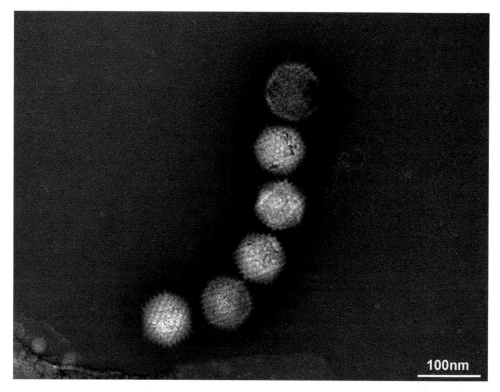

图 1-3-12　人腺病毒 55 型的形态（负染）

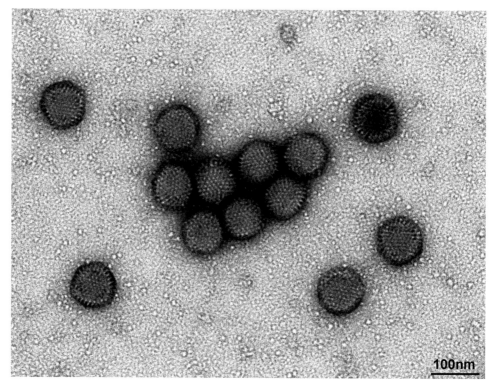

图 1-3-13　牛腺病毒 3 型的形态（负染）

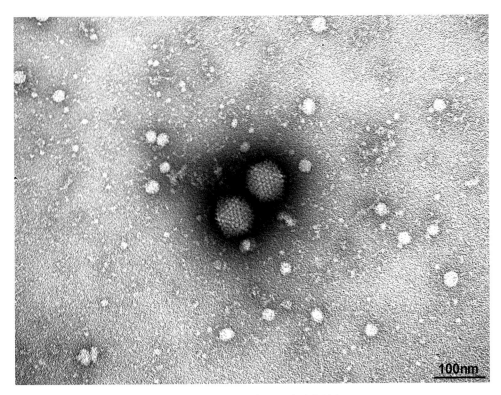

图 1-3-14 犬腺病毒的形态（负染）

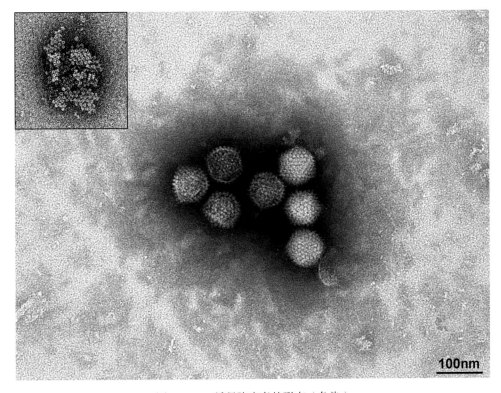

图 1-3-15 狐狸腺病毒的形态（负染）
插图示壳粒

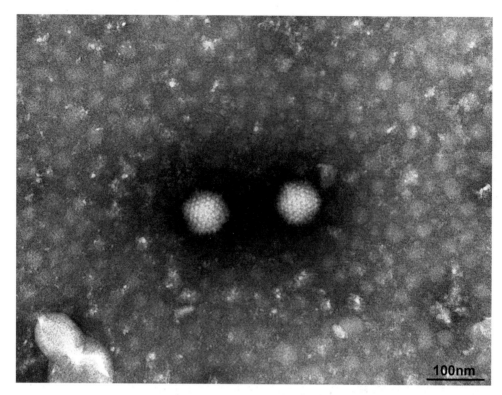

图 1-3-16 蝙蝠腺病毒的形态（负染）

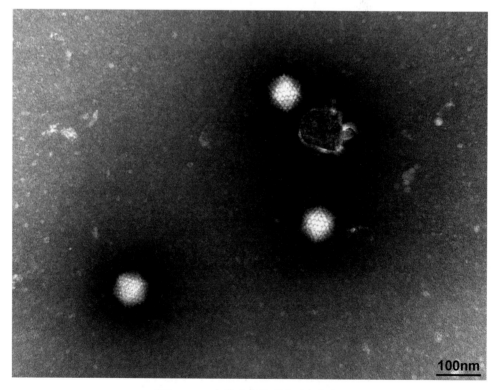

图 1-3-17 禽腺病毒的形态（负染）

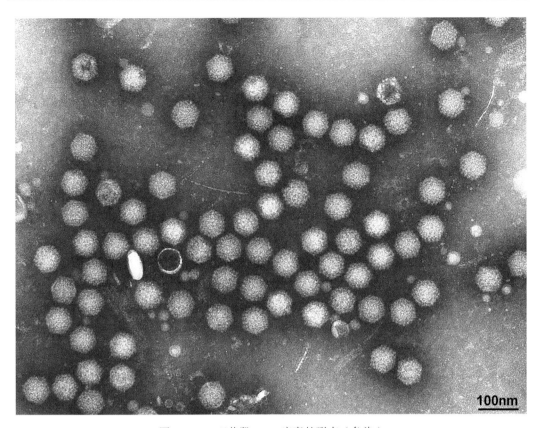

图 1-3-18 双节段 RNA 病毒的形态（负染）

病毒颗粒呈二十面体立体对称，直径约 65nm，衣壳由 260 个壳粒构成。病毒和壳粒直径均小于腺病毒的相应结构，是与腺病毒形态鉴别的要点

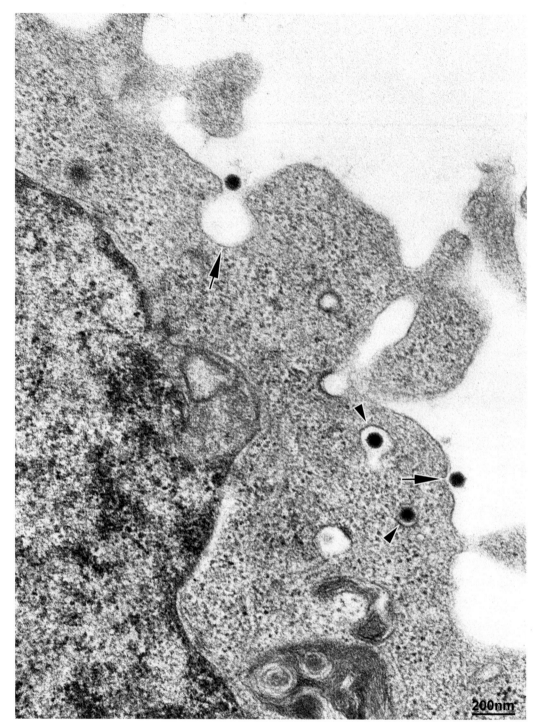

图 1-3-19　人腺病毒 5 型通过陷窝蛋白依赖的内吞作用进入细胞（HEK293 细胞超薄切片）

箭头示病毒颗粒进入陷窝蛋白凹陷，三角示已内吞进入细胞质并被囊泡包裹的病毒颗粒

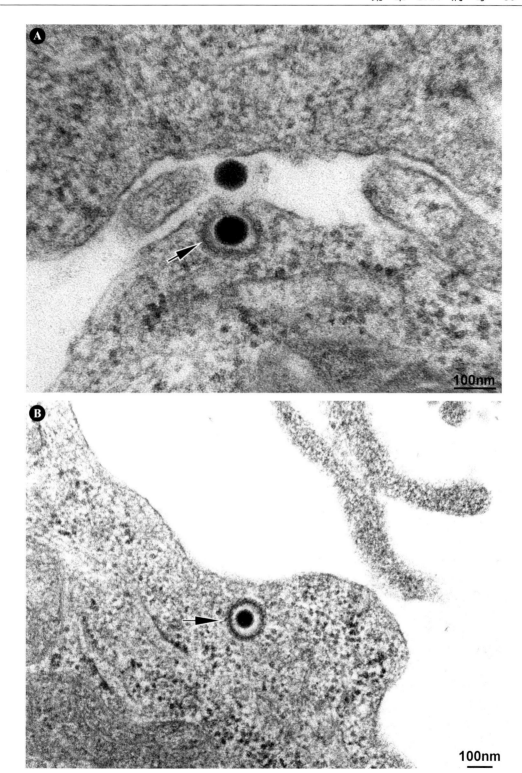

图 1-3-20　人腺病毒 5 型通过网格蛋白依赖的内吞作用进入细胞（HEK293 细胞超薄切片）

A. 箭头示正在被网格蛋白凹陷包裹的病毒颗粒；B. 箭头示已被内吞进入细胞质并被网格蛋白囊泡包裹的病毒颗粒。由于网格
蛋白的聚集而致陷窝或囊泡壁显著增厚，且外周呈毛刺状

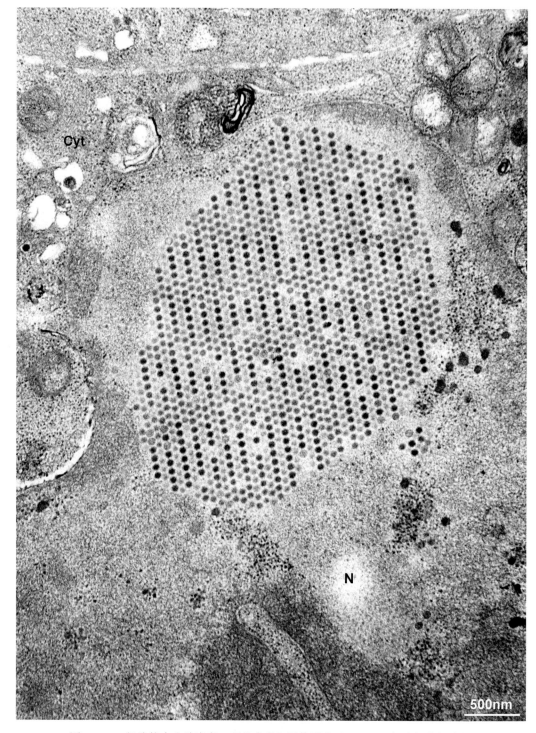

图 1-3-21 细胞核内人腺病毒 5 型的病毒包涵体形态（HEK293 细胞超薄切片）

聚集于细胞核内的病毒颗粒呈晶格状排列，形成巨大包涵体。Cyt. 细胞质；N. 细胞核

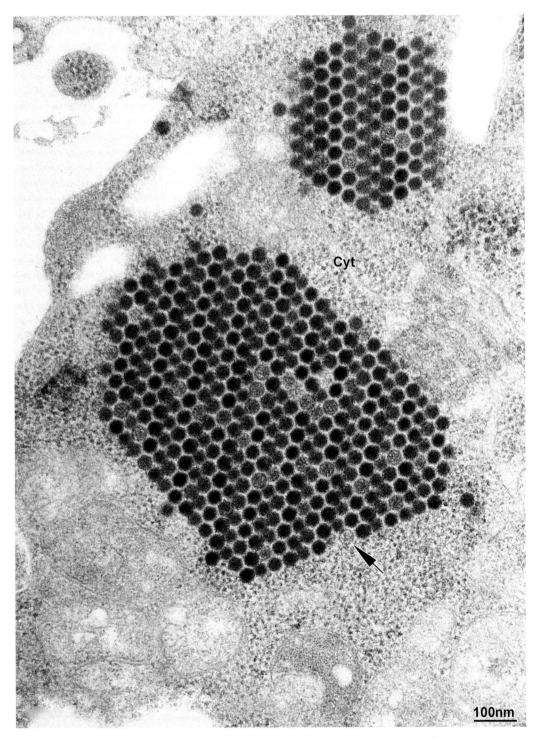

图 1-3-22　细胞质内人腺病毒 5 型的病毒包涵体形态（HEK293 细胞超薄切片）
聚集于细胞质内的病毒颗粒呈晶格状排列，形成巨大病毒颗粒包涵体，箭头示空心状病毒衣壳。Cyt. 细胞质

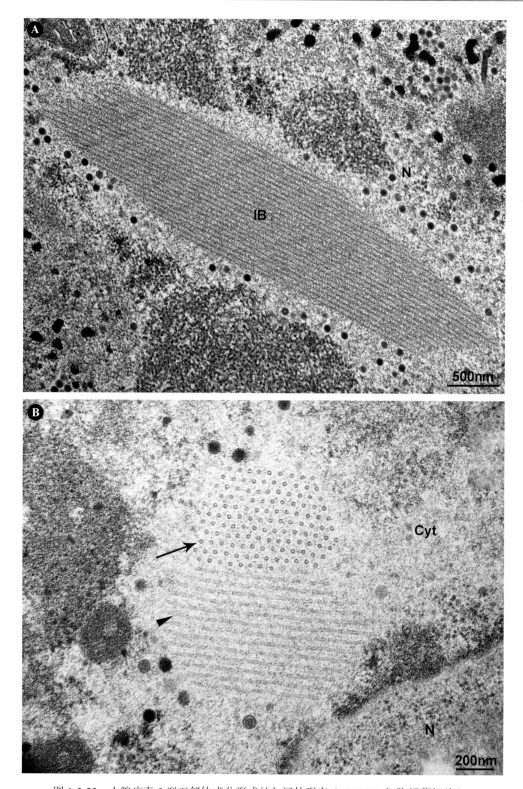

图 1-3-23　人腺病毒 5 型五邻体成分形成的包涵体形态（HEK293 细胞超薄切片）I

由五邻体成分形成的管状结构规则排列形成包涵体，包涵体边缘有散在的病毒颗粒。A. 低倍放大，管状结构的纵切面，可见
管状结构平行排列；B. 高倍放大，三角示管状结构的纵切面，箭头示管状结构的横切面。IB. 包涵体；Cyt. 细胞质；N. 细胞核

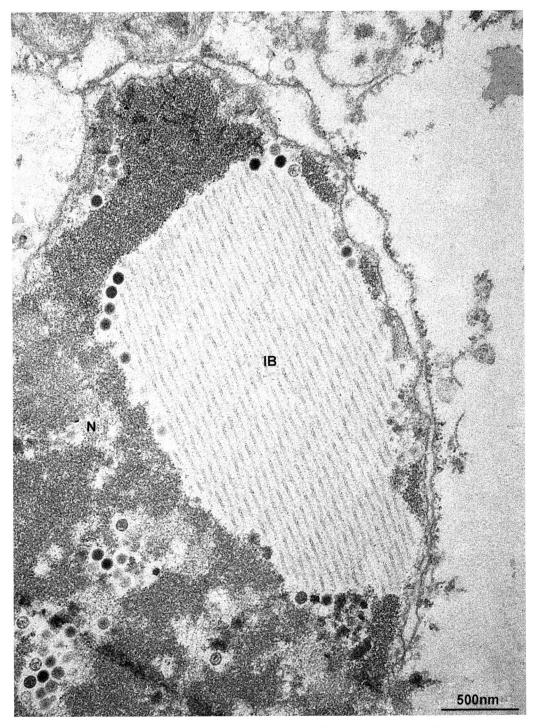

图 1-3-24 人腺病毒 5 型五邻体成分形成的包涵体形态（HEK293 细胞超薄切片）2
细胞核内包涵体内管状结构斜切面，包涵体周围散布病毒颗粒。N. 细胞核；IB. 包涵体

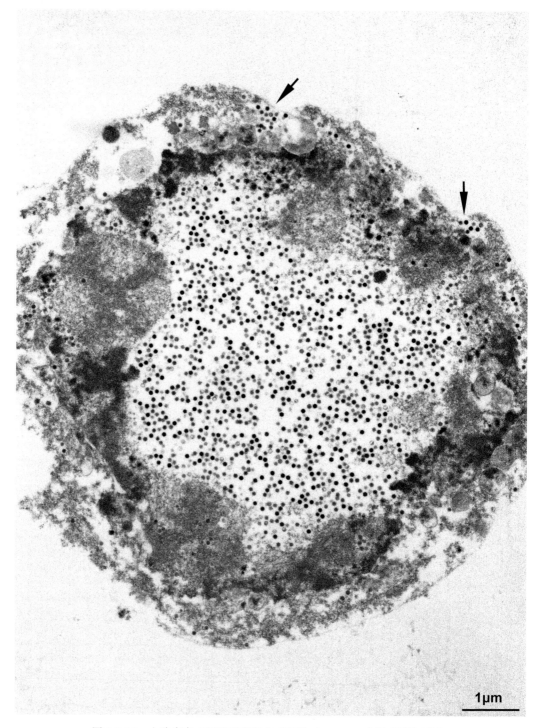

图 1-3-25 人腺病毒 5 型以裂细胞方式释放（HEK293 细胞超薄切片）

细胞核内染色质分布异常，核膜被破坏，病毒颗粒进入细胞质，细胞质膜破损导致细胞裂解，病毒颗粒被释放。箭头示细胞质膜破损处，且此处有病毒颗粒即将释放

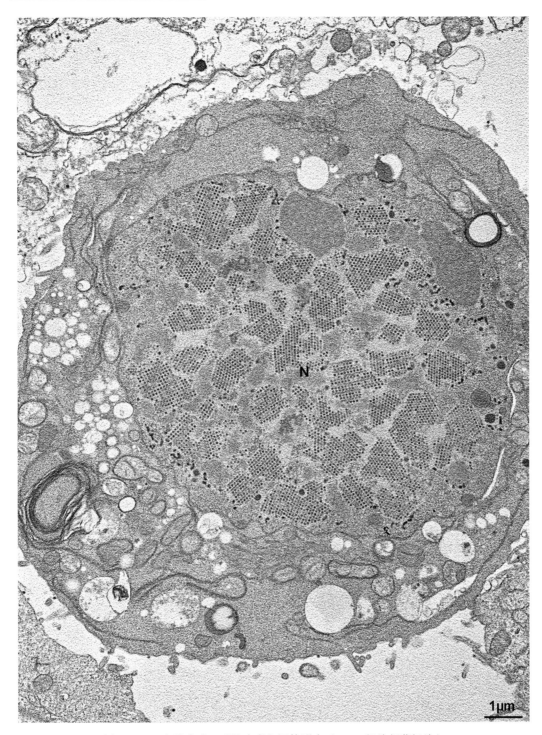

图 1-3-26　人腺病毒 7 型的病毒包涵体形态（A594 细胞超薄切片）

细胞核内大量病毒颗粒聚集、呈晶格状排列（低倍放大），可见细胞核膨大、染色质异常，细胞核轮廓仍在。N. 细胞核

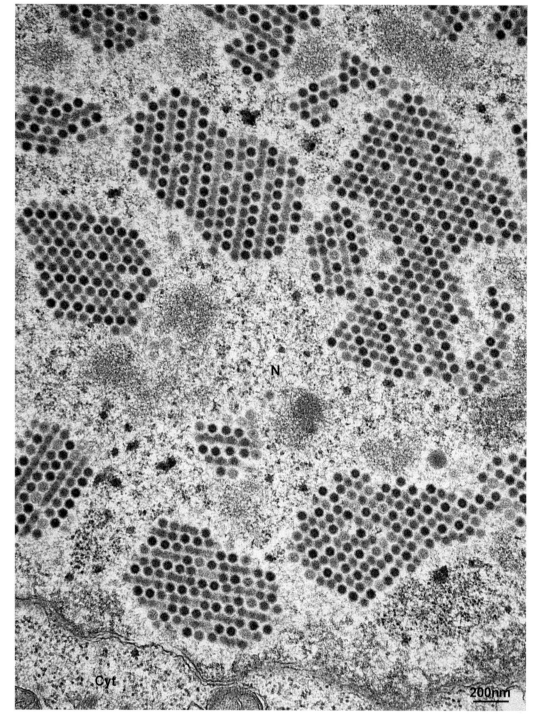

图 1-3-27　人腺病毒 7 型在细胞核内聚集形成的病毒包涵体形态（A594 细胞超薄切片）

N. 细胞核；Cyt. 细胞质

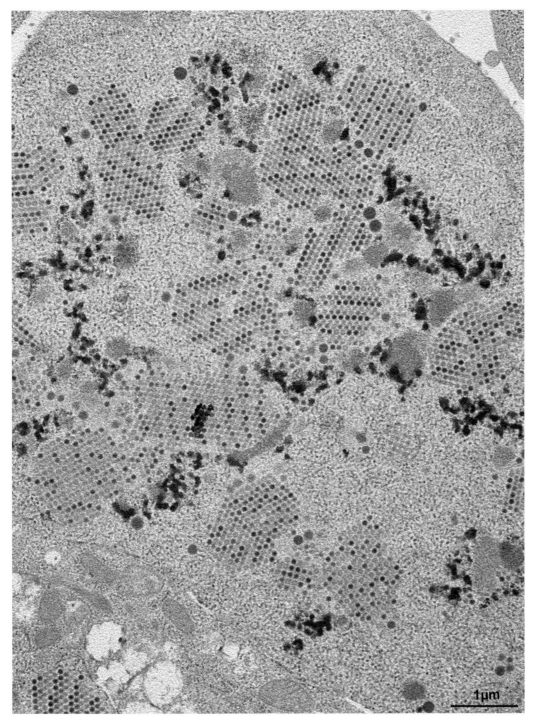

图 1-3-28 人腺病毒 7 型的病毒包涵体形态（A594 细胞超薄切片）

细胞核边界消失，染色质失去正常形态，细胞内大量病毒颗粒聚集、呈晶格状排列

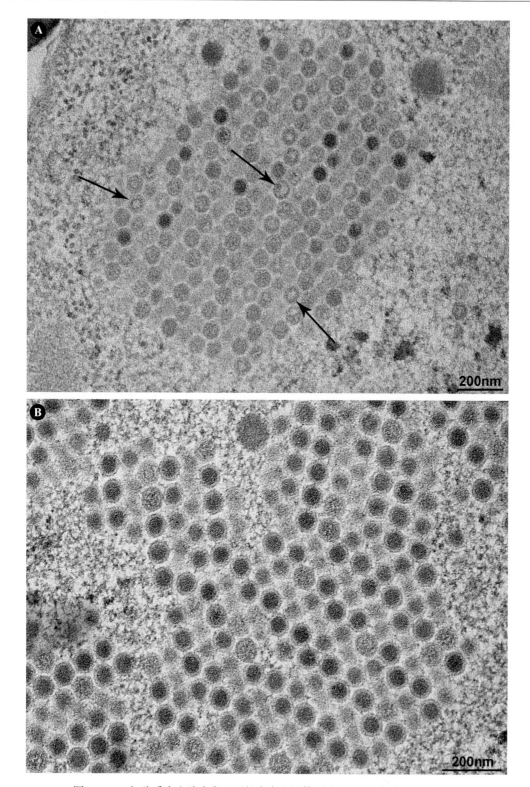

图 1-3-29　细胞质内人腺病毒 7 型的病毒包涵体形态（A594 细胞超薄切片）

A. 包涵体内可见实心、空心状病毒颗粒（箭头示）；B. 包涵体内病毒颗粒几乎均呈实心状，部分病毒颗粒内部核酸及核蛋白
呈高电子密度核心状，病毒衣壳呈相对低电子密度，二者清晰可辨

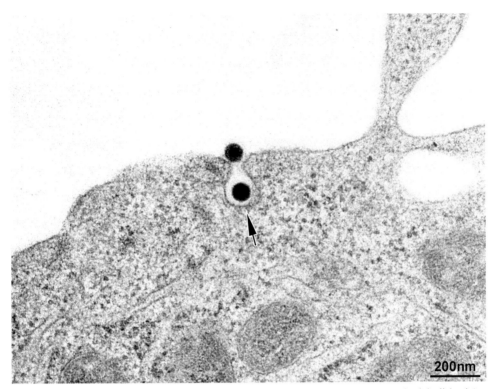

图 1-3-30　人腺病毒 41 型通过陷窝蛋白依赖的内吞作用进入细胞（HEK293 细胞超薄切片）

箭头示病毒颗粒进入烧瓶状凹陷

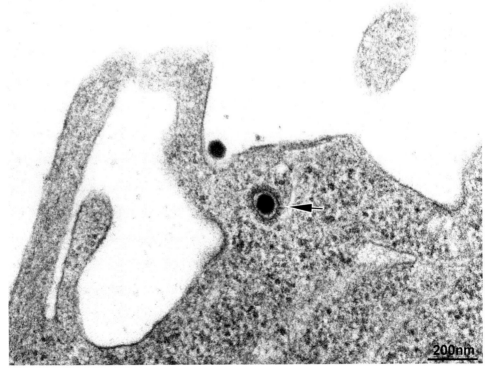

图 1-3-31　人腺病毒 41 型通过网格蛋白依赖的内吞作用进入细胞（HEK293 细胞超薄切片）

箭头示细胞质内被网格蛋白囊泡包裹的病毒颗粒

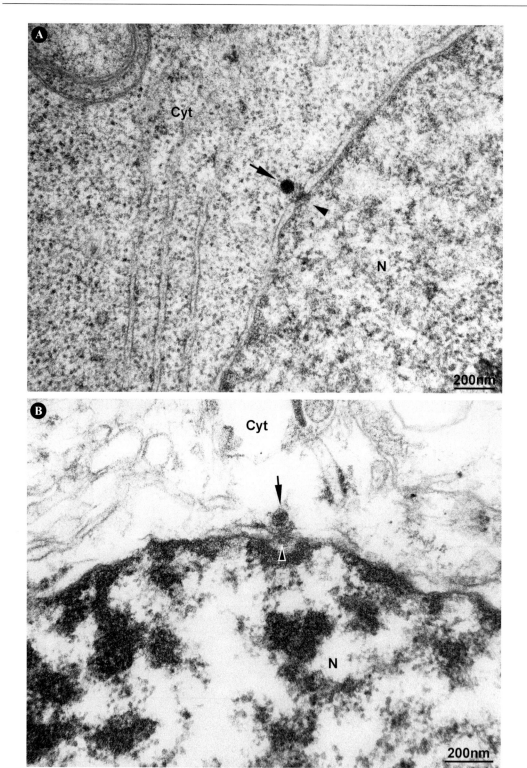

图 1-3-32　人腺病毒 41 型基因组经核孔进入细胞核（HEK293 细胞超薄切片）

A. 箭头示病毒颗粒被运输至核孔外侧，尚未释放基因组，病毒颗粒形态规则，电子密度大，衣壳和核心间无间隙。B. 箭头示释放基因组的病毒颗粒，衣壳外形失去规则六边形或球形轮廓，电子密度不均匀，衣壳与核心间出现间隙，表明基因组正在释放；三角示核孔。N. 细胞核；Cyt. 细胞质

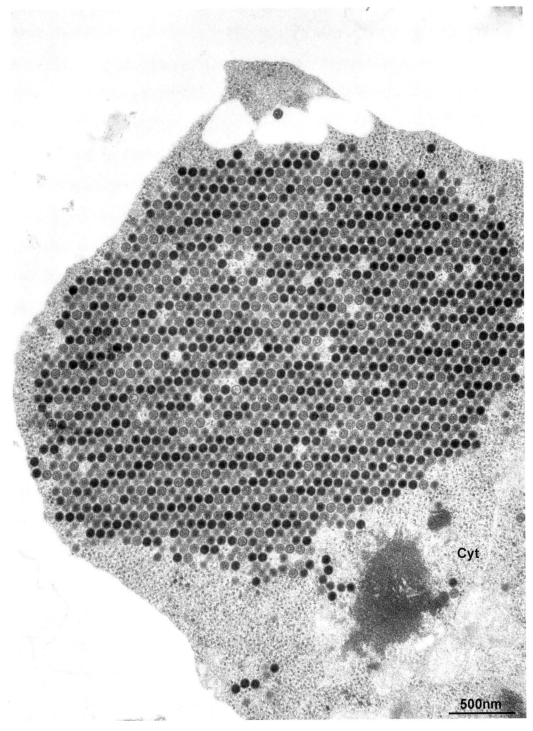

图 1-3-33　人腺病毒 41 型颗粒在细胞质内形成的巨大病毒包涵体形态（HEK293 细胞超薄切片）

可见实心及空心状病毒颗粒。Cyt. 细胞质

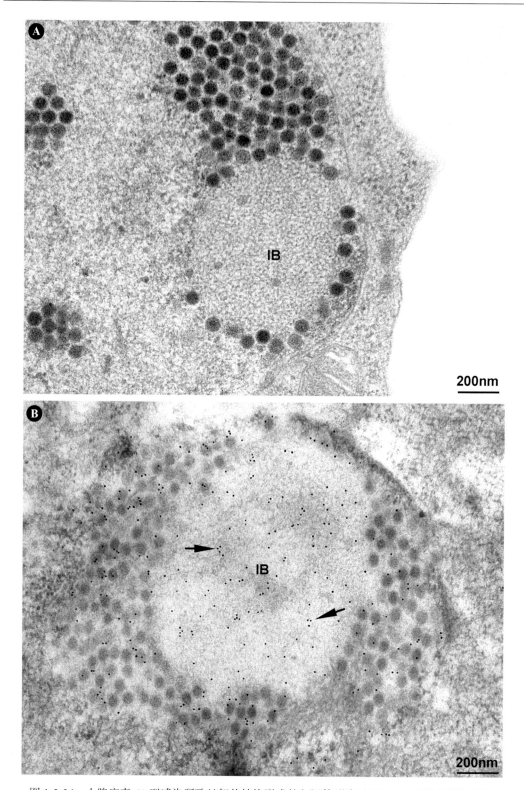

图 1-3-34　人腺病毒 41 型感染所致丝絮状结构形成的包涵体形态（HEK293 细胞超薄切片）

A. 细胞质内包涵体由丝絮状结构组成，其周围包绕病毒颗粒；B. 抗人腺病毒 41 型血清标记的病毒颗粒及包涵体，箭头示胶体金颗粒。IB. 包涵体

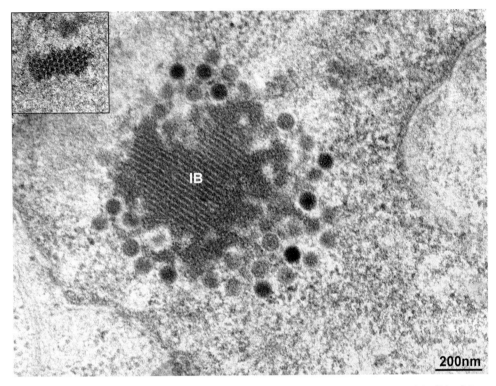

图 1-3-35　人腺病毒 41 型感染所致条索结构形成的包涵体形态（HEK293 细胞超薄切片）

病毒颗粒环绕包涵体。插图示条索结构的横切面。IB. 包涵体

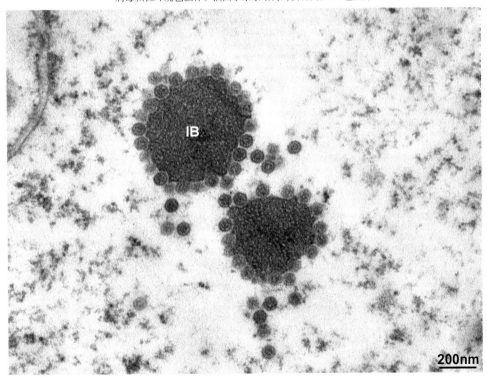

图 1-3-36　人腺病毒 41 型感染细胞形成的致密包涵体形态（HEK293 细胞超薄切片）

病毒颗粒环绕包涵体。IB. 包涵体

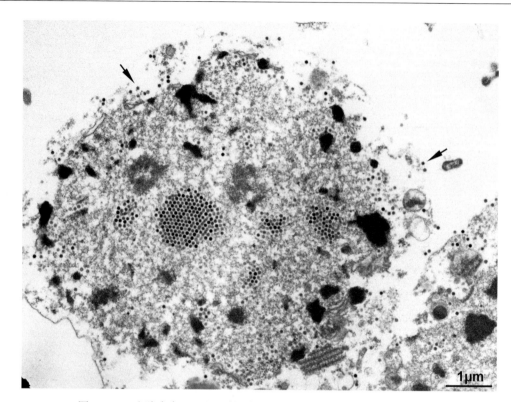

图 1-3-37　人腺病毒 41 型以裂细胞方式释放（HEK293 细胞超薄切片）

细胞核结构丧失，与细胞质混合，二者无法辨别。细胞质膜连续性消失，病毒颗粒随细胞膜破裂释放。箭头示释放的病毒颗粒

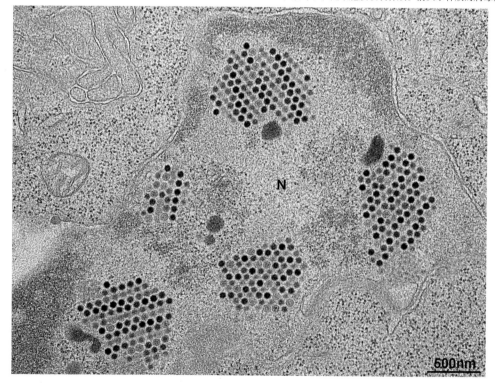

图 1-3-38　狐狸腺病毒颗粒在细胞核内形成的病毒包涵体形态（MDCK 细胞超薄切片）

多个晶格状排列的病毒颗粒包涵体分布在细胞核内。N. 细胞核

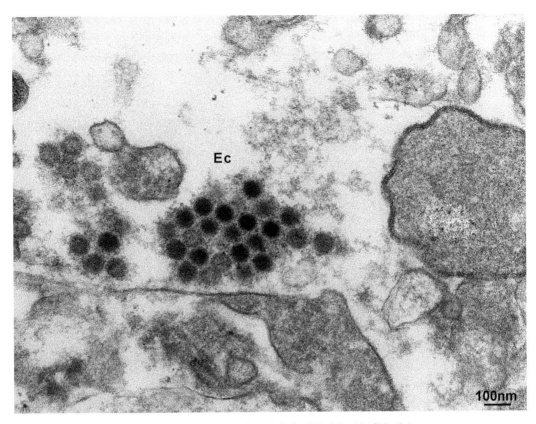

图 1-3-39 人肺组织尸检的腺病毒颗粒形态（超薄切片）
细胞外间隙（Ec）可见聚集的病毒颗粒

【主要参考文献】

［1］Hilleman MR，Werner JH. Recovery of new agent from patients with acute respiratory illness. Proc Soc Exp Biol Med，1954，85（1）：183-188.

［2］King AMQ，Adams MJ，Carstens EB，et al. Virus Taxonomy：Classification and Nomenclature of Viruses. Ninth Report of the International Committee on Taxonomy of Viruses. Amsterdam：Elsevier，2012：129-142.

［3］Berk AJ. Adenoviridae//Knipe DM，Howley PM. Fields Virology. 6th ed. Philadelphia：Lippincott Williams & Wilkins，2013：1704-1767.

［4］金奇. 医学分子病毒学. 北京：科学出版社，2001.

［5］Doerfler W. Adenovirus DNA：The Viral Genome and Its Expression. Boston：Martinus Nijhoff Publishing，1986.

［6］Nemerow GR，Stewart PL，Reddy VS. Structure of human adenovirus. Curr Opin Viro，2012，2（2）：115-121.

［7］Franqueville L，Henning P，Magnusson M，et al. Protein crystals in adenovirus type 5-infected cells requirements for intranuclear crystal genesis，structural and functional analysis. PLoS One，2008，3（8）：e2894.

［8］宋敬东、邹小辉、王敏，等. 人腺病毒41型纤维丝状包涵体免疫电镜研究. 病毒学报，2013，29（6）：596-601.

［9］Burrell CJ，Howard CR，Murphy FA. Fenner and White's Medical Virology. 5th ed. Pittsburgh：Academic Press，2016：264.

第四节　乳头瘤病毒科（*Papillomaviridae*）

1933年，Richard Shope鉴定出第一个动物乳头瘤病毒（papillomavirus）——棉尾兔乳头瘤病毒（cotton-tail rabbit papillomavirus，CRPV）。CRPV也是确认的第一种DNA肿瘤病毒[1, 2]。乳头瘤病毒宿主范围广泛，包括哺乳动物、鸟类、爬行动物等，但迄今尚未发现感染无脊椎动物的乳头瘤病毒。乳头瘤病毒的感染具有种属特异性，通常导致皮肤和黏膜产生疣和乳头状瘤[2]。人乳头瘤病毒（human papillomavirus，HPV）存在多种基因型，其中有些基因型与宫颈癌等人类肿瘤有关[2]。

【基本特征】

目前，乳头瘤病毒科包括29个属、189个基因型。乳头瘤病毒属的名称按照希腊字母表顺序命名。HPV分属于α、β、γ、μ、ν 5个属，已发现有120个基因型[3]。根据HPV感染部位的不同，可将其分为嗜皮肤性和嗜黏膜性两大类。按照其致癌性可以将其分为低危型和高危型[4]。

HPV在氯化铯中的浮力密度为$1.34g/cm^3$。HPV经乙醚、酸或50℃处理1h仍有活力。HPV可以被高温、高压和70%乙醇溶液灭活。

至今尚无成熟的HPV细胞培养系统，只有免疫缺陷鼠原位或异位移植HPV感染的人组织可以维持HPV的感染[5]。

HPV基因组为双链环状DNA，大小为7.2～8.0kb，分为早期转录区（E区）、晚期转录区（L区）和非转录区3个功能区。E区长约4.5kb，编码E1、E2、E4、E5、E6、E7等早期蛋白，参与病毒DNA复制、转录、翻译调控和细胞转化等。L区长约2.5kb，编码主要衣壳蛋白L1和次要衣壳蛋白L2两种衣壳蛋白。非转录区长约1kb，含有HPV基因组DNA的复制起点和HPV基因表达所必需的调控元件，调控病毒的转录与复制[3, 6]。

低危型HPV主要包括6、11、34、40、42、43和44等型别，这些HPV导致的病变通常不进展为恶性，主要导致非肛门生殖器皮肤疣、口腔和喉乳头瘤及肛门生殖器尖锐湿疣等，大约90%的生殖器疣与HPV6和HPV11有关；高危型HPV多与宫颈病变和宫颈癌有关，主要包括16、18、31、33、35、39、45、51、52、56、58、59、68和73等型别，在75%以上的宫颈癌中发现的是16、18、31和45型[3, 7]。嗜皮肤性HPV通过被感染者与感染者病变部位直接接触传播，或与被污染的物体接触而间接传播。感染者本身也可由病变部位直接接种到身体的其他部位，垂直传播见于生殖道感染HPV的母亲在分娩过程中传播给新生儿。生殖道HPV感染与性行为关系密切[3, 7]。

【形态学与超微结构】

HPV为无包膜球形病毒，直径52～55nm，衣壳呈立体对称，由72个壳粒组成，其中包含60个六邻体和12个五邻体。每个壳粒由5个衣壳蛋白L1和1个衣壳蛋白L2构成，L2位于L1五聚体的中轴部位，病毒基因组包绕于衣壳内，与细胞组蛋白形成染色质样复合物（图1-4-1）。由于无法培养，目前对于HPV形态的了解很多来自于对基因工程表达的HPV的衣壳蛋白L1或衣壳蛋白L1与L2形成的病毒样颗粒（virus-like particle，VLP）的研究。负染时，HPV VLP呈空心球形，壳粒清晰可见，VLP大小不均一（图1-4-2～图1-4-9），有时可见大量散在的壳粒（图1-4-6、图1-4-8、图1-4-9）。乳头瘤病毒也可形成线状或管状的异形病毒颗粒[8]，在HPV VLP中也可见此类结构（图1-4-4）。对HPV VLP直接进行冷冻电镜观察可见其呈空心状（图1-4-10）。

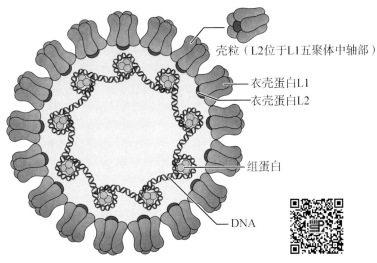

壳粒（L2位于L1五聚体中轴部）

衣壳蛋白L1
衣壳蛋白L2

组蛋白

DNA

图 1-4-1　乳头瘤病毒结构示意图

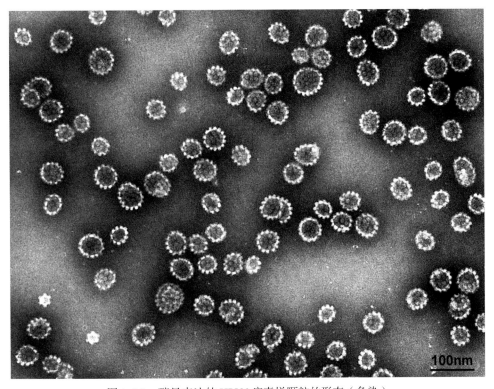

100nm

图 1-4-2　酵母表达的 HPV6 病毒样颗粒的形态（负染）

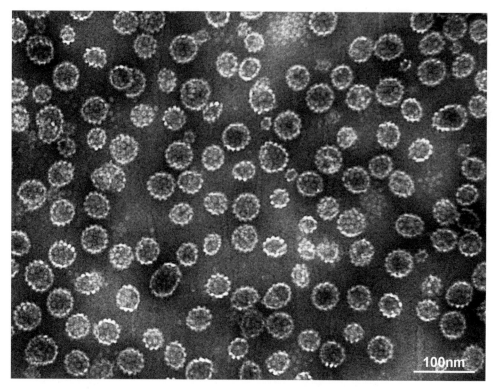

图 1-4-3　酵母表达的 HPV11 病毒样颗粒的形态（负染）

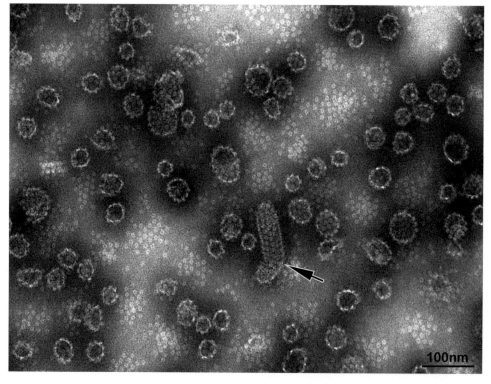

图 1-4-4　酵母表达的 HPV16 病毒样颗粒的形态（负染）
可见散在的壳粒，箭头示壳粒组成的管状结构

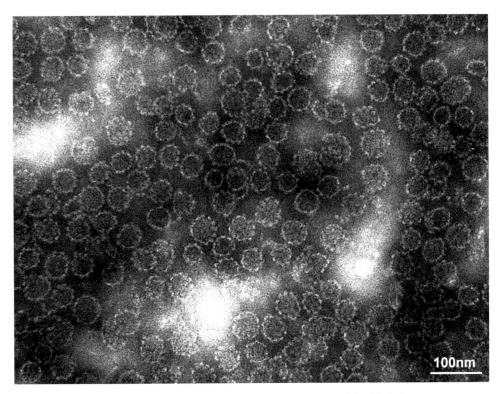

图 1-4-5　大肠杆菌表达的 HPV16 病毒样颗粒的形态（负染）

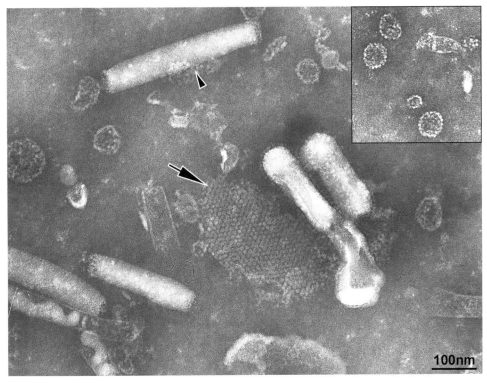

图 1-4-6　昆虫细胞 - 杆状病毒系统表达的 HPV16 病毒样颗粒的形态（负染）

箭头示晶格状排列的壳粒，三角示杆状病毒，插图示病毒样颗粒

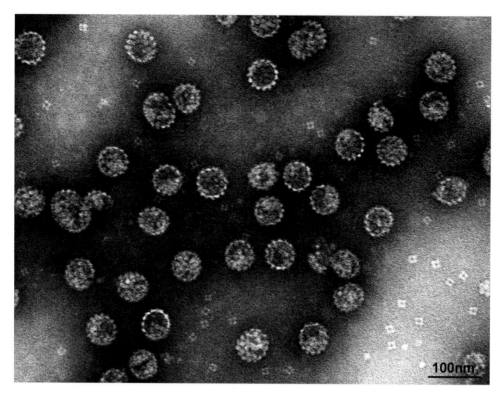

图 1-4-7　酵母表达的 HPV18 病毒样颗粒的形态（负染）1

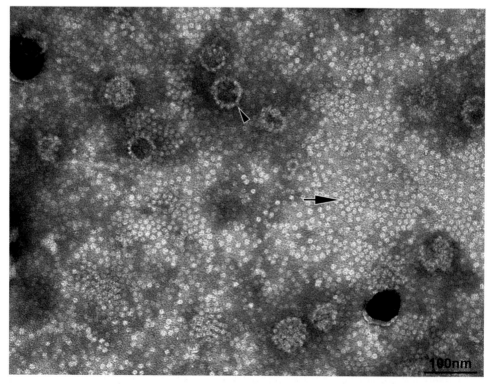

图 1-4-8　酵母表达的 HPV18 病毒样颗粒的形态（负染）2

三角示病毒样颗粒，箭头示散在的壳粒

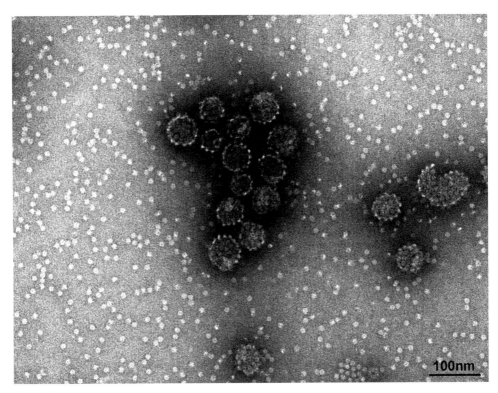

图 1-4-9　酵母表达的 HPV52 病毒样颗粒的形态（负染）

可见散在的壳粒

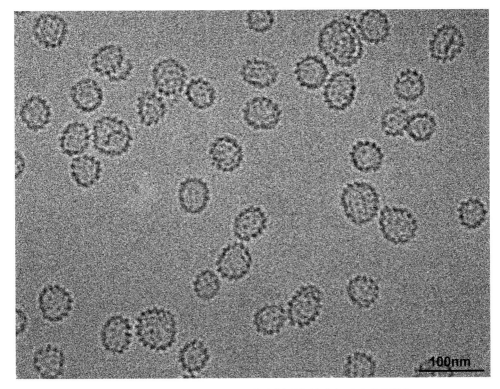

图 1-4-10　酵母表达的 HPV68 病毒样颗粒的形态（冷冻电镜）

【主要参考文献】

[1] Shope RE，Hurse EW. Infectious papillomatosis of rabbits with a note on the histopathology. J Exp Med，1933，58（5）：607-624.

[2] Howly PM，Schiller JT，Lowy DR. Papillomaviruses//Knipe DM，Howley PM. Fields Virology. 6th ed. Philadelphia：Lippincott Williams & Wilkins，2013.

[3] Bernard HU，Burk RD，Chen Z，et al. Classification of papillomaviruses（PVs）based on 189 PV types and proposal of taxonomic amendments. Virology，2010，401（1）：70-79.

[4] Bottalico D，Chen Z，Dunne A，et al. The oral cavity contains abundant known and novel human papillomaviruses from the Betapapillomavirus and Gammapapillomavirus genera. J Infect Dis，2011，204（5）：787-792.

[5] 里奇曼·DD，惠特利·RJ，海登·FG，等. 临床病毒学. 3版. 陈敬贤，周荣，彭涛，译. 北京：科学出版社，2012.

[6] Harari A，Chen Z，Burk RD. HPV genomics：past，present and future. Curr Probl Dermatol，2014，45：1-18.

[7] Bravo IG，Félez-Sánchez M. Papillomaviruses：viral evolution，cancer and evolutionary medicine. Evol Med Public Health，2015，（1）：32-51.

[8] Bernard HU，Burk RD，de Villiers EM，et al. Family Papillomaviridae//King AMQ，Adams MJ，Carstens EB，et al. Virus Taxonomy：Classification and Nomenclature of Viruses. Ninth Report of the International Committee on Taxonomy of Viruses. Amsterdam：Elsevier，2012：235-248.

第五节　多瘤病毒科（*Polyomaviridae*）

多瘤病毒（polyomavirus，PyV）是一类能感染鸟类和哺乳类动物的病毒[1]。1958年发现了第一个PyV——鼠多瘤病毒；1960年分离了第二个PyV——猴病毒40（simian virus 40，SV40）；1971年首次从霍奇金淋巴瘤患者脑组织中分离到人JCPyV（JC是患者姓名首字母），从肾移植患者尿液中分离到BKPyV（BK是患者姓名首字母）；2007年在下呼吸道感染的儿童鼻洗液中发现WUPyV（WU指华盛顿大学）和KIPyV（KI指卡罗林斯卡医学院）；2008年从罕见的皮肤梅克尔（Merkel）细胞癌中检测到梅克尔细胞PyV（MCPyV）；从健康成人皮肤或毛囊中分别发现HPyV6和HPyV7；2010年从皮肤上发现棘状毛发发育不良（trichodysplasia spinulosa，TS）相关PyV；2011年从肾移植患者血清中发现了HPyV9；2012年在疣、低丙种球蛋白血症、感染和骨髓粒细胞缺乏症综合征患者皮肤中发现HPyV10，同年在粪便样本中发现MMWPyV，在人肝脏组织中发现HPyV12，在胰腺中发现新泽西（New Jersey）PyV（NJPyV），在儿童粪便样本中发现STLPyV[1-5]。

【基本特征】

目前，多瘤病毒科仅有一个属，即多瘤病毒属[1]，已发现32种多瘤病毒，其中10种可感染人[6-9]。PyV的初次感染发生在婴幼儿时期[1, 10, 11]，以持续感染为主，主要在免疫缺陷的成人中导致疾病。BKPyV与移植性肾病和出血性膀胱炎有关，在人腺瘤、胰岛细胞和胰岛细胞瘤中可检出BKPyV的DNA。在干细胞移植患者肺组织、扁桃体和腮腺中曾检测到BKPyV。JCPyV与进行性多灶性白质脑病有关，骨髓、脾等淋巴组织和扁桃体基底细胞及CD_{34}^+造血干细胞对JCPyV均敏感。BKPyV和JCPyV均可在尿液中检出。MCPyV与梅克尔细胞癌的发生有关，可在血液中检出[12]。TSPyV则与一种罕见的多发生在免疫耐受人群的皮肤病有关。WUPyV和KIPyV的致病性尚不清楚，在呼吸道样本、粪便、尿液、血浆中可检测到其核酸成分。目前对于大部分人PyV致病性的认识还不是很清楚。

成熟的病毒颗粒在氯化铯中的浮力密度为$1.34g/cm^3$，空心病毒颗粒为$1.29g/cm^3$。病毒耐热，SV40的热灭活需95℃ 1h以上[13, 14]。对脂溶性去污剂不敏感[1]，pH≤3条件下可灭活病毒，β-丙内酯、氢氧化钠和福尔马林可灭活病毒[13, 14]。

JCPyV、BKPyV和SV40均可在原代人胎儿神经胶质细胞中复制。JCPyV在人胚肾细胞（HEK293）和人内皮细胞中也可繁殖，但生长缓慢。BKPyV容易在人胚肾细胞（HEK293）、原代人胎儿神经胶质细胞（PHFG）、猴肾细胞（Vero）中繁殖[15]。WUPyV可在人呼吸道上皮细胞三维培养体系中繁殖[16]。KIPyV、MCPyV、HPyV6、HPyV7、HPyV9、HPyV10、HPyV12、MMWPyV、NJPyV、STLPyV和TSPyV尚不能用传代细胞系分离培养[1-5]。

PyV基因组为双链闭合环状DNA，大小约为5kb。病毒基因组包括早期和晚期编码区。早期编码区编码大T和小T抗原（LTAg、STAg），晚期编码区编码结构蛋白VP1、VP2和VP3及调节区。病毒衣壳由VP1和VP2或VP3蛋白构成。VP1蛋白最大，小部分以磷酸化的方式存在，可与受体结合，基因工程重组表达衣壳蛋白可形成VLP。VP2和VP3蛋白从同一个mRNA翻译而来，VP2分子包含着VP3的序列[1]。

【形态学与超微结构】

PyV颗粒为球形，直径40～45nm，无包膜。病毒衣壳由72个壳粒构成，每个壳粒体由5个VP1和1个VP2或VP3蛋白构成，仅VP1暴露在衣壳外表面（图1-5-1）。负染时，多数病毒颗粒形态均一，壳粒清晰，基因工程表达的PyV VLP负染形态与病毒形态相似，但VLP多数呈空心状（图1-5-2～图1-5-4）。PyV在宿主细胞核内组装，在细胞切片上可见细胞内聚集大量病毒颗粒（图1-5-5、图1-5-6）。

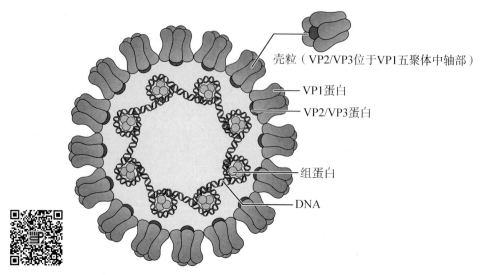

壳粒（VP2/VP3位于VP1五聚体中轴部）

VP1蛋白

VP2/VP3蛋白

组蛋白

DNA

图 1-5-1　多瘤病毒结构示意图

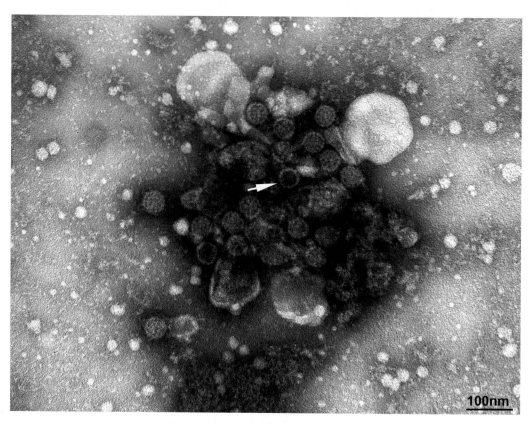

100nm

图 1-5-2　JC 多瘤病毒的形态（负染）

箭头示空心衣壳

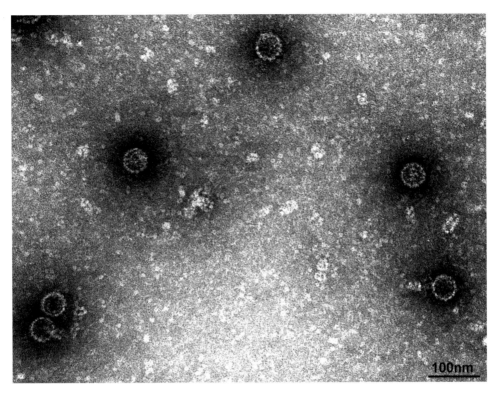

图 1-5-3　大肠杆菌重组表达的 JC 多瘤病毒的病毒样颗粒形态（负染）
经授权本图引自文献 [17]

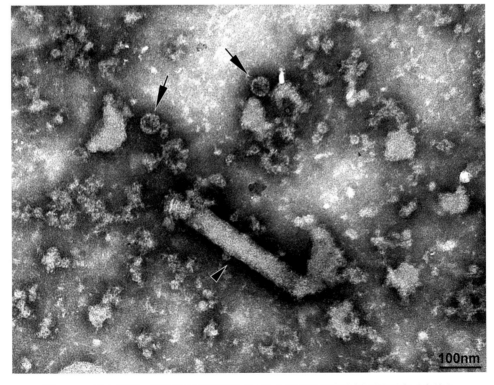

图 1-5-4　昆虫细胞 - 杆状病毒系统表达的 JC 多瘤病毒的病毒样颗粒形态（负染）
箭头示病毒样颗粒，三角示杆状病毒衣壳

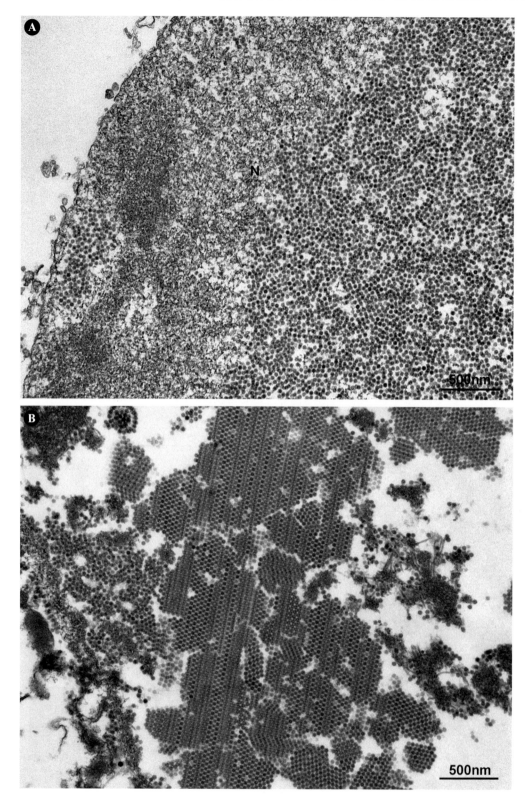

图 1-5-5　BK 多瘤病毒在肾脏移植患者尿沉渣细胞内的形态（超薄切片）

细胞内大量病毒颗粒聚集。N. 细胞核。本图由北京大学第一医院电镜室暨超微病理中心王素霞教授提供并惠允使用

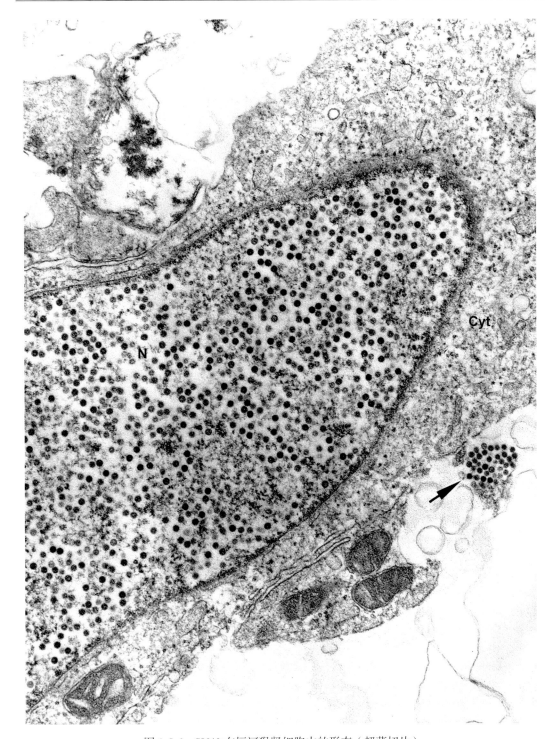

图 1-5-6 SV40 在恒河猴肾细胞中的形态（超薄切片）

细胞核被大量病毒颗粒占据，箭头示细胞外游离的病毒颗粒。N. 细胞核；Cyt. 细胞质。本图由美国耶鲁大学 Caroline K. Y. Fong 博士提供并惠允使用

【主要参考文献】

［1］ Decaprio JA，Imperiale MJ，Major EO. Polyomaviruses//Knipe DM，Howley PM. Fields Virology. 6th ed. Philadelphia：Lippincott Williams & Wilkins，2013：1633-1661.

［2］ Buck CB，Phan GQ，Raiji MT，et al. Complete genome sequence of a tenth human polyomavirus. J Virol，2012，86（19）：10887.

［3］ Siebrasse EA，Reyes A，Lim ES，et al. Identification of MW polyomavirus，a novel polyomavirus in human stool. J Virol，2012，86（19）：10321-10326.

［4］ Korup S，Rietscher J，Calvignac-Spencer S，et al. Identification of a novel human polyomavirus in organs of the gastrointestinal tract. PLoS One，2013，8（3）：e58021.

［5］ Lim ES，Reyes A，Antonio M，et al. Discovery of STL polyomavirus，a polyomavirus of ancestral recombinant origin that encodes a unique T antigen by alternative splicing. Virology，2013，436（2）：295-303.

［6］ De Gascun CF，Carr MJ. Human polyomavirus reactivation：disease pathogenesis and treatment approaches. Clin Dev Immunol，2013，2013：373579.

［7］ Ren L，Xiang Z，Guo L，et al. Viral infections of the lower respiratory tract. Curr Infect Dis Rep，2012，14（3）：284-291.

［8］ Ren L，Gonzalez R，Xu X，et al. WU polyomavirus in fecal specimens of children with acute gastroenteritis，China. Emerg Infect Dis，2009，15（1）：134-135.

［9］ Ren L，Gonzalez R，Xie Z，et al. WU and KI polyomavirus present in the respiratory tract of children，but not in immunocompetent adults. J Clin Virol. 2008，43（3）：330-333.

［10］ Chen T，Tanner L，Simell V，et al. Diagnostic methods for and clinical pictures of polyomavirus primary infections in children. Finland. Emerg Infect Dis，2014，20（4）：689-692.

［11］ Lim ES，Meinerz NM，Primi B，et al. Common exposure to STL polyomavirus during childhood. Emerg Infect Dis，2014，20（9）：1559-1561.

［12］ Wetzels CT，Hoefnagel JG，Bakkers JM，et al. Ultrastructural proof of polyomavirus in Merkel cell carcinoma tumour cells and its absence in small cell carcinoma of the lung. PLoS One，2009，4：e4958.

［13］ Nims RW，Plavsic M. Polyomavirus inactivation—a review. Biologicals，2013，41（2）：63-70.

［14］ Sauerbrei A，Wutzler P. Testing thermal resistance of viruses. Arch Virol，2009，154（1）：115-119.

［15］ 里奇曼·DD，惠特利·RJ，海登·FG，等. 临床病毒学. 3版. 陈敬贤，周荣，彭涛，译. 北京：科学出版社，2012：593-611.

［16］ Wang C，Wei T，Huang Y，et al. Isolation and characterization of WUPyV in polarized human airway epithelial cells. BMC Infect Dis，2020，20（1）：488.

［17］ 赵洪兰，刘熙君，徐承富，等. 多瘤病毒样颗粒的制备及血清学检测方法的建立. 疾病监测，2013，28（11）：936-939.

第六节　细小病毒科（*Parvoviridae*）

20世纪中期，人们发现导致猫和水貂肠炎、泛白细胞减少症、小脑共济失调的病原体为一类体积微小的DNA病毒。同一时期，通过电镜发现腺病毒感染样本中也存在类似的小病毒颗粒——腺相关病毒（adenovirus-associated virus，AAV）。1970年正式用细小病毒（parvovirus）来命名这类病毒[1]。1974年，在筛查献血员血清中的乙型肝炎病毒抗原时，发现了人细小病毒B19（human parvovirus B19），随后的研究发现人细小病毒B19是儿童感染性红斑（也称第五病）的病原[2]。

【基本特征】

细小病毒科（Parvoviridae）包括细小病毒亚科（Parvovirinae）和浓核病毒亚科（Densovirinae），分别感染脊椎动物和节肢动物。细小病毒亚科包括红细小病毒属（Erythroparvovirus）、博卡细小病毒属（Bocaparvovirus）、细小病毒属（Parvovirus）、依赖细小病毒属（Dependoparvovirus）和阿留申细小病毒属（Amdoparvovirus）等[1]。红细小病毒属中的人细小病毒B19、博卡细小病毒属中的博卡病毒（bocavirus）、依赖细小病毒属中的腺相关病毒2型（AAV2）等可感染人类。

细小病毒在氯化铯中的浮力密度为$1.39 \sim 1.42 g/cm^3$，在中性蔗糖中的沉降系数为$110 \sim 122S$。细小病毒理化性质稳定，在pH $3 \sim 9$条件下及$56 \, ℃$加热60min均不能被灭活；可被甲醛、β-丙内酯、羟胺类及氧化类消毒剂灭活[1]。

细小病毒亚科中除依赖细小病毒属外的细小病毒可以独立在细胞核内复制，并不依赖于辅助病毒。依赖细小病毒属需要辅助病毒（如腺病毒、疱疹病毒等）的帮助才能复制。细小病毒B19只能在红系祖细胞中复制。

细小病毒基因组为单链线状DNA，长约5kb。基因组两端为末端重复序列，与病毒DNA的复制相关，非结构蛋白基因位于基因组的左侧，衣壳蛋白基因位于基因组的右侧。多数细小病毒成员的衣壳由VP1、VP2、VP3三种蛋白组成。阿留申水貂病毒、细小病毒B19及猴细小病毒的衣壳则由VP1、VP2两种蛋白组成[1]。

目前已知可感染人类的细小病毒主要为人细小病毒B19、腺相关病毒和博卡病毒等[3]。红细小病毒属的人细小病毒B19导致儿童感染性红斑，还可引起关节痛或关节炎，在免疫缺损患者中可造成持续性感染。妊娠期受细小病毒B19感染，可导致流产、死胎和胎儿水肿症。此外，它还与多种造血系统异常表现如中性粒细胞减少症、血小板减少症有关。细小病毒B19主要在骨髓及胎肝内复制。通过呼吸道分泌物（如唾液、痰或鼻腔黏液）传播，细小病毒B19也可以通过血液或血液制品传播。感染细小病毒B19的孕妇可将病毒传给婴儿。依赖细小病毒属的AAV是一种常见的人细小病毒，无明确的致病性。在存在辅助病毒（腺病毒或疱疹病毒）条件下，AAV能复制产生子代病毒颗粒。AAV的自然缺陷及免疫原性低的特点使其成为较理想的基因治疗载体。博卡病毒通常感染肠道和呼吸道，与婴幼儿罹患肺炎、支气管炎、支气管肺炎和胃肠炎等疾病相关，但大多与其他病毒共检出，因此其致病性尚待阐明[4-6]。

【形态学与超微结构】

细小病毒为无包膜球形病毒颗粒，直径$18 \sim 26 nm$，呈二十面体立体对称（图1-6-1）。

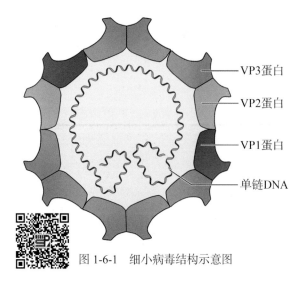

图 1-6-1　细小病毒结构示意图

VP3蛋白
VP2蛋白
VP1蛋白
单链DNA

病毒衣壳由60个壳粒构成，每个壳粒由VP1、VP2、VP3三种蛋白组成（阿留申水貂病毒、细小病毒B19及猴细小病毒的衣壳只有VP1、VP2两种蛋白）。冷冻电镜观察可见病毒呈六边形轮廓，有实心和空心两种状态（图1-6-2）。负染时亦可见病毒呈六边形的轮廓，通常无法清晰辨别壳粒（图1-6-3～图1-6-5）。基因工程表达的细小病毒的病毒样颗粒（图1-6-6～图1-6-8）与病毒颗粒形态相似。但需要注意，以负染技术鉴定细小病毒实心与空心衣壳需要谨慎，因很多情况下即便是纯化的空心病毒颗粒（图1-6-5）或病毒样颗粒也可呈现实心状（图1-6-6～图1-6-8）。细胞超薄切片上感染昆虫的浓核病毒（densovirus）能够以散在病毒颗粒或病毒包涵体形式存在于细胞核或细胞质内，且病毒包涵体内病毒颗粒可呈晶格状排列（图1-6-9、图1-6-10）。

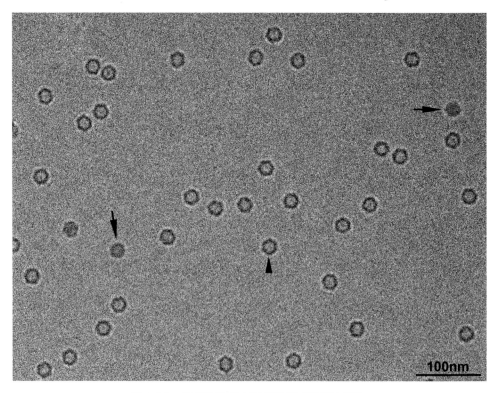

100nm

图 1-6-2　腺相关病毒 2 型的形态（冷冻电镜）

三角示空心颗粒，箭头示实心颗粒

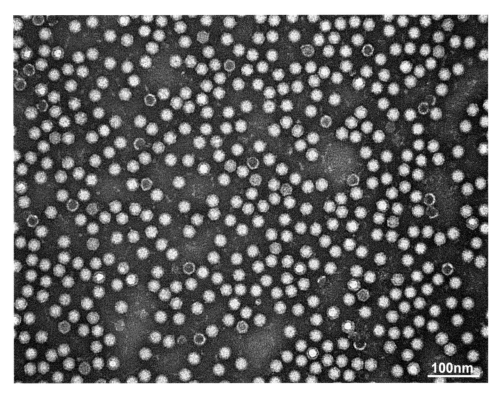

图 1-6-3 腺相关病毒 2 型的形态（负染）

可见散在的空心病毒颗粒

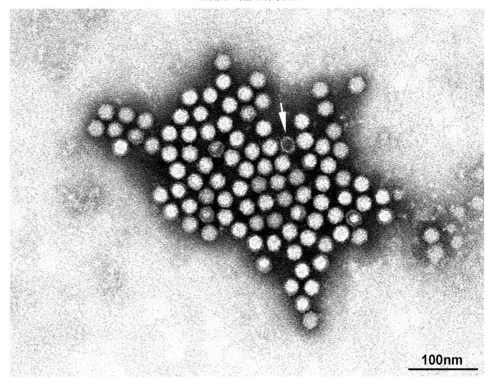

图 1-6-4 腺相关病毒 8 型的形态（负染）

箭头示呈空心衣壳

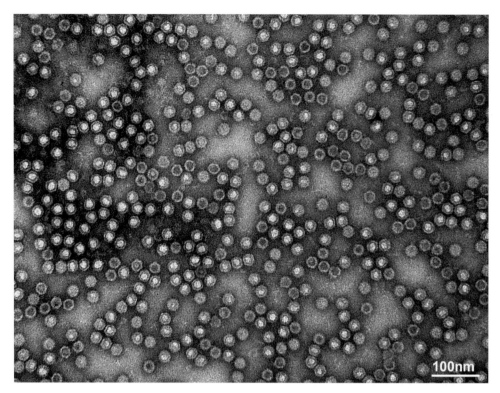

图 1-6-5　腺相关病毒 9 型空心衣壳的形态（负染）

纯化的空心衣壳样本，可见部分颗粒呈实心状

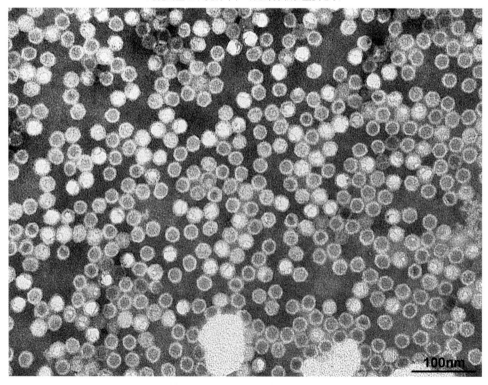

图 1-6-6　人博卡病毒 1 型病毒样颗粒的形态（负染）

昆虫细胞 - 杆状病毒系统表达 VP2 蛋白，病毒样颗粒可呈现空心和实心两种形态

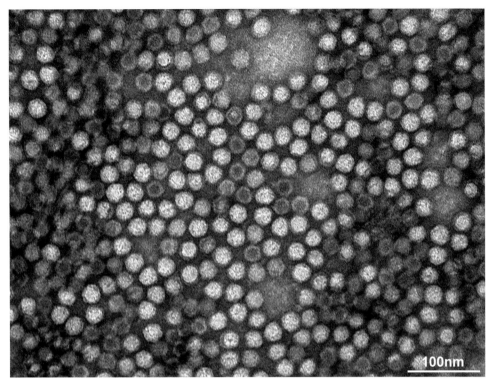

图 1-6-7　人博卡病毒 2 型病毒样颗粒的形态（负染）

昆虫细胞 - 杆状病毒系统表达 VP2 蛋白，病毒样颗粒可呈现空心及实心两种形态

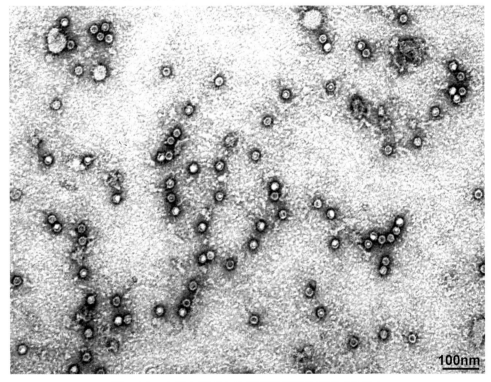

图 1-6-8　人细小病毒 B19 病毒样颗粒的形态（负染）

昆虫细胞 - 杆状病毒系统表达 VP2 蛋白。本图由中国疾病预防控制中心病毒病预防控制所邹小辉博士提供并惠允使用

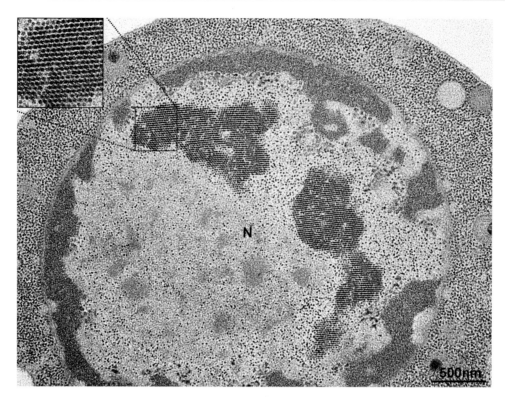

图 1-6-9　浓核病毒在细胞核内的形态（C6/36 细胞超薄切片）

病毒颗粒在细胞核内聚集形成包涵体并呈晶格状排列，插图示方框区域放大。N. 细胞核

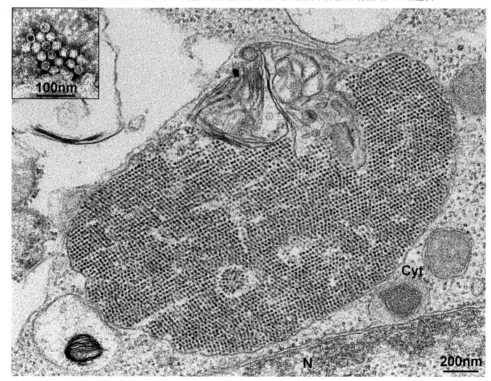

图 1-6-10　浓核病毒在细胞质内的形态（C6/36 细胞超薄切片）

病毒颗粒在细胞质内聚集、呈晶格状排列形成包涵体，插图示浓核病毒负染形态。N. 细胞核；Cyt. 细胞质

【主要参考文献】

[1] Berns KI，Parrish CR. Parvoviridae//Knipe DM，Howley PM. Fields Virology. 6th ed. Philadelphia：Lippincott Williams & Wilkins，2013：1768-1791.

[2] Siegl G. Molecular biology and pathogenicity of human and animal parvoviruses. Behring Inst Mitt，1990，（85）：6-13.

[3] 里奇曼·DD，惠特利·RJ，海登·FG，等. 临床病毒学. 3版. 陈敬贤，周荣，彭涛，译. 北京：科学出版社，2012.

[4] Guo L，Wang Y，Zhou H，et al. Differential seroprevalence of human bocavirus species 1-4 in Beijing，China. PLoS One，2012，7（6）：e39644.

[5] Ren L，Xiang Z，Guo L，et al. Viral infections of the lower respiratory tract. Curr Infect Dis Rep，2012，14（3）：284-291.

[6] Guo L，Gonzalez R，Xie Z，et al. Bocavirus in children with respiratory tract infections. Emerg Infect Dis，2011，17（9）：1775-1777.

第二章 逆转录病毒

第一节 嗜肝DNA病毒科（*Hepadnaviridae*）

嗜肝DNA病毒科成员中与人类健康关系密切的为乙型肝炎病毒（*Hepatitis B virus*, HBV）。1963年，美国科学家Blumberg在澳大利亚原住民血清中发现了澳大利亚抗原（澳抗）[1]，此后证明澳大利亚抗原与肝炎相关[2]。1970年，英国人Dane在澳大利亚抗原阳性患者的血液中分离出病毒，并在电镜下观察到了病毒颗粒，将其命名为Dane颗粒[3]。

【基本特征】

嗜肝DNA病毒科包括正嗜肝DNA病毒属（*Orthohepadnavirus*）和禽肝病毒属（*Avihepadnavirus*）。正嗜肝DNA病毒属主要感染哺乳动物，每一类病毒的宿主范围都很窄。正嗜肝DNA病毒属代表种是HBV，其自然宿主是人类。其他灵长类动物如长臂猿、猩猩、大猩猩、黑猩猩和卷尾猴也可感染不同类型的正嗜肝DNA病毒。禽肝病毒属主要感染鸟类，代表种是鸭乙型肝炎病毒属（DHBV）[4]。

HBV在氯化铯中的浮力密度为$1.24 \sim 1.26g/cm^3$。HBV对外界环境的抵抗力较强，对低温、干燥、紫外线均有耐受性，不能被70%乙醇溶液灭活。高压灭菌法或100℃加热10min及环氧乙烷等均可灭活病毒，0.5%过氧乙酸、5%次氯酸钠溶液也可以灭活病毒[5]。

迄今尚无高效的HBV细胞培养体系。黑猩猩等高等灵长目动物对HBV较为敏感，其他模型动物包括土拨鼠、北京鸭及转基因鼠等。

HBV基因组为不完全双链环状DNA，长约3.2kb。两条链的长度不对称，长链（负链）具有固定的长度（3.2kb），与病毒mRNA互补；短链（正链）5′端固定，3′端位置不固定，短链的长度可为长链的50%～100%。HBV基因组负链上有4个开放阅读框（ORF），分别称为S、C、P和X。S基因编码外壳蛋白及表面抗原（HBsAg）、Pre S$_1$和Pre S$_2$抗原，C基因编码内壳蛋白核心抗原（HBcAg）及e抗原（HBeAg），P基因编码DNA聚合酶等，X基因编码HBxAg蛋白[4]。

病毒进入细胞后，在细胞核内DNA聚合酶的催化下延长HBV基因组正链，将缺口封闭，形成共价闭合环状DNA分子（covalent closed circular DNA，cccDNA）。cccDNA是病毒前基因组RNA（pre-genome RNA，Pg RNA）合成的模板，以此模板转录产生4种RNA转录本（长度分别为3.5kb、2.1kb、2.4kb和2.7kb），其中3.5kb mRNA含有病毒DNA序列上的全部遗传信息，其逆转录成负链DNA，再以负链DNA合成正链DNA。HBV基因组的复制特点之一便是必须经复制中间体RNA的逆转录过程。经复制中间体RNA逆转录的复制特征，是嗜肝DNA病毒行为的生物学基础。

HBV是世界范围内急性或慢性肝炎、肝硬化和肝细胞肝癌（hepatocellular carcinoma，HCC）的主要病原体之一。在慢性肝炎患者中，80%以上为慢性乙型肝炎患者，受HBV慢性感染的人群罹患HCC的相对危险性比正常人高出300倍。HBV感染的传染源主要为乙型肝炎患者或无症状携带者，主要传播途径包括垂直传播、输血和血源性传播及性传播等[4,6]。

【形态学与超微结构】

HBV病毒颗粒呈球形，直径为42～47nm，最外层为带有表面蛋白的脂质膜，其内为脂质膜紧密包裹的衣壳，衣壳呈二十面体立体对称（图2-1-1）。HBV病毒颗粒因Dane首先在HBV感染者的血清中发现，故又称Dane颗粒，是具有感染性的完整病毒颗粒。负染时病毒表面往往不能显示显著的刺突（冷冻电镜观察时可见）。当负染染色剂未穿透包膜时，Dane颗粒呈球形；当染色剂穿透包膜及核心时，Dane颗粒可呈双层同心圆状，此为HBV的特征性形态（图2-1-2），其外膜厚约7nm，由脂质双层膜与蛋白质（HBsAg）组成。内部的病毒衣壳直径约为27nm，衣壳厚约2nm，由180个壳粒组成，为二十面体立体对称，当染色剂穿透衣壳时，也可呈空心状（图2-1-2）。HBV的衣壳除由180个壳粒构成的形式外，还可由240个壳粒组成，故衣壳直径可呈两种不同大小[7]。

HBV感染者的血清中存在三种不同负染形态的病毒相关结构（图2-1-1～图2-1-4）：①小球形颗粒。直径15～25nm，是最多见的存在形式，主要由HBsAg组成。②管形颗粒。直径同小球形颗粒，长短不等（50～700nm），实际是一串聚合的小球形颗粒。③Dane颗粒。是真正的HBV病毒颗粒。需注意的是，对乙型肝炎患者血液样本进行负染检测时（图2-1-4），由于血液内含有较多成分，病毒及相关颗粒形态往往不如纯化样本（图2-1-2、图2-1-3）或细胞培养样本中清晰（图2-1-5）。

负染时，基因工程表达的HBsAg可形成管形颗粒（图2-1-6）和小球形颗粒（图2-1-7、图2-1-8），HBcAg可形成核心颗粒（图2-1-9、图2-1-10），上述结构的形态与HBV的相关结构形态相似。

通常情况下，HBV感染者血清中小球形颗粒和管形颗粒远多于Dane颗粒，小球形颗粒、管形颗粒和Dane颗粒的比例约为1730：120：1。小球形颗粒的浓度可达到10^{13}/ml，Dane颗粒的浓度可达10^{10}/ml。除Dane颗粒、小球形颗粒及管形颗粒外，在未经超速离心纯化的患者血清中还可发现眼镜蛇样、牛角样颗粒。眼镜蛇样颗粒的头部直径为42.4nm，其由约7nm厚的外膜及直径为28nm的核心颗粒组成，眼镜蛇样颗粒的尾部直径约为22nm，长度为195～250nm，尾部是头部外膜的延续。牛角样颗粒为球形上延伸出两条尾状结构，头部直径约为44nm，尾部直径为20～22nm，长度为240～250nm。以上两种结构在超速离心纯化的血清样本中未曾发现，可能是离心过程中造成了以上两种结构的破坏。据推测，眼镜蛇样颗粒和牛角样颗粒可能是HBV最初的形态[8]。

　　HBV的合成是在肝细胞中进行的，通过电镜观察发现细胞核内有很多直径约27nm的核心抗原（HBcAg）球形颗粒（图2-1-11），细胞质内也有这种核心颗粒，通常数量不及细胞核中多。

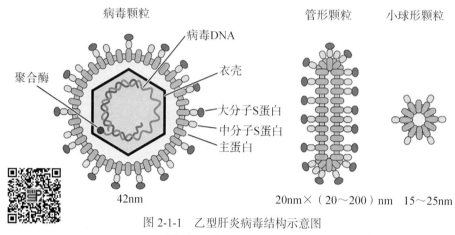

图 2-1-1　乙型肝炎病毒结构示意图

经授权本图引自文献［9］，略有改动

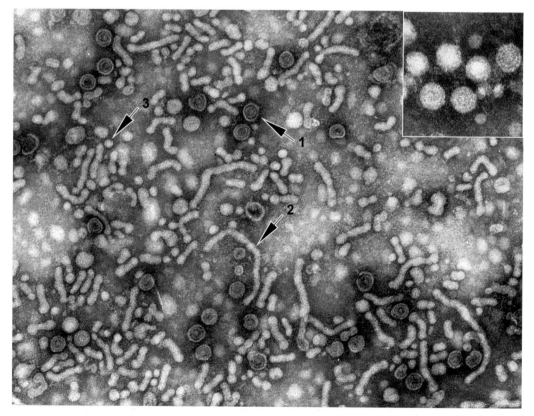

图 2-1-2　乙型肝炎病毒的形态（血液纯化样本，负染）

1 示 Dane 颗粒，可见同心圆双层结构；2 示管形颗粒；3 示小球形颗粒。插图示 Dane 颗粒

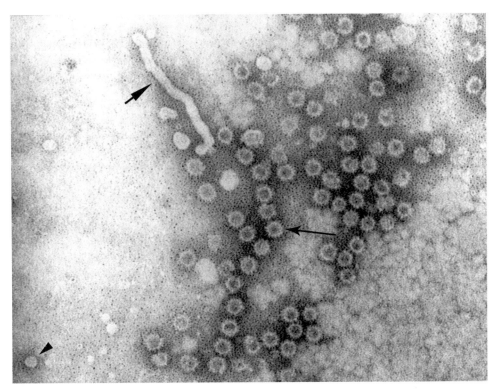

图 2-1-3　乙型肝炎病毒核心抗原（HBcAg）颗粒的形态（血液纯化样本，负染）

细箭头示 HBcAg 颗粒，呈空心状，壳粒清晰可辨；粗箭头示管形颗粒；三角示小球形颗粒

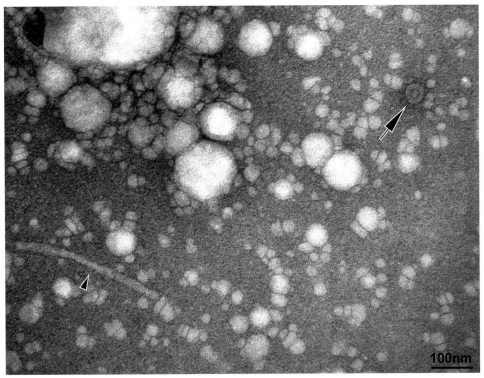

图 2-1-4　乙型肝炎病毒的形态（乙型肝炎患者急性期血液样本，负染）

箭头示 Dane 颗粒，三角示管形颗粒；可见大量杂质，小球形颗粒不易识别

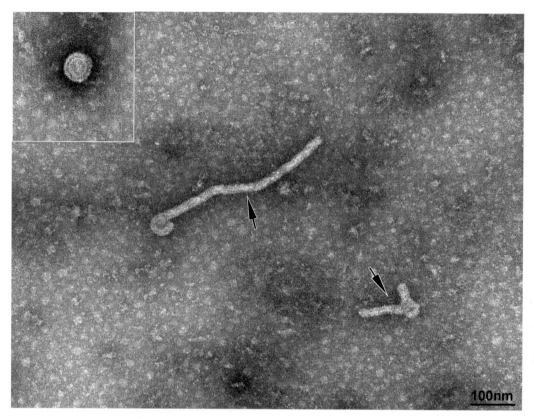

图 2-1-5 乙型肝炎病毒管形颗粒的形态（细胞培养样本，负染）

箭头示眼镜蛇样及牛角样异形管形颗粒，插图示 Dane 颗粒

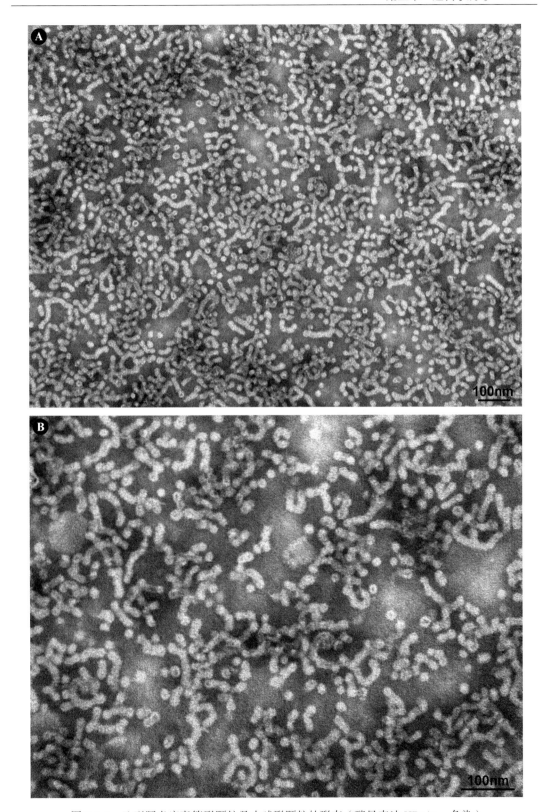

图 2-1-6　乙型肝炎病毒管形颗粒及小球形颗粒的形态（酵母表达 HBsAg，负染）
A. 低倍放大；B. 高倍放大

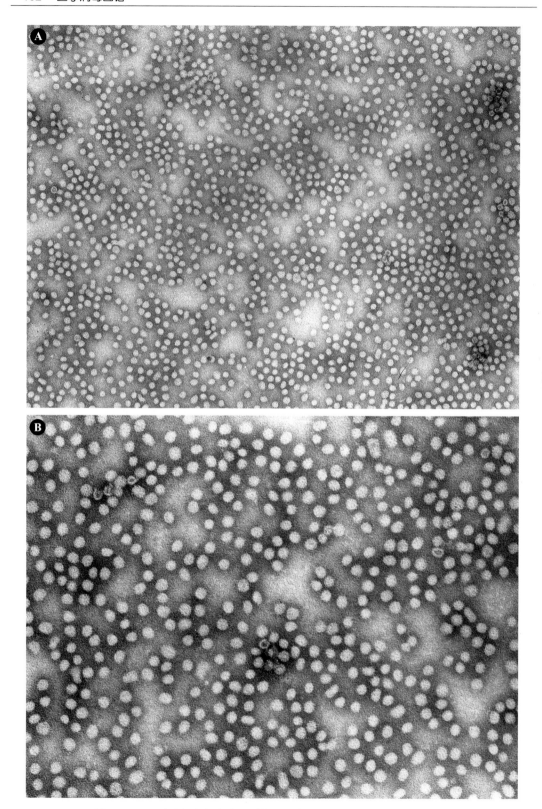

图 2-1-7　乙型肝炎病毒小球形颗粒的形态（酵母表达 HBsAg，负染）
A. 低倍放大；B. 高倍放大

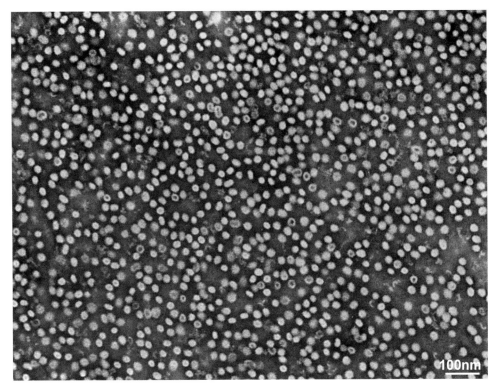

图 2-1-8　乙型肝炎病毒小球形颗粒的形态（CHO 细胞表达 HBsAg，负染）

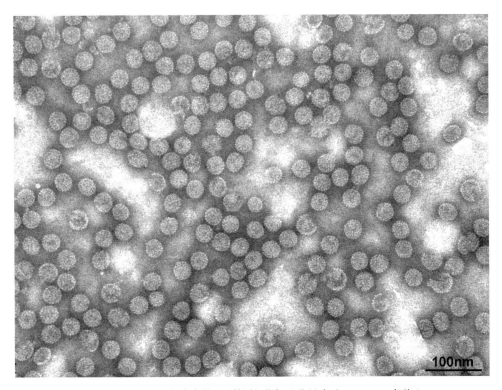

图 2-1-9　乙型肝炎病毒核心颗粒的形态（酵母表达 HBcAg，负染）

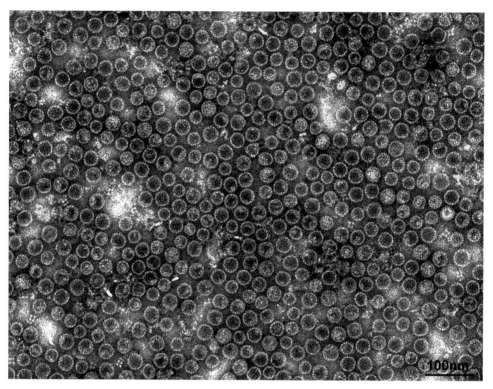

图 2-1-10　乙型肝炎病毒核心颗粒的形态（大肠杆菌表达 HBcAg，负染）

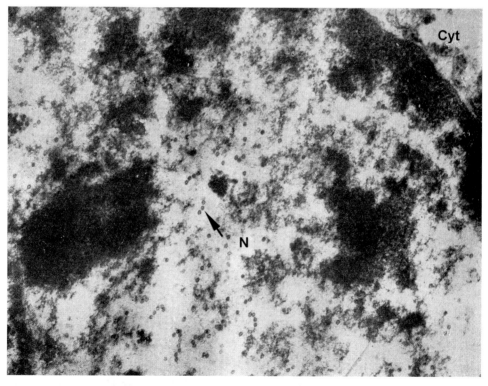

图 2-1-11　乙型肝炎患者肝脏细胞核内核心颗粒的形态（超薄切片）

箭头示核心颗粒，N. 细胞核；Cyt. 细胞质。经授权本图引自文献 [10]，略有改动

【主要参考文献】

[1] Blumberg BS，Alter HJ，Visnich S. A "new" antigen in leukemia sera. JAMA，1965，191：541-546.

[2] Prince AM. Relation of Australia and SH antigens. Lancet，1968，2（7565）：462-463.

[3] Dane DS，Cameron CH，Briggs M. Virus-like particles in serum of patients with Australia antigen associated hepatitis. Lancet，1970，1（7649）：695-698.

[4] Seeger C，Zoulim F，Mason WS. Hepadnaviruses//Knipe DM，Howley PM. Fields Virology. 6th ed. Philadelphia：Lippincott Williams & Wilkins，2013：2185-2221.

[5] 陆德源. 医学微生物学. 北京：人民卫生出版社，2001.

[6] 金奇. 医学分子病毒学. 北京：科学出版社，2001.

[7] Mason WS，Gerlich WH，Taylor JM，et al. Family Hepadnaviridae//King AMQ，Adams MJ，Carstens EB，et al. Virus Taxonomy：Classification and Nomenclature of Viruses. Ninth Report of the International Committee on Taxonomy of Viruses. Amsterdam：Elsevier，2012：430-440.

[8] Kaito M，Ohba H，Chiba J，et al. The ultrastructural morphology of native hepatitis B virus. Med Mol Morphol，2006，39（3）：136-145.

[9] Burrell CJ，Howard CR，Murphy FA. Fenner and White's Medical Virology. 5th ed. Pittsburgh：Academic Press，2016：298.

[10] 洪涛. 生物医学超微结构与电子显微镜技术. 北京：科学出版社，1980.

第二节　逆转录病毒科（*Retroviridae*）

逆转录病毒科成员 Rous 肉瘤病毒是最早被发现的致瘤病毒，该病毒于1911年由美国病理学家 Rous F. P. 从鸡的肉瘤组织中分离出来[1]。目前已知可导致人类疾病的逆转录病毒科的成员主要有人嗜T淋巴细胞病毒（*Human T-lymphotropic virus*，HTLV）和人免疫缺陷病毒（*Human immunodeficiency virus*，HIV）[2]。HTLV-1 于1980年由 Gallo 等首次发现，是第一个发现的与人类疾病相关的逆转录病毒[3]。HIV 于1983年由 Montagnier 等从一位淋巴结病患者中首次分离获得[4]。逆转录和整合在逆转录病毒生活周期中是必不可少的，是该类病毒的突出生物学特征。

【基本特征】

逆转录病毒科包含正逆转录病毒亚科（*Orthoretrovirinae*）和泡沫逆转录病毒亚科（*Spumaretrovirinae*）。正逆转录病毒亚科包括α、β、γ、δ、ε逆转录病毒属和慢病毒属（*Lentivirus*），泡沫逆转录病毒亚科仅包括泡沫病毒属（*Spumavirus*）[2]。正逆转录病毒亚科δ逆转录病毒属（*Deltaretrovirus*）的 HTLV-1、HTLV-2，慢病毒属的 HIV-1、HIV-2 及泡沫逆转录病毒亚科泡沫病毒属的人泡沫病毒（*Human foamy virus*）等可感染人类。

HIV 在蔗糖中的浮力密度为 $1.13\sim1.18g/cm^3$。HIV 对理化因素的抵抗力较弱，56℃加热30min可被灭活，但其在室温（20～22℃）液体环境中可保存活力达15天以上。0.2%次氯酸钠、0.1%漂白粉、50%乙醇或乙醚、0.3% H_2O_2 或0.5%煤酚皂（来苏尔）溶液处理5min，对病毒均有灭活作用。

HTLV在蔗糖中的浮力密度是$1.15 \sim 1.18 \text{g/cm}^3$。HTLV同HIV类似，抵抗力不强，在外环境中易受热、干燥、阳光、脂溶剂等灭活，但在低温下稳定，在20%胎牛血清中置-70°C冰箱可长期保存其感染力。

培养HIV最常用、有效的方法是外周血单个核细胞（PBMC）共培养，即用来自感染者的PBMC与来自未感染者的PBMC共培养。HTLV分离培养方法与HIV相似。用于培养HIV、HTLV的淋巴细胞系有MT2、MT4、H9、Jurkat等[5]。

逆转录病毒的基因组由两个拷贝的单股正链RNA构成，二者通过5′端的二聚体连接结构（dimer linkage structure，DIS）组合形成二聚体，两条RNA的序列相同，每个拷贝的RNA大小为$7 \sim 13 \text{kb}$，病毒基因组至少包含3个编码病毒结构蛋白的基因，分别为 *gag*、*pol* 和 *env*[2]。

HIV基因组每个单体RNA的长度约为9700个核苷酸。其中 *gag* 基因编码病毒核心蛋白（Gag蛋白）。该蛋白最终裂解成p17、p24、p9和p7。p24和p17分别参与构成HIV的衣壳和内膜，p9和p7参与构成衣壳蛋白。HIV的 *pol* 基因编码逆转录酶（p66/p51）、蛋白水解酶（p10）和整合酶（p32）。HIV的 *env* 基因编码包膜蛋白Env，该蛋白包括包膜糖蛋白前体gp160，gp160在蛋白酶作用下裂解为gp120和gp41两种包膜糖蛋白。gp120暴露于病毒包膜之外称外膜蛋白，感染细胞时可与细胞的CD4受体蛋白结合；gp41为跨膜蛋白，镶嵌于病毒包膜脂质中。另外，有研究表明HIV-1在其出芽过程中可结合细胞间黏附分子1（ICAM-1）[6, 7]。ICAM-1与其配体LFA-1在细胞表面的结合可增强病毒的感染力。

HTLV基因组每个单体RNA的大小为8.3kb。其中 *gag* 基因编码结构蛋白p19、p24、p15；*pro/pol* 基因分别编码蛋白酶和逆转录酶；*env* 基因编码跨膜糖蛋白和包膜外蛋白gp21和gp46。

HIV是获得性免疫缺陷综合征（acquired immunodeficiency syndrome，AIDS，俗称艾滋病）的病原体。已发现的HIV有两种：HIV-1和HIV-2。HIV-1是引起全球艾滋病流行的病原体；HIV-2主要局限于西部非洲，与HIV-1相比，HIV-2毒力较弱，引起的艾滋病病程较长，症状较轻，死亡率低。HIV的传播途径主要包括性传播、血液传播及垂直传播等[2]。

HTLV目前已发现4个型，即HTLV-1～HTLV4。HTLV-1是引起成人T淋巴细胞白血病/淋巴瘤的病原体，与HTLV-1感染相关的疾病还有HTLV相关脊髓病/热带痉挛性下肢轻瘫、HTLV-1相关的传染性湿疹样皮炎、HTLV-1葡萄膜炎、HTLV-1相关关节病等[2]。HTLV-2在美洲几个印第安原著民群体及中非矮人部落中呈地区性流行，在病因学上仍未发现与任何疾病相关联[8]。HTLV-3、HTLV-4的生物学及疾病相关性还不清楚。HTLV-1传播途径与HIV类似，但其感染有比较明显的家庭聚集和地域聚集现象。

【形态学与超微结构】

逆转录病毒由以下三层结构组成，最外层为带有刺突的包膜，紧贴其内侧的为基质蛋白形成的球形壳，中心为核心，其包裹病毒基因组（图2-2-1、图2-2-2）。成熟的慢病毒核心呈杆状或圆锥形，α、γ、δ病毒属及泡沫病毒球形核心常位于病毒正中心，而β病毒属的球形核心则多在偏心位置[9]。

逆转录病毒的形态、结构与其所处的复制周期相关，多数逆转录病毒在释放时为含有Gag蛋白前体的不成熟病毒颗粒，病毒释放期间或释放后Gag前体蛋白被病毒蛋白酶（viral protease）切割从而成熟，引发蛋白构象改变，导致病毒形态发生较大变化。因而，样本中病毒颗粒形态并不均一，一定程度上呈多形性。

（一）负染及冷冻电镜观察

逆转录病毒的负染形态通常呈球形，直径80～100nm，具有包膜，刺突长8～10nm。由于逆转录病毒成熟程度不同，负染形态特征不显著，故而通过负染电镜观察进行形态鉴别有一定难度。以HIV为例，负染后病毒颗粒可呈球形，亦可呈多形性，刺突不甚清晰（图2-2-3、图2-2-4）。但由于成熟HIV具有特征性的圆锥形或圆柱形核衣壳，负染时若可显示此结构，则较易做出判断（图2-2-5、图2-2-6）。冷冻电镜观察可见球形同心圆状不成熟病毒颗粒（图2-2-7A）和含有圆锥形核心的成熟病毒颗粒（图2-2-7B）。

（二）超薄切片电镜观察

在超薄切片上逆转录病毒呈球形，直径80～100nm，具有包膜和核心（图2-2-7～图2-2-25）。慢病毒属成员HIV的核心纵切面呈圆锥形或圆柱形，横切面呈圆形，且核心的圆形切面多在病毒切面的偏心位置（图2-2-7C、D，图2-2-9～图2-2-12）。其他逆转录病毒核心切面多呈圆形，其中β病毒属的核心多在病毒的偏心位置，α、γ、δ病毒属和泡沫病毒亚科的核心则多位于病毒的正中心（图2-2-16、图2-2-25）[7]。

逆转录病毒感染细胞时，刺突与受体结合后病毒和细胞发生膜融合，病毒核衣壳进入细胞质，开启病毒的复制周期。β病毒属和泡沫病毒多在细胞质内的膜结构上出芽，其他逆转录病毒多在细胞表面出芽[9]。超薄切片上不成熟的病毒颗粒内部呈圆形，伴随Gag、Gag-Pol水解成为成熟的病毒成分并重新排列，病毒内部形成圆柱形核衣壳或二十面体立体对称的衣壳[10]，因此病毒形态亦从不成熟时的炸面包圈样转变为成熟的具有核心结构（图2-2-1、图2-2-2）。

HIV在细胞表面出芽，出芽处的细胞膜增厚，呈新月形并逐渐向细胞外突出，形成清晰的双层膜结构，逐步形成病毒颗粒，完成出芽的不成熟病毒颗粒呈圆形无核心的炸面包圈样（图2-2-7C、图2-2-8），病毒颗粒也可在细胞微绒毛顶端出芽（图2-2-9）。细胞外成熟的HIV颗粒切面上核心呈圆锥形或圆柱形，或者呈圆形并处于病毒切面的偏心位置，圆形核心较小，直径约34nm，在包膜和核心之间空隙较大（图2-2-7D、图2-2-10、图2-2-11）。细胞外亦可见异形病毒颗粒（图2-2-12）。有时病毒颗粒也出现在细胞质内的囊泡中（图 2-2-13、图 2-2-14）。

　　HTLV可在细胞表面出芽（图 2-2-15），成熟病毒颗粒呈球形，病毒颗粒的大小差异较大，小者约80nm，大者可达155nm。病毒核心呈圆形，大而致密，位于病毒的中心。病毒包膜与核心之间有明显的间隙（图 2-2-16）。细胞外亦可见无核心的不成熟病毒颗粒（图 2-2-17）。在细胞内，病毒核心样结构可出现在内质网中（图 2-2-18），病毒颗粒也可出现在细胞质中的囊泡内（图 2-2-19、图 2-2-20）。

　　小鼠白血病病毒（Murine leukemia virus，MLV）属于γ逆转录病毒属（Gammaretrovirus），在超薄切片上其病毒颗粒呈圆形，大小基本均一，病毒包膜几乎无皱褶，含有一个大而浓集的核心（图2-2-21、图 2-2-25），易与HIV、HTLV鉴别。MLV病毒颗粒在内质网腔中易见，其可向内质网腔（图 2-2-22）、核周隙（图 2-2-23）出芽，亦可在细胞表面出芽释放（图 2-2-24）。

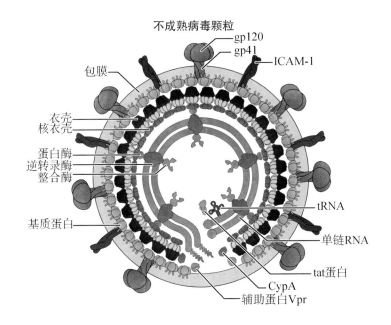

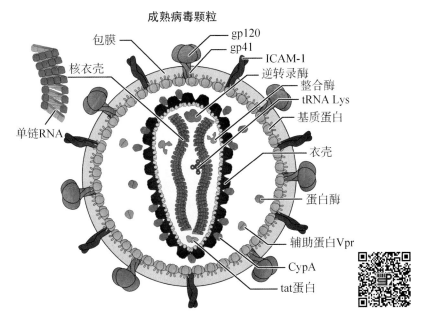

图 2-2-1　HIV 结构示意图

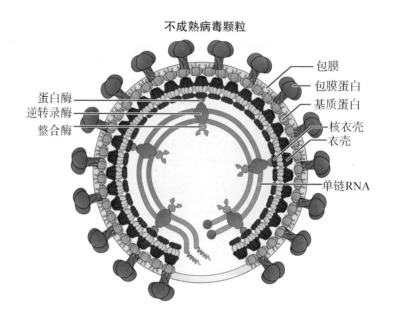

不成熟病毒颗粒

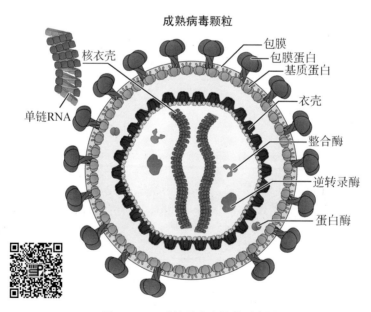

成熟病毒颗粒

图 2-2-2 δ逆转录病毒结构示意图

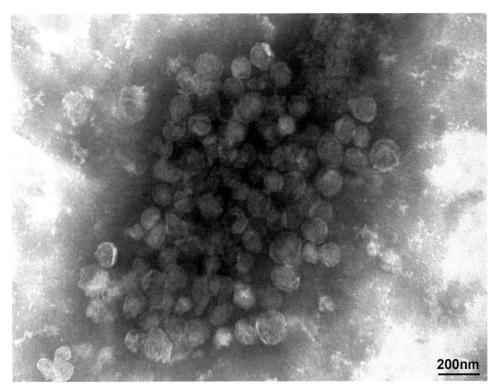

图 2-2-3　HIV-1 的形态（负染）1
多数病毒颗粒呈球形，无显著形态特征

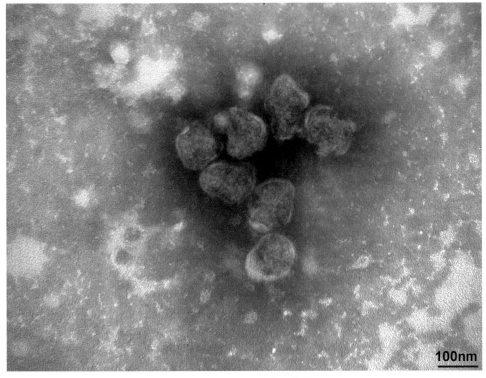

图 2-2-4　HIV-1 的形态（负染）2
呈多形性的病毒颗粒，其表面隐约可见刺突

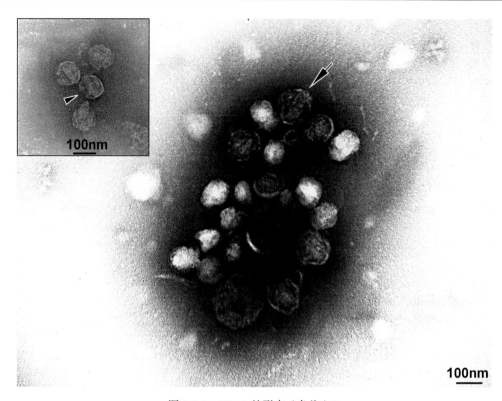

图 2-2-5 HIV-1 的形态（负染）3

箭头示病毒颗粒内隐约可见棒状核心，插图内三角示具有清晰棒状核心的病毒颗粒。插图由美国疾病预防控制中心 Cynthia Goldsmith 提供并惠允使用

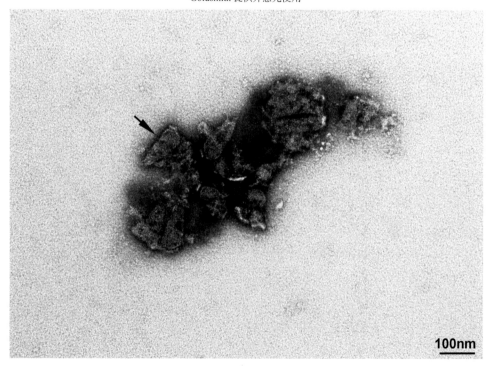

图 2-2-6 HIV 核心的形态（负染）

箭头示游离状的圆锥形核心

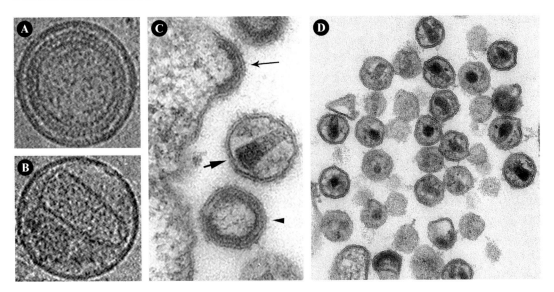

图 2-2-7　HIV 的形态

A. 不成熟病毒颗粒的冷冻电镜形态，病毒颗粒呈球形，多层结构呈同心圆状；B. 成熟病毒颗粒的冷冻电镜形态，病毒颗粒呈球形，其内可见圆锥形核心；C. 超薄切片上成熟（粗箭头示）和不成熟（三角示）及正在出芽（细箭头示）的 HIV 形态；D. 不同切面位置的 HIV 形态，核心可呈圆锥形、圆形或者缺如。经授权本图引自文献 [10]，略有改动

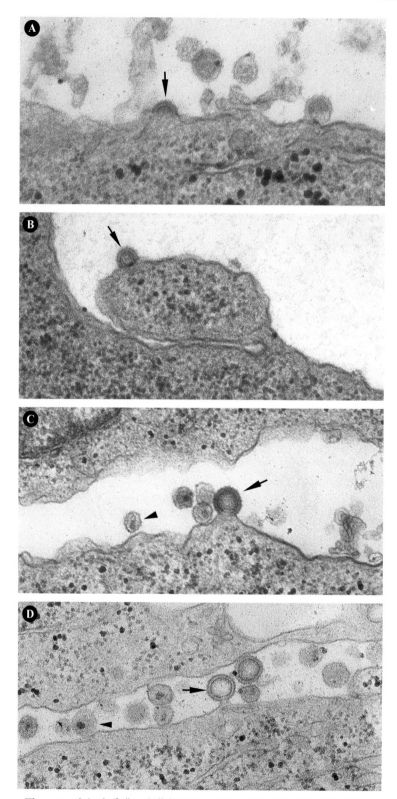

图 2-2-8　在细胞质膜上出芽的 HIV-1 形态（H-9 淋巴细胞超薄切片）

由细胞质膜局部突起形成新月形出芽开始（A、B 箭头示），逐渐形成空心状双层膜的圆形炸面包圈样不成熟病毒颗粒

（C、D 箭头示），三角示成熟的病毒颗粒

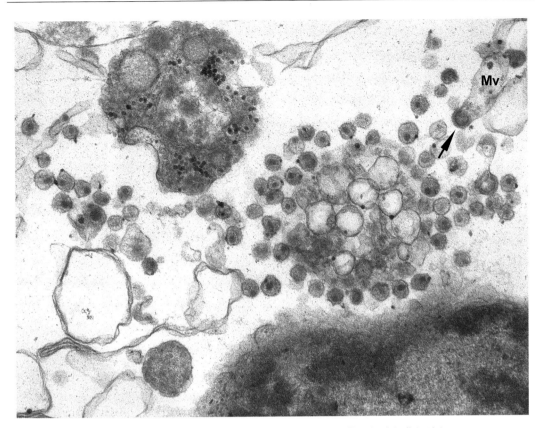

图 2-2-9 在微绒毛顶端出芽的 HIV-1 形态（H-9 淋巴细胞超薄切片）

箭头示在微绒毛顶端出芽的病毒颗粒，可见细胞外大量成熟的病毒颗粒。Mv. 微绒毛

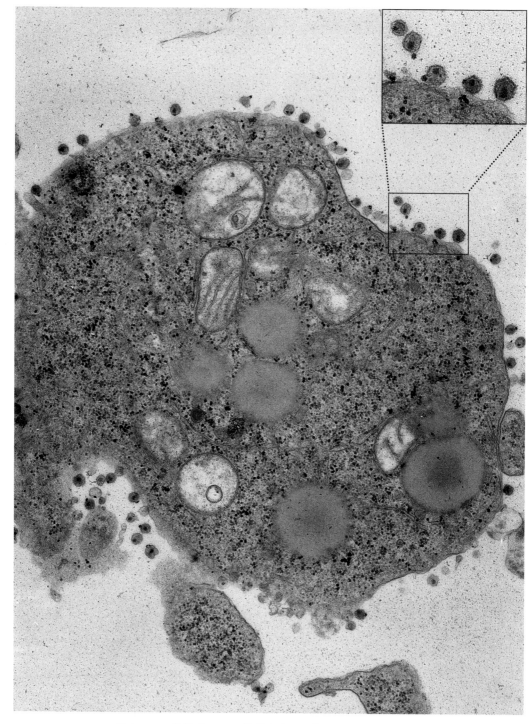

图 2-2-10 细胞外 HIV-1 的形态（H-9 淋巴细胞超薄切片）1

大量病毒颗粒位于细胞表面，圆形核心处于病毒切面的偏心位置；插图示细胞膜表面病毒颗粒

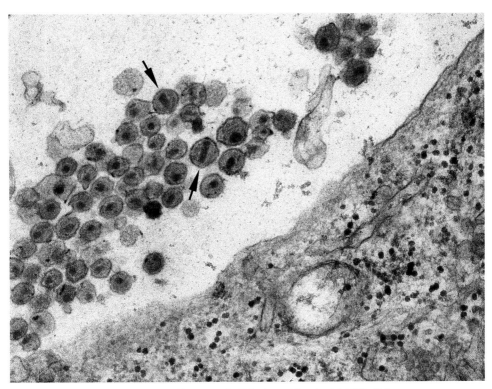

图 2-2-11　细胞外 HIV-1 的形态（H-9 淋巴细胞超薄切片）2

箭头示圆柱形或圆锥形核心的病毒颗粒，其他病毒颗粒的核心呈圆形，且处于病毒切面的偏心位置

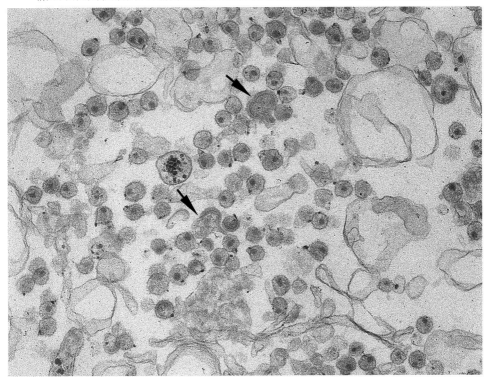

图 2-2-12　细胞外 HIV-1 的形态（H-9 淋巴细胞超薄切片）3

箭头示异形不成熟的病毒颗粒

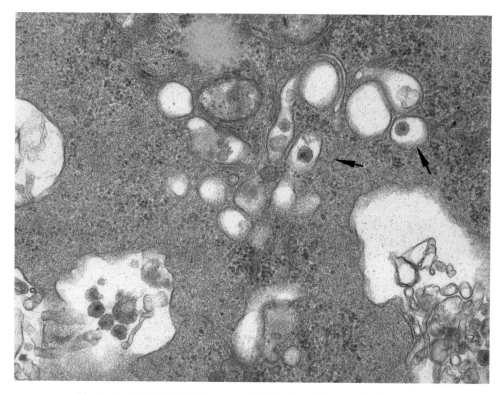

图 2-2-13　细胞质中囊泡内 HIV-1 的形态（H-9 淋巴细胞超薄切片）1
箭头示单个成熟病毒颗粒位于囊泡中

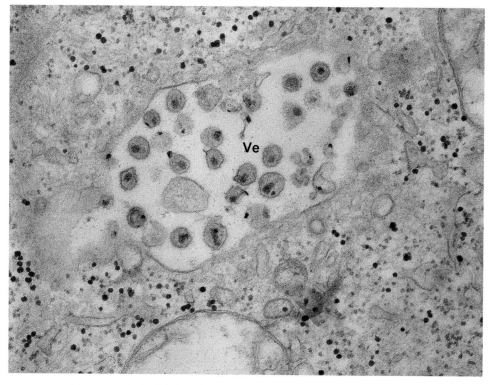

图 2-2-14　细胞质中囊泡内 HIV-1 的形态（H-9 淋巴细胞超薄切片）2
囊泡中存在大量成熟病毒颗粒。Ve. 囊泡

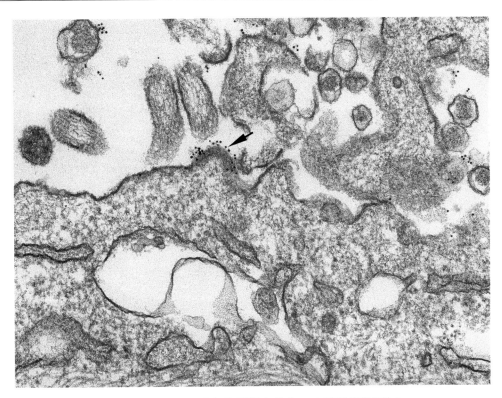

图 2-2-15 HTLV-1 在细胞质膜出芽（MT-2 细胞超薄切片）

箭头示病毒出芽部位，并被免疫胶体金颗粒标记，可见出芽部位电子密度增大、细胞质膜增厚、突起

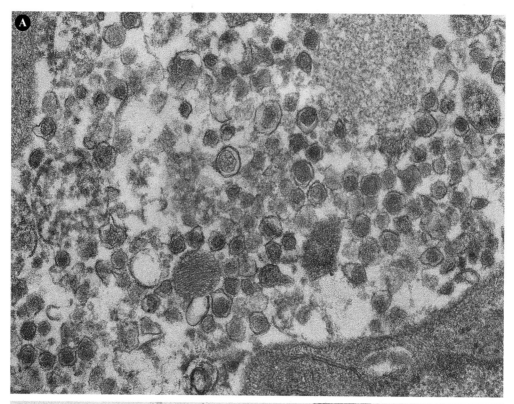

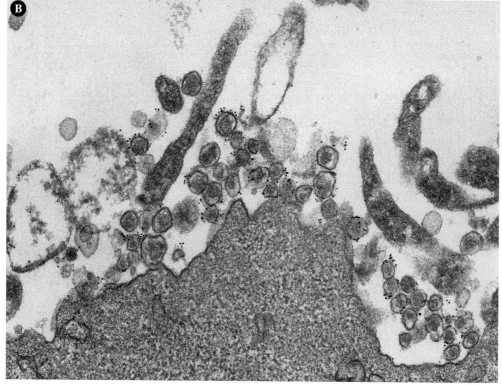

图 2-2-16　HTLV-1 的形态（MT-2 细胞超薄切片）

A. 细胞外大量病毒颗粒，病毒核心多在中心位置，核心大且电子密度高；B. 细胞外病毒颗粒被免疫胶体金颗粒标记

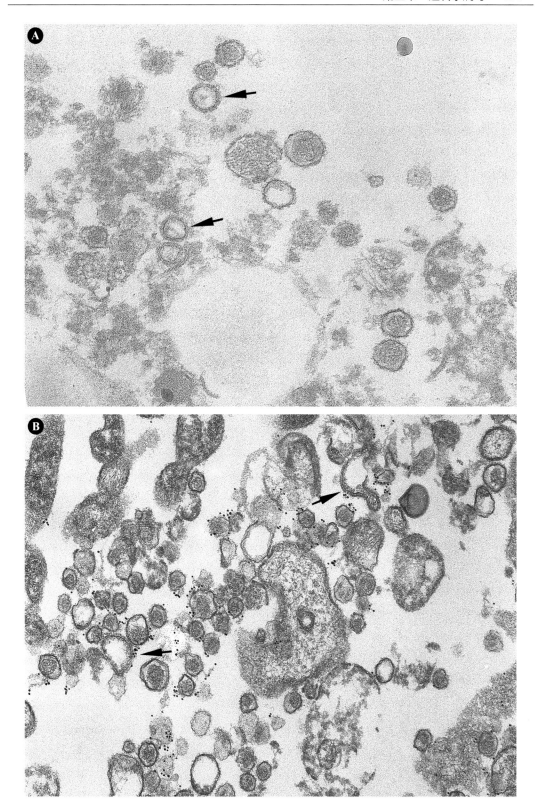

图 2-2-17　细胞外不成熟 HTLV-1 颗粒的形态（MT-2 细胞超薄切片）

A. 箭头示细胞外无核心的不成熟病毒颗粒；B. 箭头示被免疫胶体金颗粒标记的异形的不成熟病毒颗粒

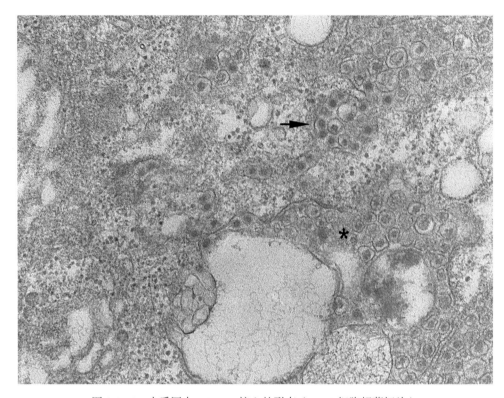

图 2-2-18　内质网中 HTLV-1 核心的形态（MT-2 细胞超薄切片）

箭头示内质网中形态基本均一的圆形高电子密度病毒核心；星号示聚集在囊泡内的成熟病毒颗粒，可见核心和包膜

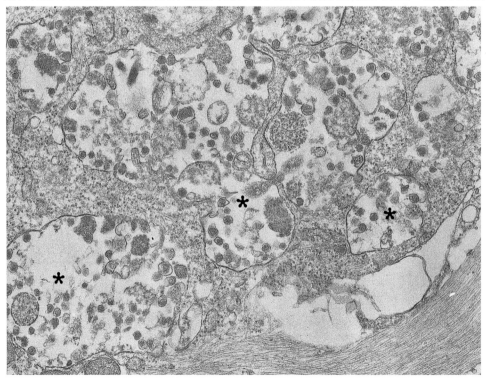

图 2-2-19　细胞质中囊泡内 HTLV-1 的形态（MT-2 细胞超薄切片）1

星号示细胞质内包裹大量成熟病毒颗粒的巨大囊泡

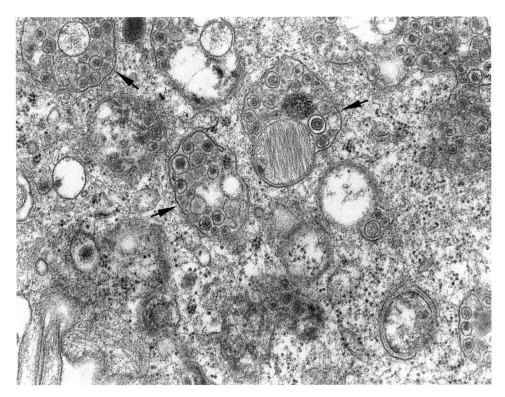

图 2-2-20　细胞质中囊泡内 HTLV-1 的形态（MT-2 细胞超薄切片）2

箭头示包裹病毒颗粒的囊泡，囊泡内充满基质，成熟病毒颗粒位于基质中

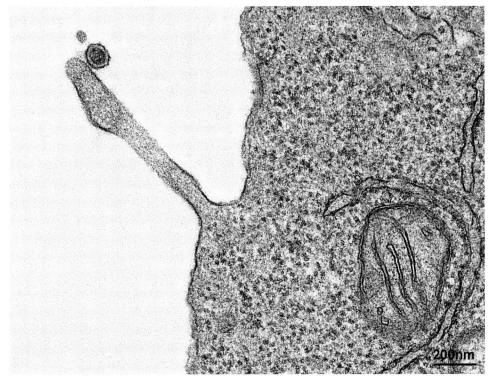

图 2-2-21　小鼠白血病病毒的形态（RAW264.7 细胞超薄切片）

病毒颗粒吸附在微绒毛表面

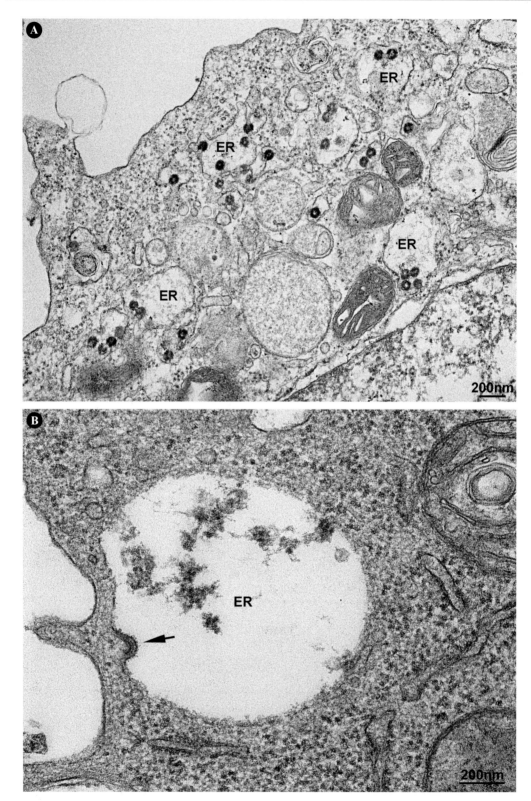

图 2-2-22　小鼠白血病病毒的形态（L929 细胞超薄切片）

A. 病毒颗粒位于内质网内；B. 箭头示正在向内质网中出芽的病毒颗粒。ER. 内质网

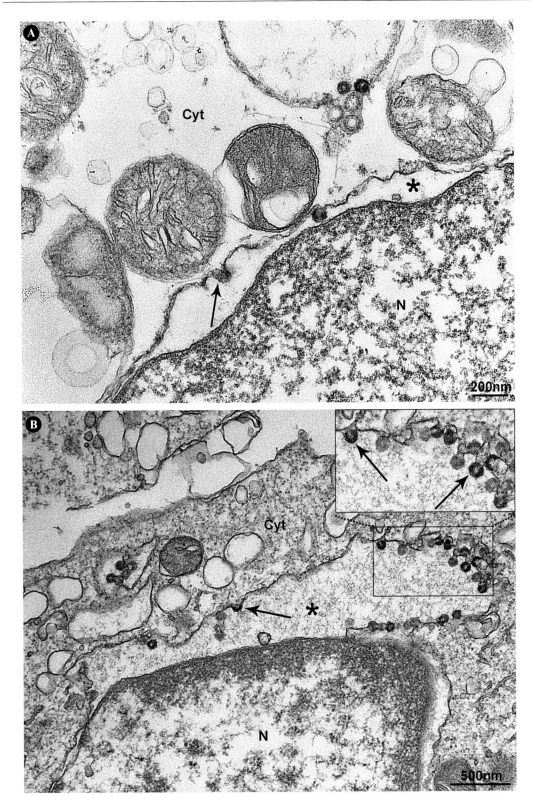

图 2-2-23　小鼠白血病病毒向核周隙出芽（L929 细胞超薄切片）

箭头示出芽的病毒颗粒，星号示核周隙。N. 细胞核；Cyt. 细胞质

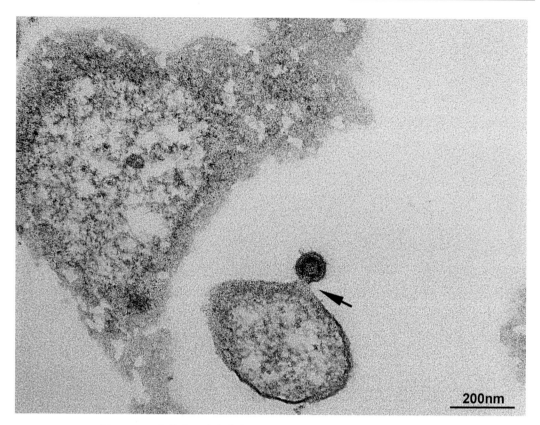

图 2-2-24　小鼠白血病病毒在细胞表面出芽（L929 细胞超薄切片）

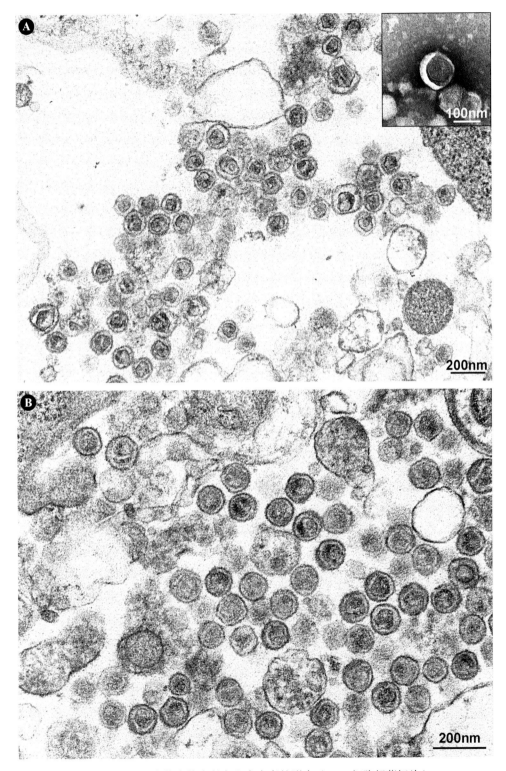

图 2-2-25　细胞外成熟小鼠白血病病毒的形态（BV2 细胞超薄切片）

A. 低倍放大，插图示小鼠白血病病毒负染形态（包膜、衣壳清晰可辨）；B. 高倍放大，病毒核心大、圆且呈高电子密度，处于病毒中心位置，刺突隐约可见

【主要参考文献】

[1] Weiss RA, Peter K. 100 years of Rous sarcoma virus. J Exp Med, 2011, 208（12）: 2351-2355.

[2] Goff SP. Retroviridae//Knipe DM, Howley PM. Fields Virology. 6th ed. Philadelphia: Lippincott Williams & Wilkins, 2013: 1424-1473.

[3] Gallo RC. The discovery of the first human retrovirus: HTLV-1 and HTLV-2. Retroviroloy, 2005, 2（1）: 17.

[4] Barre-Sinoussi F, Chennann JC, Rey F, et al. Isolation of a T-lymphotropic retrovirus from a patient at risk for acquired immune deficiency syndrome（AIDS）. Science, 1983, 220（4599）: 868-871.

[5] Jackson JB, Coombs RW, Sannerud K, et al. Rapid and sensitive viral culture method for human immunodeficiency virus type 1. J Clin Microbiol, 1988, 26（7）: 1416-1418.

[6] Bounou S, Leclerc JE, Tremblay MJ. Presence of host ICAM-1 in laboratory and clinical strains of human immunodeficiency virus type 1 increases virus infectivity and CD4（+）-T-cell depletion in human lymphoid tissue, a major site of replication in vivo. J Virol, 2002, 76（3）: 1004-1014.

[7] Bounou S, Giguere JF, Cantin R, et al. The importance of virus-associated host ICAM-1 in human immunodeficiency virus type 1 dissemination depends on the cellular context. FASEB J, 2004, 18（11）: 1294-1296.

[8] Feuer G, Green PL. Comparative biology of human T-cell lymphotropic virus type 1（HTLV-1）and HTLV-2. Oncogene, 2005, 24（39）: 5996-6004.

[9] Stoye JP, Blomberg J, Coffin JM, et al. Family Retroviridae//King AMQ, Adams MJ, Carstens EB, et al. Virus Taxonomy: Classification and Nomenclature of Viruses. Ninth Report of the International Committee on Taxonomy of Viruses. Amsterdam: Elsevier, 2012: 476-495.

[10] Burrell CJ, Howard CR, Murphy FA. Fenner and White's Medical Virology. 5th ed. Pittsburgh: Academic Press, 2017: 317-344.

第三章　双链RNA病毒

双链RNA病毒包括呼肠孤病毒科（*Reoviridae*）和双节段RNA病毒科（*Birnaviridae*）。呼肠孤病毒科与人类健康关系密切，其中最主要的成员是轮状病毒（*Rotavirus*，RV）。1973年澳大利亚的Bishop等在患急性腹泻儿童的粪便和组织样本中首次发现轮状病毒[1]，因其形似车轮而得名，轮状病毒是引起婴幼儿腹泻的重要病原。双节段RNA病毒科成员主要感染脊椎动物和昆虫。本章主要介绍呼肠孤病毒科。

呼肠孤病毒科（*Reoviridae*）

【基本特征】

根据形态学特征，呼肠孤病毒科包含光滑呼肠孤病毒亚科（*Sedoreovirinae*）与刺突呼肠孤病毒亚科（*Spinareovirinae*），分别包含6个和9个属，目前共发现97种病毒。光滑呼肠孤病毒亚科成员衣壳呈光滑的球形。刺突呼肠孤病毒亚科成员衣壳的12个顶点呈现较大的刺突，或其核心的12个顶点呈塔楼状。能感染人的主要有光滑呼肠孤病毒亚科的轮状病毒属（*Rotavirus*）、环状病毒属（*Orbivirus*）、东南亚十二节段RNA病毒属（*Seadornavirus*）和刺突呼肠孤病毒亚科的正呼肠病毒属（*Orthoreovirus*）、科罗拉多蜱传热病毒属（*Coltivirus*）。除轮状病毒外，多数感染人的呼肠孤病毒仅引起轻微症状，并不导致严重疾病[2]。

轮状病毒是导致人和动物腹泻的重要病原体，属于光滑呼肠孤病毒亚科、轮状病毒属（*Rotavirus*）。根据衣壳蛋白VP6的抗原性分为A～H 8个种，每个种内根据衣壳蛋白VP4和VP7的中和表位分为蛋白酶（P）和糖蛋白（G）血清型[3]。A、B、C和H种轮状病毒可以感染人类和动物，D、E、F和G种轮状病毒目前仅在动物中发现。

成熟的轮状病毒颗粒无包膜，呈球形，直径为70～75nm，具有外层、中间层和内层3层衣壳。在氯化铯中，三层颗粒（triple-layered particle，TLP）、双层颗粒（double-layered particle，DLP）、单层颗粒（single-layered particle，SLP）的浮力密度分别为1.36g/cm³、1.38g/cm³、1.44g/cm³。在蔗糖中，三层颗粒的沉降系数为520～530S，双层颗粒为380～400S，单层颗粒为280S[4]。病毒在环境中非常稳定，可在粪便中大量存活。用钙离子螯合剂乙二胺四乙酸（EDTA）或乙二醇四乙酸（EGTA）处理可破坏病毒外壳，使其失活。人和牛轮状病毒以50℃处理5min可丧失约80%的感染性，处理30min失去约90%的感染性。胰酶处理可以增强轮状病毒的感染性[5]。轮状病毒耐酸和碱，在pH3～9环境中仍能够保持其感染性。95%的乙醇溶液和漂白粉对轮状病毒有较强的灭活作用。轮状病毒极具感染性，极小的感染剂量就可使易感宿主致病。

轮状病毒需选用特殊的细胞株培养，如恒河猴胚肾细胞（MA104株）和非洲绿猴肾传代细胞（CV-1株），培养前应先用胰酶处理病毒，将轮状病毒外壳蛋白VP4裂解为VP5和VP8两个片段，以增强病毒的感染性，在培养时细胞维持液中也应含有一定浓度的胰蛋白酶。

轮状病毒基因组为分节段的双链RNA，共11个片段，编码病毒的6个结构蛋白和6个非结构蛋白。基因片段1、2和3分别编码病毒的核心蛋白VP1、VP2和VP3，基因片段6编码病毒的主要内壳蛋白VP6，基因片段4和9分别编码外壳结构蛋白VP4和VP7。基因片段5、7、8、10和11分别编码非结构蛋白NSP1～NSP6。VP1～VP3蛋白构成病毒的核心。VP6蛋白组成病毒的内壳，是病毒检测的靶抗原，无中和抗原表位。260个VP7蛋白三聚体构成病毒外壳，VP7为主要中和抗原。60个VP4蛋白三聚体突出于VP7形成的外壳表面构成病毒的刺突，是病毒吸附细胞特异性受体的蛋白，也能诱导产生中和抗体。VP4蛋白可被蛋白水解酶-胰酶特异性裂解形成VP5和VP8，从而增强感染性。

A种轮状病毒是世界范围内导致婴幼儿腹泻最主要的病原体[6]，感染率在不同的国家和地区存在差异，5岁以下儿童腹泻样本轮状病毒检测阳性率在20%～73%。B种轮状病毒也称为"成人腹泻轮状病毒"（adult diarrhea rotavirus，ADRV），是我国病毒学家洪涛等于1983年首先发现的，主要在成人中引起暴发或散发，在20世纪80年代曾在我国造成上百万人感染[7-9]。C种轮状病毒偶见导致儿童腹泻。轮状病毒主要通过粪-口途径传播，其感染的潜伏期一般少于48h。

【形态学与超微结构】

呼肠孤病毒科成员为二十面体立体对称，呈球形，负染时直径60～80nm。光滑呼肠孤病毒亚科病毒的衣壳呈光滑的球形，多数成员有3层同心圆衣壳，其外层衣壳和核心衣壳没有显著的突起（图3-0-1）。刺突呼肠孤病毒亚科多数成员的衣壳由2层同心圆衣壳组成（*Cypovirus*为一层），外层衣壳的12个顶点则呈现为较大的刺突，或者其外层衣壳光滑而核心的12个顶点呈塔楼状显著突起（图3-0-2）。由于呼肠孤病毒含有2～3层衣壳，因此病毒颗粒负染或细胞超薄切片上病毒可呈现不同形态型（morphotype），如具有完整衣壳的成熟病毒颗粒形态，缺少最外层衣壳的病毒颗粒形态及仅为最内层衣壳的病毒核心颗粒形态等，呼肠孤病毒不同形态型可通过胰蛋白酶或糜蛋白酶处理成熟的呼肠孤病毒形成[2, 3]。

（一）光滑呼肠孤病毒亚科的轮状病毒形态学特征

1. 负染及冷冻电镜观察　冷冻电镜观察可见轮状病毒的完整病毒颗粒呈边缘光滑的

球形（图3-0-3A），其表面隐约可见 VP4 形成的突起，双层颗粒表面可见粗大而显著的突起（图3-0-3B），有时亦可见仅有最外层衣壳的空壳（图3-0-3C）。

轮状病毒具有3层衣壳（图3-0-1），最外层由 VP4、VP7 构成，中间层由 VP6 构成，最内层主要由 VP1、VP2、VP3 构成，在电镜下可以看到由不同衣壳形成的3种颗粒，分别为三层颗粒（TLP）、双层颗粒（DLP）和单层颗粒（SLP 或称核心）（图3-0-4~图3-0-16）。三层颗粒是具有感染性的完整病毒颗粒（病毒体），呈直径约75nm 的球形，负染形态呈现为边缘光滑的带短辐条的车轮状，病毒表面有清晰可辨的132个孔隙和60个刺突，这是其独有的形态学特征，各种轮状病毒完整颗粒的形态没有显著差别（图3-0-4、图3-0-5A、图3-0-6A、图3-0-12A、图3-0-13A、图3-0-16）。双层颗粒直径约为65nm，表面亦有孔隙，并有由 VP6 三聚体形成的显著的刺突（图3-0-5B、图3-0-6B、图3-0-12B、图3-0-13B、图3-0-15）。单层颗粒（或称核心）直径约50nm，多呈六边形且外周光滑（图3-0-7、图3-0-14），可呈空心状。纯化的轮状病毒三层颗粒经10mmol/L EDTA 处理后可形成双层颗粒，双层颗粒经1.5mol/L CaCl$_2$处理后可形成单层颗粒[3]。

对于负染检测的粪便标本，应注意区分单层颗粒与游离的噬菌体头部（图3-0-8A）。重组表达轮状病毒的 VP2 及 VP6 蛋白，也可形成与粪便内形态相似的双层颗粒和单层颗粒（图3-0-8B、图3-0-10）。病毒成分有时可形成蜂窝状，此结构由许多六边形排列形成，其在纯化的病毒（图3-0-9）、基因工程表达 VP6 蛋白（图3-0-10）或粪便样本内（图3-0-11）均可见到。三层颗粒、双层颗粒、单层颗粒、蜂窝状结构及相互关系如图3-0-17所示。

2. 超薄切片观察　轮状病毒与宿主细胞膜上受体结合后，可以通过细胞内吞作用进入细胞（图3-0-18、图3-0-19），可在溶酶体内转运并脱壳（图3-0-20）。病毒在细胞质内复制，并形成病毒复制区域，在电镜下表现为细胞质内形成高电子密度区域，称为病毒发生基质，病毒发生基质内含有多种病毒成分（VP1、VP2、VP3、VP6、NSP2、NSP5、NSP6等）[2]。在病毒发生基质的内部或边缘可见直径约65nm 的双层颗粒（图3-0-21），位于边缘的双层颗粒在 NSP4 的介导下向内质网腔出芽，内质网内膜上含有 VP4、VP7[3]，形成一过性直径约90nm 的脂质包膜病毒颗粒，该颗粒在内质网腔内脱掉脂质包膜而保留 VP4、VP7（脱膜机制不明），形成直径约75nm 的成熟病毒颗粒（图3-0-22~图3-0-29）。上述过程为轮状病毒特有。除了向内质网腔出芽，轮状病毒还可向核周隙出芽，并可在核周隙内见直径约75nm 的成熟病毒颗粒（图3-0-30）。另外，轮状病毒还可向线粒体内出芽（图3-0-31）。如上所见，说明核周隙和线粒体参与了轮状病毒的发生过程。

在超薄切片上，可见轮状病毒有不同的释放方式或细胞外不同的存在方式。裂细胞释放为轮状病毒释放方式之一，释放出的病毒呈不同的状态：①游离状态的成熟病毒颗粒；②包裹在细胞外囊泡内的成熟病毒颗粒；③包裹在囊泡内的具有脂质包膜的不成熟病毒颗粒（图3-0-32）。在腹泻粪便沉渣样本的切片上有时也可见包裹成熟病毒颗粒的囊泡（图3-0-33A）。另外，在腹泻粪便沉渣样本的超薄切片上也可见大量直径约75nm的游离状态的成熟轮状病毒颗粒，其正中心可见高电子密度核心，核心与外周之间有宽度均一的低电子密度间隙，亦可见直径约75nm的空心状颗粒或65nm的实心或空心状颗粒（图3-0-33B），说明释放的病毒颗粒处于不同的成熟状态。

（二）刺突呼肠孤病毒亚科的正呼肠孤病毒、水生呼肠孤病毒形态学特征

与轮状病毒不同，正呼肠孤病毒属、水生呼肠孤病毒属成员具有双层衣壳，成熟病毒颗粒呈球形，直径约80nm，内层衣壳直径约60nm。

冷冻电镜观察，成熟正呼肠孤病毒颗粒呈边缘粗糙的实心球形，有的病毒颗粒可见显著的突起。另外，还可见空心状的病毒颗粒或核心颗粒（图3-0-34）。负染时，病毒形态呈球形，且刺突清晰可辨。如染色剂穿透正呼肠孤病毒，病毒颗粒可呈现清晰的双层衣壳（图3-0-35～图3-0-38）。与轮状病毒类似，正呼肠孤病毒的负染样本中也可见蜂窝状结构（图3-0-36B、图3-0-37C）。在超薄切片上，可见正呼肠孤病毒在细胞质内靠近细胞核周围的区域复制，电镜下可见高电子密度的病毒工厂（或称病毒包涵体），其内含有大量空心或实心状的不同成熟状态的病毒颗粒及基质成分（图3-0-39～图3-0-43）。细胞内病毒颗粒均呈球形（图3-0-42～图3-0-47），实心病毒颗粒正中心可见高电子密度核心，病毒边缘与核心间呈相对低电子密度，空心状病毒颗粒仅见病毒外层衣壳（图3-0-42、图3-0-44、图3-0-45、图3-0-47）。病毒包涵体内可出现与病毒颗粒直径几乎相同的管状结构（图3-0-39B、图3-0-41A、图3-0-46）。正呼肠孤病毒感染细胞可导致细胞裂解，裂细胞释放可能为病毒释放的方式之一（图3-0-43）。

水生呼肠孤病毒属的草鱼呼肠孤病毒负染形态与其他刺突呼肠孤病毒相似，负染时呈表面突起显著的球形，也可见实心和空心状病毒颗粒及病毒的双层衣壳（图3-0-38）。在超薄切片上，可见病毒在细胞质内复制，病毒颗粒可聚集形成病毒包涵体（图3-0-47）。

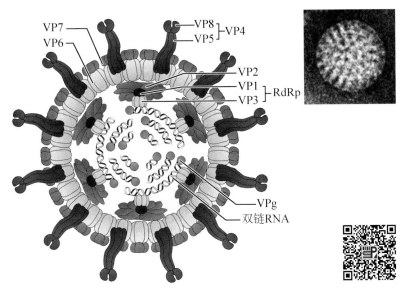

图 3-0-1　轮状病毒结构示意图

插图示轮状病毒，病毒颗粒边缘光滑。RdRp. RNA 依赖的 RNA 聚合酶

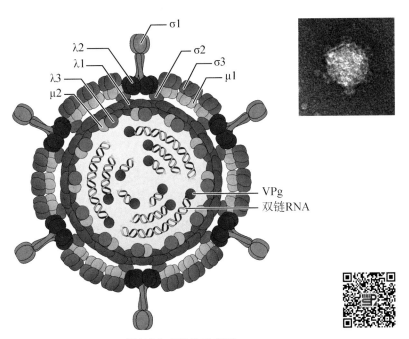

图 3-0-2　正呼肠孤病毒结构示意图

插图示草鱼呼肠孤病毒经蛋白酶处理后暴露的核心，可见其顶角有粗大的突起

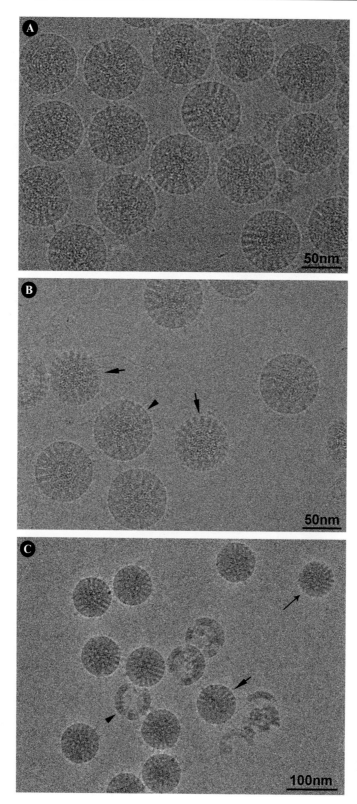

图 3-0-3　人轮状病毒 Wa 株的形态（冷冻电镜）

A. 三层颗粒形态；B. 箭头示双层颗粒，三角示三层颗粒；C. 粗箭头示三层颗粒，细箭头示双层颗粒，三角示最外层衣壳

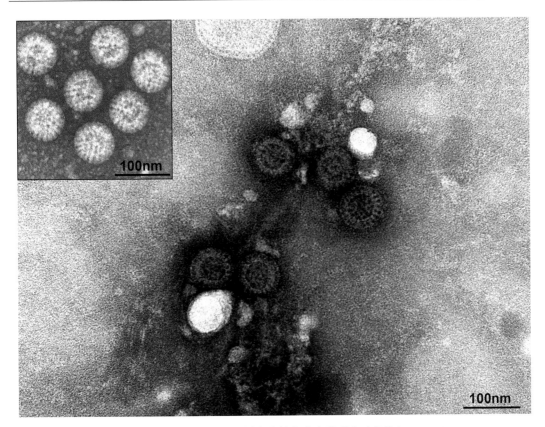

图 3-0-4 幼儿腹泻样本内轮状病毒的形态（负染）

插图示实心状病毒颗粒

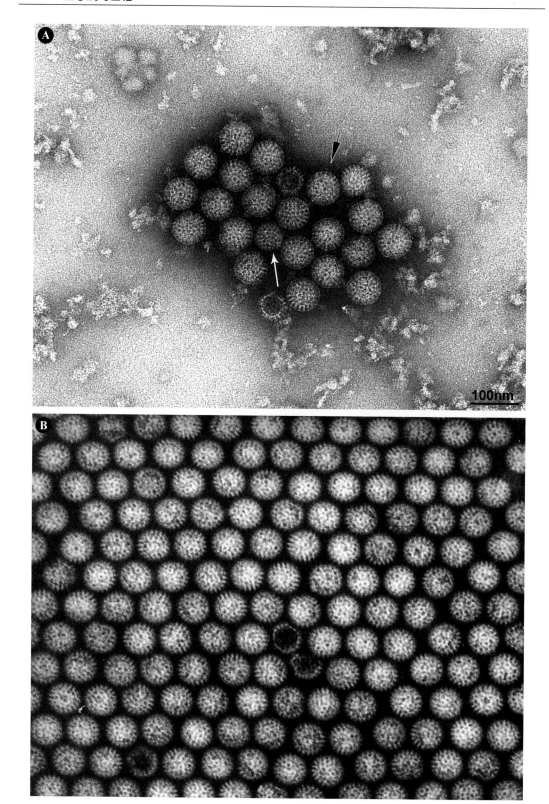

图 3-0-5　人轮状病毒 Wa 株的形态（负染）

A. 粗箭头示完整病毒颗粒，细箭头示双层颗粒；B. 双层颗粒

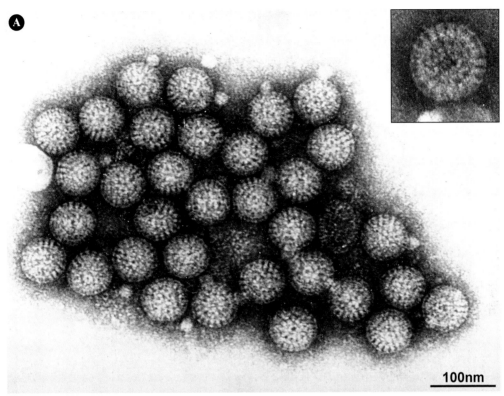

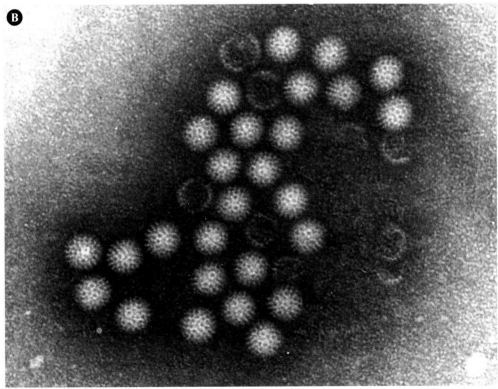

图 3-0-6　成人腹泻样本内轮状病毒的形态（负染）

A. 完整病毒颗粒，呈球形，边缘光滑，插图示病毒的车轮状结构；经授权本图引自文献 [7]。B. 双层颗粒形态，颗粒表面的
刺突及孔状结构清晰可辨

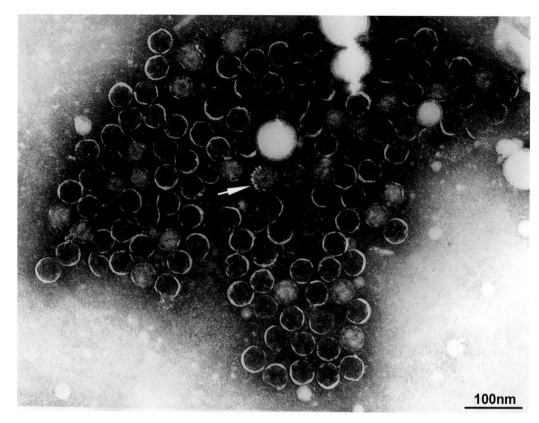

图 3-0-7　成人腹泻样本内轮状病毒单层颗粒的形态（负染）

颗粒呈六边形空心状，箭头示残留部分刺突的单层颗粒。轮状病毒单层颗粒易与游离的噬菌体头部混淆。

经授权本图引自文献 [8]

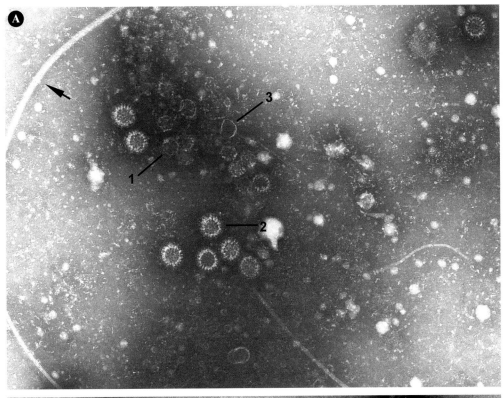

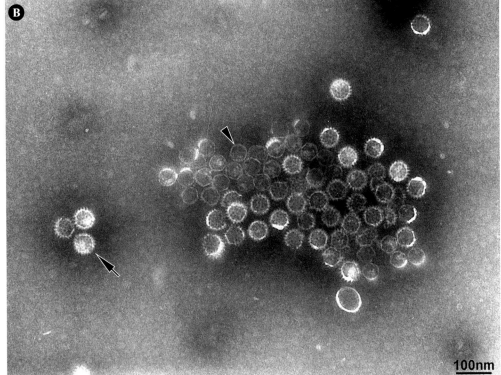

图 3-0-8　轮状病毒单层颗粒、双层颗粒的形态（负染）

A. 成人腹泻样本，1 示单层颗粒，2 示双层颗粒，3 示游离噬菌体头部，箭头示细菌鞭毛；B. 昆虫细胞 - 杆状病毒系统表达
的轮状病毒 Wa 株单层颗粒（三角示）和双层颗粒（箭头示）形态

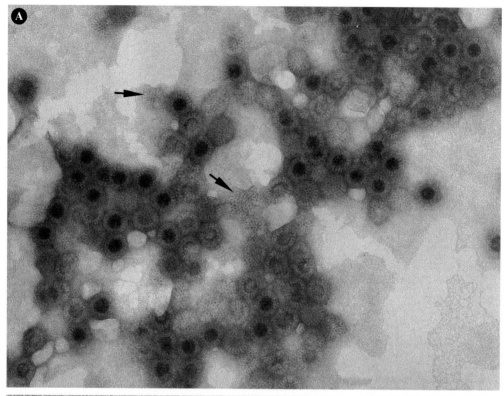

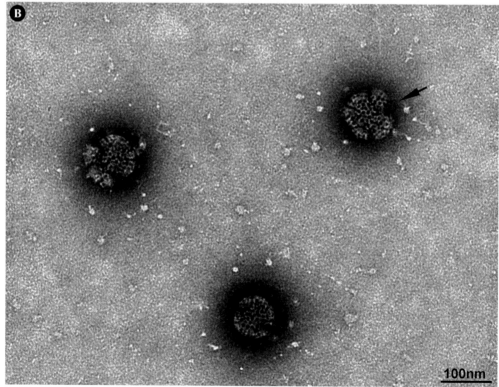

图 3-0-9　人轮状病毒 Wa 株蛋白形成的蜂窝状结构（纯化病毒样本，负染）

A. 箭头示分散在病毒颗粒间的蜂窝状结构；B. 箭头示衣壳崩解形成蜂窝状结构

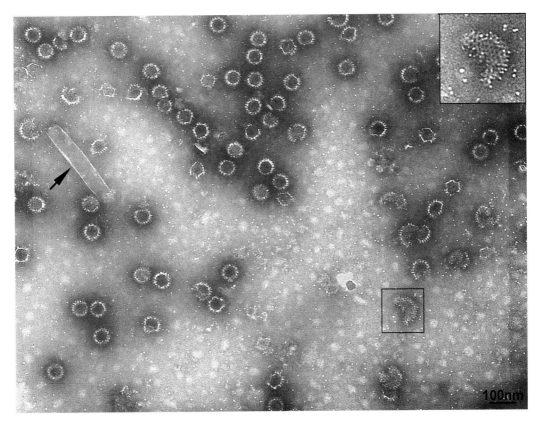

图 3-0-10　人轮状病毒 Wa 株 VP6 蛋白形成的蜂窝状结构（昆虫细胞 - 杆状病毒系统表达，负染）

插图示方框区域放大的蜂窝状结构，箭头示杆状病毒衣壳

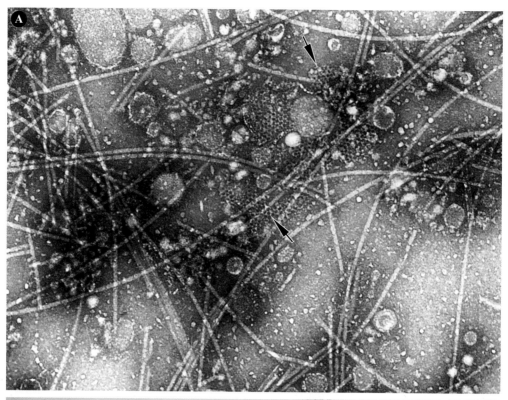

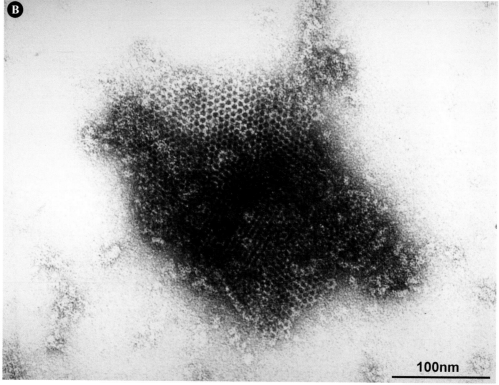

图 3-0-11　成人腹泻样本内轮状病毒衣壳蛋白形成的蜂窝状结构（负染）

A.箭头示蜂窝状结构（低倍放大），可见大量细菌鞭毛；B.蜂窝状结构（高倍放大）

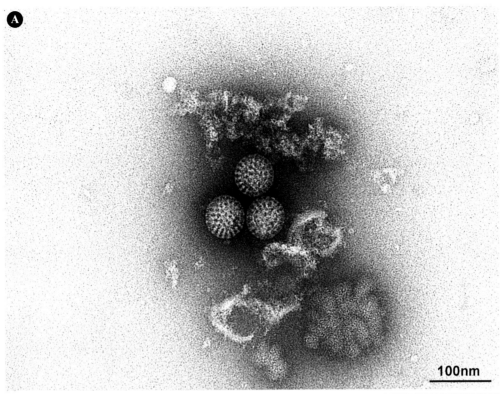

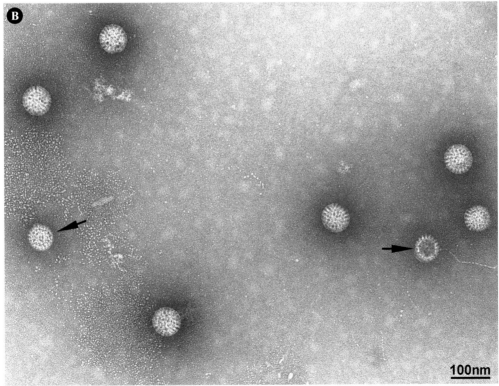

图 3-0-12　猴轮状病毒 SA11 株的形态（负染）

A.完整病毒颗粒；B.箭头示双层颗粒

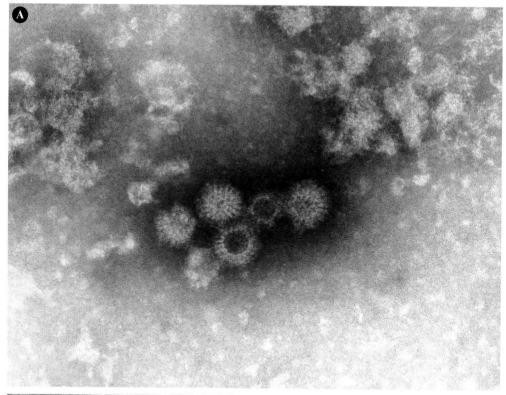

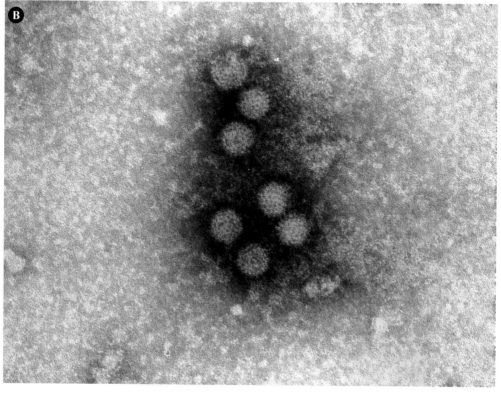

图 3-0-13　猪轮状病毒的形态（免疫电镜，负染）

A. 完整病毒颗粒；B. 双层颗粒。由于抗体附着，病毒轮廓不甚清晰

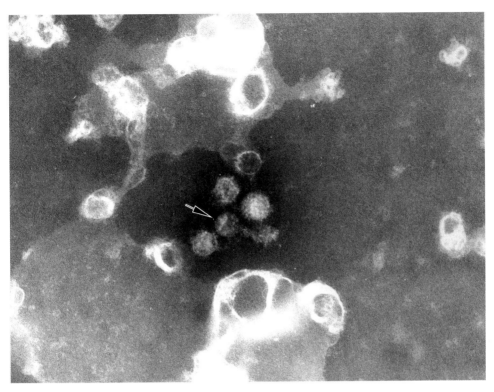

图 3-0-14　猪轮状病毒单层颗粒的形态（箭头示）（负染）

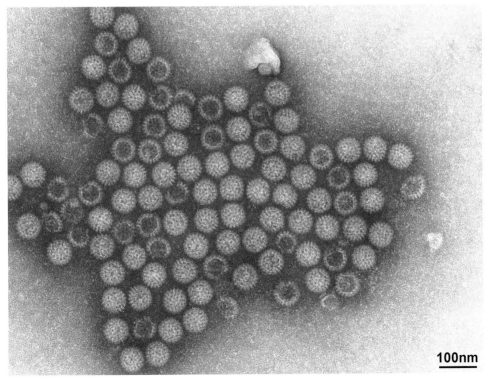

图 3-0-15　鼠轮状病毒 EDIM 株的形态（负染）

可见实心和空心状病毒颗粒

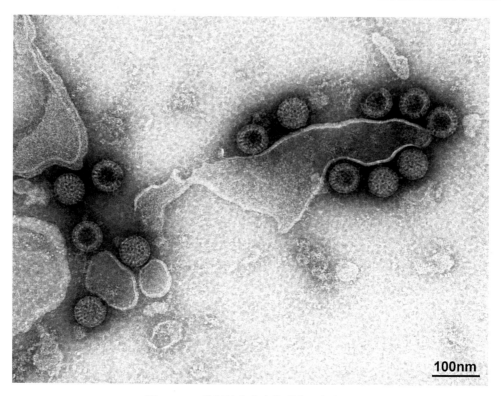

图 3-0-16　蝙蝠轮状病毒的形态（负染）

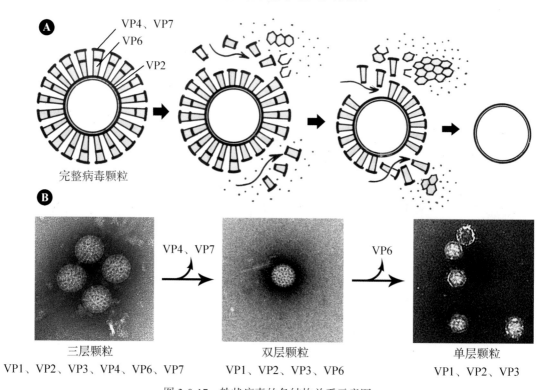

图 3-0-17　轮状病毒的各结构关系示意图

A. 轮状病毒降解过程示意图；经授权本图引自文献 [8]，略有改动。B. 轮状病毒不同颗粒形态比较及相互关系

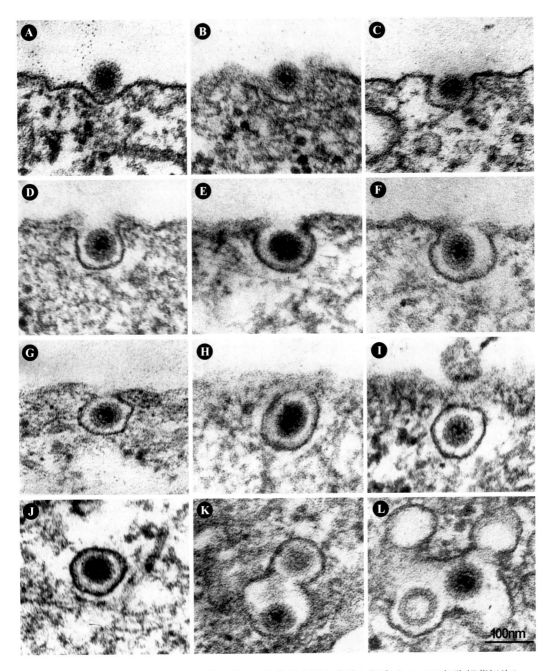

图 3-0-18 猴轮状病毒 SA11 株以非网格蛋白依赖的内吞方式进入细胞（MA104 细胞超薄切片）

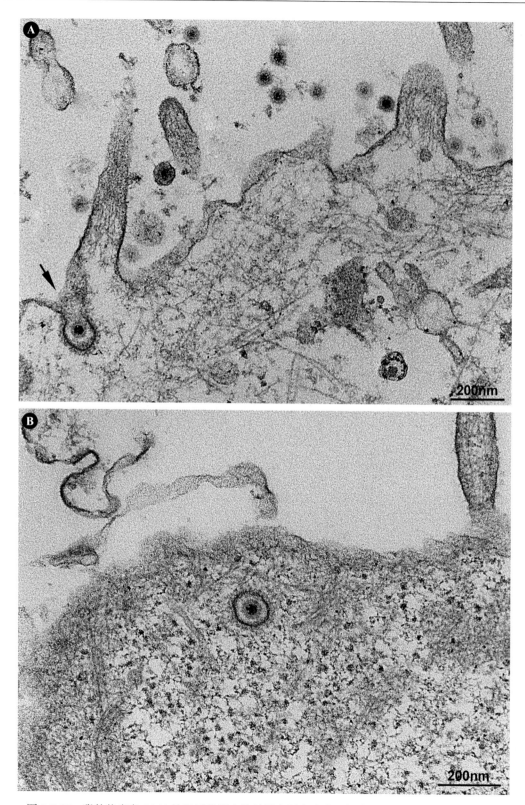

图 3-0-19　猴轮状病毒 SA11 株以网格蛋白依赖的内吞方式进入细胞（MA104 细胞超薄切片）

内吞囊泡包膜因网格蛋白包裹而增厚。A.箭头示吞入病毒颗粒尚未封口的网格蛋白凹陷；B.细胞质内包裹病毒颗粒的网格蛋白囊泡

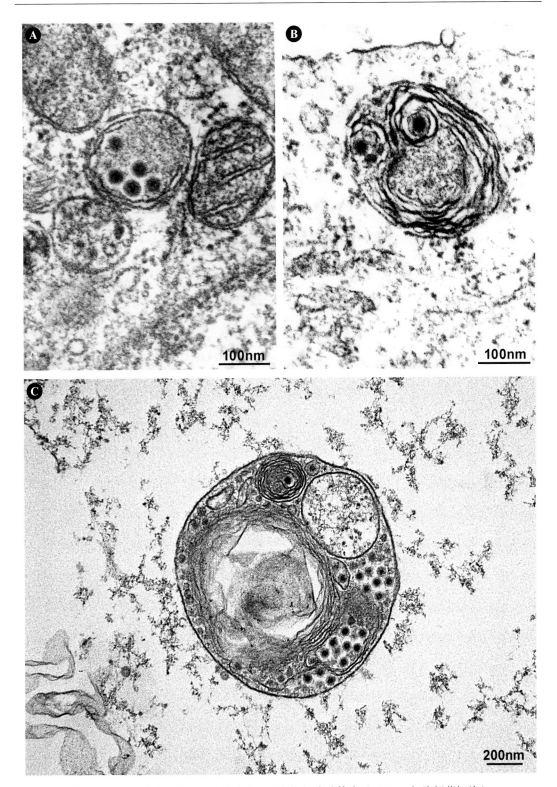

图 3-0-20 猴轮状病毒 SA11 株感染出现在次级溶酶体内（MA104 细胞超薄切片）

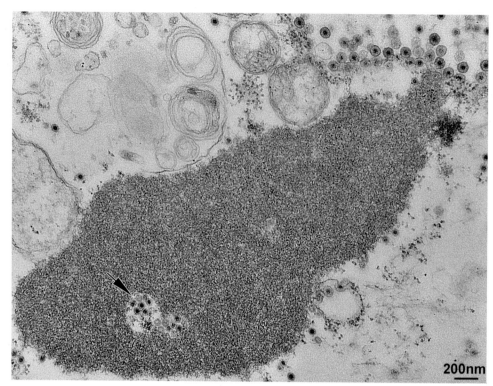

图 3-0-21　猴轮状病毒 SA11 株感染导致细胞质内形成包涵体（MA104 细胞超薄切片）

箭头示包涵体内部的病毒颗粒

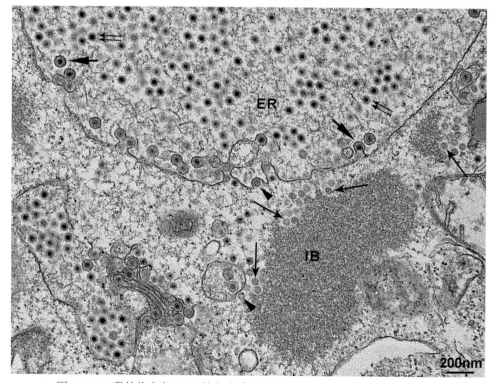

图 3-0-22　猴轮状病毒 SA11 株向内质网腔中出芽（MA104 细胞超薄切片）

细箭头示包涵体边缘的双层颗粒，三角示双层颗粒向内质网腔出芽，粗箭头示包膜病毒颗粒，双箭头示成熟病毒颗粒。

ER. 内质网；IB. 包涵体

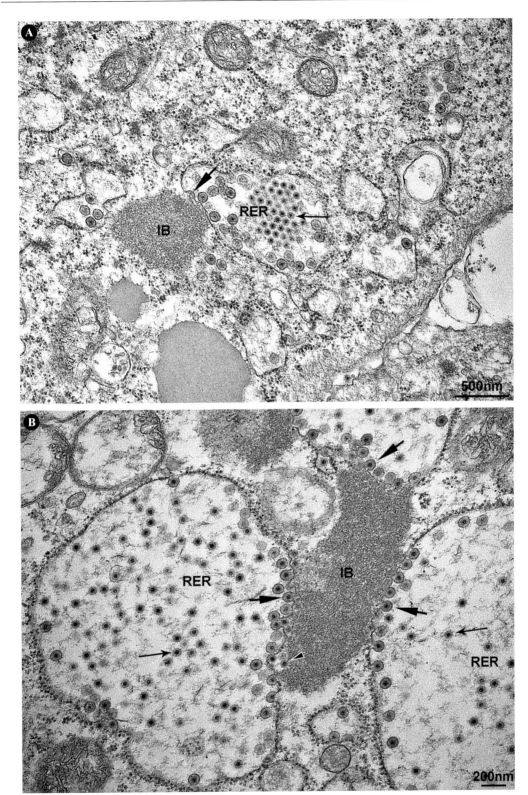

图 3-0-23 猴轮状病毒 SA11 株向粗面内质网腔中出芽（MA104 细胞超薄切片）

粗箭头示向内质网腔出芽的病毒颗粒，细箭头示内质网腔内成熟的病毒颗粒；内质网腔内可见较大的具有包膜的病毒颗粒及稍小的成熟病毒颗粒；三角示双层颗粒。RER. 粗面内质网；IB. 包涵体

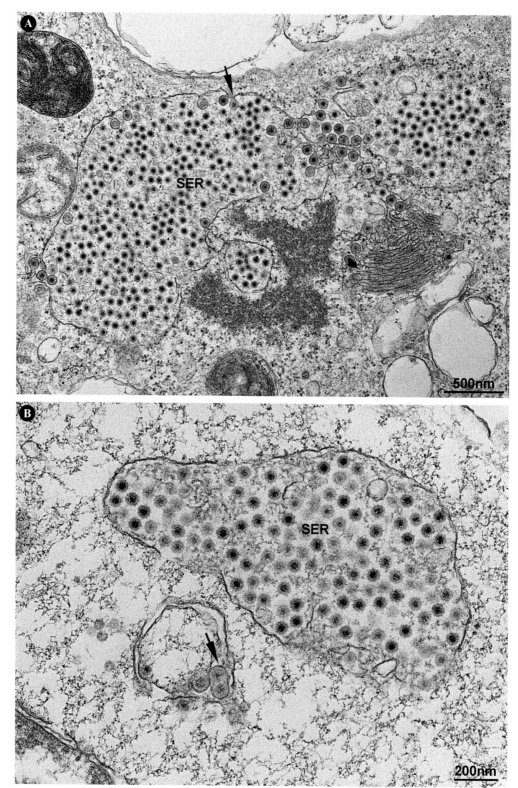

图 3-0-24　猴轮状病毒 SA11 株向滑面内质网腔中出芽（MA104 细胞超薄切片）

内质网腔内可见大量成熟病毒颗粒。A. 箭头示出芽的病毒颗粒；B. 箭头示两个病毒颗粒被包裹在一个脂质包膜囊泡中。

SER. 滑面内质网

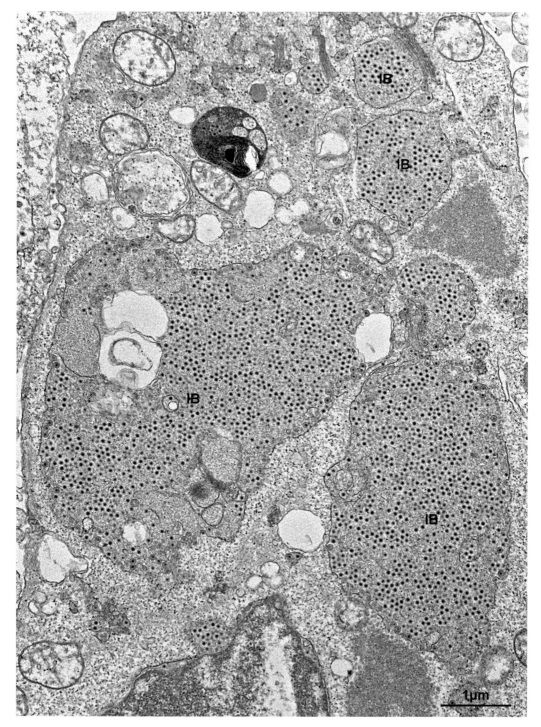

图 3-0-25　猴轮状病毒 SA11 株在内质网中聚集形成巨大包涵体（MA104 细胞超薄切片）

IB. 包涵体

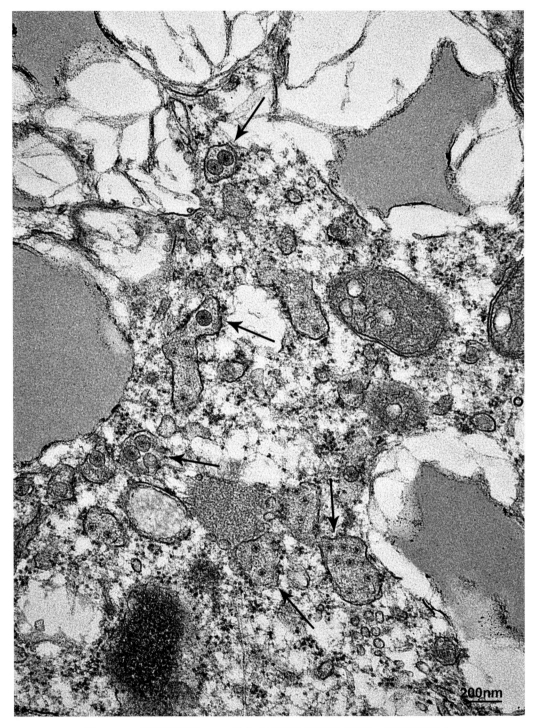

图 3-0-26 鼠轮状病毒 EDIM 株在内质网中的形态（乳鼠小肠超薄切片）

箭头示内质网中含有不同成熟状态的病毒颗粒

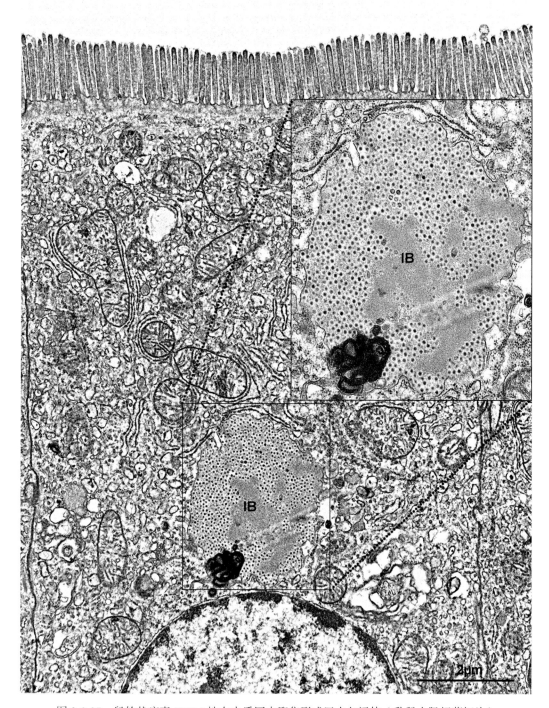

图 3-0-27　鼠轮状病毒 EDIM 株在内质网中聚集形成巨大包涵体（乳鼠小肠超薄切片）

IB. 包涵体

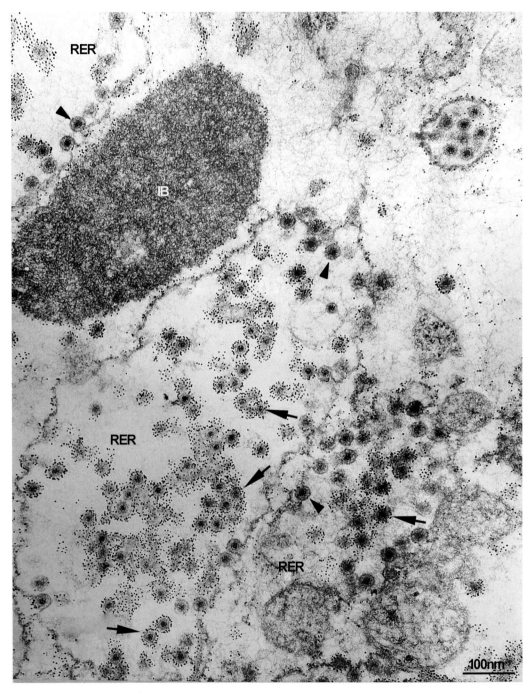

图 3-0-28　免疫胶体金标记的猴轮状病毒 SA11 株（MA104 细胞超薄切片）1

病毒感染细胞 10h，病毒大量复制，粗面内质网扩大，其腔内充满病毒颗粒。成熟病毒表面被免疫胶体金颗粒标记（箭头示），而正在出芽的不成熟病毒颗粒表面未被标记（三角示）。IB. 包涵体；RER. 粗面内质网

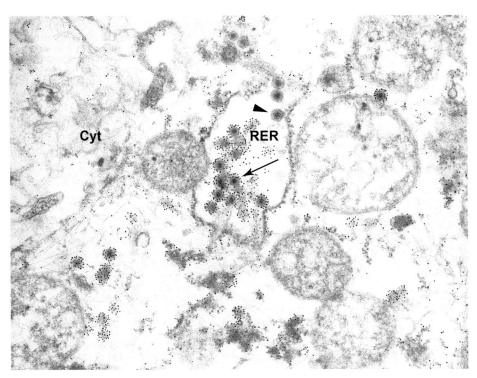

图 3-0-29 免疫胶体金标记的猴轮状病毒 SA11 株（MA104 细胞超薄切片）2

病毒感染细胞 10h，粗面内质网腔内成熟病毒颗粒被胶体金颗粒标记（较小病毒颗粒，箭头示），而具有包膜的不成熟病毒颗粒未被胶体金标记（较大病毒颗粒，三角示）。Cyt. 细胞质；RER. 粗面内质网

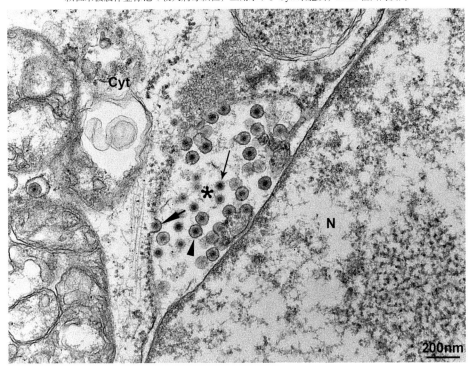

图 3-0-30 猴轮状病毒 SA11 株向核周隙出芽（MA104 细胞超薄切片）

粗箭头示向核周隙出芽的病毒颗粒，三角示具有包膜的病毒颗粒，细箭头示成熟病毒颗粒，星号示核周隙。N. 细胞核；Cyt. 细胞质

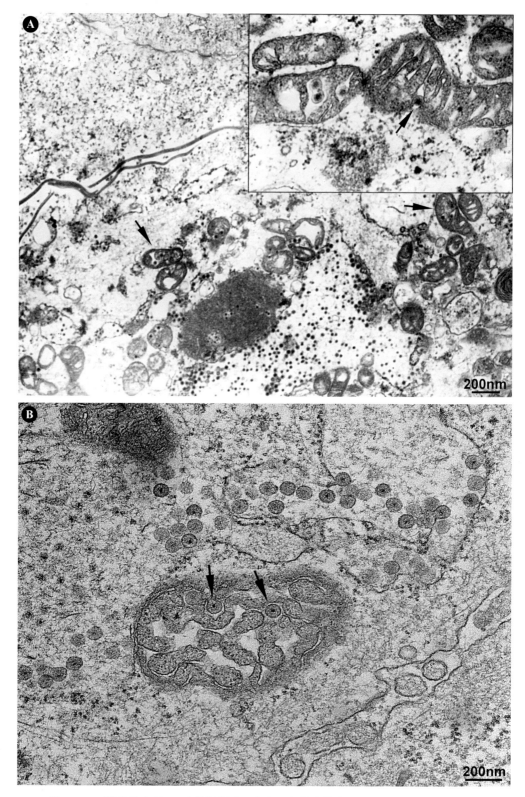

图 3-0-31　猴轮状病毒 SA11 株复制过程中出现在线粒体内（MA104 细胞超薄切片）

箭头示病毒颗粒位于线粒体的嵴间隙内

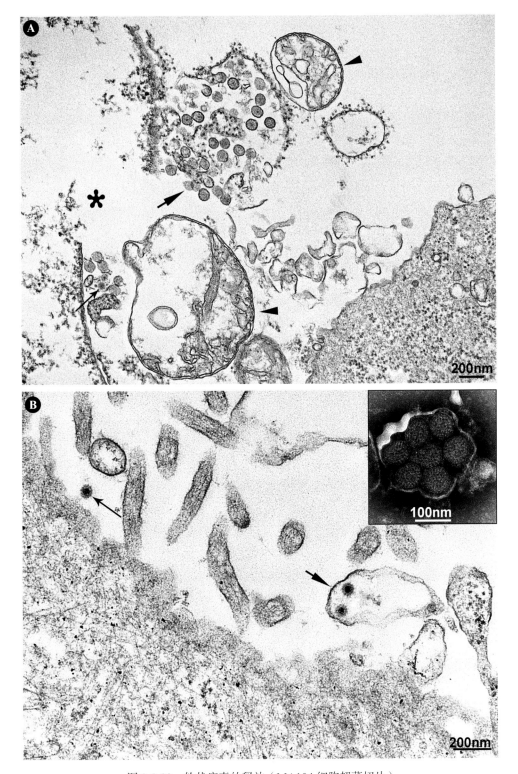

图 3-0-32　轮状病毒的释放（MA104 细胞超薄切片）

A. 裂细胞释放：星号示细胞破裂处；细箭头示游离的成熟病毒颗粒；粗箭头示细胞外包裹包膜病毒颗粒的囊泡，可见囊泡破裂处释放出具有包膜的病毒颗粒；三角示细胞外游离的病变线粒体。B. 粗箭头示细胞外包裹成熟病毒颗粒的囊泡，细箭头示细胞外游离的成熟病毒颗粒，插图示细胞释放的包裹成熟病毒颗粒的囊泡（负染）

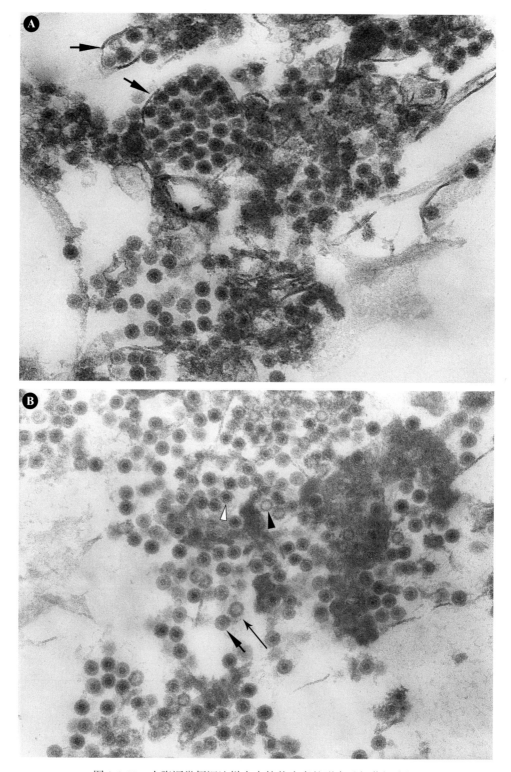

图 3-0-33　人腹泻粪便沉渣样本内轮状病毒的形态（超薄切片）

A. 可见大量游离的成熟病毒颗粒，其包括一个位于正中心的高电子密度核心，箭头示包含成熟病毒颗粒的囊泡；经授权本图引自文献［8］，略有改动。B. 粗箭头示完整病毒颗粒，细箭头示空心状病毒颗粒，白三角示实心双层颗粒，黑三角示空心双层颗粒

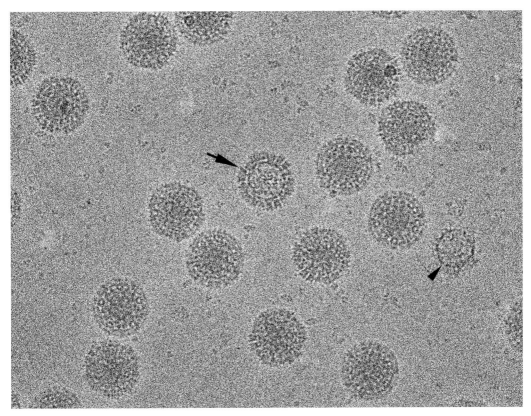

图 3-0-34 纳尔逊湾（Nelson Bay）正呼肠孤病毒的形态（冷冻电镜）

多数病毒颗粒呈实心状，且可见两层衣壳；箭头示空心状病毒颗粒，三角示空心内层衣壳

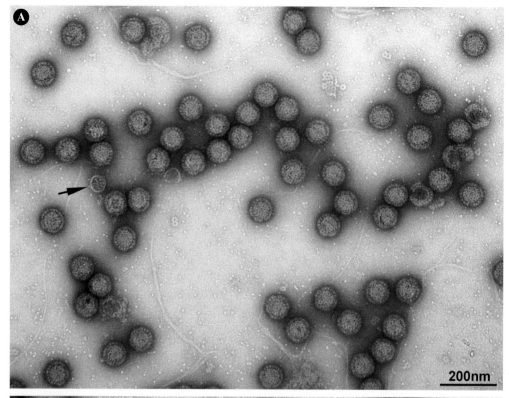

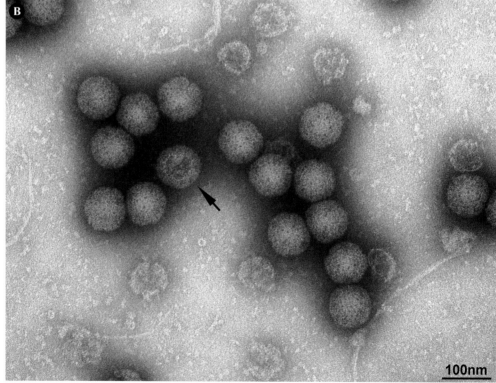

图 3-0-35　纳尔逊湾（Nelson Bay）正呼肠孤病毒的形态（负染）

A. 低倍放大，箭头示游离的病毒核心颗粒；B. 高倍放大，箭头示可见核心的病毒颗粒

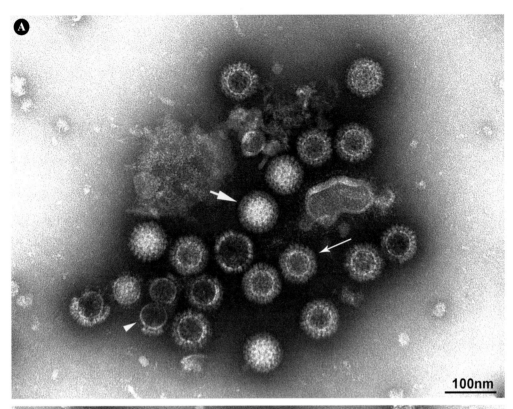

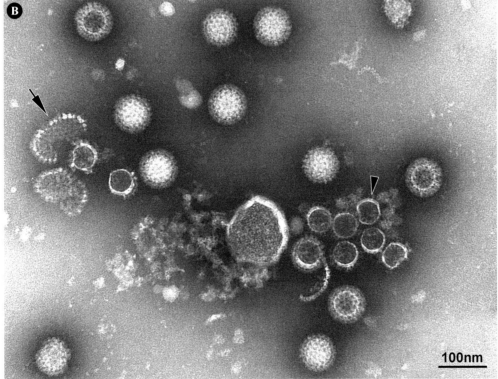

图 3-0-36 水貂呼肠孤病毒的形态（负染）

A. 粗箭头示完整病毒颗粒，细箭头示可见核心的病毒颗粒，三角示核心；B. 箭头示衣壳蛋白形成的蜂窝状结构，三角示病毒核心颗粒

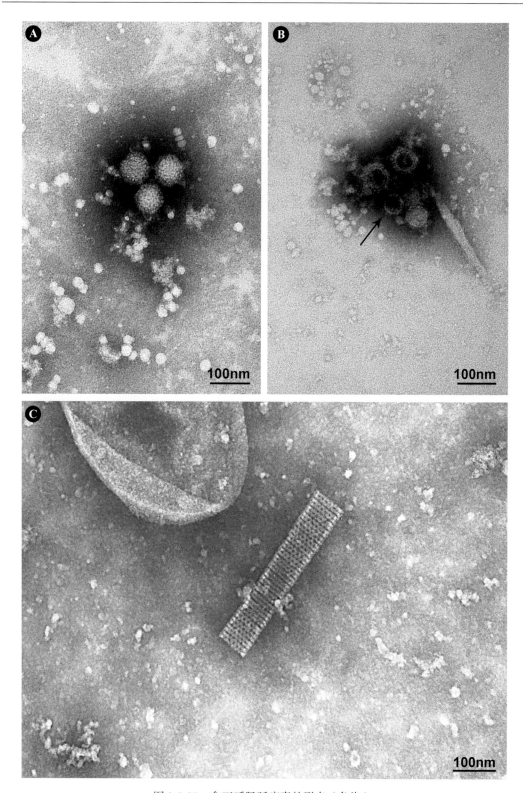

图 3-0-37　禽正呼肠孤病毒的形态（负染）

A.完整病毒颗粒；B.病毒颗粒被染色剂穿透，内外双层衣壳清晰可见，箭头示核心颗粒；C.病毒衣壳成分形成的蜂窝状结构

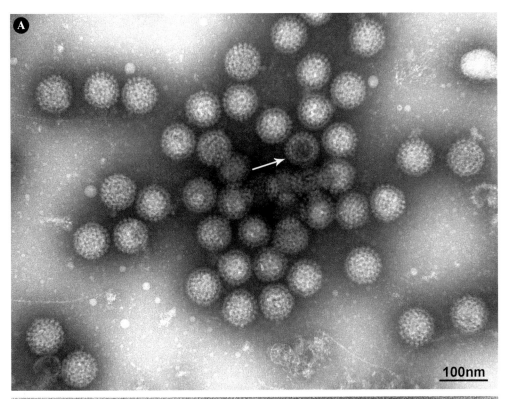

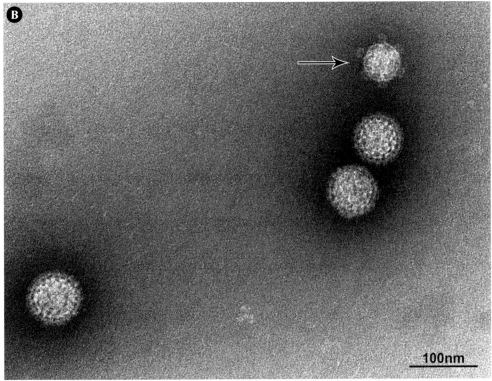

图 3-0-38　草鱼呼肠孤病毒的形态（负染）

A.病毒颗粒呈均一球形，可见表面刺突，箭头示内外双层衣壳清晰可见的病毒颗粒；B.箭头示核心颗粒，其顶点有显著的塔楼状突起

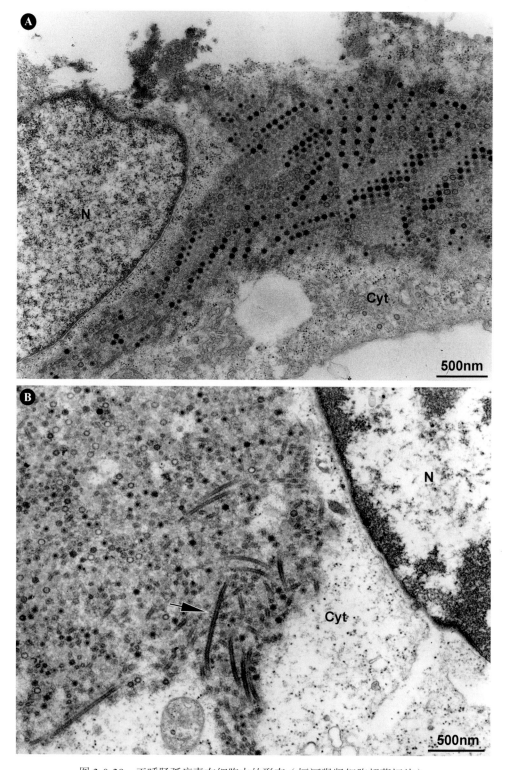

图 3-0-39　正呼肠孤病毒在细胞中的形态（恒河猴肾细胞超薄切片）

A. 正呼肠孤病毒 1 型感染的细胞质内可见病毒颗粒聚集形成的病毒包涵体，其内可见实心或空心状病毒颗粒；B. 正呼肠孤病毒 3 型感染的细胞质内可见病毒颗粒聚集形成包涵体，除实心或空心状病毒颗粒外，还可见管状结构（箭头示），其直径与病毒颗粒直径基本一致。N. 细胞核；Cyt. 细胞质。本图由美国耶鲁大学 Caroline K. Y. Fong 博士提供并惠允使用

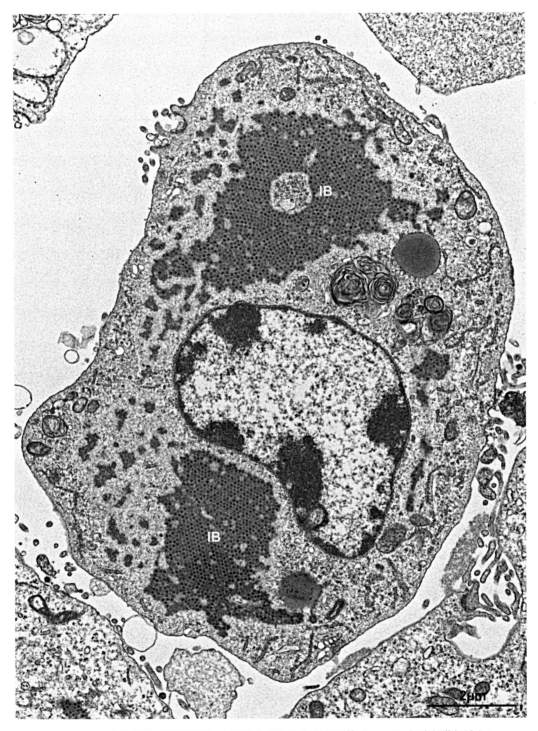

图 3-0-40 哺乳动物呼肠孤病毒 30 型感染产生的病毒包涵体（VeroE6 细胞超薄切片）1

病毒在细胞质内复制，病毒颗粒聚集形成巨大包涵体。IB. 包涵体

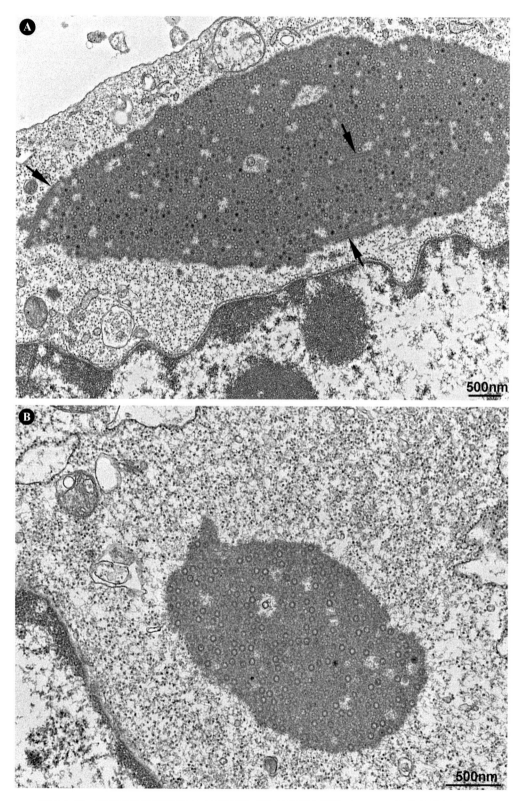

图 3-0-41　哺乳动物呼肠孤病毒 30 型感染产生的病毒包涵体（VeroE6 细胞超薄切片）2
包涵体位于细胞质内，呈高电子密度，其内聚集大量空心和实心状核心颗粒；箭头示管状结构。A. 低倍放大；B. 高倍放大

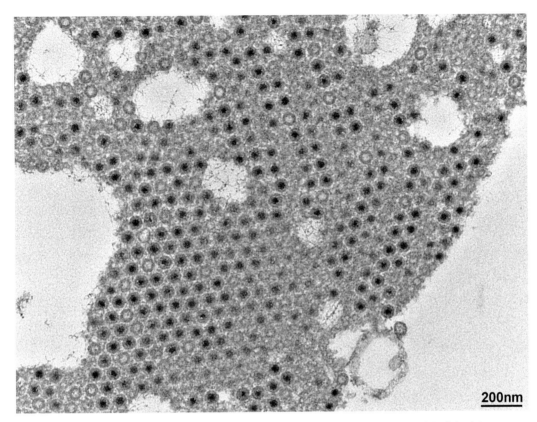

图 3-0-42　哺乳动物呼肠孤病毒 30 型感染产生的病毒包涵体（VeroE6 细胞超薄切片）3
包涵体含有实心、空心状病毒颗粒，以实心状颗粒为主。实心状病毒颗粒的核心与外层衣壳呈同心圆状

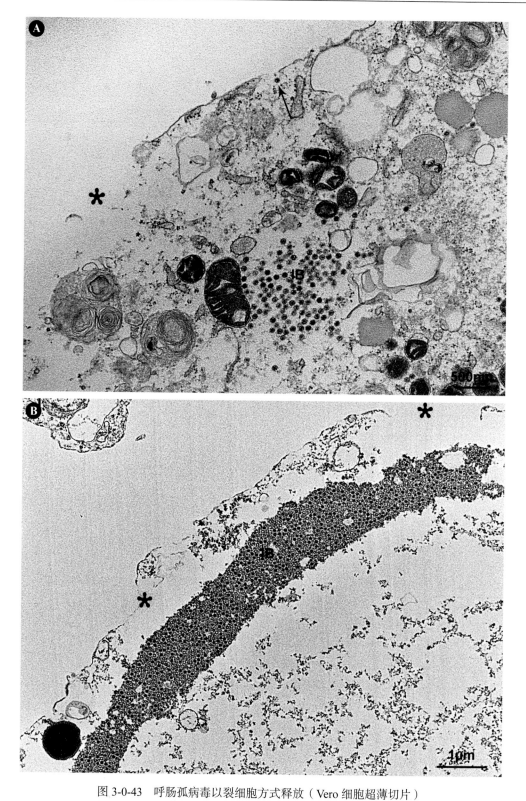

图 3-0-43　呼肠孤病毒以裂细胞方式释放（Vero 细胞超薄切片）

A. 感染蝙蝠呼肠孤病毒的细胞，星号示细胞质膜破损、连续性缺失，箭头示细胞破损处的病毒颗粒；B. 哺乳动物呼肠孤病毒 30 型感染的细胞，星号示细胞质膜破损、连续性缺失。IB. 病毒包涵体

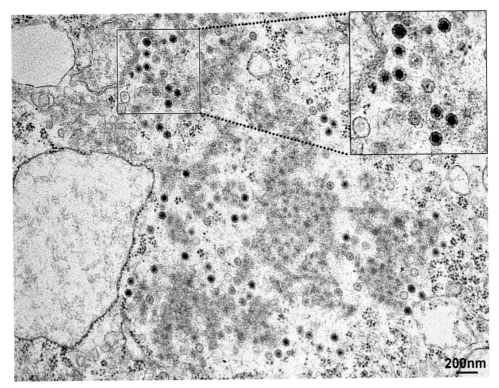

图 3-0-44　纳尔逊湾（Nelson Bay）正呼肠孤病毒在细胞内的形态（Vero 细胞超薄切片）

细胞质内可见空心或实心状病毒颗粒

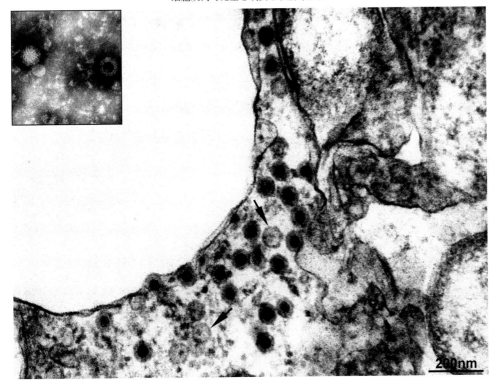

图 3-0-45　蝙蝠呼肠孤病毒在细胞内的形态（Vero 细胞超薄切片）

细胞质内可见空心、实心状病毒颗粒；箭头示空心状病毒颗粒，插图示空心、实心状病毒颗粒负染形态

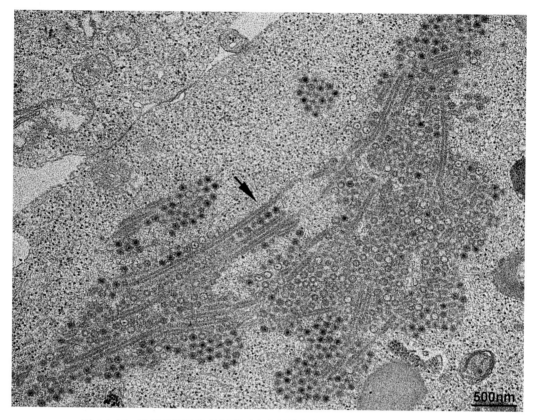

图 3-0-46 蝙蝠呼肠孤病毒复制时产生的管状结构（Vero 细胞超薄切片）

箭头示管状结构，细胞质中可见空心和实心状病毒颗粒聚集形成的包涵体

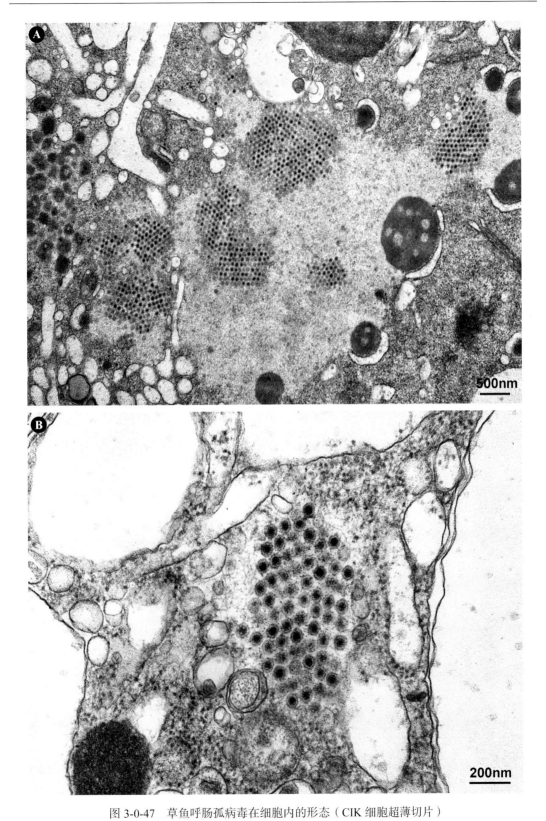

图 3-0-47 草鱼呼肠孤病毒在细胞内的形态（CIK 细胞超薄切片）

A.细胞质内可见大量病毒颗粒聚集形成的病毒包涵体；B.病毒核心呈高电子密度，外周呈低电子密度，且两种结构呈同心圆状

【主要参考文献】

[1] Bishop RF，Davidson GP，Holmes IH，et al. Virus particles in epithelial cells of duodenal mucosa from children with acute non-bacterial gastroenteritis. Lancet，1973，2（7841）：1281-1283.

[2] Dermody TS，Parker JL，Sherry B. Orthoreoviruses//Knipe DM，Howley PM. Fields Virology. 6th ed. Philadelphia：Lippincott Williams & Wilkins，2013：1304-1346.

[3] Estes MK，Greenberg HB. Rotavirus//Knipe DM，Howley PM. Fields Virology. 6th ed. Philadelphia：Lippincott Williams & Wilkins，2013：1347-1401.

[4] 黄文林. 分子病毒学. 2版. 北京：人民卫生出版社，2002.

[5] Arias C F，Romero P，Alvarez V，et al. Trypsin activation pathway of rotavirus infectivity. J Virol，1996，70（9）：5832-5839.

[6] Kotloff KL，Nataro JP，Blackwelder WC，et al. Burden and aetiology of diarrhoeal disease in infants and young children in developing countries（the Global Enteric Multicenter Study，GEMS）：a prospective，case-control study. Lancet，2013，382（9888）：209-222.

[7] Hung T，Chen GM，Wang CG，et al. Waterborne outbreak of rotavirus diarrhoea in adults in China caused by a novel rotavirus. Lancet，1984，1（8387）：1139-1142.

[8] Hung T，Chen GM，Wang CG，et al. Rotavirus-like agent in adult non-bacterial diarrhoea in China. Lancet，1983，2（8358）：1078-1079.

[9] Chen GM，Hung T，Bridger JC，et al. Chinese adult rotavirus is a group B rotavirus. Lancet，1985，2（8464）：1123-1124.

第四章　负链RNA病毒

本章重点介绍正黏病毒、副黏病毒、肺病毒、丝状病毒、弹状病毒、汉坦病毒、白蛉纤细病毒、内罗病毒、周布尼亚病毒、沙粒病毒等常见感染人类的负链RNA病毒科的形态学特点，并展示了部分动物病毒的形态作为参照。

第一节　正黏病毒科（*Orthomyxoviridae*）

正黏病毒科成员和人类健康关系最密切的是流感病毒（influenza virus）。1930年成功分离了第一株流感病毒——猪流感病毒（A/swine/Iowa/30）[1]；1933年，英国人Wilson Smith等从雪貂中分离出第一株人流感病毒，命名为甲型流感病毒[2]。1940年和1947年分别分离出乙型和丙型流感病毒[3]。

【基本特征】

正黏病毒科成员包括7个属，包括甲型流感病毒（*Influenza virus A*）、乙型流感病毒（*Influenza virus B*）、丙型流感病毒（*Influenza virus C*）、丁型流感病毒（*Influenza virus D*）、托高土病毒（*Thogoto virus*）、夸兰扎病毒（*Quaranja virus*）和传染性鲑鱼贫血病毒（*Infectious salmon anemia virus*，Isavirus；简称伊萨病毒）。其中感染人类的流感病毒主要为甲、乙、丙型流感病毒。甲型流感病毒已发现18个血凝素（hemagglutinin，HA）亚型（H1～H18）和11个神经氨酸酶（neuraminidase，NA）亚型（N1～N11）[4]，其中人类季节性流感病毒主要是甲型H1N1、H3N2亚型流感病毒和乙型流感病毒。甲型H2N2亚型流感病毒也曾在人间流行，其他亚型禽流感病毒如H3N8、H5N1、H5N6、H7N1、H7N2、H7N3、H7N7、H7N9、H9N2、H10N7、H10N8等也可感染人类[3, 5-7]。

流感病毒抵抗力较弱，其感染最适pH为7.0～8.0，对物理、化学等因素均敏感，电离辐射、碱性环境（pH＞9）或酸性环境（pH＜5）、离子和非离子去污剂、氧化剂和有机溶剂等影响病毒包膜的试剂均可灭活病毒。病毒在室温下感染性很快丧失，56℃加热30min可被灭活，–70℃或冰冻干燥后病毒活性可以长期保存。

流感病毒分离和培养最常使用的是鸡胚。人流感病毒可用鸡胚的尿囊腔和羊膜腔，在33～34℃条件下培养2～3天。禽和马流感病毒可用10～11日龄鸡胚的尿囊腔，在33～37℃条件下培养2～3天。大多数的甲型和乙型流感病毒可在犬肾细胞（Madin-Darby canine kidney cell，MDCK细胞）上有效增殖，通常需在无血清培养基中添加胰酶。流感病毒的敏感动物为雪貂，毒株在小鼠体内连续传代可提高毒力。

甲型和乙型流感病毒的基因组由8个节段的单股负链RNA组成，编码11种蛋白质。其中PB1、PB2和PA为病毒RNA聚合酶，这三种蛋白连同核蛋白（NP）组成病毒核糖核蛋白（ribonucleoprotein，RNP）。病毒表面有两种糖蛋白：一种是血凝素（HA），介导病毒与宿主细胞表面的唾液酸受体结合，与宿主内体膜进行融合，并在子代病毒的组装和出芽过程中发挥重要作用，是诱导中和抗体的主要成分；另一种为神经氨酸酶（NA），具有水解唾液酸的活性，在病毒颗粒释放过程中发挥重要作用。病毒包膜下为基质蛋白M1和M2，M1蛋白与病毒表面的糖蛋白及核心的RNP结合，维持病毒的空间结构，保护病毒核心，参与RNP的核输出及病毒出芽；M2蛋白（四聚体）为跨膜蛋白，具有离子（主要是H^+）通道和调节膜内pH的作用，对病毒在胞内体的脱壳过程起着重要作用。非结构蛋白NS1可拮抗宿主干扰素等抗病毒反应。非结构蛋白NS2又称核输出蛋白（nuclear export protein，NEP），具有介导病毒RNA出细胞核的功能。丙型流感病毒的基因组由7个RNA节段组成，没有NA基因，这些节段编码至少9种不同的多肽。

流感病毒通过呼吸道传播[8]，呈全球性流行。季节性甲型H1N1、H3N2流感病毒通过抗原漂移和抗原转换的方式不断变异，持续在人群中流行[3]。学龄儿童和老年人是最易感的人群，其感染症状比青壮年严重。流感病毒的受体为呼吸道黏膜上皮细胞表面的唾液酸，人流感病毒主要结合末端为α-2, 6半乳糖的唾液酸寡糖，禽类和马类流感病毒主要结合末端为α-2, 3半乳糖的唾液酸寡糖。甲型流感病毒感染的临床表现从无症状到严重的病毒性肺炎，甚至死亡。潜伏期一般1～5天[9]。乙型流感病毒引起流行的频率较低，主要感染学龄儿童和青少年，引起的症状与甲型流感病毒相似。丙型流感病毒一般引起散发的上呼吸道感染，很少引起严重的下呼吸道疾病。

【形态学与超微结构】

流感病毒的构成（图4-1-1）：①病毒颗粒的最外层为刺突，甲型、乙型流感病毒刺突主要由HA（三聚体）和NA（四聚体）构成，分布于整个病毒颗粒表面。②病毒的中间层主要由病毒的脂质膜、M2蛋白（四聚体）及其内侧基质蛋白（M1）构成，包裹病毒的核心成分。③病毒核心，主要由RNP构成。冷冻电镜对流感病毒直接成像，可以看到上述多种病毒结构（图4-1-2）。

（一）负染和冷冻电镜观察

刺突是流感病毒最具特征的结构，长10～14nm，宽4～6nm，间隔7～8nm。流感病毒可呈多形性，无固定形态，可呈大小不一的球形、椭圆形、豌豆形、不规则形等。某些新分离的流感病毒中相当比例的病毒颗粒可呈丝状，长度从数十纳米至数微米不等（图4-1-3）。经过细胞或鸡胚多次传代的流感病毒形态多倾向于球形，直径变异较大，从数十纳米至数百纳米（图4-1-4）。甲型流感病毒的不同型别之间及甲型和乙型流感病毒间无显著的负染形态差异（图4-1-5～图4-1-13）。丙型流感病毒负染时的表面膜蛋白可呈现六边形或孔状结构（图4-1-14），在形态上可与甲型、乙型两种流感病毒区别。通过反向遗传学构建的流感病毒与天然病毒的形态无显著差异（图4-1-15）。表达HA、NA的嵌合病毒，其形成的刺突与流感病毒刺突形态上也无显著差别（图4-1-16）。有时可见病毒内部紧邻包膜的螺旋状核衣壳（图4-1-17、图4-1-18）。副黏病毒核衣壳则呈鱼骨刺样分布在病毒内部，二者形态有显著不同，易于区分（图4-1-19）。

（二）超薄切片电镜观察

流感病毒吸附在细胞表面（图4-1-20），经受体介导的内吞作用进入细胞，在病毒包膜与内体膜融合后，释放出主要由RNP组成的转录复合物，并转运至细胞核，在细胞核内完成病毒RNA复制。流感病毒的基因组节段与NP、PB1、PB2和PA结合形成RNP复合物，其状如锅柄，直径10～20nm，并以此形式出入细胞核[3]。在流感病毒感染细胞的细胞质或细胞核内可见杆状RNP复合物（图4-1-21～图4-1-23），此为流感病毒的形态学特征。流感病毒可在细胞质膜表面以出芽形式释放（图4-1-24），有时还可在细胞微绒毛上出芽（图4-1-25）。在肺组织上培养H7N9流感病毒发现，病毒颗粒可被释放进入肺泡腔（图4-1-26）、细胞间隙（图4-1-27）或气道内（图4-1-28）。细胞表面常见丝状病毒颗粒，刺突清晰可见（图4-1-29）。病毒纵切面上病毒颗粒长度不一，长者可达数微米，横切面上可见RNP呈点状（图4-1-30～图4-1-32）。乙型流感病毒形态在超薄切片上与甲型流感病毒无显著差别（图4-1-33）。

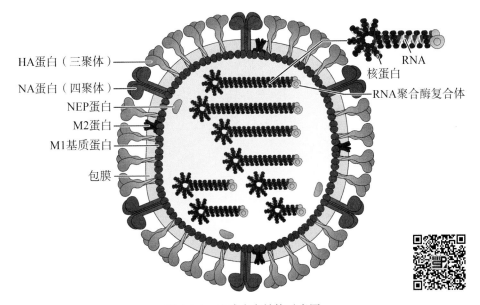

HA蛋白（三聚体）
NA蛋白（四聚体）
NEP蛋白
M2蛋白
M1基质蛋白
包膜
RNA
核蛋白
RNA聚合酶复合体

图4-1-1　流感病毒结构示意图

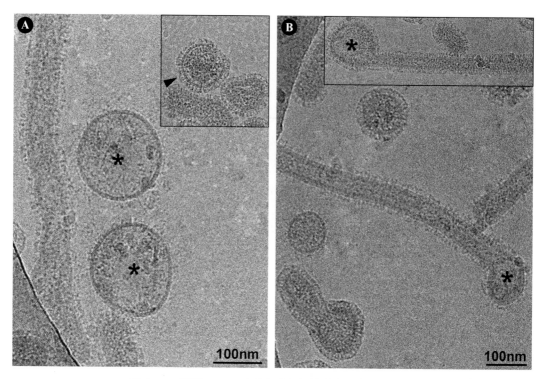

图 4-1-2 甲型 H1N1 亚型流感病毒的形态（冷冻电镜）

A. 插图三角示刺突及双层脂质膜清晰可辨的病毒颗粒，其内部呈实心状；星号示呈空心状且刺突缺失或不清晰的病毒颗粒。

B. 病毒呈球形、杆状等多形性，刺突清晰可辨；星号示一端膨大的丝状病毒颗粒

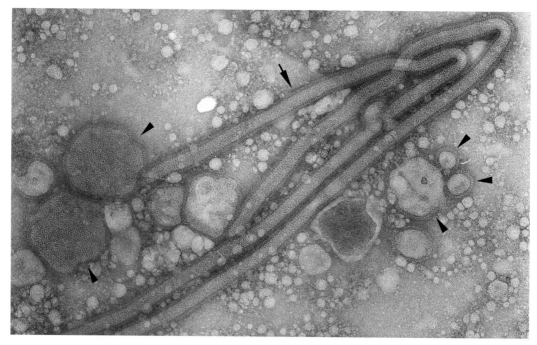

图 4-1-3 首次鸡胚传代后流感病毒的形态（负染）

可见丝状的病毒颗粒（箭头示）及大小不等的球形病毒颗粒（三角示）

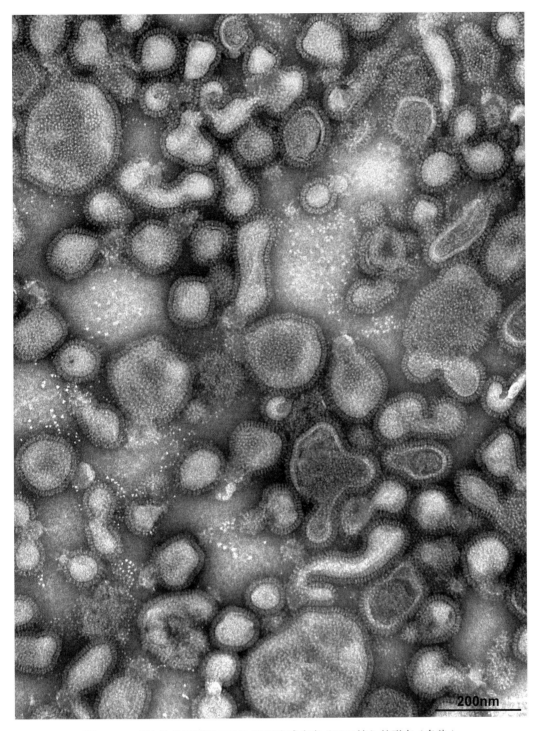

图 4-1-4 多次传代后甲型 H1N1 亚型流感病毒（PR8 株）的形态（负染）
病毒颗粒呈现多形性，倾向球形，直径变化较大

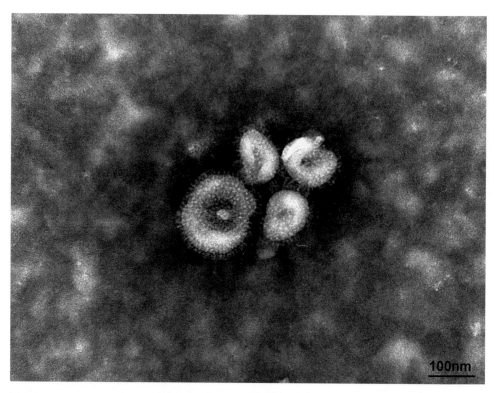

图 4-1-5　甲型 H1N1 亚型流感病毒［2009 年大流行毒株，A（H1N1）pdm09］的形态（负染）

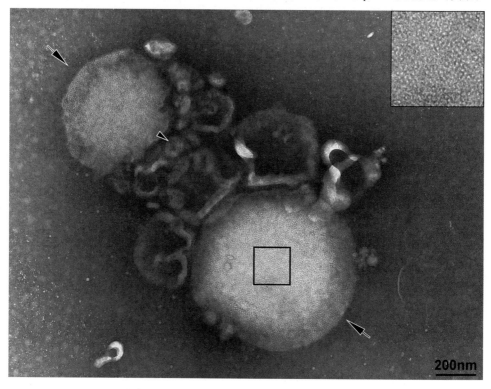

图 4-1-6　A（H1N1）pmd09 的形态（负染）1

箭头示巨大的病毒颗粒，三角示较小的病毒颗粒。插图示方框区域放大的病毒表面清晰可见的刺突（俯视）

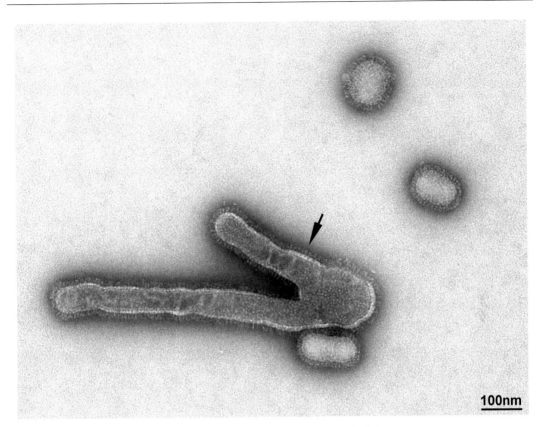

图 4-1-7 A（H1N1）pmd09 的形态（负染）2

箭头示异形病毒颗粒，颗粒呈塌陷状

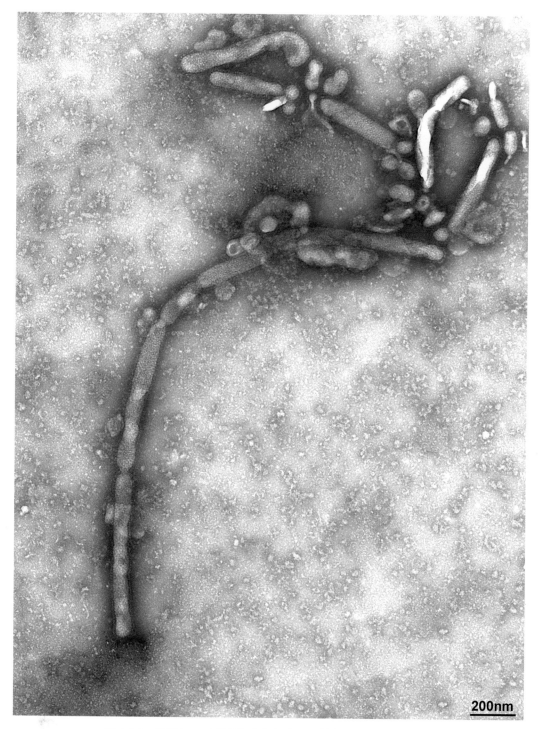

200nm

图 4-1-8　甲型 H3N2 亚型流感病毒（X-31 株）的形态（负染）1
病毒颗粒呈多形性，可见球形、棒状、丝状等形态

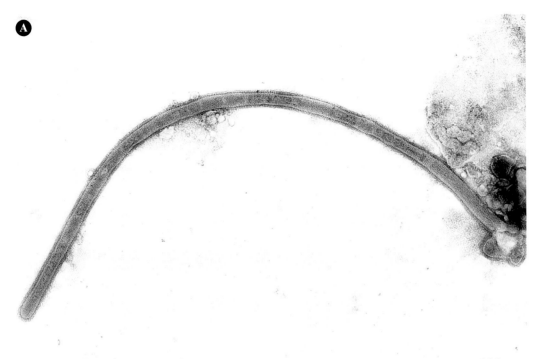

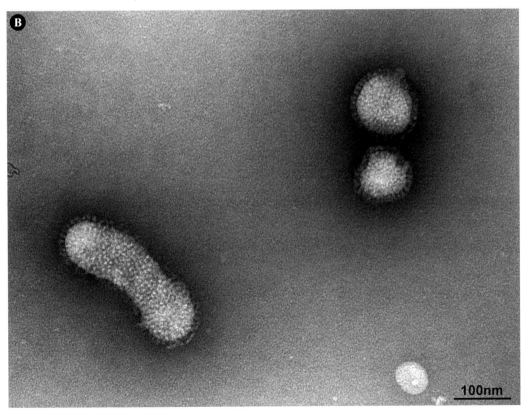

图 4-1-9　甲型 H3N2 亚型流感病毒（X-31 株）的形态（负染）2

A. 病毒颗粒长达数微米；B. 病毒颗粒呈棒状和球形

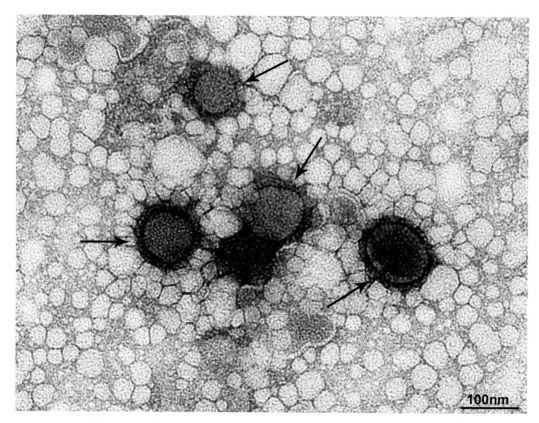

图 4-1-10　甲型 H7N4 亚型流感病毒的形态（鸡胚尿囊液样本，负染）

箭头示病毒颗粒，可见大量球形杂质颗粒

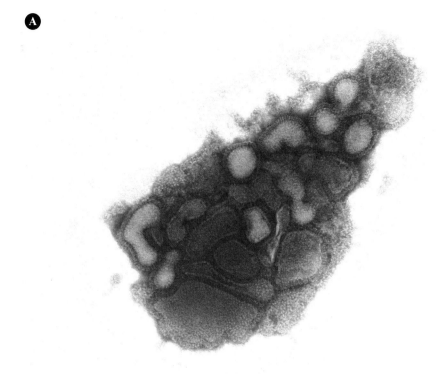

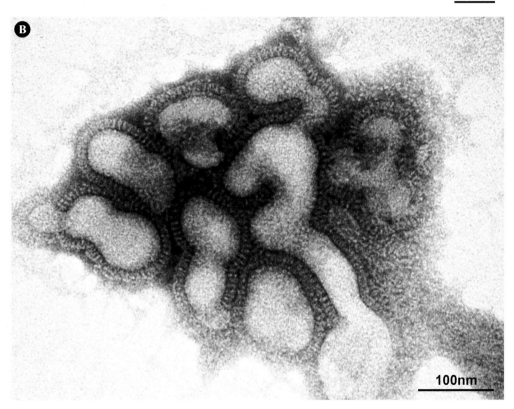

图 4-1-11 甲型 H7N9 亚型流感病毒的形态（负染）

病毒颗粒呈多形性

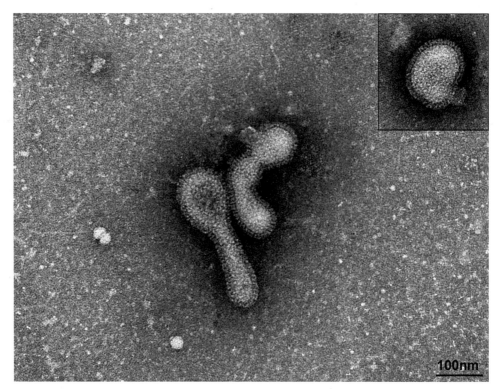

图 4-1-12　甲型 H9N2 亚型流感病毒的形态（负染）

病毒颗粒呈多形性，插图示球形病毒颗粒

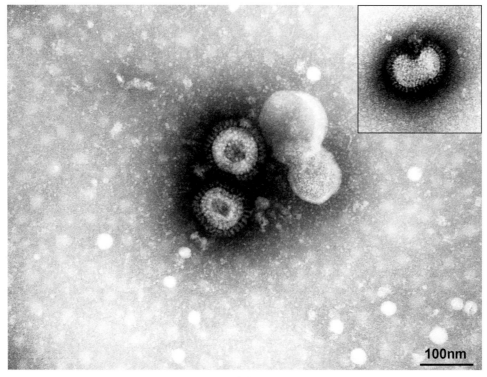

图 4-1-13　乙型流感病毒的形态（负染）

病毒颗粒呈多形性，插图示蚕豆形病毒颗粒

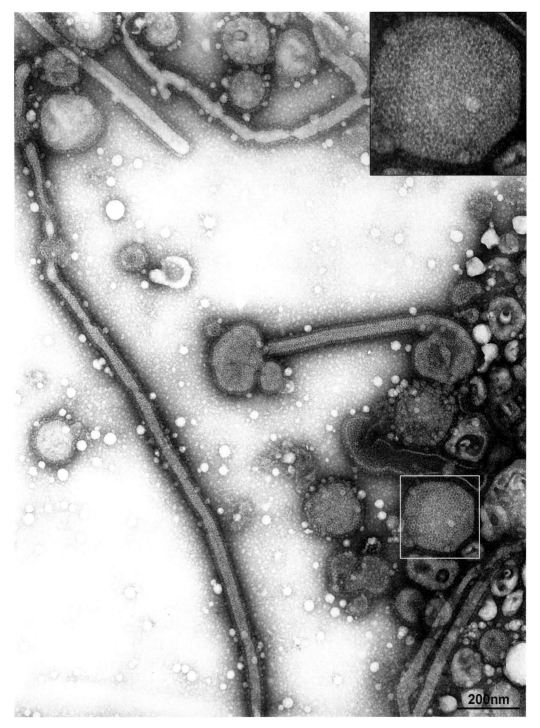

图 4-1-14 丙型流感病毒的形态（负染）

病毒颗粒呈多形性。插图为方框区域放大，示病毒颗粒表面呈现特征性的六边形结构

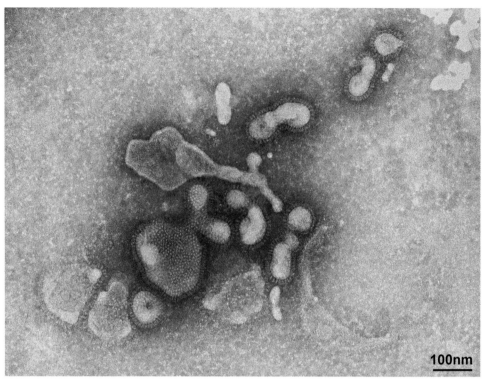

100nm

图 4-1-15　反向遗传学技术构建的甲型 H1N1 亚型流感病毒的形态（负染）

病毒颗粒呈多形性，刺突清晰可辨，其形态与天然病毒无显著差异

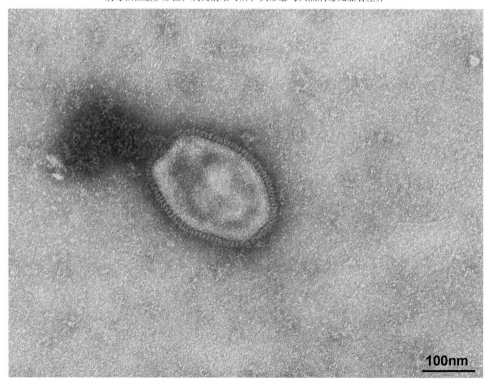

100nm

图 4-1-16　逆转录病毒载体构建的流感病毒假病毒颗粒的形态（负染）

刺突由流感病毒 HA、NA 蛋白构成，病毒内部为莫洛尼鼠白血病病毒的核心

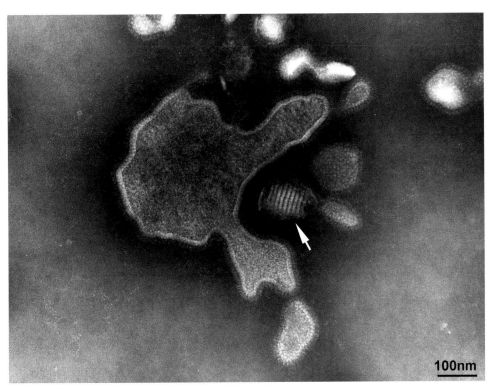

图 4-1-17 甲型流感病毒核衣壳的形态（负染）1

箭头示球形病毒颗粒内螺旋状的核衣壳

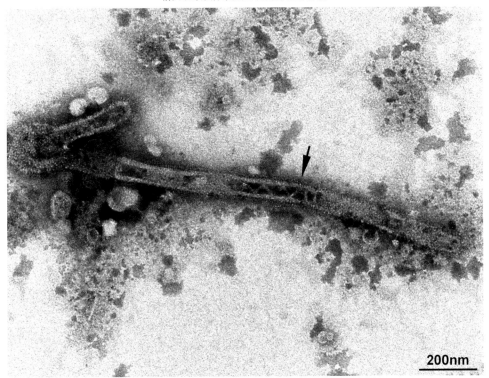

图 4-1-18 甲型流感病毒核衣壳的形态（负染）2

箭头示病毒颗粒内丝状、螺旋状的核衣壳

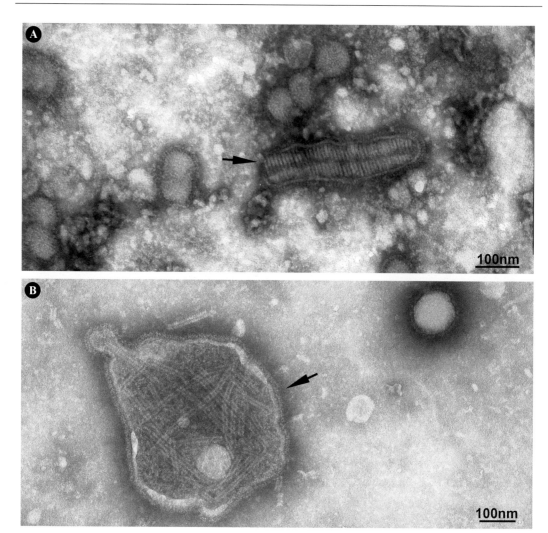

图 4-1-19　正黏病毒和副黏病毒核衣壳形态比较（负染）

A．箭头示正黏病毒科流感病毒颗粒，病毒内的核衣壳呈螺旋状，具有一定程度的柔性，紧邻包膜；B．箭头示副黏病毒科仙台病毒颗粒，病毒内的核衣壳为鱼骨刺样，缺乏柔性，呈棒状无规则排列

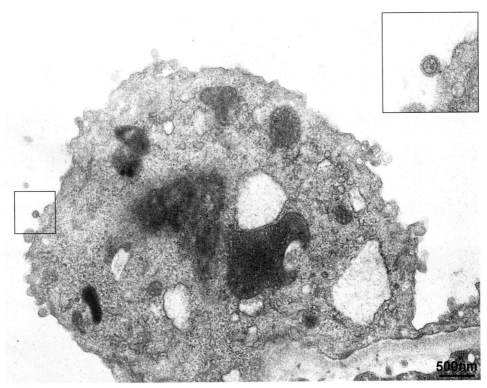

图 4-1-20　甲型 H7N9 亚型流感病毒感染人 II 型肺泡上皮细胞（人肺组织超薄切片）

插图示方框区域放大的吸附在 II 型肺泡上皮细胞表面的病毒颗粒

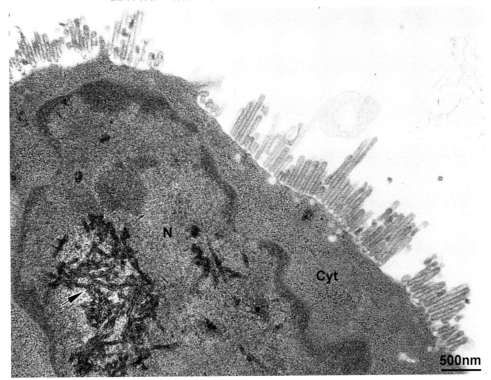

图 4-1-21　感染甲型 H1N1 亚型流感病毒的细胞核内出现 RNP（MDCK 细胞超薄切片）

箭头示细胞核内的 RNP，细胞表面满布纵切面的病毒颗粒。N. 细胞核；Cyt. 细胞质

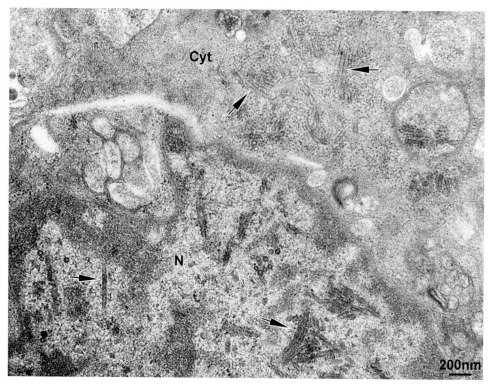

图 4-1-22　感染甲型 H7N9 亚型流感病毒的细胞内出现 RNP（人肺组织超薄切片）

箭头示细胞核和细胞质内的 RNP。N. 细胞核；Cyt. 细胞质

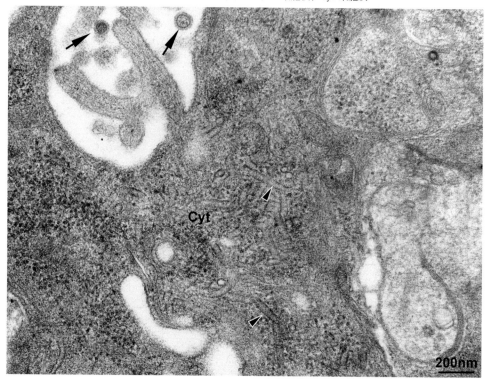

图 4-1-23　感染甲型 H7N9 亚型流感病毒的细胞质内出现 RNP（人肺组织超薄切片）

三角示细胞质内的 RNP，箭头示细胞外的病毒颗粒。Cyt. 细胞质

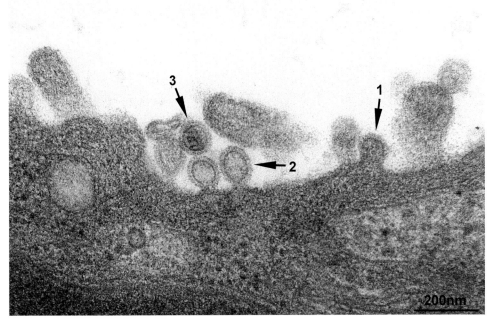

图 4-1-24　甲型 H7N9 亚型流感病毒在人肺泡上皮细胞表面出芽（人肺组织超薄切片）

1 示出芽的病毒颗粒，2 示即将出芽完毕的病毒颗粒，3 示位于细胞外的成熟病毒颗粒。经授权本图引自文献［10］，略有改动

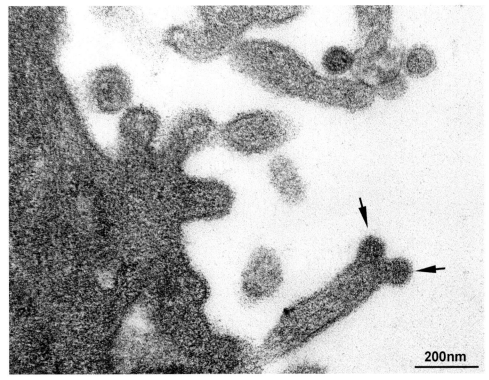

图 4-1-25　甲型 H7N9 亚型流感病毒在人肺泡细胞微绒毛末端出芽（人肺组织超薄切片）

箭头示在同一个细胞微绒毛顶端两个病毒颗粒同时出芽。经授权本图引自文献［10］，略有改动

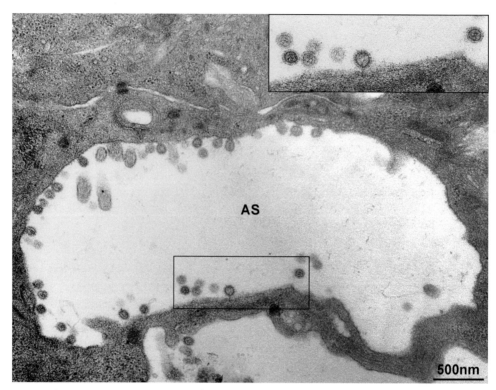

图 4-1-26　甲型 H7N9 亚型流感病毒释放进入人肺泡腔内（人肺组织超薄切片）

插图示方框区域放大的肺泡壁上的病毒颗粒；AS. 肺泡腔。经授权本图引自文献［10］，略有改动

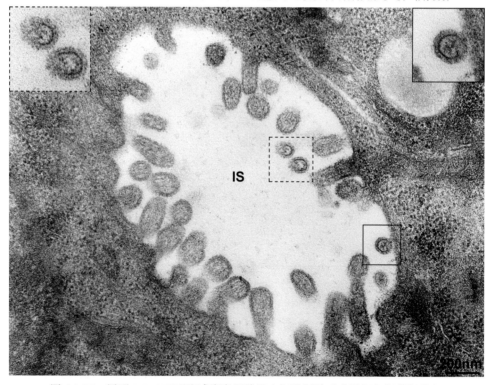

图 4-1-27　甲型 H7N9 亚型流感病毒释放进入细胞间隙（人肺组织超薄切片）

插图示方框区域放大的细胞间隙内的病毒颗粒；IS. 细胞间隙。经授权本图引自文献［10］，略有改动

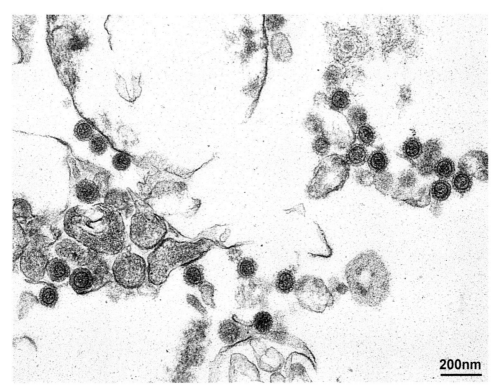

图 4-1-28 位于人气道内的甲型 H7N9 亚型流感病毒（人肺组织超薄切片）

病毒颗粒呈球形，其刺突、包膜清晰可辨

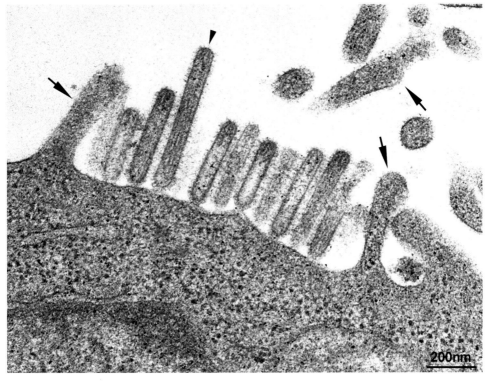

图 4-1-29 甲型 H1N1 亚型流感病毒的纵切面形态（MDCK 细胞超薄切片）

三角示成排排列的流感病毒颗粒，病毒颗粒内可见丝状衣壳；箭头示细胞微绒毛，纵切面病毒颗粒易与细胞微绒毛形态混淆

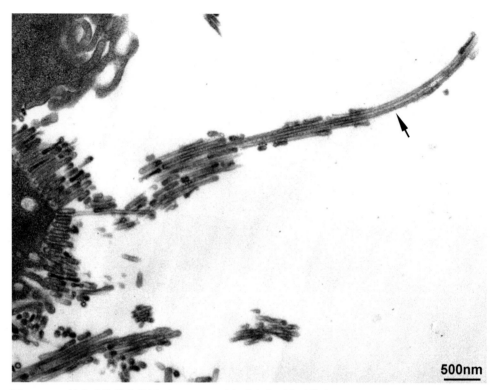

图 4-1-30　长度达数微米的甲型 H1N1 亚型流感病毒颗粒（箭头示）（MDCK 细胞超薄切片）

细胞表面可见大量长度不等的纵切的病毒颗粒

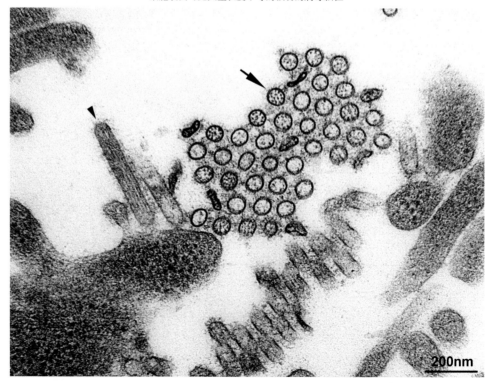

图 4-1-31　甲型 H1N1 亚型流感病毒的横切面形态（MDCK 细胞超薄切片）

病毒颗粒横切面轮廓呈圆形，箭头示病毒颗粒内部呈点状的衣壳切面；三角示棒状的病毒颗粒（纵切面），其内可见丝状衣壳，

病毒颗粒外周可见刺突

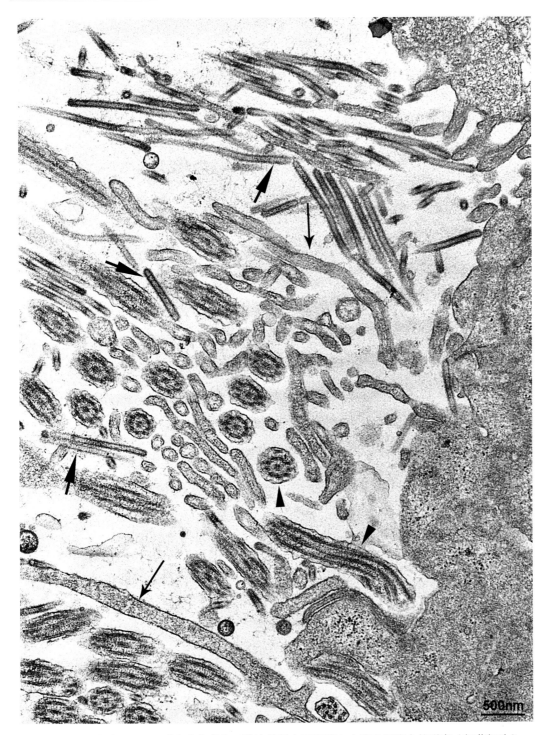

图 4-1-32 甲型 H3N2 亚型流感病毒在三维培养的人呼吸道上皮纤毛细胞内的形态（超薄切片）
粗箭头示细胞表面大量丝状的病毒颗粒，细箭头示细胞微绒毛，三角示细胞纤毛

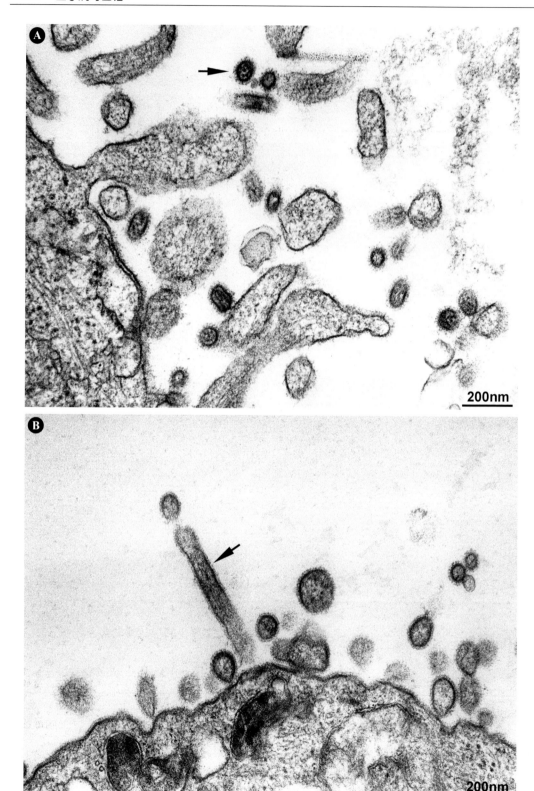

图 4-1-33　乙型流感病毒在细胞内的形态（MDCK 细胞超薄切片）

病毒颗粒表面的刺突清晰可辨。A. 箭头示病毒颗粒内可见呈点状的核衣壳；B. 箭头示呈丝状的病毒颗粒

【主要参考文献】

[1] Shope RE. Swine influenza：Ⅰ. Experimental transmission and pathology. J Exp Med，1931，54（3）：349-359.

[2] Shope RE. The infection of ferrets with swine influenza virus. J Exp Med，1934，60（1）：49-61.

[3] Wright PF，Neumann G，Kawaoka Y. Orthomyxovirus//Knipe DM，Howley PM. Fields Virology. 6th ed. Philadelphia：Lippincott Williams & Wilkins，2013. 1186-1243.

[4] Tong S，Zhu X，Li Y，et al. New world bats harbor diverse influenza A viruses. PLoS Pathog，2013，9（10）：e1003657.

[5] Guo L，Zhang X，Ren L，et al. Human antibody responses to avian influenza A（H7N9）virus. Emerg Infect Dis，2013，20（2）：192-200.

[6] Chen H，Yuan H，Gao R，et al. Clinical and epidemiological characteristics of a fatal case of avian influenza A H10N8 virus infection：a descriptive study. Lancet，2014，383（9918）：714-721.

[7] Adlhoch C，Fusaro A，Gonzales JL，et al. Avian Influenza Overview March - June 2022. EFSA J，2022，20（8）：e07415.

[8] Alford RH，Kasel JA，Gerone PJ，et al. Human influenza resulting from aerosol inhalation. Proc Soc Exp Biol Med，1966，122（3）：800-804.

[9] Eccles R. Understanding the symptoms of the common cold and influenza. Lancet Infect Dis，2005，5（11）：718-725.

[10] Gao R，Song J，Zhang Y，et al. Ultrastructural characterization of avian influenza A（H7N9）virus infecting humans in China. Virol Sin，2014，29（2）：119-122.

第二节　副黏病毒科（*Paramyxoviridae*）与肺病毒科（*Pneumoviridae*）

原副黏病毒科包含副黏病毒亚科（*Paramyxovirinae*）和肺病毒亚科（*Pneumovirinae*），2016年国际病毒分类委员会将副黏病毒亚科和肺病毒亚科分别变更为副黏病毒科（*Paramyxoviridae*）和肺病毒科（*Pneumoviridae*）[1-3]。因两个病毒科成员在形态上有诸多相似之处，故本节将二者一并介绍。

1945年分离的腮腺炎病毒是第一个被发现的副黏病毒科成员。1954年分离出麻疹病毒，1956～1960年发现了人副流感病毒1～4型，1994年、1999年分别发现了亨德拉病毒和尼帕病毒等副黏病毒科病毒。肺病毒科的呼吸道合胞病毒、偏肺病毒分别于1955年、2001年被发现[4]。

【基本特征】

副黏病毒科包含四个亚科，即正副黏病毒亚科（*Orthoparamyxovirinae*）、腮腺炎病毒亚科（*Rubulavirinae*）、禽副黏病毒亚科（*Avulavirinae*）、偏副黏病毒亚科（*Metaparamyxovirinae*），包含17个属[2,5]。肺病毒科包括正肺病毒属（*Orthopneumovirus*）和偏肺病毒属（*Metapneumovirus*）[3,6]。导致人类重要疾病或可感染人类的副黏病毒和肺病毒如表4-2-1所示。

表 4-2-1 导致人类重要疾病或可感染人类的副黏病毒科、肺病毒科的病毒

科	亚科	属	种
副黏病毒科 （Paramyxoviridae）	正副黏病毒亚科 （Orthoparamyxo- virinae）	亨尼帕病毒属（Henipavirus）	亨德拉病毒（Hendra virus）、尼帕病毒（Nipah virus）
		麻疹病毒属（Morbillivirus）	麻疹病毒（Measles virus）
		呼吸病毒属（Respirovirus）	仙台病毒（Sendai virus）、人副流感病毒 1型和 3型（Human parainfluenza virus 1，3）
	腮腺炎病毒亚科 （Rubulavirinae）	正腮腺炎病毒属（Orthorubulavirus）	腮腺炎病毒（Mumps virus）、人副流感病毒 2型和 4型（Human parainfluenza virus 2，4）
	禽副黏病毒亚科 （Avulavirinae）	正禽副黏病毒属（Orthoavulavirus）	新城疫病毒（New castle disease virus）
肺病毒科 （Pneumoviridae）		正肺病毒属（Orthopneumovirus）	人呼吸道合胞病毒（Human respiratory syncytial virus）
		偏肺病毒属（Metapneumovirus）	人偏肺病毒（Human metapneumovirus）

　　副黏病毒科和肺病毒科的病毒均为包膜病毒，故对乙醚、乙醇、丙酮和其他脂溶去污剂等敏感。蛋白水解酶、干燥表面、阳光照射、紫外线照射和福尔马林均可致病毒失活。56℃加热 30min可灭活病毒。副流感病毒、麻疹病毒、腮腺炎病毒在培养基中置于4℃可保持活力 5天以上。麻疹病毒在 pH4.5以下时不具备传染性。呼吸道合胞病毒和偏肺病毒不稳定，采样后需立即接种敏感细胞[7]。

　　副黏病毒、肺病毒敏感细胞包括猴肾细胞（Vero、LLC-MK2）、人宫颈癌细胞（HeLa）、人喉癌细胞（HEp-2）、犬肾细胞（MDCK）等多种常用细胞系[4，7]。

　　副黏病毒和肺病毒的基因组均为不分节段的单股线状负链RNA，基因组长15～19kb，有 6～10个串联基因，副黏病毒编码 9～12种蛋白质，肺病毒基因组编码8～10种蛋白质。两个病毒科的成熟病毒颗粒普遍存在 6种结构蛋白，分别为 3种衣壳相关蛋白和 3种膜相关蛋白，具体名称及功能如表 4-2-2所示。

表 4-2-2 副黏病毒科和肺病毒科编码的主要结构蛋白[8]

分类	名称	功能
衣壳相关蛋白	核蛋白（N）	N、P、L 3种蛋白质构成病毒衣壳
	磷蛋白（P）	
	RNA 聚合酶（L）	
膜相关蛋白	基质蛋白（M）	为非糖基化蛋白，位于包膜下，有助于维持病毒的稳定性
	融合蛋白（F）	为糖基化蛋白，介导病毒与细胞质膜的融合
	吸附蛋白：正腮腺炎病毒属和呼吸病毒属为HN 蛋白，麻疹病毒属为 H 蛋白，亨尼帕病毒属、偏肺病毒属、正肺病毒属为 G 蛋白	为糖基化蛋白，与受体结合使病毒吸附于细胞表面，具有血凝素和神经氨酸酶活性

副黏病毒和肺病毒均主要通过飞沫和气溶胶传播。副黏病毒如麻疹病毒、腮腺炎病毒、尼帕病毒、亨德拉病毒、多种副流感病毒可导致多种呼吸道和全身症状，常见的疾病包括麻疹、风疹、腮腺炎、上呼吸道感染和肺炎等，严重者可出现脑膜炎及全身多器官功能衰竭[7]。肺病毒科成员如人呼吸道合胞病毒、人偏肺病毒主要感染儿童、老人和免疫力低下人群，主要引起呼吸道疾病[4, 9-11]。

【形态学与超微结构】

副黏病毒和肺病毒主要由如下几种结构组成：①病毒的最外层是分布在病毒包膜上的由 F 蛋白（三聚体）和 HN 蛋白（四聚体）构成的刺突。②病毒的中间层主要为脂质包膜和基质蛋白层。③病毒核心主要由核衣壳构成。核衣壳为螺旋对称，呈鱼骨刺样，形态具有特异性（图4-2-1）。

（一）负染电镜观察

副黏病毒和肺病毒均为包膜病毒，形态多样，可呈球形、丝状，可见最外层的刺突（图4-2-2～图4-2-9）。负染时可见病毒颗粒内部或游离的螺旋对称核衣壳，状如鱼骨刺（图4-2-2B，图4-2-3C，图4-2-5D，图4-2-6B，图4-2-7B，图4-2-8A、B，图4-2-9B），这是鉴定副黏病毒和肺病毒的重要形态学依据。但副黏病毒和肺病毒的核衣壳直径和刺突长度有所差异，可据此区分二者。副黏病毒和肺病毒负染形态特征如表4-2-3所示。

表4-2-3　副黏病毒和肺病毒负染形态特征比较[5, 6, 8]

	副黏病毒科	肺病毒科
球形颗粒	多见，直径约 150nm，可达 500nm	多数直径 80～140nm，亦可达 250～600nm
丝状颗粒	少见	多见，直径多为 70～190nm，长可达 2μm
刺突	长 8～12nm，间距 7～10nm	长 10～14nm（人呼吸道合胞病毒）或 13～17nm（偏肺病毒），间距 8～11nm
核衣壳	直径约 18nm，螺距约 5.5nm	直径 14nm，螺距约 7nm

（二）超薄切片电镜观察

副黏病毒和肺病毒与受体结合后病毒包膜与细胞质膜融合（图4-2-10），介导病毒核衣壳释放进入细胞质，开启病毒在细胞质内的复制周期（图4-2-11～图4-2-24）。副黏病毒和肺病毒感染某些培养的非极性细胞，可导致细胞融合而出现合胞体（但融合细胞较少出现在极性细胞培养系统）（图4-2-13），并在细胞质内出现主要由核糖核蛋白（RNP）形成的包涵体（图4-2-11、图4-2-13、图4-2-14、图4-2-16）。麻疹病毒感染还可在细胞核内出现 RNP 丝状包涵体[8]。病毒的成熟过程如下[8]：①病毒糖蛋白（如 HN）在细胞质膜局部聚集；②M 蛋白等聚集于糖蛋白附着的细胞质膜区域；③核衣壳结合在 M 蛋白下方

（图4-2-15D）；④病毒颗粒通常以出芽方式释放。出芽部位可位于细胞质膜（图4-2-15、图4-2-16）或微绒毛顶部（图4-2-12、图4-2-17）。出芽部位的细胞质膜出现突起，突起处的细胞质膜外侧可见高电子密度的刺突，细胞质膜胞质侧也聚集高电子密度基质蛋白，有时出芽的病毒颗粒内可见核衣壳的圆环状或点状切面（图4-2-15D）。出芽形成的病毒颗粒形状可呈球形或杆状，呈杆状的病毒颗粒可以与细胞表面成一定角度出芽（图4-2-18），也可平行于细胞膜表面出芽（图4-2-19）。细胞外除可见大量长短不一的杆状病毒颗粒外（图4-2-10、图4-2-20～图4-2-22），也可见多形性的病毒颗粒（图4-2-23）。病毒颗粒除向细胞外出芽，还可向细胞质内的囊泡中出芽，出芽的病毒颗粒亦可呈球形或杆状（图4-2-24），囊泡内的病毒颗粒可由运输泡转运至细胞质膜处，并以胞吐形式释放[12]。

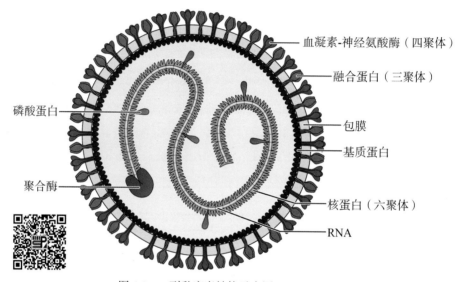

图 4-2-1　副黏病毒结构示意图

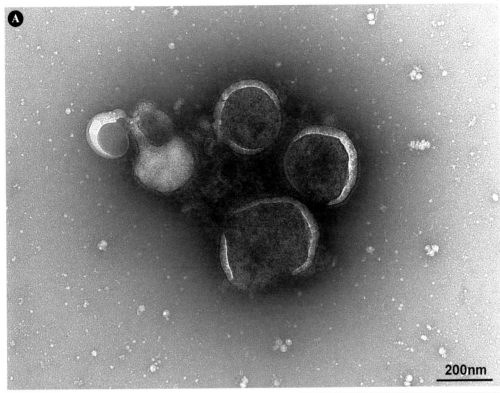

200nm

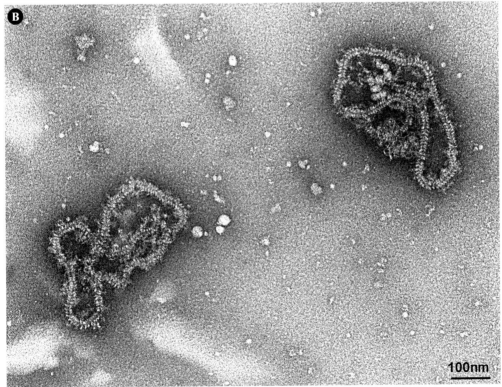

100nm

图 4-2-2　麻疹病毒的形态（负染）

A.病毒颗粒呈多形性，可呈球形或不规则状；B.游离的螺旋对称核衣壳

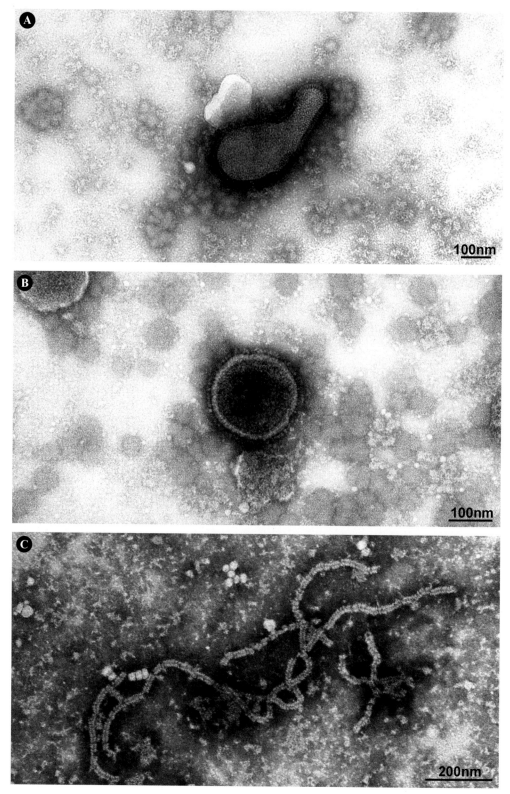

图 4-2-3　腮腺炎病毒的形态（负染）

A.病毒颗粒呈不规则形态；B.病毒颗粒呈球形，病毒包膜呈凹陷状；C.游离的螺旋对称核衣壳

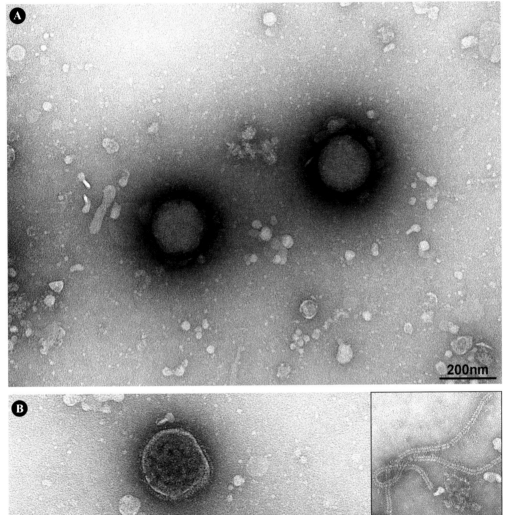

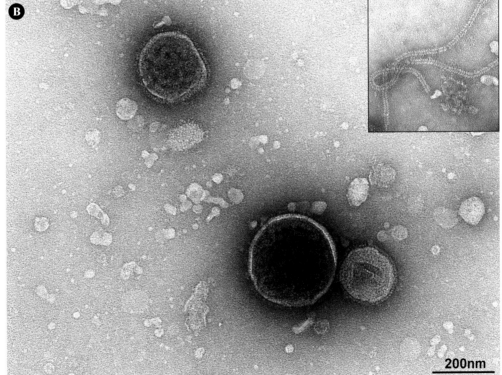

图 4-2-4　人副流感病毒 1 型的形态（负染）

A. 呈球形的病毒颗粒；B. 染色剂穿透病毒颗粒可见内部核衣壳，插图示游离的核衣壳

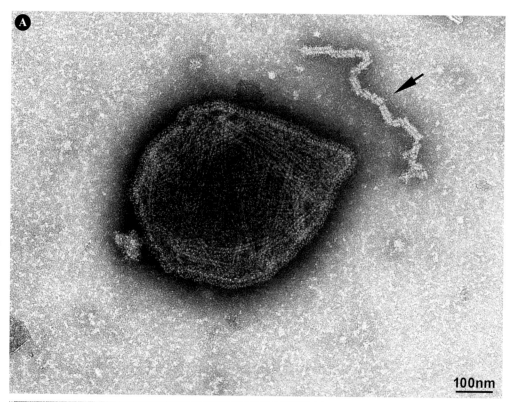

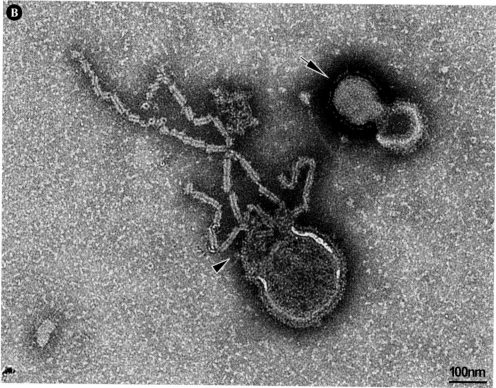

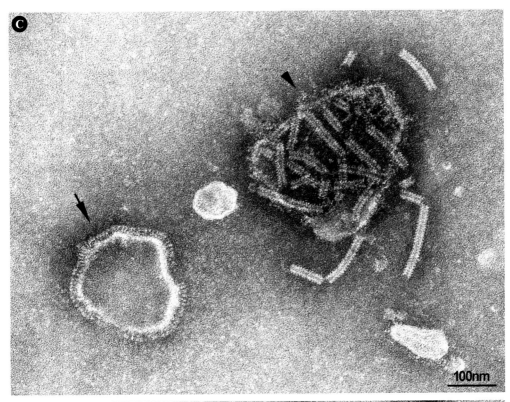

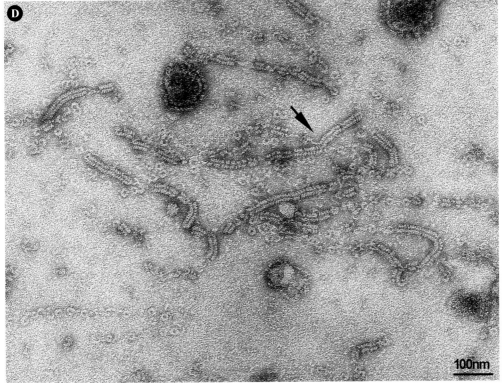

图 4-2-5　仙台病毒的形态（负染）

A. 完整病毒颗粒，表面有刺突，内部充满呈螺旋状对称的核衣壳，核衣壳直径均一，呈空心状；箭头示游离的核衣壳。B. 箭头示完整的病毒颗粒，三角示释放出核衣壳的破裂的病毒颗粒。C. 箭头示空瘪的病毒颗粒，三角示游离的核衣壳。D. 箭头示游离的核衣壳

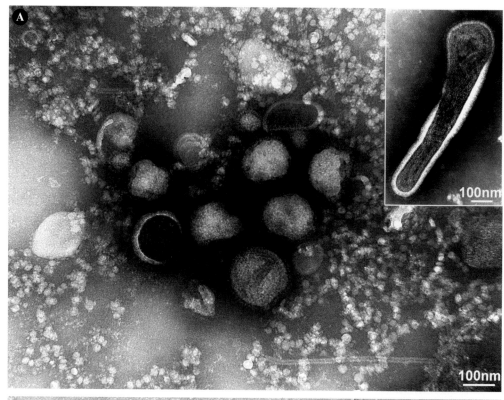

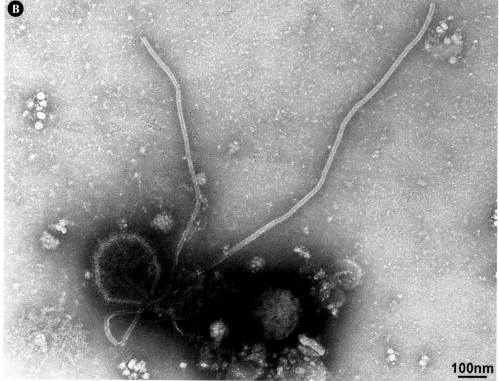

图 4-2-6　牛副流感病毒 3 型的形态（负染）

A.病毒呈球形，大小差异大，插图示棒状病毒颗粒，其内螺旋对称的衣壳清晰可见；B.长达微米级的游离状核衣壳

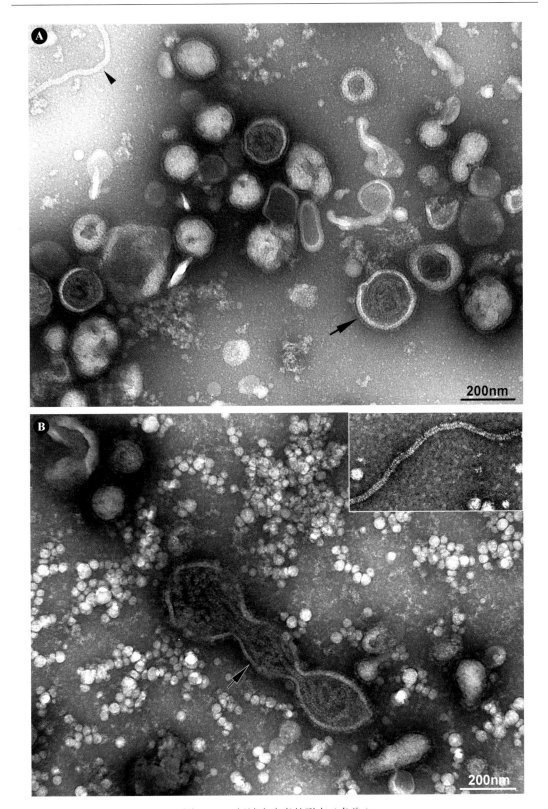

图 4-2-7 新城疫病毒的形态（负染）

A. 病毒颗粒呈多形性，大小不一；箭头示可见内部核衣壳的病毒颗粒，三角示游离的核衣壳。B. 箭头示可见核衣壳的不规则
形状的病毒颗粒，插图示游离核衣壳的形态

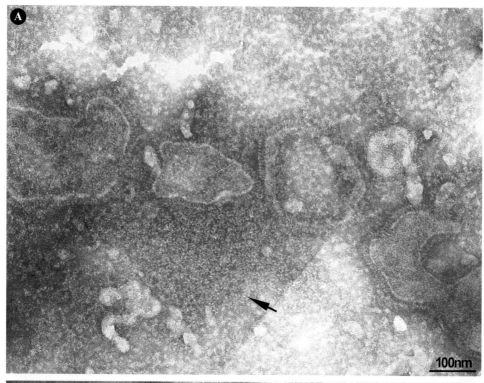

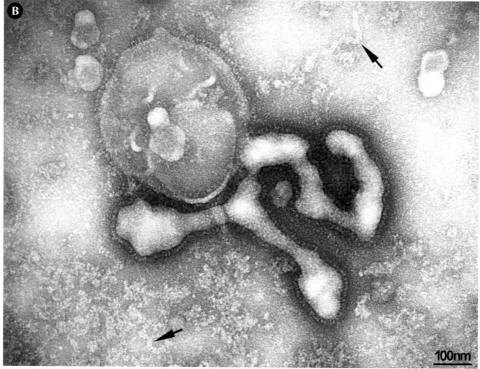

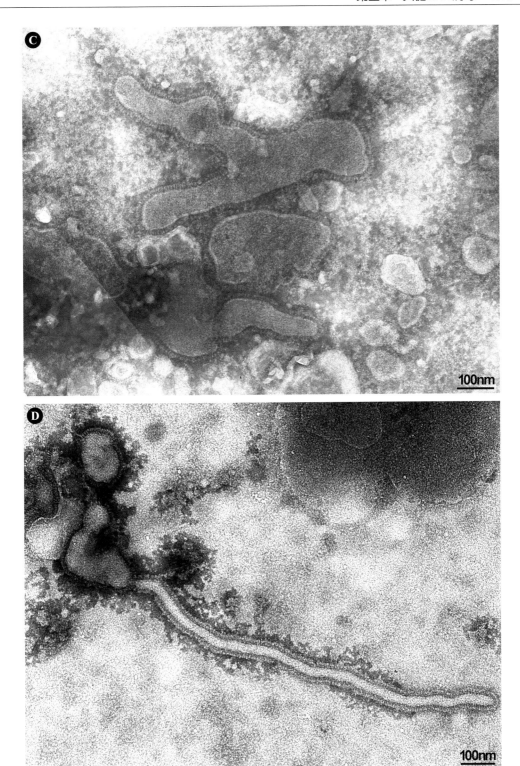

图 4-2-8 呼吸道合胞病毒的形态（负染）

病毒呈多形性，病毒的刺突清晰可辨。A、B 中箭头示游离状态的螺旋状核衣壳

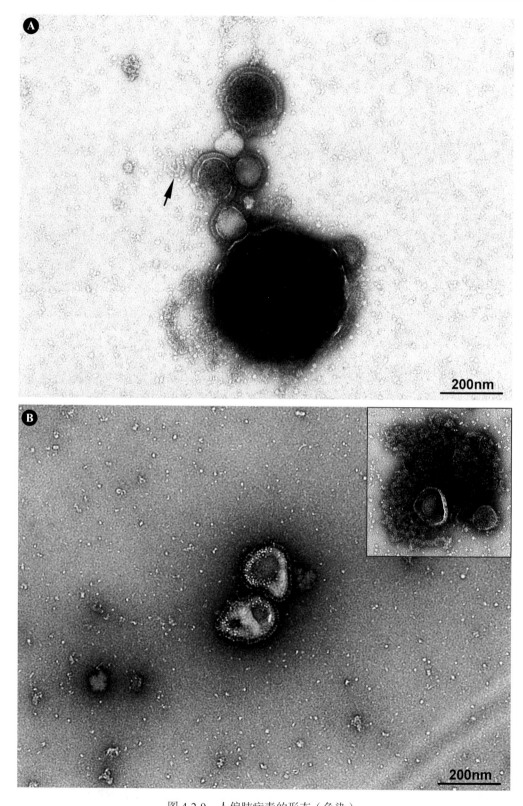

图 4-2-9　人偏肺病毒的形态（负染）

A.病毒颗粒呈球形，大小不一，刺突明显；箭头示游离的核衣壳。B.病毒颗粒呈空瘪状，插图示聚集的游离状核衣壳

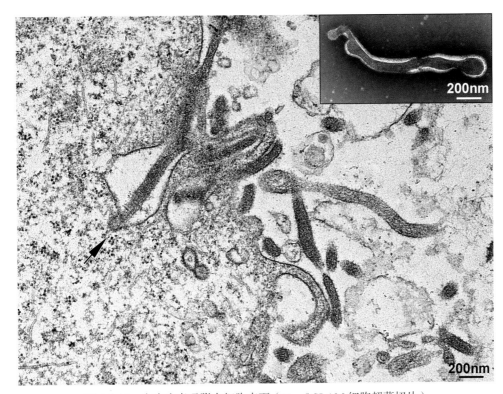

图 4-2-10 麻疹病毒吸附在细胞表面（Vero/hSLAM 细胞超薄切片）

箭头示细胞表面的丝状麻疹病毒颗粒，一端吸附于细胞表面并与细胞膜融合。插图示负染呈丝状的麻疹病毒颗粒，染色剂穿透病毒包膜

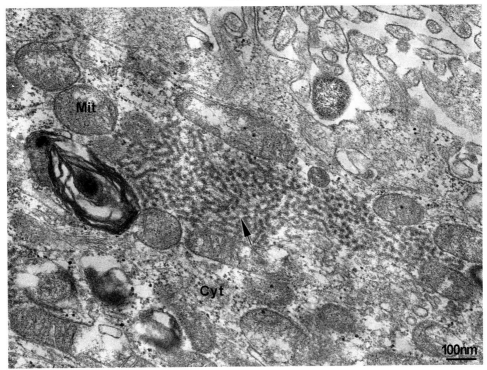

图 4-2-11 麻疹病毒感染细胞形成的包涵体形态（超薄切片）

箭头示细胞质内病毒核衣壳聚集形成的絮状包涵体。Mit. 线粒体；Cyt. 细胞质

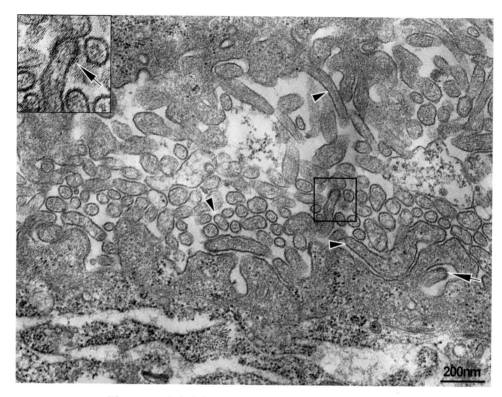

图 4-2-12　麻疹病毒在细胞微绒毛顶端出芽（超薄切片）

方框（插图为方框区域放大）及箭头示病毒在微绒毛顶端出芽，出芽处呈高电子密度；三角示微绒毛

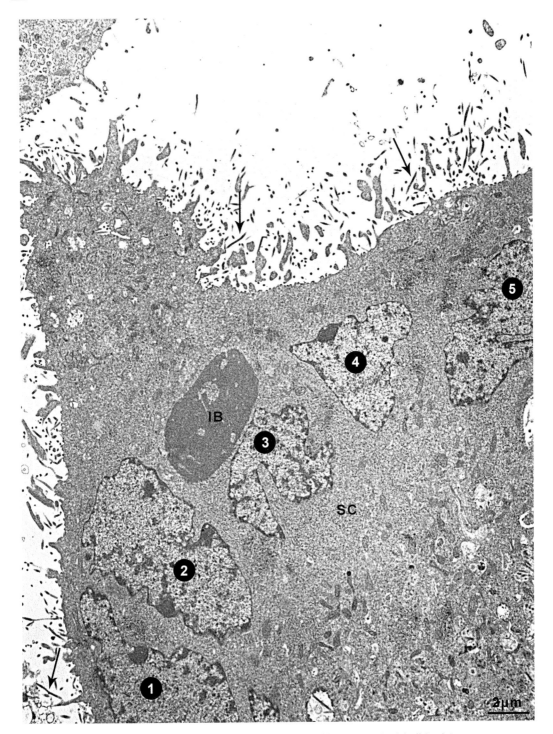

图 4-2-13 呼吸道合胞病毒感染形成的合胞体（HEp-2 细胞超薄切片）

1 ～ 5 示合胞体中的 5 个细胞核，箭头示细胞表面有大量病毒颗粒。SC. 合胞体；IB. 包涵体

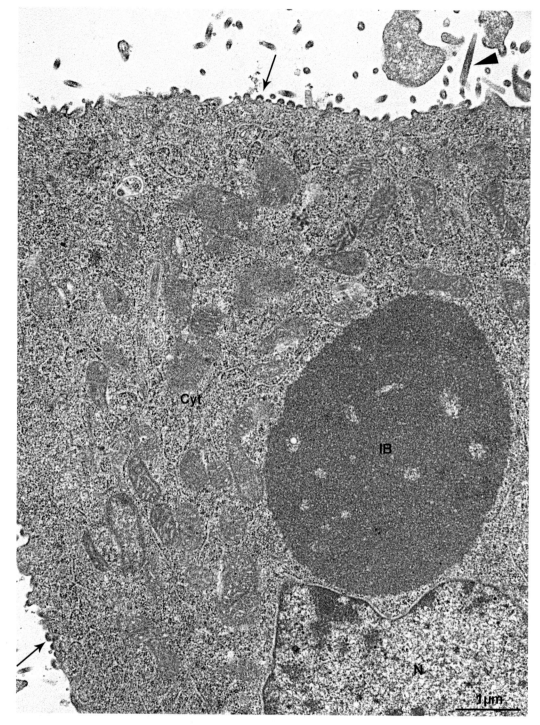

图 4-2-14 呼吸道合胞病毒感染形成的包涵体（HEp-2 细胞超薄切片）

细胞质内可见巨大包涵体，箭头示细胞表面有大量出芽状态的病毒颗粒，三角示细胞外呈杆状的病毒颗粒。IB. 包涵体；
Cyt. 细胞质；N. 细胞核

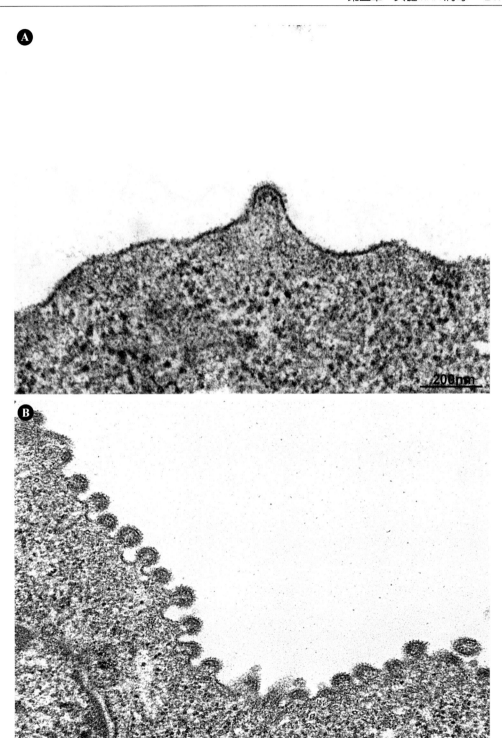

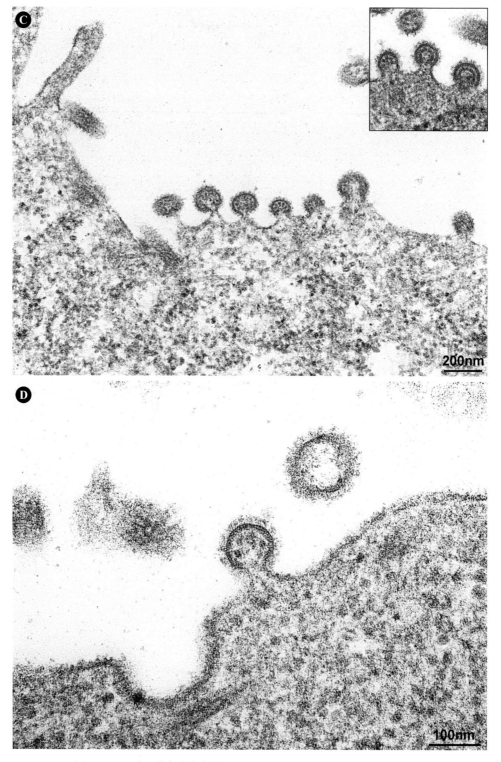

图 4-2-15　呼吸道合胞病毒在细胞表面出芽（HEp-2 细胞超薄切片）1

A. 出芽部位的细胞质膜内侧及表面呈高电子密度，出芽处细胞膜表面可见刺突；B. 众多出芽状态的病毒颗粒并排在细胞表面；
C. 细胞表面可见不同出芽程度的球形病毒颗粒，插图示出芽的病毒颗粒内部可见核衣壳；D. 即将完成出芽的病毒颗粒，其表面可见显著的刺突，内部可见呈点状的核衣壳切面

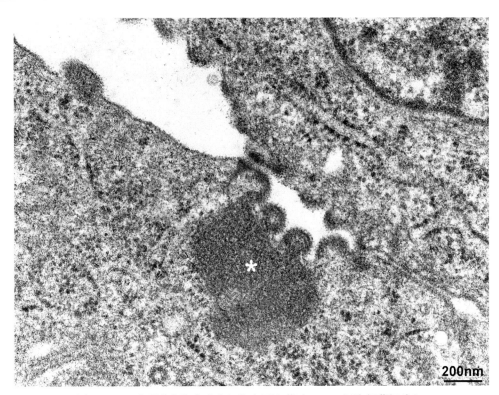

图 4-2-16　呼吸道合胞病毒在细胞表面出芽（HEp-2 细胞超薄切片）2

星号示病毒出芽处包涵体与病毒颗粒连接

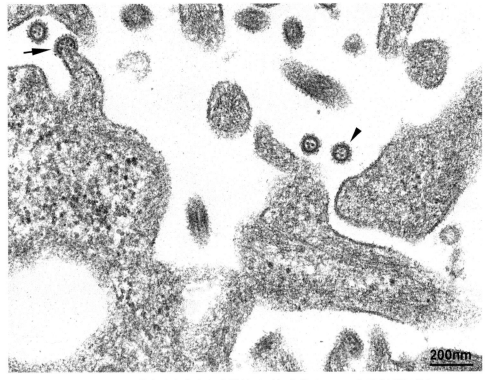

图 4-2-17　呼吸道合胞病毒在细胞微绒毛顶部出芽（HEp-2 细胞超薄切片）

箭头示细胞微绒毛顶部出芽的病毒颗粒，三角示病毒颗粒内部可见呈点状的核衣壳切面

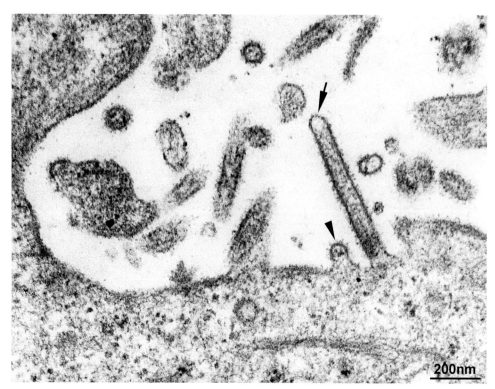

图 4-2-18　呼吸道合胞病毒在细胞表面出芽（HEp-2 细胞超薄切片）1

三角示刚出芽的病毒颗粒，箭头示出芽形成的杆状病毒颗粒

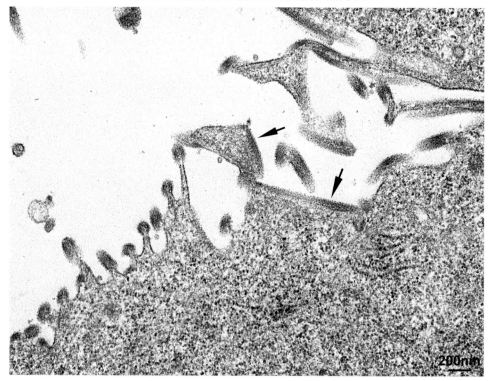

图 4-2-19　呼吸道合胞病毒在细胞表面出芽（HEp-2 细胞超薄切片）2

箭头示杆状呼吸道合胞病毒颗粒出芽，且病毒颗粒与细胞表面平行

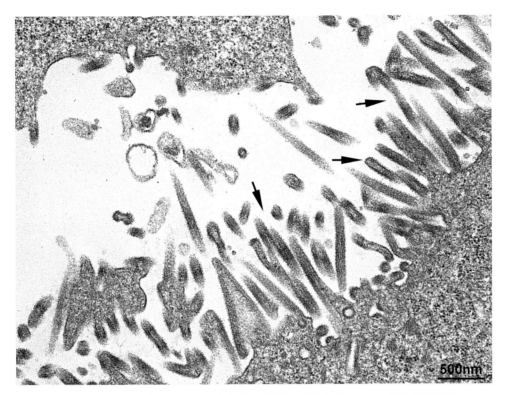

图 4-2-20　细胞表面大量杆状呼吸道合胞病毒颗粒（箭头示，HEp-2 细胞超薄切片）

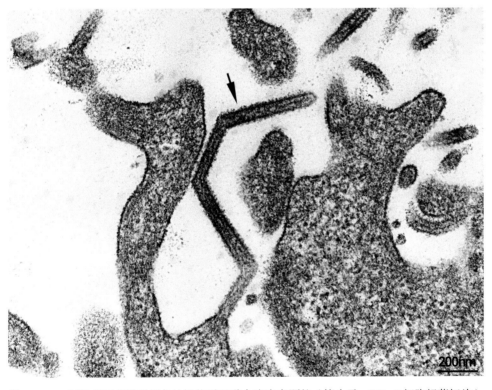

图 4-2-21　细胞表面有锐利拐角的杆状呼吸道合胞病毒颗粒（箭头示，HEp-2 细胞超薄切片）

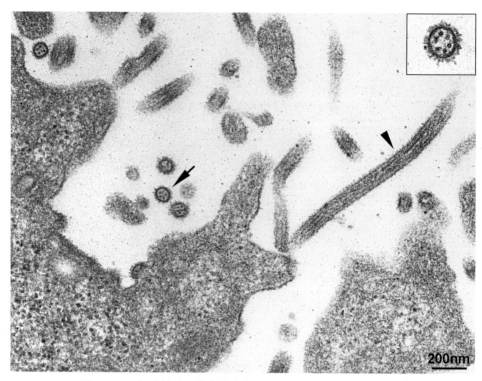

图 4-2-22　细胞外呼吸道合胞病毒颗粒（HEp-2 细胞超薄切片）

箭头及插图示呼吸道合胞病毒颗粒的横切面，可见呈点状的核衣壳切面；三角示呈长杆状的病毒颗粒，可见其内部沿病毒纵轴的线状核衣壳

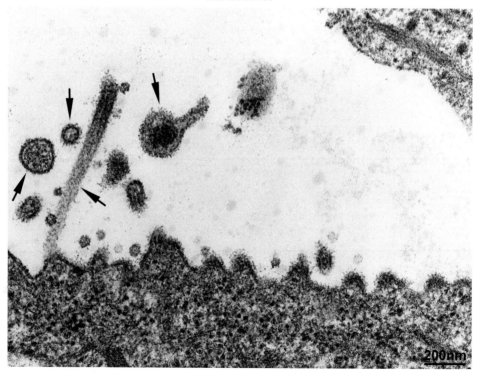

图 4-2-23　细胞外呈多形性的呼吸道合胞病毒（HEp-2 细胞超薄切片）

箭头示形态各异的病毒颗粒，细胞质表面有大量正在出芽的病毒颗粒

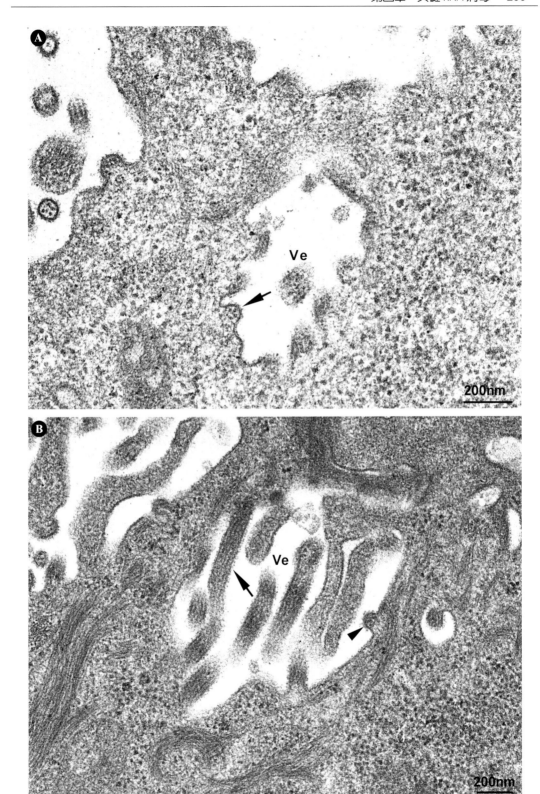

图 4-2-24　呼吸道合胞病毒在细胞质内囊泡表面出芽（HEp-2 细胞超薄切片）

A. 箭头示刚刚出芽的病毒颗粒；B. 箭头示杆状病毒颗粒，三角示刚刚出芽的病毒颗粒。Ve. 囊泡

【主要参考文献】

[1] Rima B，Collins P，Easton A，et al. Problems of classification in the family Paramyxoviridae. Arch Virol，2018，163（5）：1395-1404.

[2] Rima B，Balkema-Buschmann A，Dundon WG，et al. ICTV virus taxonomy profile：Paramyxoviridae. J Gen Virol，2019，100（12）：1593-1594.

[3] Rima B，Collins P，Easton A，et al. ICTV virus taxonomy profile：Pneumoviridae. J Gen Virol，2017，98（12）：2912-2913.

[4] Lamb RA. Parks GD. Paramyxoviridae//Knipe DM，Howley PM. Fields Virology. 6th ed. Philadelphia：Lippincott Williams & Wilkins，2013：957-995.

[5] Rima B，Balkema-Buschmann A，Dundon WG，et al. Family：Paramyxoviridae. [2023-11-15]. https：//ictv.global/report/chapter/paramyxoviridae/paramyxoviridae.

[6] Rima B，Collins P，Easton A，et al. Family：Pneumoviridae. [2023-11-15]. https：//ictv.global/report/chapter/pneumoviridae/pneumoviridae.

[7] 里奇曼·DD，惠特利·RJ，海登·FG，等. 临床病毒学. 3版. 陈敬贤，周荣，彭涛，译. 北京：科学出版社，2012.

[8] MacLachlan NJ，Dubovi EJ. Fenner's veterinary Virology. 5th ed. Pittsburgh：Academic Press，2016：327-356.

[9] Yu J，Liu C，Xiao Y，et al. Respiratory syncytial virus seasonality，Beijing，China，2007-2015. Emerg Infect Dis，2019，25（6）：1127-1135.

[10] Lu G，Gonzalez R，Guo L，et al. Large-scale seroprevalence analysis of human metapneumovirus and human respiratory syncytial virus infections in Beijing，China. Virol J，2011，8：62.

[11] Yu J，Xie Z，Zhang T，et al. Comparison of the prevalence of respiratory viruses in patients with acute respiratory infections at different hospital settings in North China，2012-2015. BMC Infect Dis，2018，18（1）：72.

[12] Arslanagic E，Matsumoto M，Suzuki K，et al. Maturation of respiratory syncytial virus within HEp-2 cell cytoplasm. Acta Virol，1996，40（4）：209-214.

第三节　丝状病毒科（*Filoviridae*）

感染人的丝状病毒主要有马尔堡病毒和埃博拉病毒。马尔堡病毒是第一种被发现的丝状病毒。1967年8月中旬，3名德国科学家因处理一批来自乌干达的非洲绿猴器官而发病[1, 2]。根据发病地点，将这种病毒命名为马尔堡病毒。1976年，在非洲刚果民主共和国西北部的埃博拉河附近发现了埃博拉病毒[3, 4]。

【基本特征】

丝状病毒属于单股负链病毒目（*Mononegavirales*）丝状病毒科（*Filoviridae*），包括马尔堡病毒属（*Marburgvirus*）和埃博拉病毒属（*Ebolavirus*）。马尔堡病毒属只包含马尔堡病毒（*Marburg virus*，MARV）1个种。埃博拉病毒属包含5个不同的种，即扎伊尔埃博拉病毒（*Zaire Ebolavirus*，ZEBOV）、苏丹埃博拉病毒（*Sudan Ebolavirus*，

SEBOV）、雷斯顿埃博拉病毒（*Reston Ebolavirus*，REBOV）、塔依森林埃博拉病毒（*Tai Forest Ebolavirus*，旧称ICEBOV或者CIEBOV）和本迪布焦埃博拉病毒（*Bundibugyo Ebolavirus*，BEBOV）[5]。其中REBOV不对人致病。

丝状病毒具有包膜，在室温下较稳定。对热有中度抵抗力，56℃作用30min不能完全灭活，60℃作用30min丧失大部分感染性[2, 6]。高剂量的紫外线、γ射线、脂溶剂、β-丙内酯、光诱导的烷基化、异硫氰酸胍、次氯酸、酚类消毒剂等均可灭活病毒[2, 6]。

丝状病毒的培养多选用绿猴肾细胞（Vero E6）和人宫颈癌细胞（HeLa）等。灵长类动物和乳鼠对丝状病毒较为敏感，对成年小鼠和鸡胚不敏感。

丝状病毒的基因组为单股负链线状RNA，长约19 000个核苷酸，占病毒粒子质量的1%[7]。病毒基因组编码7种病毒蛋白：①N蛋白（nucleoprotein，NP），分子量为90～104kDa，是与RNA衣壳相关的核蛋白；②VP30，是与RNA衣壳化及转录激活相关的核蛋白；③VP35，为聚合酶复合因子；④多聚酶L，为RNA依赖的RNA聚合酶；⑤VP40，是基质蛋白，是病毒中含量最多的蛋白质，参与病毒粒子组装和出芽；⑥VP24，为基质蛋白，病毒中仅含少量该蛋白，参与病毒粒子组装；⑦糖蛋白（GP），与病毒进入、受体结合和膜融合相关[2, 8]。

丝状病毒经密切接触传播，分别引起马尔堡出血热（Marburg hemorrhagic fever，MHF）和埃博拉出血热（Ebola hemorrhagic fever，EHF）。病毒侵入人体后，首先侵犯树突状细胞和巨噬细胞，移行至区域淋巴结，在淋巴系统内播散，并通过血行感染肝、脾和其他器官组织，损伤血管和凝血系统，并造成器官坏死和组织糜烂出血[2]。

【形态学与超微结构】

丝状病毒的构成可分为如下部分：外部为刺突（由三聚体GP蛋白构成）附着在脂质包膜上，包膜内部为基质蛋白（大量VP40和少量VP24），中心部分为核衣壳（主要由病毒基因组、大量NP和少量VP30蛋白组成）（图4-3-1）。

（一）负染电镜观察

丝状病毒颗粒形态具有特异性，典型的病毒形态表现为病毒颗粒呈直径均一的丝线状，直径约80nm，长度变化范围较大，可长达14 000nm（图4-3-2～图4-3-10）。病毒具有包膜，其上有长7～10nm的刺突，刺突间隔约10nm，通常负染时刺突不甚清晰。包膜内为直径约50nm的螺旋对称衣壳，螺距约5nm。衣壳中心为直径约20nm的轴心，贯穿整个病毒，当染色剂穿透病毒包膜时，可见病毒内螺旋状的衣壳（图4-3-5、图4-3-6B、图4-3-8、图4-3-10）。尽管丝状病毒颗粒的长度变化较大，但其衣壳长度相对稳定，马尔堡病毒和埃博拉病毒衣壳长度分别约为800nm和1000nm。长度加大的丝状病毒颗粒内往往含有多倍体病毒基因组[9]。培养、纯化的丝状病毒呈多形性，表现为病毒颗粒可呈

"U"形、"6"或"9"形、环状或分枝状，或者一端膨大呈眼镜蛇状等形态（图4-3-3、图4-3-5、图4-3-7、图4-3-9、图4-3-10）。长度分别为840nm和1200nm的马尔堡病毒和埃博拉病毒感染性最强[2]。

（二）超薄切片电镜观察

埃博拉病毒颗粒与细胞表面受体结合后（图4-3-11），可以胞吞方式进入细胞内（图4-3-12）。在酸性条件下病毒包膜与内吞泡膜融合，释放病毒核衣壳进入细胞质。丝状病毒在细胞质内复制，复制过程中显著的超微病理表现为，在细胞质内形成由大量丝状病毒衣壳（主要由NP组成）和高电子密度细小颗粒聚集而成的巨大包涵体（图4-3-13～图4-3-17）。成熟病毒颗粒在细胞质膜上能够以出芽方式释放（图4-3-18）。在细胞质内的囊泡中亦可见到成熟病毒颗粒（图4-3-19）。由于切面位置的不同，在细胞外可见病毒颗粒的纵切面或横切面等，横切面上可见核衣壳与包膜呈同心圆状，包膜上隐约可见刺突（图4-3-20、图4-3-21）。病毒形态的多形性亦可在切片上体现，如病毒颗粒长短不等、一端卷曲呈"6"或"9"形，或呈分叉状等（图4-3-22～图4-3-24）。

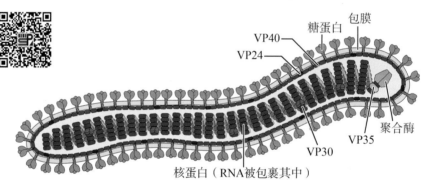

图 4-3-1　丝状病毒结构示意图

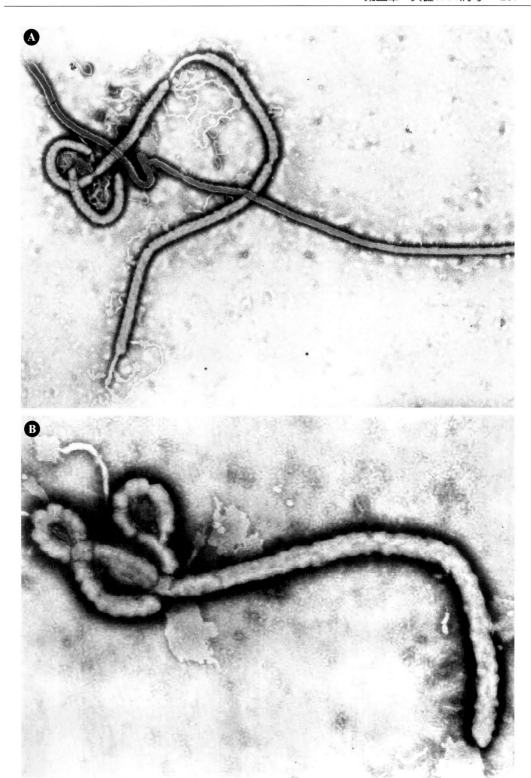

图 4-3-2 埃博拉病毒的形态（负染）

A. 病毒颗粒长度不等，多个病毒颗粒呈首尾相连状；B. 病毒颗粒一端呈弯曲交叉状。本图由美国得克萨斯大学 Frederick A. Murphy 教授提供并惠允使用

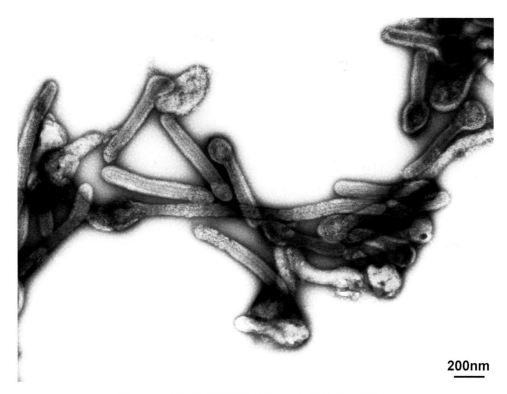

200nm

图 4-3-3　马尔堡病毒的形态（Vero 细胞培养，负染）

多数病毒颗粒呈丝状，其直径基本均一，可见其内部的核衣壳，有的病毒颗粒一端膨大呈眼镜蛇状

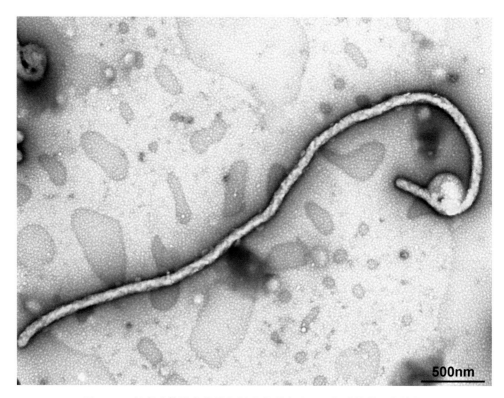

500nm

图 4-3-4　长度达数微米的马尔堡病毒形态（Vero 细胞培养，负染）

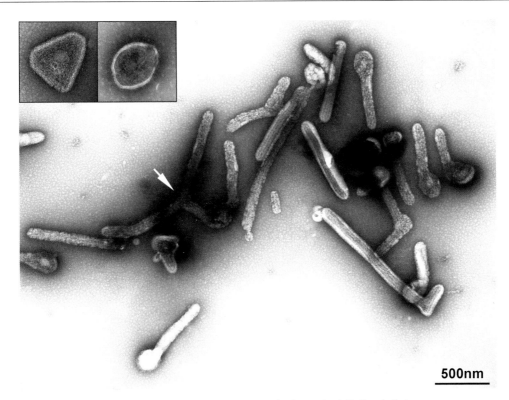

图 4-3-5　马尔堡病毒的多形性形态（Vero 细胞培养，负染）

图示棒状、眼镜蛇状及长度不等的病毒颗粒，箭头示三叉状病毒颗粒，插图示三角形及球形病毒颗粒，可见其内部的核衣壳

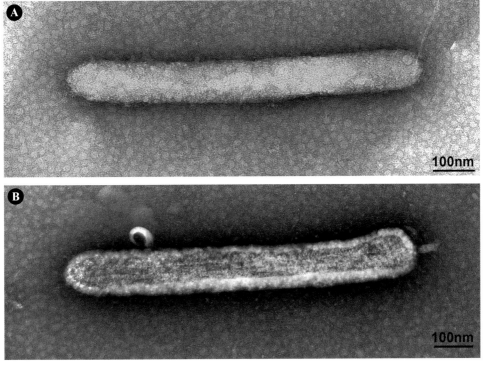

图 4-3-6　杆状的马尔堡病毒形态（Vero 细胞培养，负染）

A. 包膜完整的病毒颗粒，刺突短小而无法清晰辨识；B. 染色剂穿透病毒包膜，可见病毒内部的核衣壳

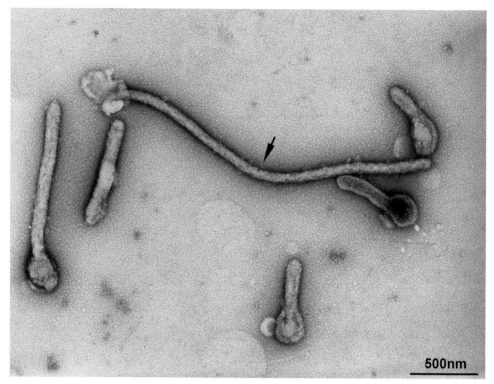

图 4-3-7　马尔堡病毒的形态（Vero 细胞培养，负染）1

病毒颗粒一端膨大，长度不等，箭头示细长病毒颗粒

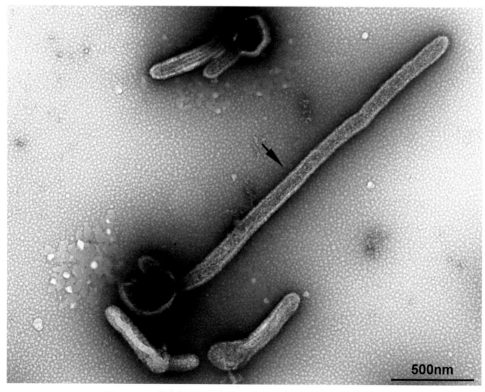

图 4-3-8　马尔堡病毒的形态（Vero 细胞培养，负染）2

箭头示染色剂穿透病毒包膜的病毒颗粒，核衣壳贯穿病毒颗粒

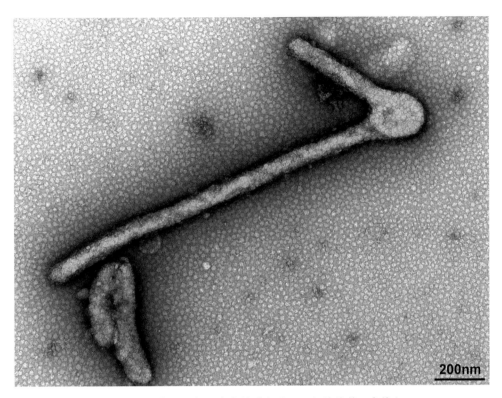

图 4-3-9　拐角状马尔堡病毒的形态（Vero 细胞培养，负染）1

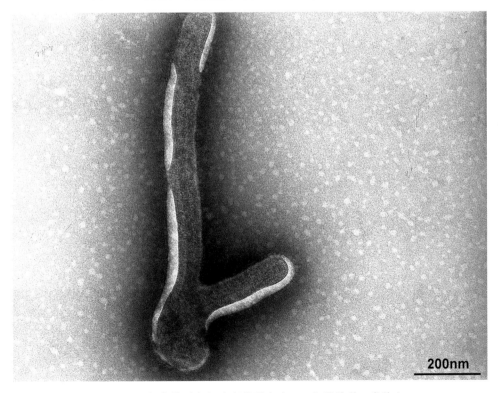

图 4-3-10　拐角状马尔堡病毒的形态（Vero 细胞培养，负染）2
染色剂穿透病毒包膜，核衣壳贯穿病毒颗粒

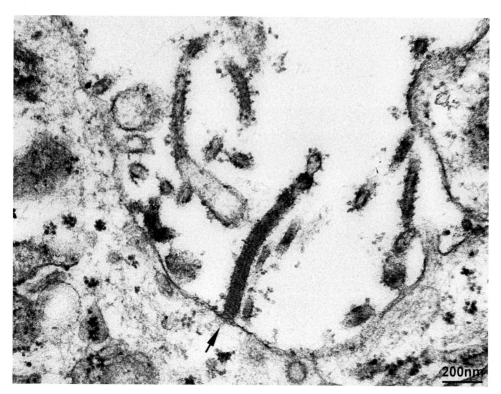

图 4-3-11 埃博拉病毒颗粒吸附在细胞膜表面（箭头示，Vero 细胞超薄切片）

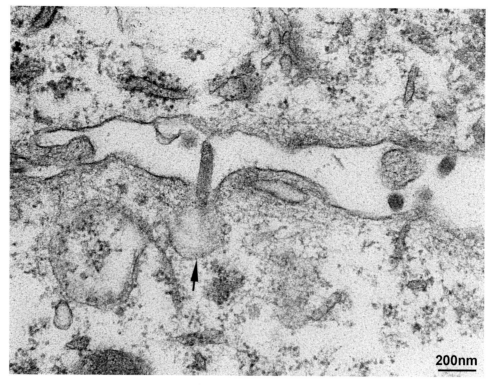

图 4-3-12 埃博拉病毒通过胞吞作用进入细胞（Vero 细胞超薄切片）

箭头示细胞质膜凹陷，并内吞病毒颗粒

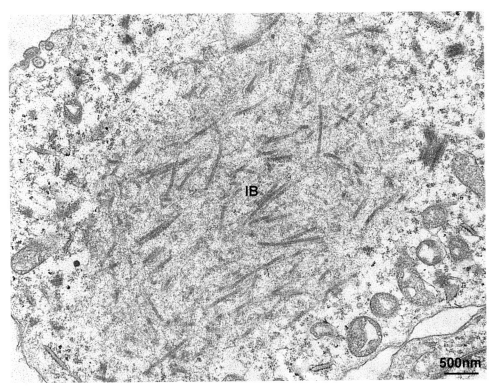

图 4-3-13　埃博拉病毒感染在细胞质内形成巨大包涵体（Vero 细胞超薄切片）1
包涵体由无序排列的衣壳及细小的高电子密度颗粒组成。IB. 包涵体

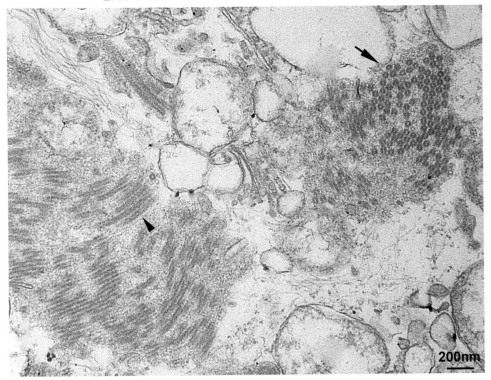

图 4-3-14　埃博拉病毒感染在细胞质内形成巨大包涵体（Vero 细胞超薄切片）2
核衣壳聚集形成包涵体，箭头示核衣壳横切面，三角示核衣壳纵切面

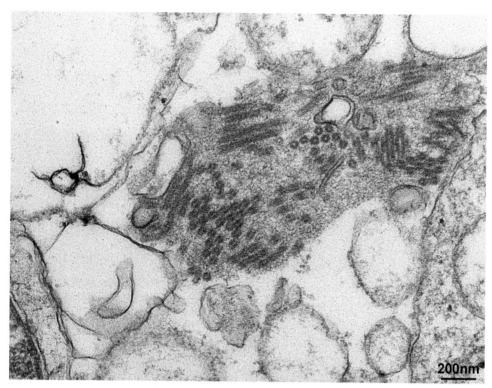

图 4-3-15　埃博拉病毒感染在细胞质内形成巨大包涵体（Vero 细胞超薄切片）3
包涵体内可见衣壳横切、纵切、斜切等不同切面及颗粒状高电子密度成分

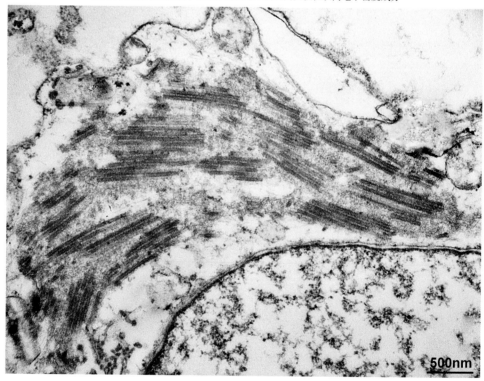

图 4-3-16　埃博拉病毒感染在细胞质内形成巨大包涵体（Vero 细胞超薄切片）4
大量直杆状病毒衣壳平行排列形成巨大的包涵体

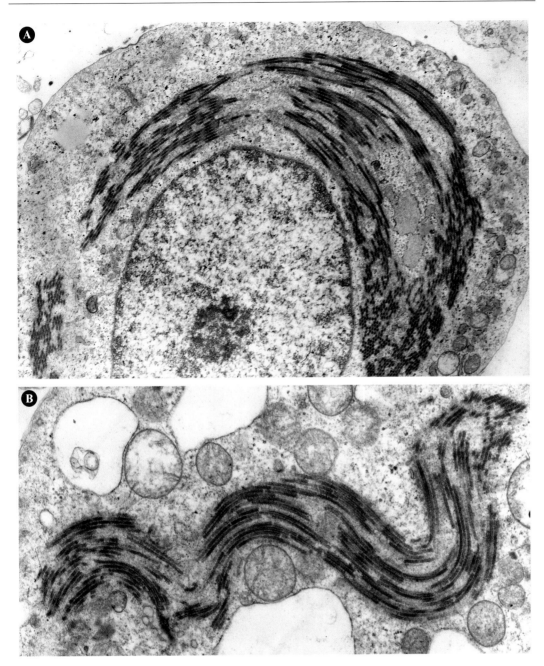

图 4-3-17　埃博拉病毒感染在细胞质内形成巨大包涵体（Vero 细胞超薄切片）5

大量弯曲的病毒衣壳平行排列在细胞质内形成巨大包涵体。本图由美国得克萨斯大学 Frederick A. Murphy 教授提供并惠允使用

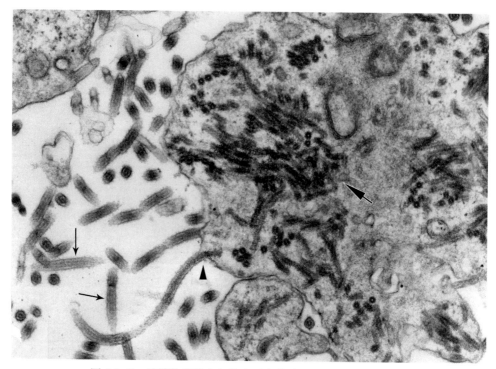

图 4-3-18　埃博拉病毒在细胞表面出芽（Vero 细胞超薄切片）

三角示细胞膜表面正在出芽的病毒颗粒，病毒颗粒内部可见高电子密度的核衣壳。细箭头示细胞外的成熟病毒颗粒，粗箭头示细胞质内大量高电子密度的核衣壳。本图由美国得克萨斯大学 Frederick A. Murphy 教授提供并惠允使用

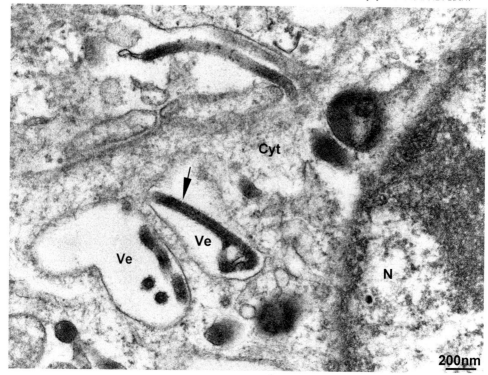

图 4-3-19　埃博拉病毒在细胞质内囊泡腔中的形态（Vero 细胞超薄切片）

箭头示囊泡内一端呈弯曲状的病毒颗粒；Ve. 囊泡，N. 细胞核，Cyt. 细胞质

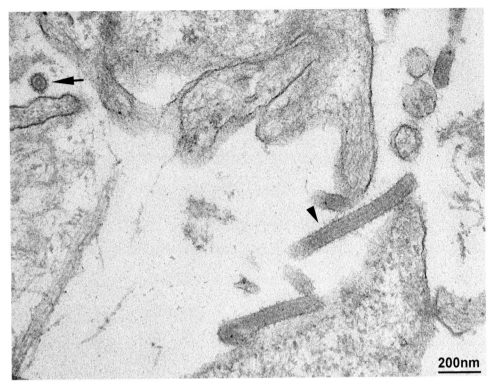

图 4-3-20 细胞外的埃博拉病毒形态（Vero 细胞超薄切片）

三角示病毒颗粒纵切面，箭头示病毒颗粒横切面，表面可见刺突

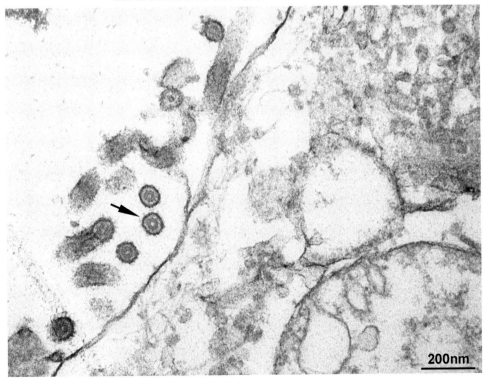

图 4-3-21 细胞外的埃博拉病毒横切面形态（Vero 细胞超薄切片）

箭头示病毒横切面，病毒包膜、核衣壳呈同心圆，刺突不甚清晰

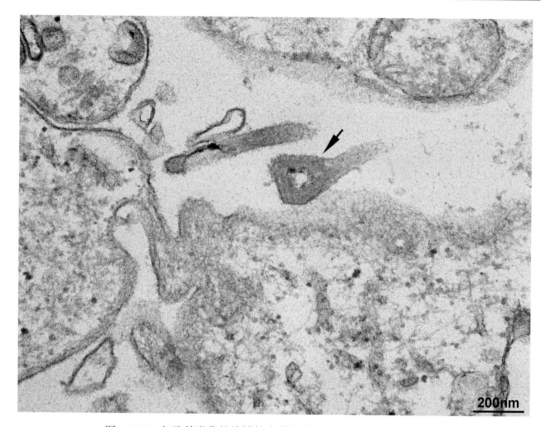

图 4-3-22　细胞外卷曲的埃博拉病毒的形态（Vero 细胞超薄切片）

箭头示一端弯曲呈 "6" 形的病毒颗粒

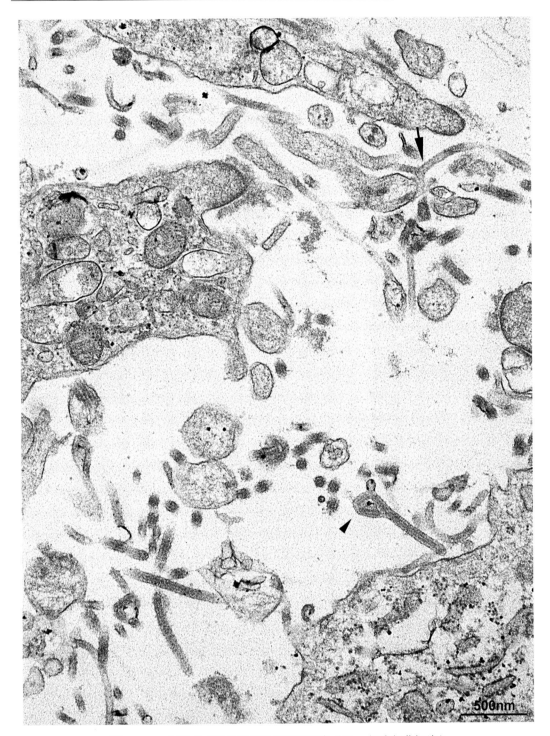

图 4-3-23 细胞外多形性埃博拉病毒的形态（Vero 细胞超薄切片）

细胞外可见大量成熟的病毒颗粒，箭头示三分叉状的病毒颗粒，三角示一端卷曲呈"9"形的病毒颗粒

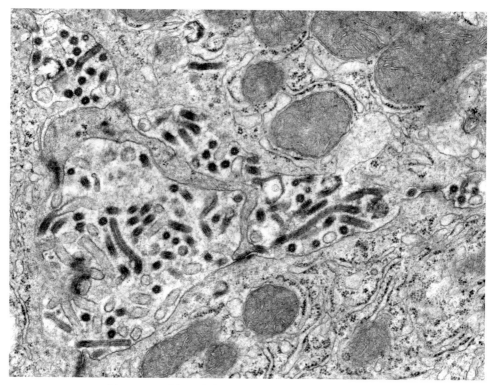

图 4-3-24　马尔堡病毒在猴肝脏中的形态（超薄切片）

病毒颗粒聚集于细胞间隙，可见病毒颗粒的不同切面。本图由美国得克萨斯大学 Frederick A. Murphy 教授提供并惠允使用

【主要参考文献】

［1］Kissling RE，Robinson RQ，Murphy FA，et al. Agent of disease contracted from green monkeys. Science，1968，160（3830）：888-890.

［2］Feldmann H，Sanchez A，Geisbert TW. Filoviridae. Marburg and Ebola viruses//Knipe DM，Howley PM. Fields Virology. 6th ed. Philadelphia：Lippincott Williams & Wilkins，2013：923-956.

［3］Pattyn S，van der Groen G，Courteille G，et al. Isolation of Marburg-like virus from a case of haemorrhagic fever in Zaire. Lancet，1977，1（8011）：573-574.

［4］Bowen ET，Lloyd G，Harris WJ，et al. Viral haemorrhagic fever in southern Sudan and northern Zaire. Preliminary studies on the aetiological agent. Lancet，1977，1（8011）：571-573.

［5］Towner JS，Sealy TK，Khristova ML，et al. Newly discovered Ebola virus associated with hemorrhagic fever outbreak in Uganda. PLoS Pathog，2008，4（11）：e1000212.

［6］Mitchell SW，McCormick JB. Physicochemical inactivation of Lassa，Ebola，and Marburg viruses and effect on clinical laboratory analyses. J Clin Microbiol，1984，20（3）：486-489.

［7］Breman JG，Johnson KM，van der Groen G，et al. A search for Ebola virus in animals in the Democratic Republic of the Congo and Cameroon：ecologic，virologic，and serologic surveys，1979-1980. J Infect Dis，1999，179（Suppl 1）：S139-S147.

［8］Regnery RL，Johnson KM，Kiley MP. Virion nucleic acid of Ebola virus. J Virol，1980，36（2）：465-469.

［9］Beniac DR，Melito PL，Devarennes SL，et al. The organisation of Ebola virus reveals a capacity for extensive，modular polyploidy. PLoS One，2012，7（1）：e29608.

第四节 弹状病毒科（*Rhabdoviridae*）

狂犬病毒（*Rabies virus*）是弹状病毒科成员。1804年，Zinke用犬的唾液证明狂犬病具有传染性。1879年，Galtier实现了狂犬病毒在兔子的连续传代。1903年，Negri明确描述了狂犬病毒和神经细胞的相互作用[1]。

【基本特征】

目前，弹状病毒科中包含144种动物和植物弹状病毒，分为20个病毒属[2]，其中对动物致病的有6个属，分别为感染温血动物的狂犬病毒属（*Lyssavirus*）、水疱病毒属（*Vesiculovirus*）、暂时热病毒属（*Ephemerovirus*）和感染鱼类的粒外弹状病毒属（*Novirhabdovirus*）、鲈鱼弹状病毒属（*Perhabdovirus*）及鲤鱼春季病毒血症病毒属（*Sprivivirus*）。其中狂犬病毒属的狂犬病毒（*Rabis virus*）和水疱病毒属的水疱性口炎病毒（*Vesicular stomatitis virus*，VSV）可以感染人并导致疾病[1, 3]。水疱性口炎病毒、暂时热病毒属的牛暂时热病毒（*Bovine ephemeral fever virus*，BEFV）对牛致病，粒外病毒属的传染性造血坏死病毒（*Infectious hematopoietic necrosis virus*，IHNV）对鱼类致病，并可导致严重的经济损失。

1983年世界卫生组织狂犬病专家委员会第七次会议和1992年第八次会议将狂犬病毒分为5个血清型，即血清型1［攻击毒标准株（CVS）原型株］、血清型2（Lagos蝙蝠原型株）、血清型3（Mokola原型株）、血清型4（Duvenhage原型株）和血清型5（欧洲CVS原型株）[4]。

弹状病毒具有包膜。狂犬病毒的沉降系数为45S，在氯化铯中的浮力密度为1.66g/cm³。狂犬病毒对热敏感，60℃作用30s或100℃作用20s即可灭活病毒。病毒在20～22℃放置1～2周或在4℃放置5～6周，可丧失感染性。狂犬病毒对紫外线和日光较为敏感。甲醛、酚、β-丙内酯、磷酸三丁酯、乙醇、碘酊、汞、肥皂、10%氯仿溶液、20%乙醚溶液及氧化剂和表面活性剂均可灭活病毒。狂犬病毒有较强的神经组织嗜性，各种动物对狂犬病毒的敏感性不同，其中家犬属于中度敏感宿主[4]。

狂犬病毒基因组为单股负链线状RNA，长约12 000个核苷酸，分为指导RNA、编码区、非编码区和间隔区4个部分。基因组自3′端至5′端依次排列着N-P-M-G-L基因，分别编码5种蛋白：①核蛋白（N），为衣壳蛋白，具有抗原决定簇；②磷蛋白（P），是一种磷蛋白，与病毒RNA聚合酶结合，是RNA聚合酶的辅助成分。③大蛋白（L），具有RNA依赖的RNA聚合酶（RdRp）活性；④基质蛋白（M），位于外膜内侧，连接核衣壳和外膜，并在病毒出芽过程中发挥作用；⑤糖蛋白（G），为外膜糖蛋白（三聚体，构成病毒的刺突），是中和抗原，具有血清型抗原决定簇，能够凝集血红细胞，具有受体结合活性[4-6]。

狂犬病毒是致死性传染病——狂犬病的病原体，广泛存在于犬、猫、狐狸、狼和蝙蝠等多种动物体内，并在它们之间传播[3-5]。病毒通过伤口进入体内，在局部组织的神经节繁殖，并进一步侵犯中枢神经系统[6-8]，病毒在大脑海马回锥体细胞、小脑浦肯野细胞和脊髓后角细胞内能够形成球形或椭圆形的内氏小体（Negri body），最终扩散至周围神经和唾液腺等组织。狂犬病的潜伏期一般为2～3周，个别病例可长达数年。患者的病死率几乎为100%。

水疱性口炎病毒主要感染牛、猪、马，导致水疱性口炎（vesicular stomatitis），特征为动物舌、口腔黏膜、乳头皮肤及蹄部皮肤出现水疱及糜烂。水疱性口炎病毒亦可通过受感染动物的疱液和组织传染给人，主要是农民和兽医。人感染后的症状与流感相似，表现为急性发热、发冷和肌肉疼痛，若无并发症7～10天可痊愈[3]。

【形态学与超微结构】

弹状病毒由以下结构构成：最外层为糖蛋白（G蛋白）三聚体构成的刺突，其内侧为脂质膜，脂质膜内侧为基质蛋白（M蛋白），病毒中心为螺旋排列成柱状的核衣壳（由基因组、N蛋白和P蛋白等构成），使病毒颗粒呈子弹状（图4-4-1）。

（一）负染和冷冻电镜观察

脊椎动物弹状病毒典型形态通常呈子弹状，即圆柱形或圆锥形，一端呈半球形，另一端呈平面或为凹陷形（图4-4-2～图4-4-4），此为弹状病毒独特的形态学特征（植物弹状病毒多呈两端半球形的杆菌状）；此外，还可见异形弹状病毒颗粒，如过长、过短、分叉状、球形等病毒颗粒（图4-4-5～图4-4-16）。病毒颗粒长100～430nm，直径45～100nm。通常，动物弹状病毒长约180nm，宽约80nm（图4-4-2～图4-4-4）。病毒包膜上包被刺突（弹状形态的病毒颗粒平端通常无刺突），刺突长5～10nm，直径约3nm，间距4～5nm，有时某些弹状病毒包膜表面的刺突可形成六边形或蜂窝状结构（图4-4-16B）。弹状病毒的平端有时会出现凹陷，或出现带刺突的尾状结构，或包膜突出形成水泡样结构[9]（图4-4-3、图4-4-6B、图4-4-13B）。负染时，包膜内部的M蛋白层通常不能清晰显示，当染色剂穿透弹状病毒包膜进入内部时，可见呈螺纹状的衣壳，其直径30～70nm，螺距4.5～5nm（图4-4-2、图4-4-13、图4-4-15A、图4-4-16A）。

弹状病毒除了典型的子弹形态外，也具有多形性特征。负染时，病毒的多形性可能与病毒含有的基因组拷贝数有关。例如，含有多个基因组的分叉状病毒颗粒，可呈"V"形（两个拷贝的核衣壳）、"Y"形（三个拷贝的核衣壳）、多角形（图4-4-5）。过长的条索状病毒颗粒可能包含多个拷贝串联的病毒基因组（图4-4-6B、图4-4-6C、图4-4-15B）。当病毒颗粒很短时，则可能含有不完整的病毒基因组，称为缺陷干扰（defective-interfering，DI）病毒颗粒[9]（图4-4-6A、图4-4-14A）。除此之外，还可见球形病毒颗粒（图4-4-4、图4-4-5、图4-4-6B、图4-4-14B）。虫媒弹状病毒除呈子弹状外，还可呈细长杆状（图4-4-16）。冷冻电镜下，经β-丙内酯固定的狂犬病毒具有更多的形态，除呈子弹状外，还可呈球形、锥形、纺锤形甚至不规则形态（图4-4-7～图4-4-12）。

（二）超薄切片电镜观察

在超薄切片上，病毒颗粒因为切面方向不同而呈现不同形态，病毒的长度变化也较大，但是病毒的直径通常变化不大（图4-4-17～图4-4-32）。当弹状病毒沿长轴被纵切时切面可呈子弹状（图4-4-17、图4-4-19、图4-4-24）；而当病毒颗粒被横切或斜切时，切面则呈圆形或卵圆形（图4-4-19、图4-4-28、图4-4-30）。因超薄切片的厚度不同，可以观察到弹状病毒不同的结构细节。通常，切片较厚时弹状病毒纵切面上核衣壳因呈高电子密度而不易见细节（图4-4-24～图4-4-32）。当切片足够薄时，在病毒颗粒纵切面上可见螺纹状的核衣壳（图4-4-18、图4-4-19）。当切片非常薄时，在穿过核衣壳中心的切面上，可见核衣壳紧靠包膜下方呈一层致密珠状M蛋白结构。切片上亦可见缺陷干扰病毒颗粒（图4-4-20）、尾部有水泡样结构的病毒颗粒（图4-4-26、图4-4-31）、分叉状病毒颗粒（图4-4-26）及两个病毒颗粒尾端相连而呈杆菌状（图4-4-28、图4-4-30）。

弹状病毒与细胞质膜上的受体结合后可通过膜融合或胞吞方式进入细胞质（图4-4-31），并在细胞质内复制。弹状病毒以出芽方式成熟，出芽主要在细胞的两个部位：在细胞质中向膜性囊腔内出芽，如内质网腔（图4-4-19、图4-4-20、图4-4-27～图4-4-30）、核周隙（图4-4-27）；或在细胞质膜上向细胞外出芽（图4-4-17、图4-4-32）。水疱病毒属出芽的主要特征是，无论在动物组织还是培养细胞中，其主要在细胞质膜表面出芽，故细胞外病毒数量众多，且病毒颗粒大小及形态基本均一（图4-4-26）。狂犬病毒的超微病理特征与其在实验室中的传代适应有关，新分离或低传代培养的狂犬病毒，无论是在动物组织还是在细胞中培养，其主要向细胞质内囊泡中出芽，而病毒颗粒在细胞质膜上向细胞外出芽甚为少见。狂犬病毒的实验室传代适应株，主要在细胞质膜向细胞外出芽[9]。成熟狂犬病毒颗粒的分布与所处组织相关，在脑间质中仅有散在的病毒颗粒（图4-4-19、图4-4-20），而在唾液腺分泌腔内可聚集大量病毒颗粒（图4-4-25）。

弹状病毒复制过程的另外一个突出的超微病理特征是在细胞质内形成包涵体，此包涵体主要由病毒核衣壳蛋白构成。狂犬病毒感染形成的包涵体被称为内氏小体，无论是在电镜还是在光镜检测中均具有诊断意义。病

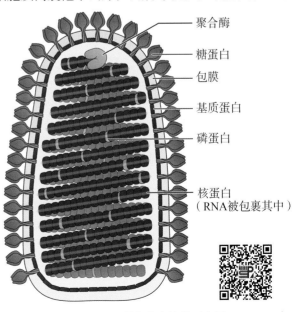

聚合酶

糖蛋白

包膜

基质蛋白

磷蛋白

核蛋白
（RNA被包裹其中）

图4-4-1　弹状病毒结构示意图

毒颗粒可在包涵体内部膜上向包涵体内部出芽，或者在包涵体外周包膜上向包涵体外部出芽（图4-4-21～图4-4-24）。

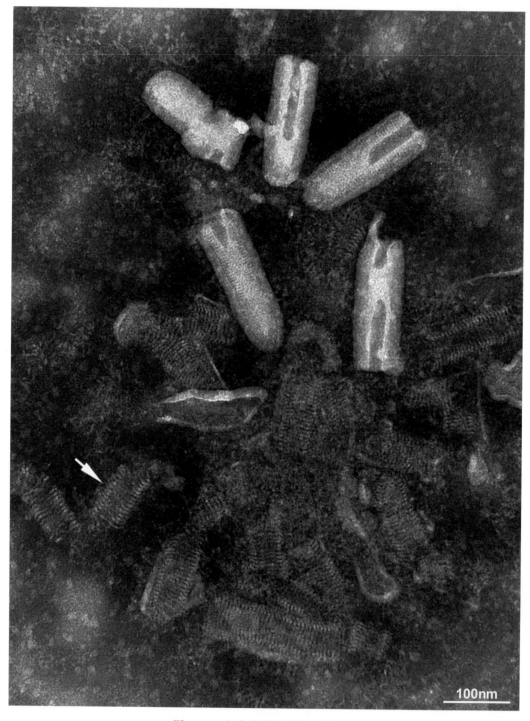

100nm

图 4-4-2　狂犬病毒的形态（负染）

完整的病毒颗粒呈子弹状，一端为半球形，另一端为平面，且此端可见凹陷，可见病毒内部螺纹状衣壳。箭头示游离的衣壳

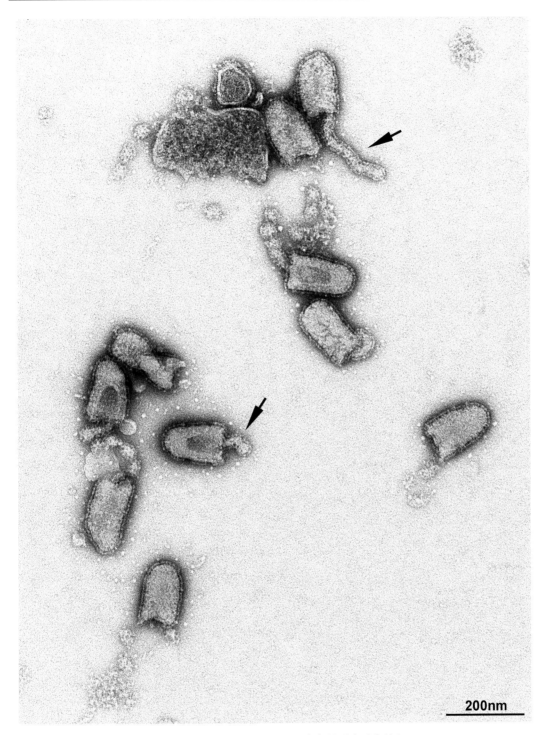

图 4-4-3　具有尾部结构的狂犬病毒的形态（负染）

箭头示病毒平端的尾部结构，此结构由病毒包膜延伸而成，且有刺突

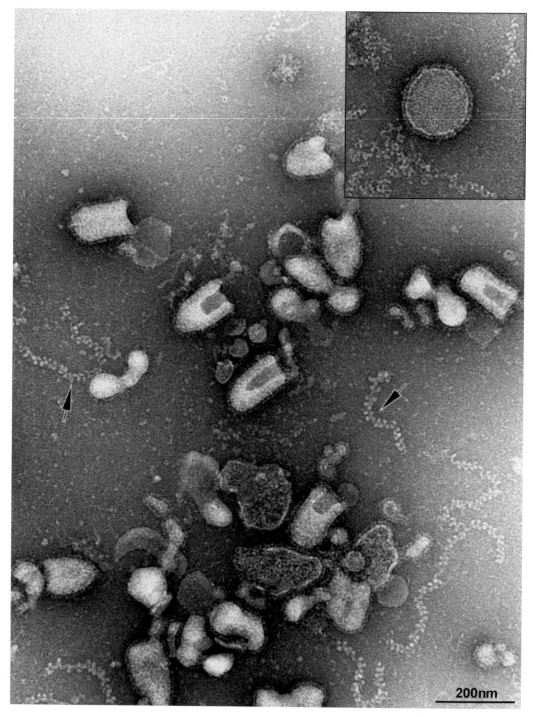

图 4-4-4　狂犬病毒的形态（负染）

除呈子弹状的病毒颗粒外，还可见呈多种形态的病毒颗粒。箭头示游离状态的病毒衣壳。插图示球形病毒颗粒

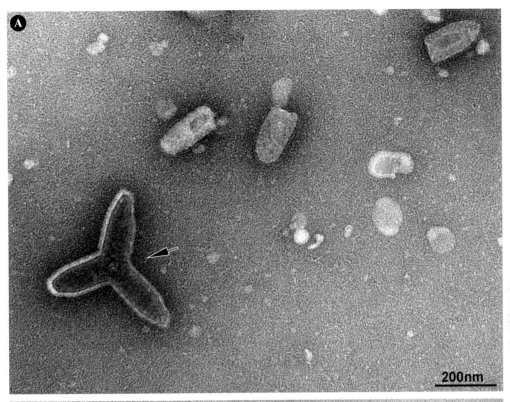

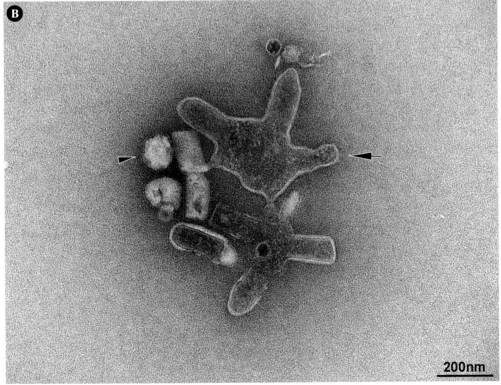

图 4-4-5　多形性的狂犬病毒（负染）

A. 箭头示三分叉的"Y"形病毒颗粒；B. 箭头示多分叉不规则形病毒颗粒，三角示球形病毒颗粒

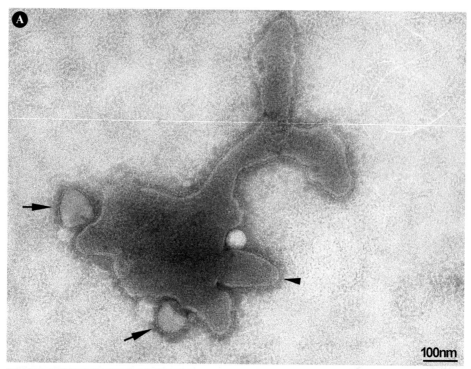

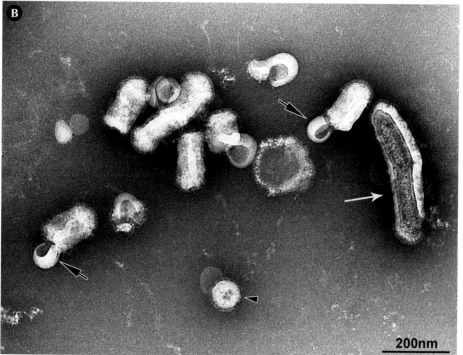

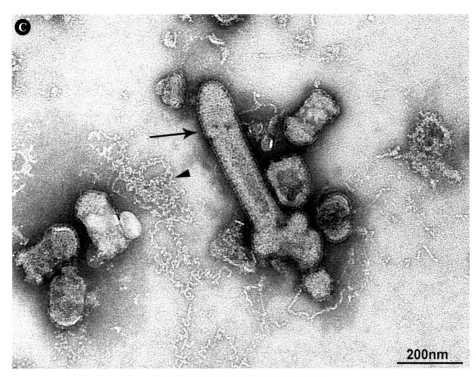

图 4-4-6 狂犬病毒的形态（负染）

A. 三角示细胞膜上正在出芽的病毒颗粒，箭头示缺陷干扰病毒颗粒，病毒颗粒及细胞膜表面刺突清晰可见；B. 细箭头示两拷贝基因组的病毒颗粒，病毒颗粒尾部相连，三角示球形病毒颗粒，粗箭头示尾部有囊泡结构的病毒颗粒；C. 箭头示含有多拷贝基因组的异常长度的不规则形病毒颗粒，三角示游离的衣壳

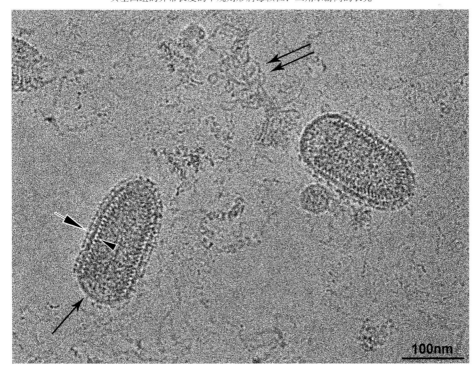

图 4-4-7 狂犬病毒的形态（冷冻电镜）1

粗箭头示刺突，三角示螺纹状的核衣壳，细箭头示钝圆无刺突的尾部，双箭头示游离的衣壳

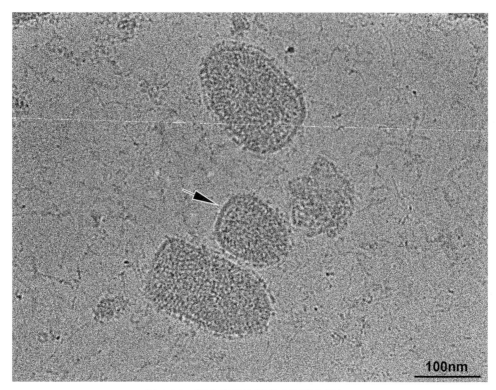

图 4-4-8　狂犬病毒的形态（冷冻电镜）2
箭头示缺陷干扰病毒颗粒

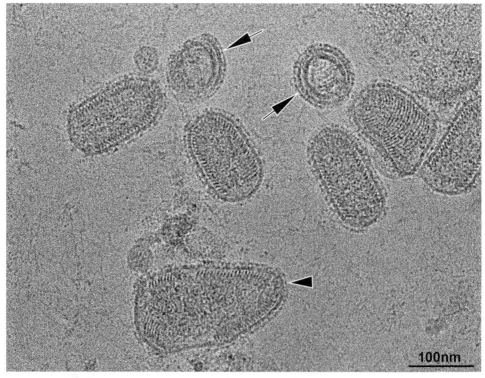

图 4-4-9　狂犬病毒的形态（冷冻电镜）3
箭头示球形颗粒，三角示锥形病毒颗粒

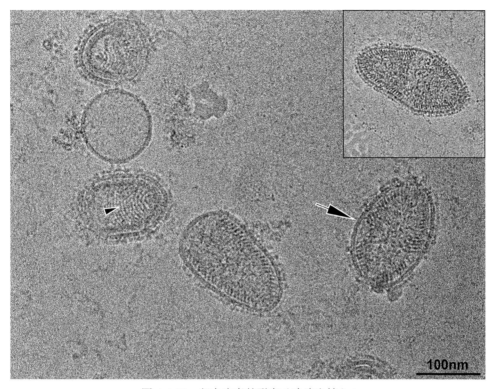

图 4-4-10　狂犬病毒的形态（冷冻电镜）4

箭头示纺锤形病毒颗粒、未见病毒钝圆无刺突的尾部；三角示螺纹状的衣壳。插图示尾部相连的两个缺陷干扰病毒颗粒，可见两个拷贝的病毒衣壳

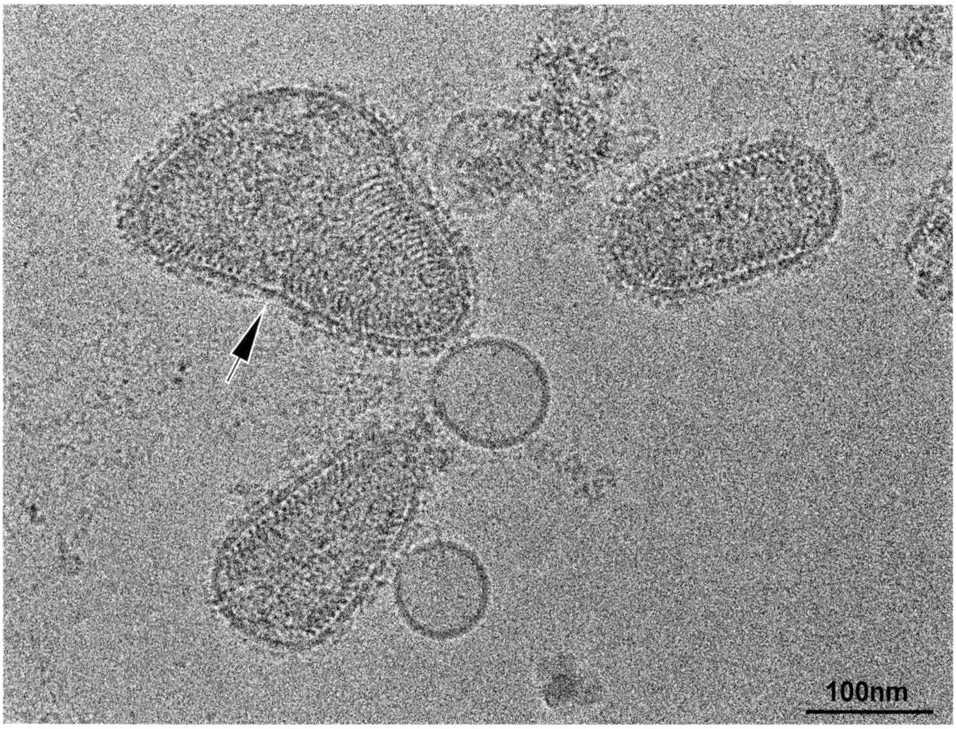

图 4-4-11　狂犬病毒的形态（冷冻电镜）5

箭头示巨大锥形病毒颗粒

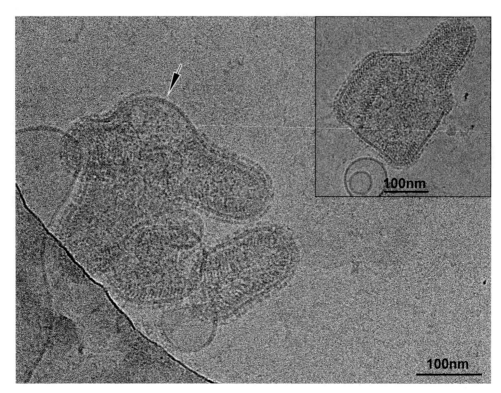

图 4-4-12　狂犬病毒的形态（冷冻电镜）6

箭头及插图示巨大的不规则形状的病毒颗粒，似含多个拷贝的核衣壳

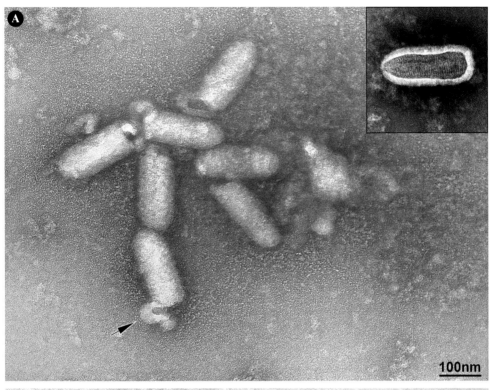

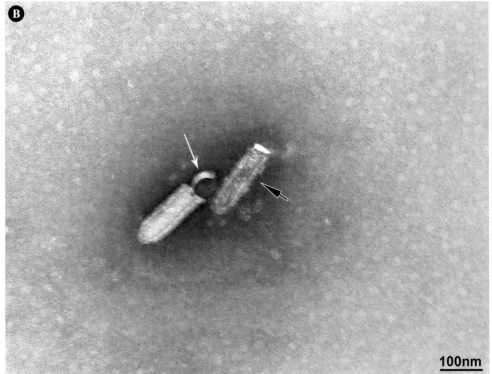

图 4-4-13　水疱性口炎病毒的形态（负染）1

A. 病毒颗粒多数呈子弹状，箭头示尾部有水泡样结构的病毒颗粒，插图示病毒颗粒内可见螺纹状核衣壳。B. 粗箭头示呈子弹
状的无包膜包被的螺纹状核衣壳，细箭头示病毒颗粒尾部的水泡状结构

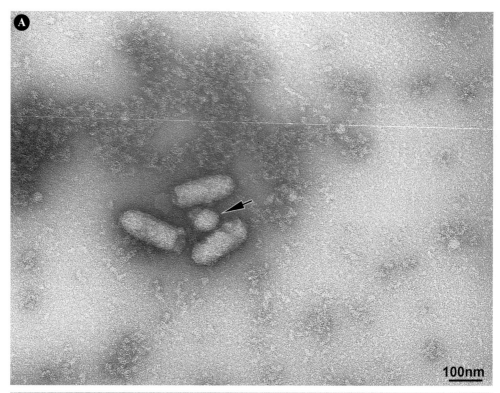

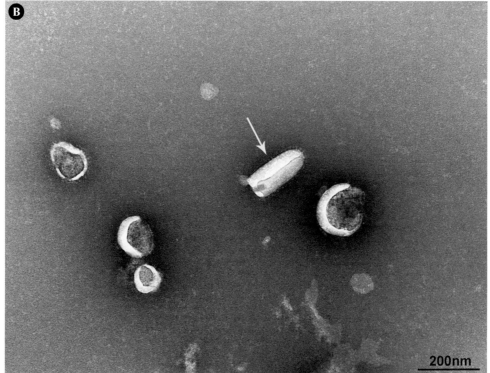

图 4-4-14 水疱性口炎病毒的形态（负染）2

A. 箭头示缺陷干扰颗粒，其余病毒颗粒呈子弹状；B. 箭头示典型子弹状的病毒颗粒，其他病毒颗粒呈大小不等的球形，可见表面刺突及内部核衣壳

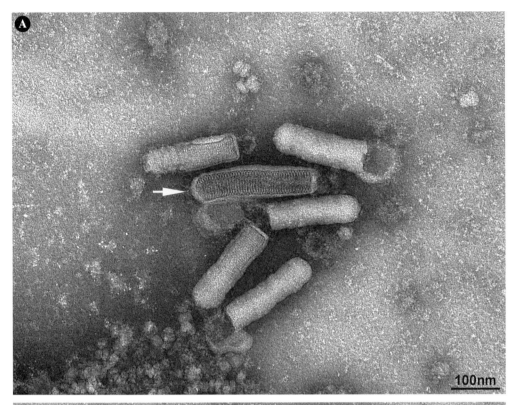

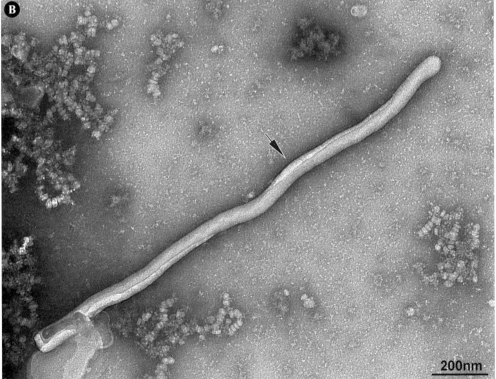

图 4-4-15 鱼病毒性出血性败血症病毒（*Viral hemorrhagic septicemia virus*）的形态（负染）

A.病毒颗粒呈子弹状，箭头示螺纹状核衣壳病毒颗粒；B.箭头示异常长度的病毒颗粒

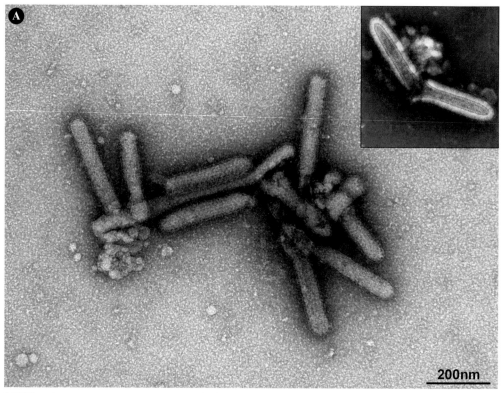

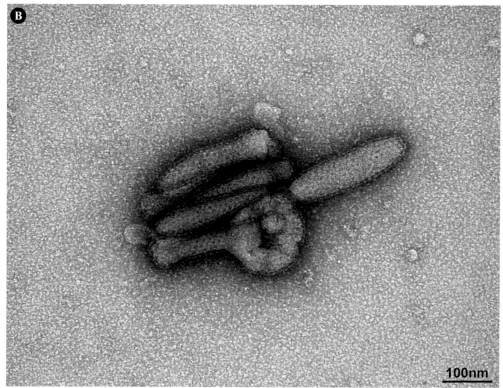

图 4-4-16　分离自蚊的弹状病毒形态（负染）

A.病毒颗粒呈细长杆状，插图示病毒内部可见螺纹状核衣壳；B.病毒表面可见六边形结构

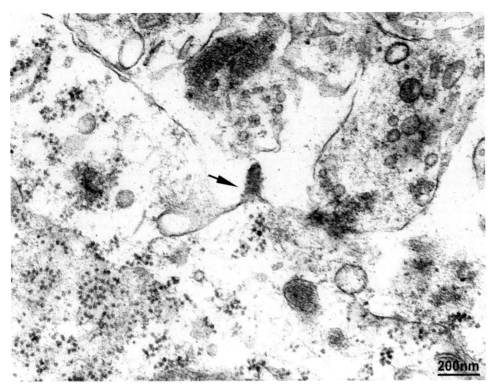

图 4-4-17 狂犬病毒颗粒（箭头示）在细胞质膜上出芽（乳鼠脑组织超薄切片）

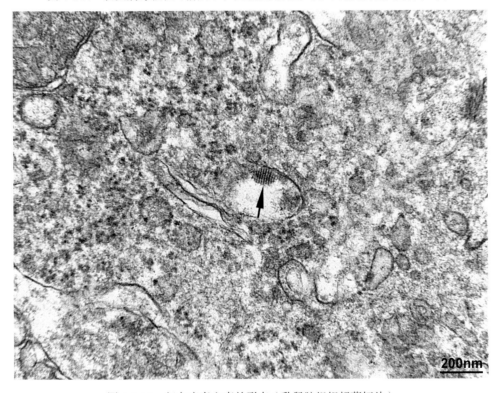

图 4-4-18 狂犬病毒衣壳的形态（乳鼠脑组织超薄切片）

箭头示内质网腔中的衣壳，螺纹清晰可辨

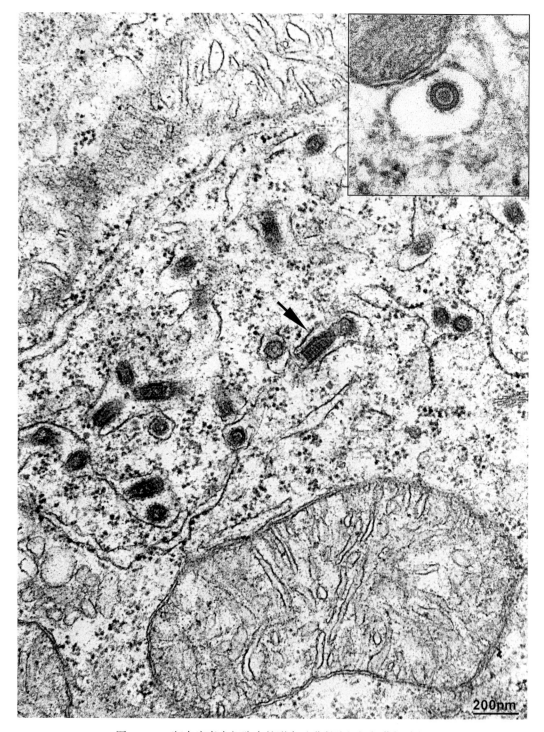

图 4-4-19 狂犬病毒在细胞内的形态（乳鼠脑组织超薄切片）

病毒颗粒向内质网腔中出芽，因病毒颗粒的切面不同，其形态可呈子弹状、卵圆形或圆形。箭头示病毒颗粒的衣壳螺纹清晰可辨；插图示病毒颗粒横切面，病毒的刺突、包膜、基质、衣壳清晰可辨

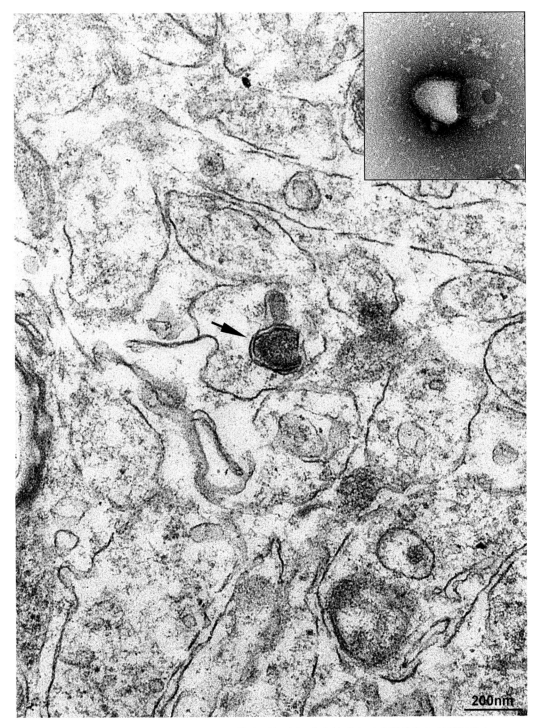

图 4-4-20　狂犬病毒缺陷干扰颗粒（箭头示）在细胞内的形态（乳鼠脑组织超薄切片）

病毒颗粒位于细胞质内的囊泡中，插图示缺陷干扰病毒颗粒的负染形态

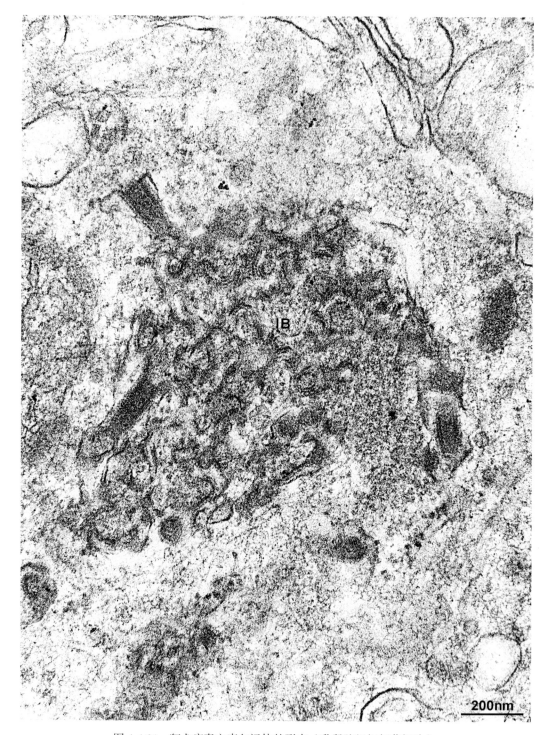

200nm

图 4-4-21　狂犬病毒衣壳包涵体的形态（乳鼠脑组织超薄切片）

弧形或卷曲状的衣壳聚集成包涵体，包涵体周边有出芽的病毒颗粒。IB. 包涵体

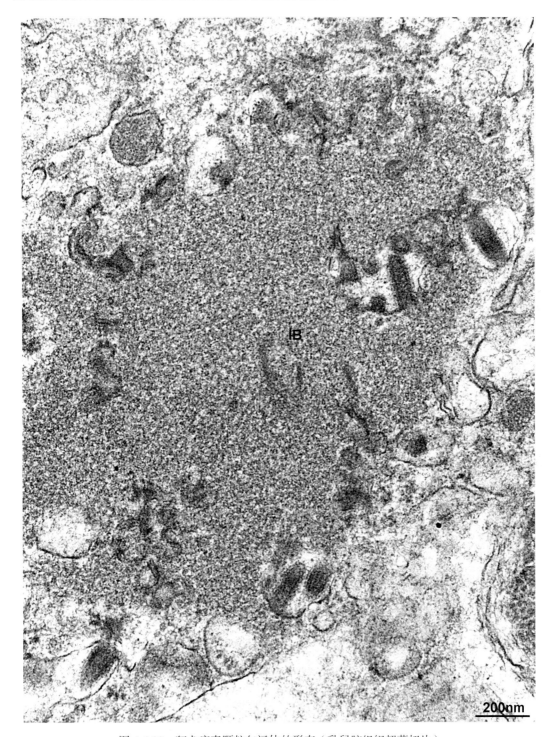

200nm

图 4-4-22　狂犬病毒颗粒包涵体的形态（乳鼠脑组织超薄切片）

细胞质内可见巨大颗粒包涵体，其主要由颗粒组成，为病毒发生的基质，弹状病毒在位于包涵体内部或表面的膜上出芽。

IB. 包涵体

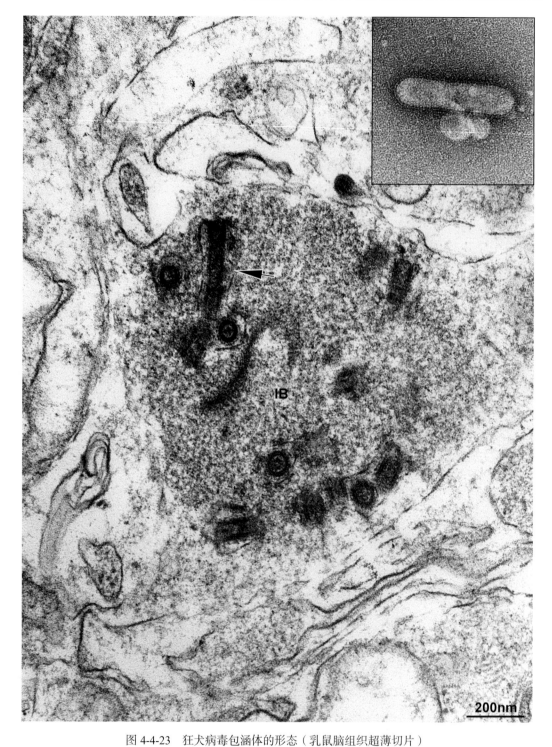

图 4-4-23　狂犬病毒包涵体的形态（乳鼠脑组织超薄切片）

包涵体内可见大量病毒颗粒，因切面方位不同而呈杆状、椭圆形、圆形，箭头示过长的出芽状态的杆状病毒颗粒，插图示杆菌状狂犬病毒颗粒（负染）。IB. 包涵体

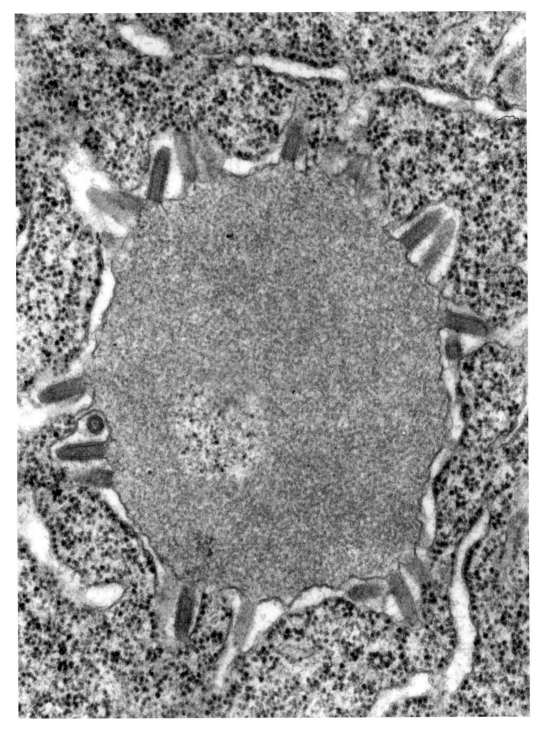

图 4-4-24 狂犬病毒在包涵体包膜上出芽（乳鼠脑组织超薄切片）

大量弹状病毒颗粒在包绕包涵体的包膜上出芽。包涵体较大时可在光镜下观察到，即内氏小体。本图由美国得克萨斯大学

Frederick A. Murphy 教授提供并惠允使用

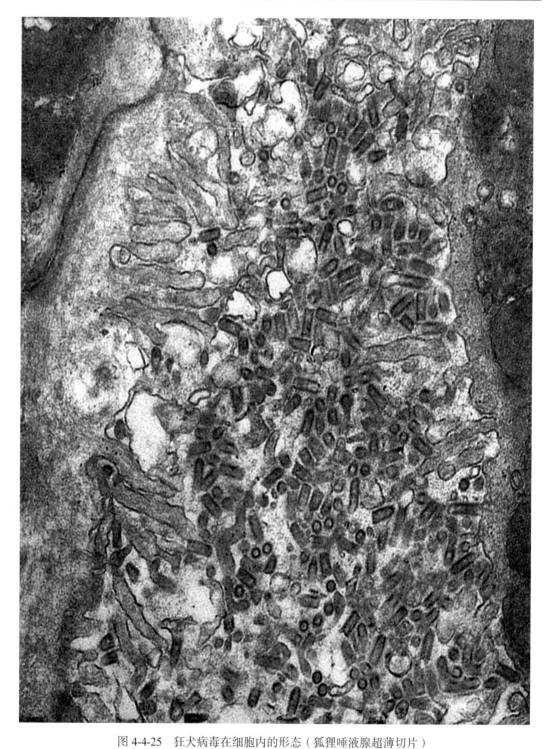

图 4-4-25 狂犬病毒在细胞内的形态（狐狸唾液腺超薄切片）

大量病毒颗粒位于细胞间隙，可见病毒的纵切面及横切面形态。本图由美国得克萨斯大学 Frederick A. Murphy 教授提供并惠允使用

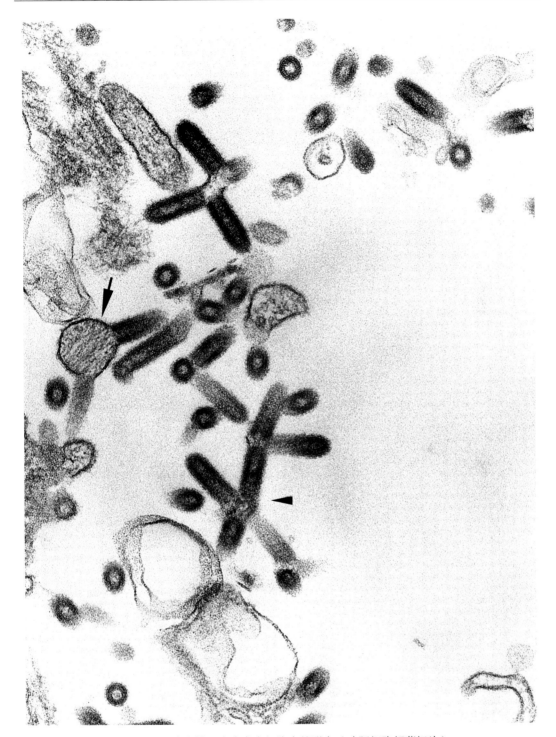

图 4-4-26 水疱性口炎病毒在细胞内的形态（鸡胚细胞超薄切片）

多个病毒颗粒位于细胞外，呈子弹状。箭头示尾部带有囊泡的病毒颗粒，三角示多个病毒颗粒尾部连接呈分叉状。本图由美国耶鲁大学 Caroline K. Y. Fong 博士提供并惠允使用

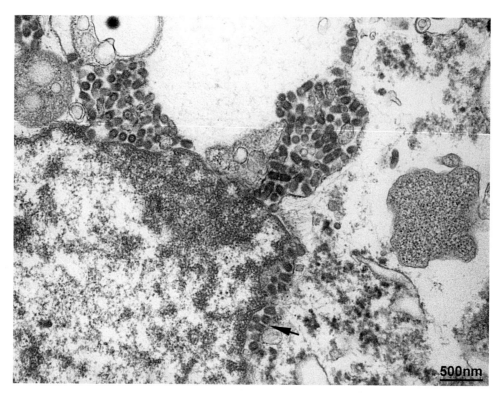

图 4-4-27　菊头蝠 Dpuer 弹状病毒向核周隙出芽（箭头示，BHK-21 细胞超薄切片）

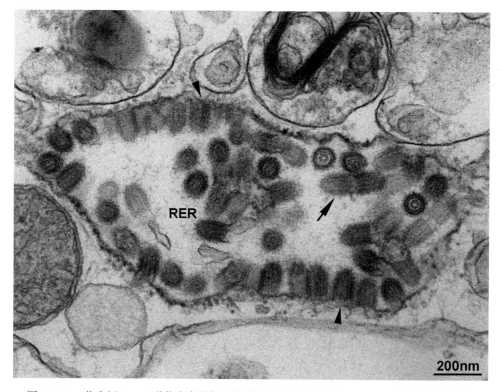

图 4-4-28　菊头蝠 Dpuer 弹状病毒向粗面内质网出芽（三角示，BHK-21 细胞超薄切片）
箭头示内质网腔中尾端相连的两个病毒颗粒。RER. 粗面内质网

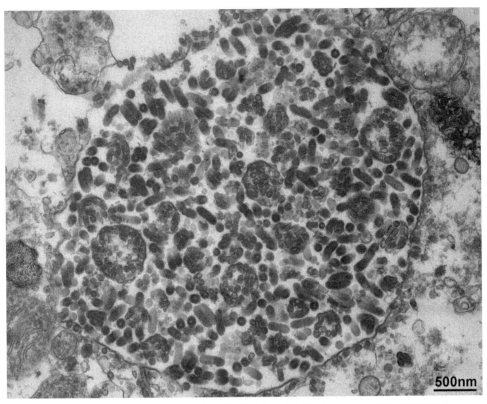

图 4-4-29　菊头蝠 Dpuer 弹状病毒聚集形成病毒包涵体（BHK-21 细胞超薄切片）

细胞质囊泡内病毒颗粒聚集形成病毒包涵体，可见各种不同切面的病毒形态

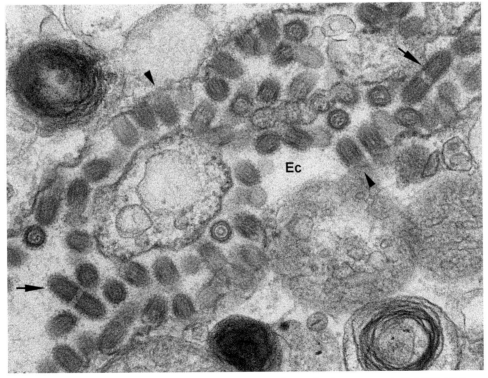

图 4-4-30　菊头蝠 Dpuer 弹状病毒在细胞质膜上出芽（三角示，BHK-21 细胞超薄切片）

箭头示两个病毒颗粒尾部连接。Ec. 细胞外间隙

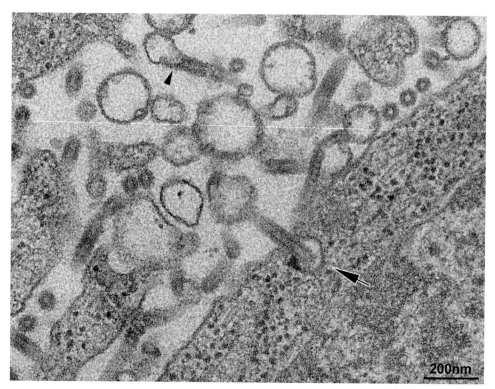

图 4-4-31　蚊中分离的弹状病毒以胞吞方式进入细胞（箭头示，C6/36 细胞超薄切片）
三角示尾部带有囊泡的病毒颗粒

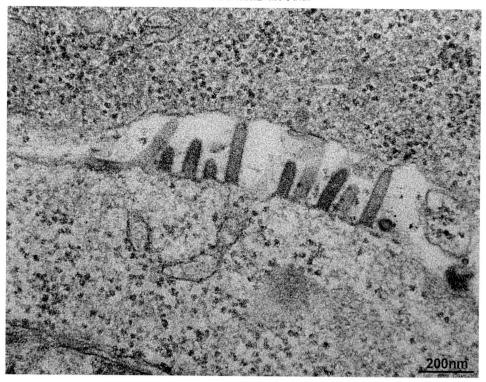

图 4-4-32　蚊中分离的弹状病毒在细胞质膜出芽（C6/36 细胞超薄切片）
病毒颗粒呈不同长度的子弹状

【主要参考文献】

[1] Lyles DS，Kuzmin LV，Rupprecht CE. Rhabdoviridae//Knipe DM，Howley PM. Fields Virology. 6th ed. Philadelphia：Lippincott Williams & Wilkins，2013：885-922.

[2] Walker PJ，Blasdell KR，Calisher CH，et al. ICTV virus taxonomy profile：Rhabdoviridae. J Gen Virol，2018，99（4）：447-448.

[3] MacLachlan NJ，Dubovi EJ. Fenner's Veterinary Virology. 5th ed. Pittsburgh：Academic Press，2017：357-372.

[4] 金奇. 医学分子病毒学. 北京：科学出版社，2001.

[5] Johnson N，Aréchiga-Ceballos N，Aguilar-Setien A. Vampire bat rabies：ecology，epidemiology and control. Viruses，2014，6（5）：1911-1928.

[6] Hemachudha T，Ugolini G，Wacharapluesadee S，et al. Human rabies：neuropathogenesis，diagnosis，and management. Lancet Neurol，2013，12（5）：498-513.

[7] Hatanpaa KJ，Kim JH. Neuropathology of viral infections. Handb Clin Neurol，2014，123：193-214.

[8] Koyuncu OO，Hogue IB，Enquist LW. Virus infections in the nervous system. Cell Host Microbe，2013，13（4）：379-393.

[9] Bishop DHL. Rhabdoviruses：Volume Ⅰ. Boca Raton：CRC Press，1979：65-106.

第五节 布尼亚病毒目（*Bunyavirales*）

2017年国际病毒分类委员会（ICTV）在第十次报告中新增了布尼亚病毒目（*Bunyavirales*）[1,2]。原布尼亚病毒科的汉坦病毒属、内罗病毒属、番茄斑萎病毒属、正布尼亚病毒属分别升格为汉坦病毒科（*Hantaviridae*）、内罗病毒科（*Nairoviridae*）、番茄斑萎病毒科（*Tospoviridae*）、周布尼亚病毒科（*Peribunyaviridae*），再加上新增的5个科组成布尼亚病毒目。其中汉坦病毒科、内罗病毒科、白蛉纤细病毒科（*Phenuiviridae*）、周布尼亚病毒科、沙粒病毒科（*Arenaviridae*）等的成员可以感染人类并导致疾病。感染人类并导致严重疾病的布尼亚病毒分类及病毒如表4-5-1所示（未列举沙粒病毒科）。本章简要介绍除沙粒病毒科外的致病布尼亚病毒形态。

1930年，Daubney等从新生羔羊中分离出裂谷热病毒（*Rift Valley fever virus*，RVFV）[3]，RVFV可引起人畜共患病——裂谷热（Rift Valley fever）。1951～1953年，朝鲜战争时期暴发了朝鲜出血热（Korean hemorrhagic fever，KHF），又称流行性出血热（epidemic hemorrhagic fever，EHF），统称肾综合征出血热（hemorrhagic fever with renal syndrome，HFRS）[3]。1978年，韩国学者李镐汪（Lee HW）首次从黑线姬鼠肺中分离到朝鲜出血热的病原体，根据采集标本的地点将其命名为汉坦病毒（*Hantaan virus*），但其分类学归属长期不明[1]。1983年，我国病毒学家洪涛在世界上首先报道了感染细胞内的汉坦病毒形态[4,5]，为汉坦病毒分类提供了关键依据，使我国在汉坦病毒形态学方面的研究居世界领先地位。1993年，在美国西南部暴发了汉坦病毒肺综合征（Hantavirus pulmonary syndrome，HPS），随后分离出导致HPS的病原体辛诺柏病毒（*Sin Nombre virus*，SNV），并且证实其宿主是啮齿类动物鹿鼠[3, 6]。1999年美国科学家分离获得了拉克罗斯病毒（*Lacrosse virus*，LACV），该病毒主要导致儿童脑炎[7]。2010年在我国发现了发热伴血小板减少综合征病毒（*Severe fever with thrombocytopenia syndrome bunyavirus*，SFTSV），现称大别班达病毒（*Dabie bandavirus*）[8]，其可导致严重发热伴血小板减少综合征（severe fever with thrombocytopenia syndrome，SFTS）[9]。

国内文献中出现的名词"汉坦病毒"，是依据病毒发现地对汉坦病毒种（*Hantaan virus*）的命名，而汉坦病毒科（*Hantaviridae*）和正汉坦病毒属（*Orthohantavirus*）则翻译成"汉塔（或汉他）"病毒科或"正汉塔（或汉他）"病毒属才更符合音译规律。

表4-5-1 导致人类重大疾病的布尼亚病毒分类及病毒举例

科	属	重要病毒种
汉坦病毒科（*Hantaviridae*）	正汉坦病毒属（*Orthohantavirus*）	汉坦病毒（*Hantaan virus*） 辛诺柏病毒（*Sin Nombre virus*）
内罗病毒科（*Nairoviridae*）	正内罗病毒属（*Orthonairovirus*）	克里米亚-刚果出血热病毒（*Crimean-Congo hemorrhagic fever virus*）
白蛉纤细病毒科（*Phenuiviridae*）	白蛉病毒属（*Phlebovirus*）	裂谷热病毒（*Rift Valley fever virus*）、大别班达病毒（*Dabie bandavirus*）
周布尼亚病毒科（*Peribunyaviridae*）	正布尼亚病毒属（*Orthobunyavirus*）	拉克罗斯病毒（*La Crosse virus*）

【基本特征】

经典的布尼亚病毒多为3个节段的负链RNA病毒，新修订的布尼亚病毒则含有2～8个节段的负链RNA。除少数病毒只发现了L和S两个RNA片段序列外，大多数布尼亚病毒基因组均由大（large，L）、中（medium，M）、小（small，S）3个RNA片段组成，分别编码病毒RNA依赖的RNA聚合酶（RdRp）、膜糖蛋白G1和G2、衣壳蛋白N[10]。大别班达病毒基因组的L片段编码RdRp；M片段编码膜蛋白前体，翻译后经宿主细胞内蛋白酶修饰形成Gn和Gc两个膜蛋白；S片段为双义RNA，有两个方向相反的读码框，分别编码核蛋白N和非结构蛋白NS[11]。

经典的汉坦病毒颗粒在蔗糖密度梯度离心中的浮力密度为1.16～1.18g/cm³，在氯化铯中为1.20～1.21g/cm³。病毒对脂溶剂很敏感，乙醚、氯仿、丙酮、苯等都能够将其灭活，碘酊、乙醇等常用消毒剂也能够灭活此病毒。病毒在4～20℃时相对稳定，56℃ 1h，100℃ 1min均可灭活病毒。新生小白鼠对汉坦病毒很敏感。

多种细胞系可用于汉坦病毒的分离培养，如绿猴肾细胞（VeroE6）、人肺癌细胞（A549）、人胚肺二倍体细胞（2BS）、大白鼠肺原代细胞、地鼠肾原代细胞和鸡胚成纤维细胞等[3, 9]。大别班达病毒可以在Vero细胞及人单核细胞系（THP-1）细胞内复制。某些媒介生物传播的布尼亚病毒可在乳鼠脑或蚊细胞系中（如 C6/36 细胞等）复制。

汉坦病毒科的成员可通过啮齿类和食虫类动物传播，内罗病毒科、白蛉纤细病毒科、周布尼亚病毒科病毒通过蜱、蚊和蛉等媒介昆虫传播。布尼亚病毒种类众多，且对人和动物具有高致病性，或者具有潜在的感染致病风险。汉坦病毒导致肾综合征出血热和汉坦病毒肺综合征，病毒感染可损伤全身毛细血管的内皮细胞和小血管，引起高热、出血和免疫功能紊乱等临床表现。肾综合征出血热多见肾损害及肾小管周围肿瘤坏死因子α、转化生长因子β及血小板衍生生长因子等细胞因子表达增加，而汉坦病毒肺综合征则多见炎症细胞浸润[3]。RVFV 主要导致牲畜死亡和流产，人感染症状较轻，少数会出现严重的脑膜炎或出血热[12]。大别班达病毒感染可导致血小板减少，造成凝血障碍，患者以发热伴血小板减少为主要临床表现，多急性起病，部分病例伴有蛋白尿、肝功能损伤，以及血尿、黑便、牙龈等部位出血症状，个别重症患者发展为急性多器官衰竭而死亡，其病死率可达 10%～15%[6]。LACV 主要通过伊蚊叮咬传播，是美国儿童脑炎的主要病原体之一[9]。

【形态学与超微结构】

布尼亚病毒多呈球形，大致由以下结构组成：最外层为病毒刺突（由 Gn 和 Gc 异源二聚体构成），刺突附着在病毒包膜上，包膜包裹分节段的病毒核衣壳复合体。某些类型的布尼亚病毒表面的刺突排列成方形栅格状或圆形孔状，此为其形态学鉴定的重要形态特征（图 4-5-1）。

（一）负染和冷冻电镜观察

布尼亚病毒多呈球形或椭圆形，且具有多形性，平均直径 80～120nm（图 4-5-2～图 4-5-10），通常病毒颗粒内至少包含一个基因片段（即一个 L、M 或 S）的核衣壳，而并不是每个病毒颗粒均含有等量的 L、M、S 的核衣壳，这可能是导致病毒大小不一的原因之一[3]。病毒最外层为长 5～10nm 的刺突，刺突下为厚 5～7nm 的脂质包膜，其包绕病毒核衣壳。不同布尼亚病毒科间因刺突排列形式不同而形态有一定的差异[13, 14]，以下举例说明。汉坦病毒科正汉坦病毒属的汉坦病毒成熟病毒颗粒直径为 75～210nm，平均为 122nm。包膜表面为由糖蛋白组成的刺突，长约 6nm，刺突形成很多约 8nm 的方形栅格状规则结构，此结构具有特异性（图 4-5-2～图 4-5-4）。白蛉纤细病毒科的大别班达病毒、白蛉病毒等呈球形或卵圆形，直径为 90～100nm，刺突长约 9.5nm。此类病毒典型负染形态特征表现为，刺突排列形成直径约 10nm 的圆凹（图 4-5-5、图 4-5-9）。有时染色剂穿透病毒包膜，而导致无法呈现其表面的圆凹（图 4-5-6）。有时病毒颗粒仅呈现为具有绒毛状刺突的球形病毒颗粒，而未见其表面的圆凹结构（图 4-5-7）。冷冻电镜观察大别班达病毒时，未见病毒表面的圆凹结构，但其刺突及脂质膜清晰可辨（图 4-5-8）。负染时，周布尼亚病毒科的拉克罗斯病毒多呈球形，刺突清晰可见（图4-5-10）。除了球形，目前发现有少数布尼亚病毒亦可呈杆状，且其表面未见显著的形态特征（图4-5-11）。

（二）超薄切片电镜观察

虽然布尼亚病毒负染呈多形性，但在超薄切片上，病毒形态则相对均一，病毒颗粒通常呈直径约100nm的球形，多形性不如负染时那样多而易见（图4-5-12～图4-5-46）。

布尼亚病毒通过受体介导的胞吞作用进入细胞（图4-5-28），病毒包膜与内吞体膜融合，从而释放病毒基因组进入细胞质，并在细胞质内完成复制。病毒颗粒向高尔基体囊腔内出芽成熟（图4-5-33～图4-5-35），最终包裹病毒颗粒的囊泡与细胞质膜融合，以胞吐方式释放病毒颗粒（图4-5-42A）。另外，细胞外还可见病毒颗粒以包裹在囊泡内的形式存在（图4-5-42B）。极少数情况下，少数布尼亚病毒在某些细胞上通过直接在细胞质膜上出芽的方式释放[15]。

病毒释放后可聚集在细胞外，这些病毒颗粒刺突、包膜、核心等层次清晰，包膜内为核心，呈疏松的粗颗粒状、弯曲丝状或螺旋丝状。核心为由病毒核蛋白、RNA聚合酶和病毒核酸组成的核衣壳[10]（图4-5-12、图4-5-13、图4-5-45）。细胞外或细胞质囊泡内的成熟病毒颗粒均可被抗病毒血清识别（图4-5-14～图4-5-17）。

汉坦病毒在形态发生过程中具有以下特征[14, 16]：

（1）形成特征性的包涵体。病毒复制过程中在细胞质内形成三种形态的包涵体，即颗粒包涵体、颗粒-丝状包涵体及丝状包涵体，免疫电镜标记显示上述包涵体含有病毒核蛋白成分。颗粒包涵体多呈球形，直径500～2000nm，由众多高电子密度的细小颗粒构成（图4-5-18～图4-5-20）。颗粒-丝状包涵体数量多、形态变化大，可呈球形、肾形及多形性。颗粒-丝状包涵体通常较颗粒包涵体大（可长达2500～7000nm）。颗粒-丝状包涵体由高电子密度的颗粒和丝状结构交织构成，丝状结构往往位于包涵体的周围（图4-5-21、图4-5-22）。丝状包涵体出现概率最小，但有的体积巨大（图4-5-23、图4-5-24）。通常高尔基体或内质网等细胞器分布于上述三种包涵体附近。上述三种类型包涵体具有特异性，是汉坦病毒感染细胞的形态学标志。除了细胞质内的包涵体外，在细胞外也可见到体积较大的致密包涵体，此种包涵体的电子密度甚高，其周围常常伴有成熟的病毒颗粒（图4-5-25），可能为细胞破裂后所释放。

（2）部分感染的细胞表面出现病毒抗原层（图4-5-26）。抗原层具有如下特点：①由均质电子致密组分构成，厚度约14nm。②覆盖在感染细胞的表面，与细胞膜有明显的界限。③总是与成熟或不成熟的病毒颗粒伴随。免疫标记显示，其可与病毒抗体反应，说明为病毒抗原成分。

（3）病毒颗粒周围往往伴随直径约25nm的高电子密度颗粒，称为伴随颗粒（图4-5-27）。其分布没有规律，有时聚集成簇，有时完全不见，此种颗粒未曾在其他病毒中见到。

大别班达病毒可向高尔基体囊泡或细胞质中的囊泡内出芽（图4-5-33～图4-5-35），其在复制过程中亦会导致细胞质内出现颗粒包涵体（图4-5-36、图4-5-37）和丝状包涵体（图4-5-38），有时可见颗粒包涵体、丝状包涵体出现在一个细胞内，通常颗粒包涵体较丝状包涵体多见（图4-5-39、图4-5-40）。偶见大别班达病毒感染的细胞表面存在抗原层样结构（图4-5-41）。

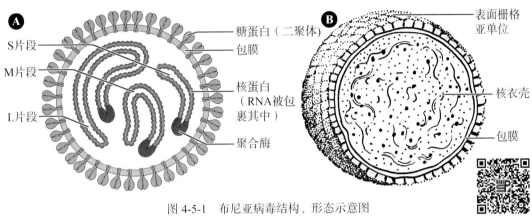

图 4-5-1　布尼亚病毒结构、形态示意图

A. 布尼亚病毒结构示意图；B. 肾综合征出血热病毒形态示意图。经授权本图引自文献［14］，略有改动

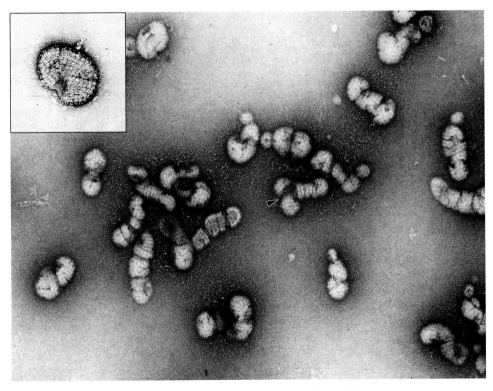

图 4-5-2　汉坦病毒（76-118株）的形态（负染）1

病毒颗粒呈多形性，表面有特异性方形栅格状结构（插图示），三角示病毒颗粒断裂处形成缝隙。经授权本图引自文献［14］，略有改动

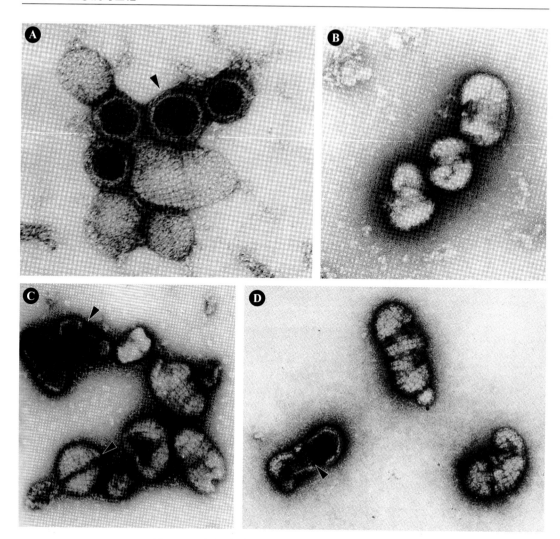

图 4-5-3　汉坦病毒（76-118 株）的形态（负染）2

病毒颗粒呈多形性，可呈圆形、椭圆形等，表面呈方形栅格状。A. 三角示染色剂穿透而呈空瘪状的病毒颗粒；C、D. 三角示呈断裂状的病毒颗粒。经授权本图引自文献 [14]，略有改动

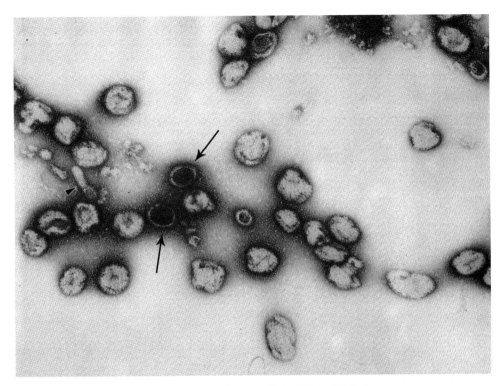

图 4-5-4　汉坦病毒（R22 株）的形态（负染）

病毒颗粒呈多形性，箭头示空瘪状的病毒颗粒，三角示一个异形的病毒颗粒。经授权本图引自文献 [14]，略有改动

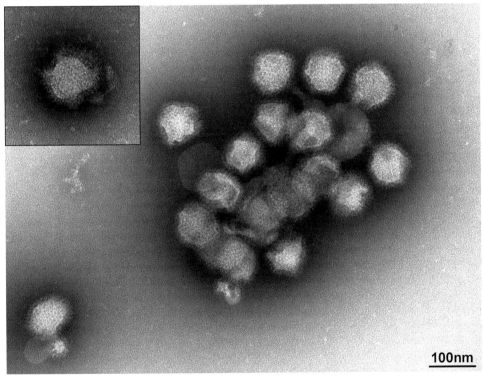

图 4-5-5　大别班达病毒的形态（负染）1

病毒颗粒多呈球形，具有一定的多形性。病毒表面可见大量圆凹、绒毛状的刺突清晰可辨。插图示表面有清晰圆凹结构的病毒颗粒

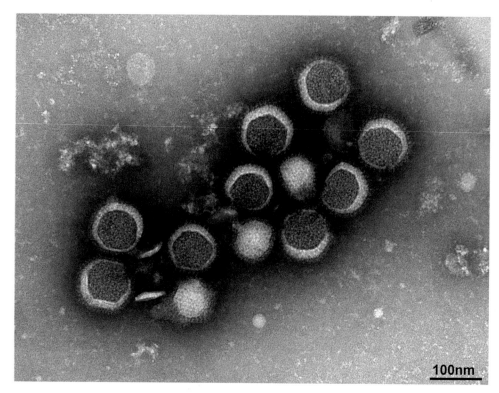

图 4-5-6　大别班达病毒的形态（负染）2
病毒颗粒外周可见刺突，部分病毒颗粒包膜被染色剂穿透，而未呈现表面的圆凹

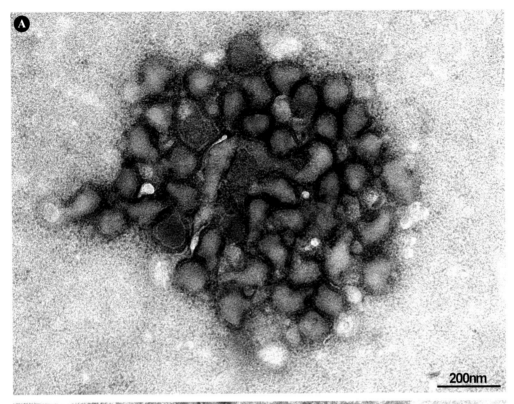

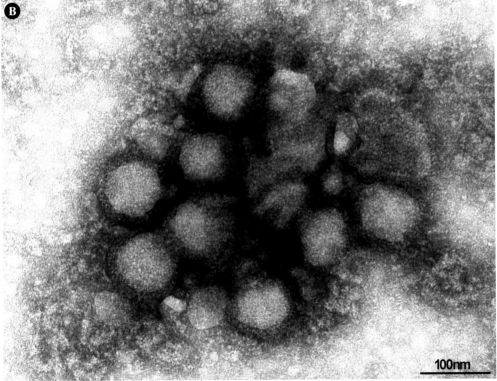

图 4-5-7 大别班达病毒的形态（负染）3

病毒包膜表面未显示圆凹的病毒颗粒。A.病毒大小、形状多变，呈多形性；B.高倍放大，包膜、刺突清晰可辨

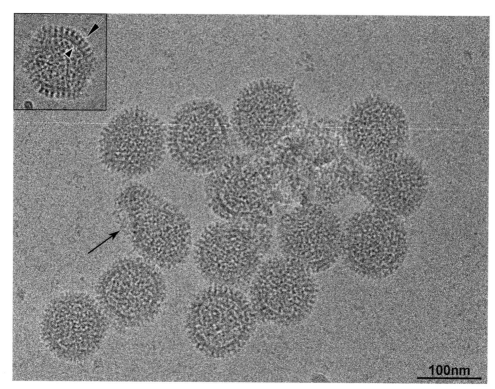

图 4-5-8　大别班达病毒的形态（冷冻电镜）

病毒颗粒呈球形，具有多形性，刺突清晰。箭头示梭形病毒颗粒，插图箭头示刺突，三角示包膜

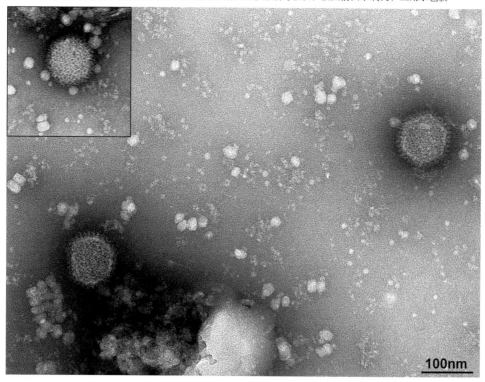

图 4-5-9　白蛉热那不勒斯病毒（*Sandfly fever Naples phlebovirus*）的形态（负染）

病毒颗粒呈球形，刺突清晰，插图示包膜表面可见圆凹

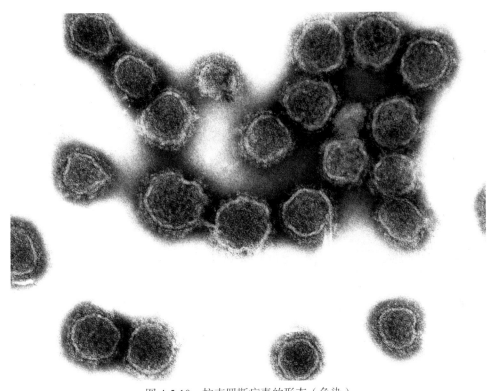

图 4-5-10　拉克罗斯病毒的形态（负染）

病毒颗粒呈圆形，大小不等，其表面可见短小的刺突，病毒颗粒被染色剂穿透而呈高电子密度。本图由美国得克萨斯大学
Frederick A. Murphy 教授提供并惠允使用

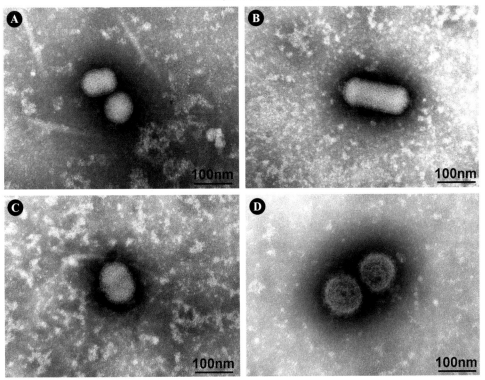

图 4-5-11　格里克（Gouléako）病毒的形态（负染）

病毒形态呈多形性，可见球形、短棒状病毒颗粒

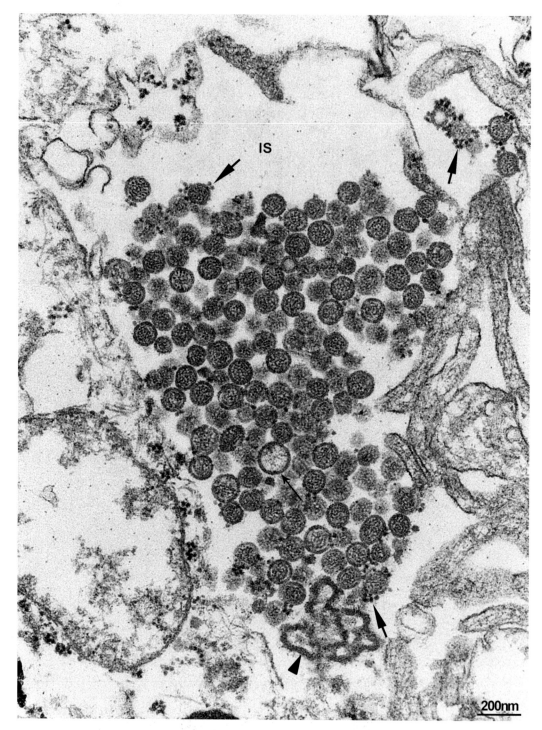

图 4-5-12　细胞间隙内汉坦病毒颗粒的形态（VeroE6 细胞超薄切片）

细胞间隙内聚集大量球形病毒颗粒，其内部的核衣壳呈卷曲状或细砂粒状，细箭头示空心状病毒颗粒，粗箭头示病毒伴随颗粒，三角示病毒抗原层。IS. 细胞间隙

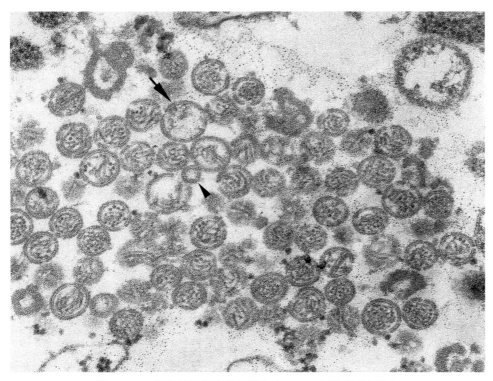

图 4-5-13 细胞外汉坦病毒的形态（VeroE6 细胞超薄切片）

细胞外大量病毒颗粒聚集，多呈球形。病毒刺突、包膜、核衣壳清晰可见。切面上核衣壳呈点状、丝线状或螺旋状。箭头和三角分别示大和小空心状病毒颗粒

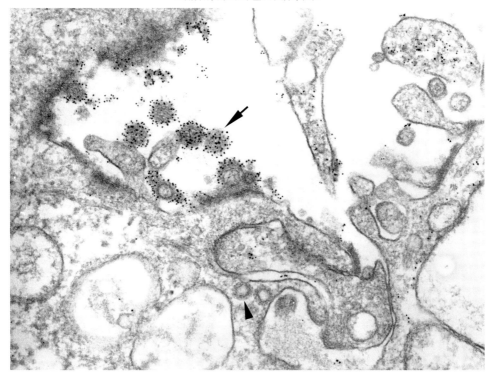

图 4-5-14 免疫胶体金标记的汉坦病毒（VeroE6 细胞超薄切片）1

箭头示被抗病毒血清识别并被免疫胶体金标记的细胞外成熟病毒颗粒；三角示细胞质内的网格蛋白运输囊泡，其形态易与病毒颗粒混淆

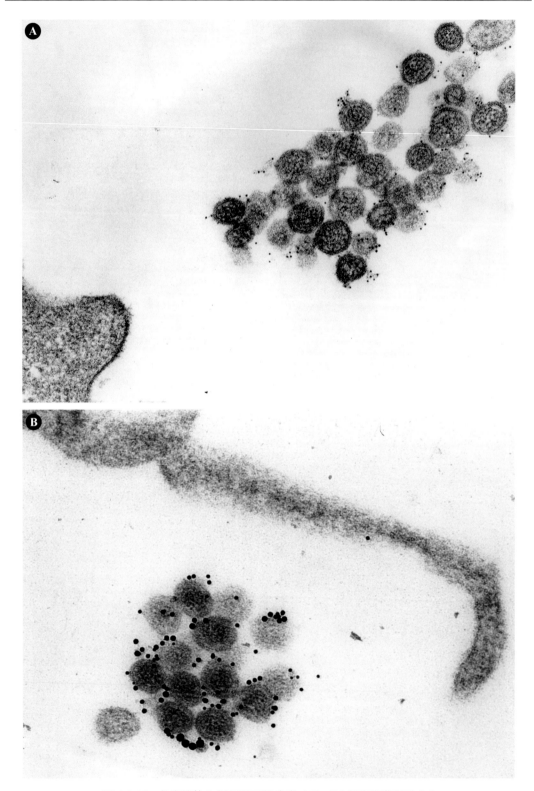

图 4-5-15　免疫胶体金标记的汉坦病毒（VeroE6 细胞超薄切片）2

汉坦病毒感染细胞后与抗病毒血清反应，再被胶体金二抗标记。可见病毒颗粒表面特异性结合了大量胶体金颗粒。A. 低倍放大；B. 高倍放大。经授权本图引自文献 [14]，略有改动

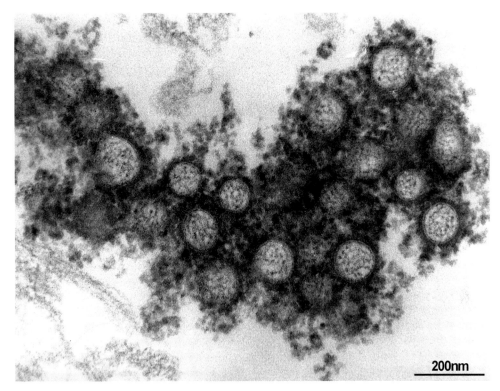

图 4-5-16 免疫酶标记的汉坦病毒（VeroE6 细胞超薄切片）

病毒颗粒被抗体上辣根过氧化物酶（HRP）催化的二氨基联苯胺（DAB）高电子密度沉淀标记。经授权本图引自文献［14］，略有改动

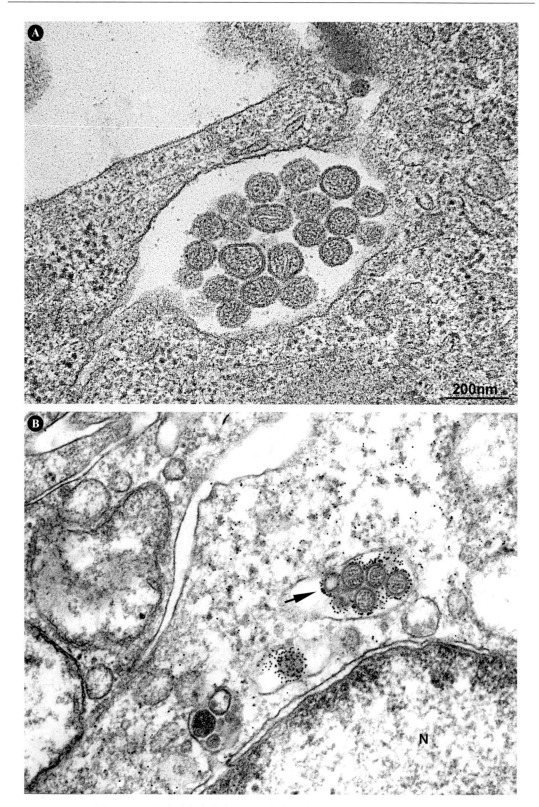

图 4-5-17 细胞质内囊泡中的汉坦病毒形态（VeroE6 细胞超薄切片）

病毒颗粒聚集在细胞质内的囊泡中。A. 病毒刺突、包膜及核衣壳清晰可辨；B. 经穿透标记免疫电镜技术处理，囊泡内的病毒
颗粒被抗病毒血清及免疫胶体金颗粒标记（箭头示）。N. 细胞核

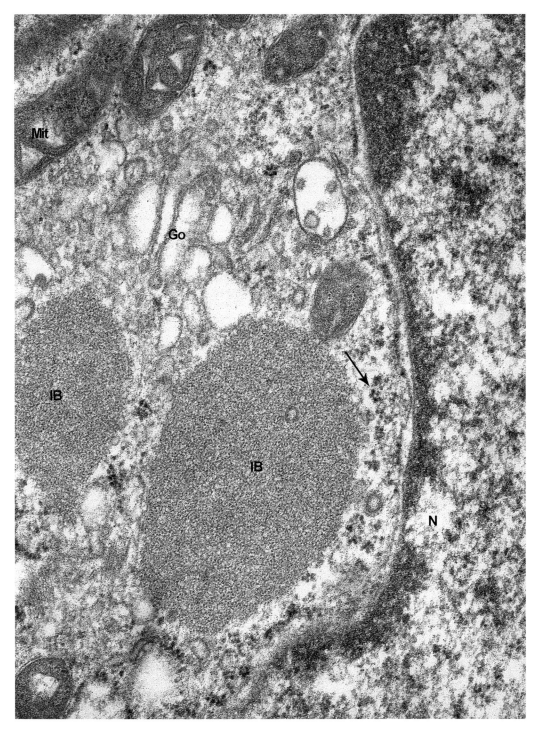

图 4-5-18 汉坦病毒相关的颗粒包涵体形态（VeroE6 细胞超薄切片）

包涵体位于细胞质内，靠近细胞核，由高电子密度的小颗粒聚集组成。高尔基体、线粒体及游离核糖体（箭头示）环绕其周围。

IB. 包涵体；Go. 高尔基体；Mit. 线粒体；N. 细胞核

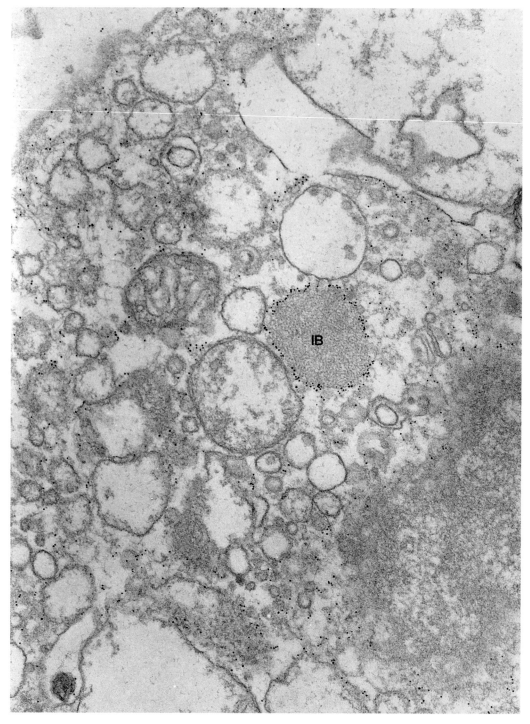

图 4-5-19　免疫胶体金颗粒标记的汉坦病毒相关的颗粒包涵体形态（VeroE6 细胞超薄切片）

经穿透标记技术处理，包涵体周围被特异性抗体识别并被免疫胶体金颗粒标记、包绕。IB. 包涵体

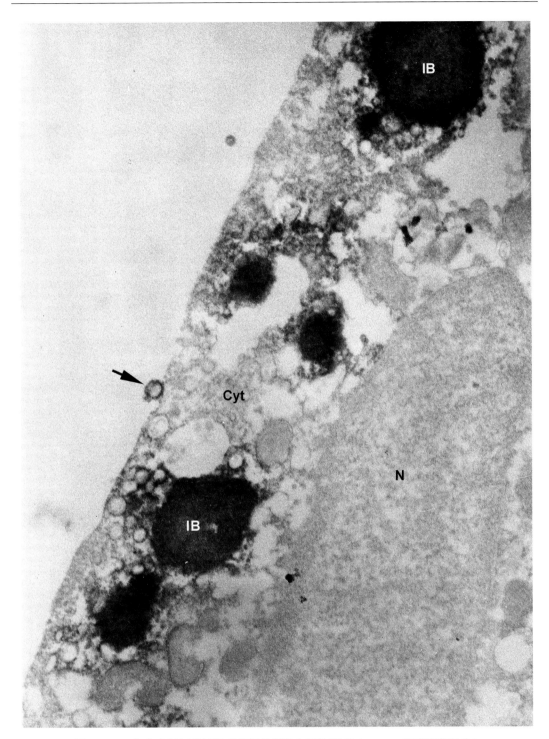

图 4-5-20　免疫酶标记的汉坦病毒相关颗粒包涵体形态（VeroE6 细胞超薄切片）

包涵体被抗体上的 HRP 催化呈高电子密度的 DAB 沉淀标记，箭头示细胞表面被酶标记的病毒颗粒。切片未经铀、铅常规染色，故细胞结构不清晰。IB. 包涵体；N. 细胞核；Cyt. 细胞质。经授权本图引自文献 [14]，略有改动

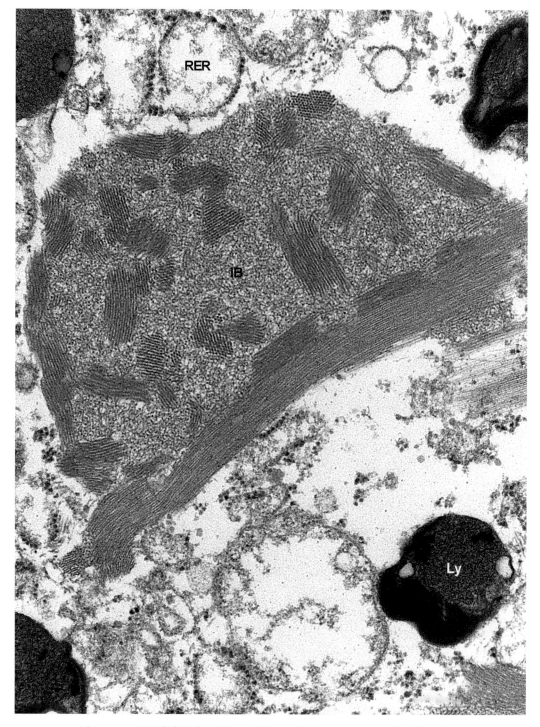

图 4-5-21　汉坦病毒相关的颗粒 - 丝状包涵体形态（VeroE6 细胞超薄切片）

包涵体位于细胞质内，由颗粒状及丝状结构构成。IB. 包涵体；Ly. 溶酶体；RER. 粗面内质网

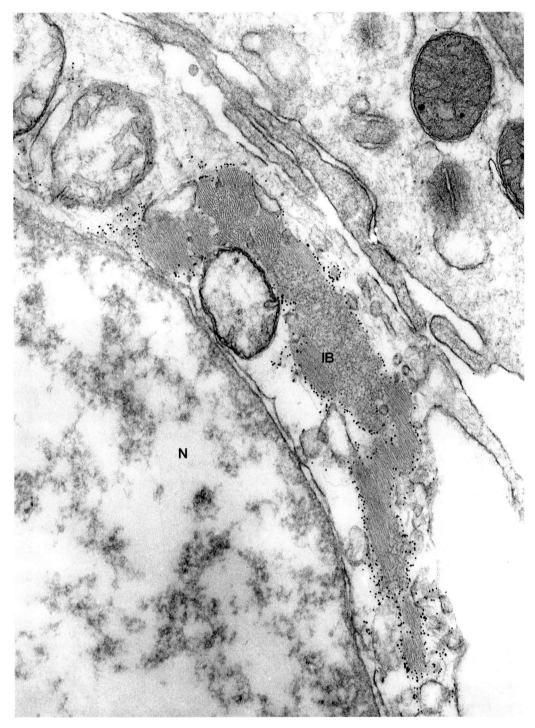

图 4-5-22　免疫胶体金颗粒标记的汉坦病毒相关颗粒 - 丝状包涵体的形态（VeroE6 细胞超薄切片）
经穿透标记技术处理，可见包涵体周围被免疫胶体金颗粒标记、包绕。N. 细胞核；IB. 包涵体

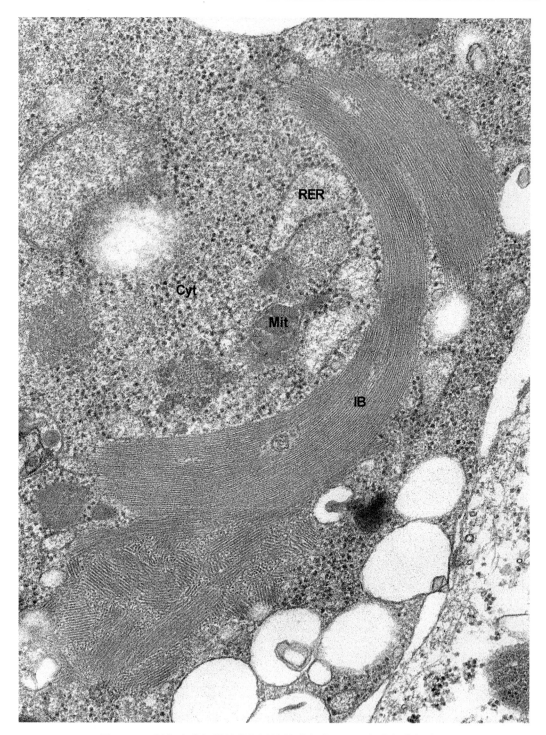

图 4-5-23　汉坦病毒相关丝状包涵体的形态（VeroE6 细胞超薄切片）

包涵体位于细胞质内，由直径几乎均一的细丝状结构聚集而成，细丝呈平行排列或方向不定。线粒体及粗面内质网位于其附近，
　细胞质内出现大的囊泡。IB. 包涵体；RER. 粗面内质网；Mit. 线粒体；Cyt. 细胞质。经授权本图引自文献［14］，略有改动

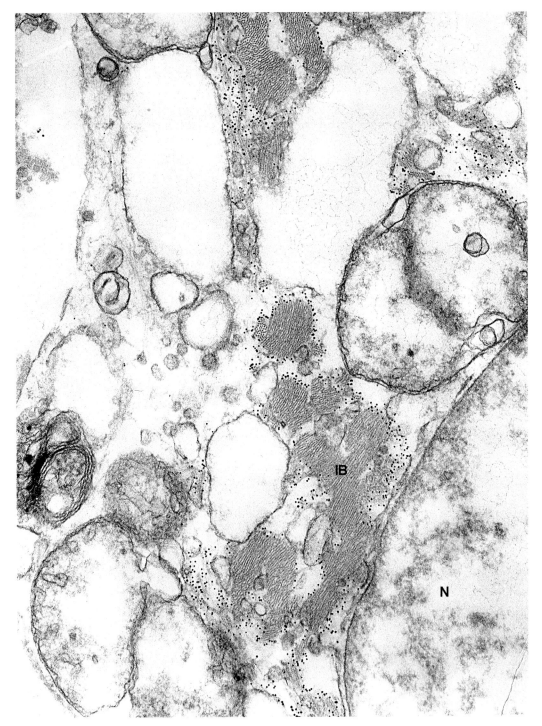

图 4-5-24　免疫胶体金颗粒标记的汉坦病毒相关丝状包涵体的形态（VeroE6 细胞超薄切片）

经穿透标记技术处理，包涵体周围被免疫胶体金颗粒标记、包绕。N. 细胞核；IB. 包涵体

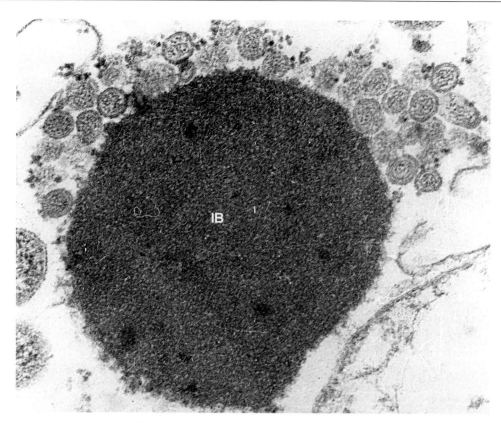

图 4-5-25　细胞外的汉坦病毒相关致密包涵体的形态（VeroE6 细胞超薄切片）

包涵体位于细胞外，呈高电子密度，周围包绕大量病毒颗粒，此包涵体可能为细胞裂解后所释放。IB. 包涵体

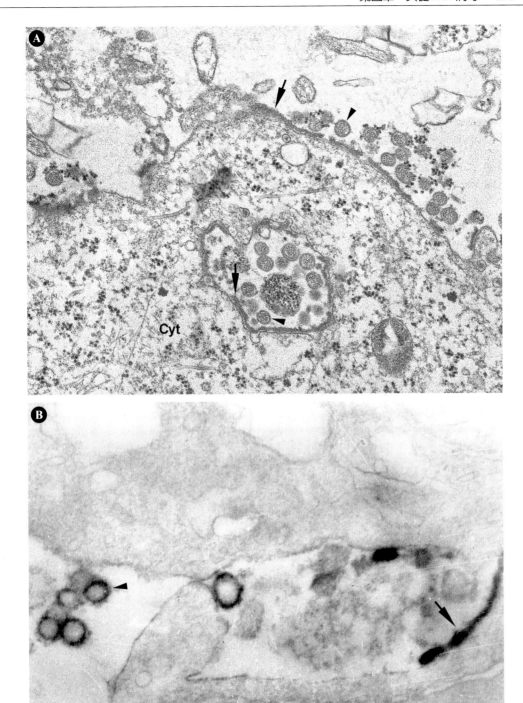

图 4-5-26　汉坦病毒相关抗原层的形态（VeroE6 细胞超薄切片）

A. 抗原层位于细胞质膜表面或细胞质内的腔室表面（箭头示），呈高电子密度，厚度大致均一，与细胞膜间存在间隙，有成熟的病毒颗粒相伴（三角示）；B. 免疫酶标记的抗原层形态，箭头示细胞膜表面被标记的抗原层，三角示被标记的病毒颗粒，切片未经常规染色，细胞结构不清晰。Cyt. 细胞质。经授权本图引自文献［14］，略有改动

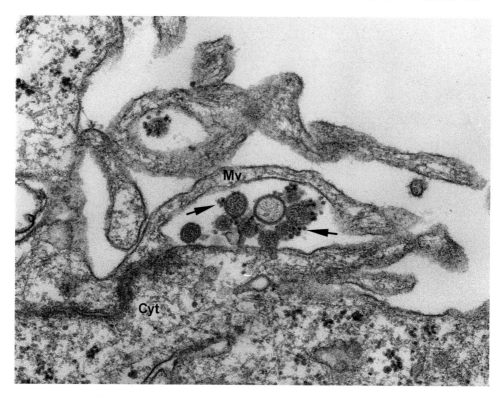

图 4-5-27　汉坦病毒伴随颗粒的形态（Vero-E6 细胞超薄切片）

箭头示病毒伴随颗粒呈高电子密度，数量不定，多位于成熟病毒颗粒周围。Mv. 微绒毛；Cyt. 细胞质

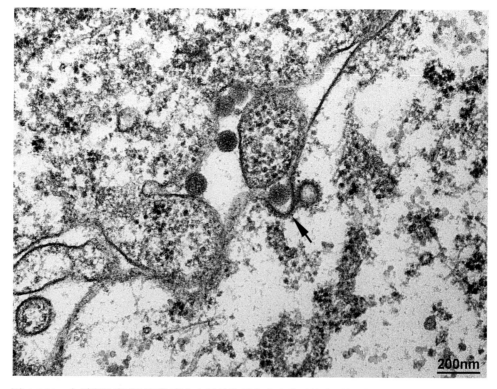

图 4-5-28　大别班达病毒以网格蛋白介导的胞吞方式入胞（箭头示）（VeroE6 细胞超薄切片）

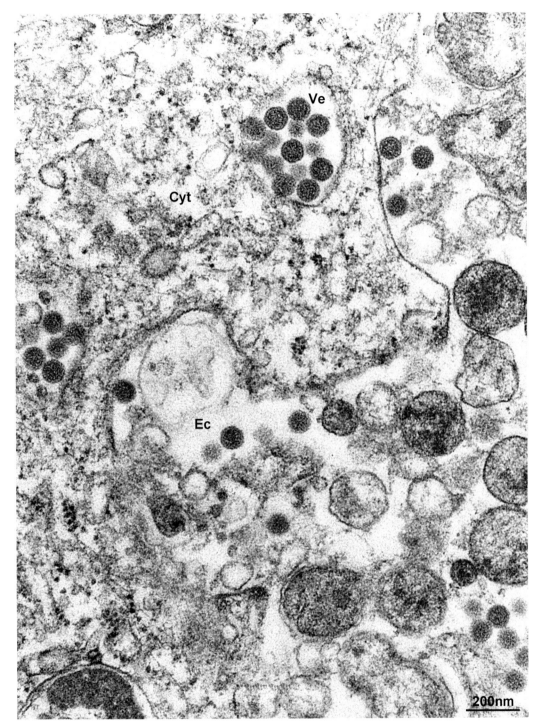

图 4-5-29　大别班达病毒在细胞内的形态（VeroE6 细胞超薄切片）

病毒颗粒聚集于细胞质的囊泡内或分布在细胞外间隙，呈基本均一的球形。Cyt. 细胞质；Ve. 囊泡；Ec. 细胞外间隙

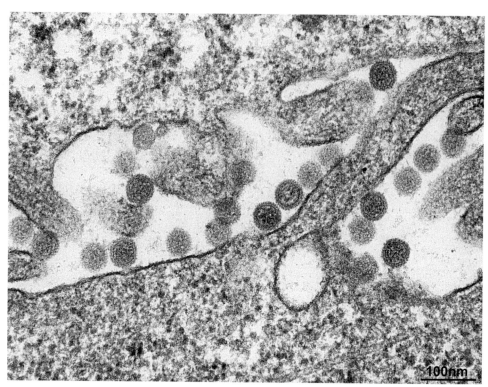

图 4-5-30　细胞表面大别班达病毒的形态（VeroE6 细胞超薄切片）

病毒颗粒呈基本均一的球形，病毒刺突、包膜及核心清晰可辨

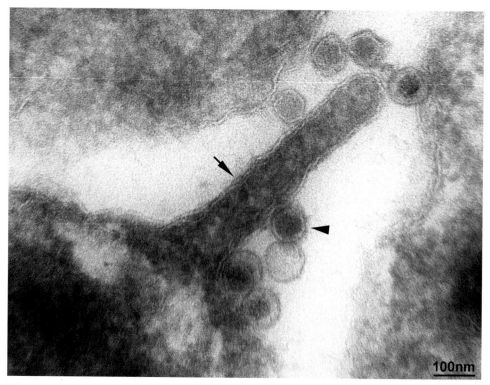

图 4-5-31　VeroE6 细胞表面大别班达病毒的形态（Tokuyasu 法冷冻超薄切片，常温电镜观察）

病毒颗粒吸附在细胞微绒毛（箭头示）表面，病毒颗粒呈球形（三角示），包膜清晰可见，但刺突不清晰

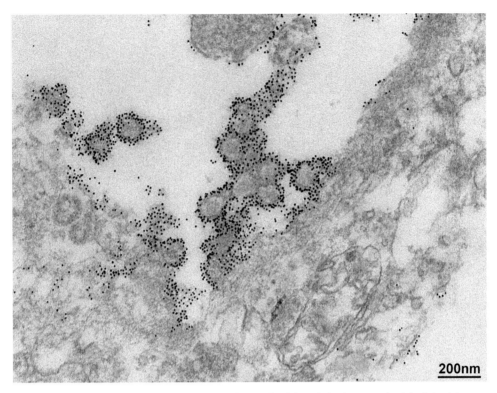

图 4-5-32 免疫胶体金颗粒标记的细胞表面的大别班达病毒（VeroE6 细胞超薄切片）
经包埋前免疫标记，细胞外病毒颗粒被抗病毒血清和免疫胶体金颗粒识别与标记

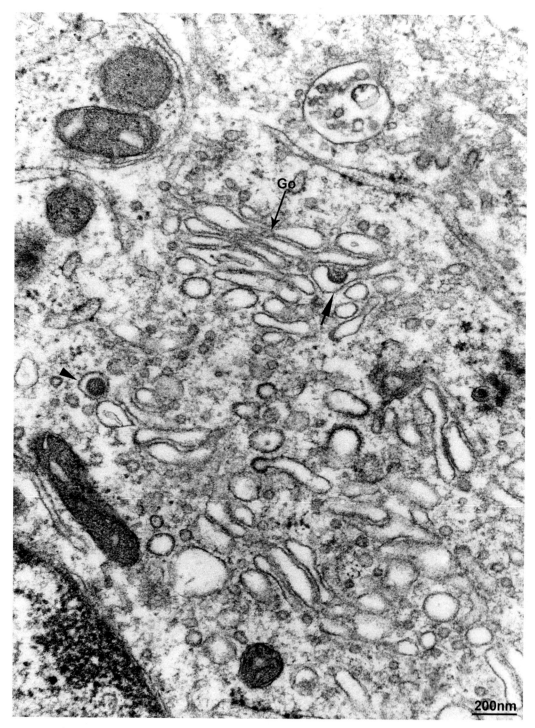

图 4-5-33 大别班达病毒向高尔基体囊泡内出芽（VeroE6 细胞超薄切片）

粗箭头示病毒颗粒正在向高尔基体内出芽，三角示包裹成熟病毒颗粒的高尔基体囊泡。Go. 高尔基体（细箭头示）

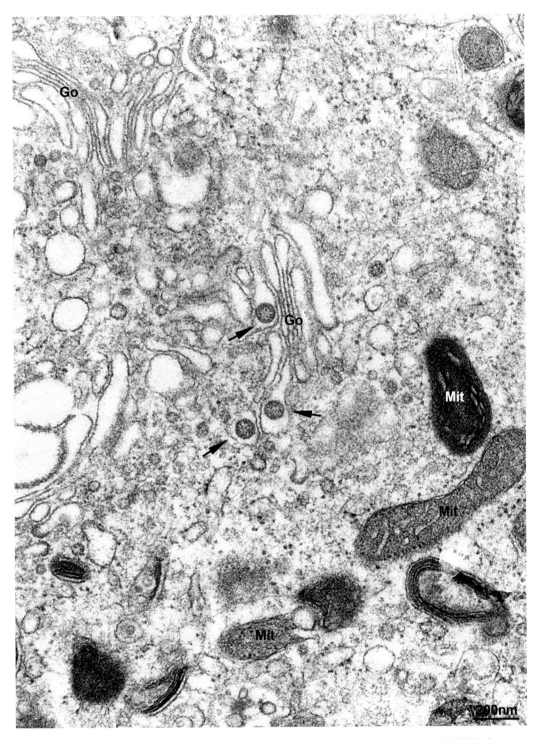

图 4-5-34　高尔基体囊泡内的大别班达病毒颗粒的形态（箭头示）（VeroE6 细胞超薄切片）

病毒颗粒呈均一球形。Go. 高尔基体；Mit. 线粒体

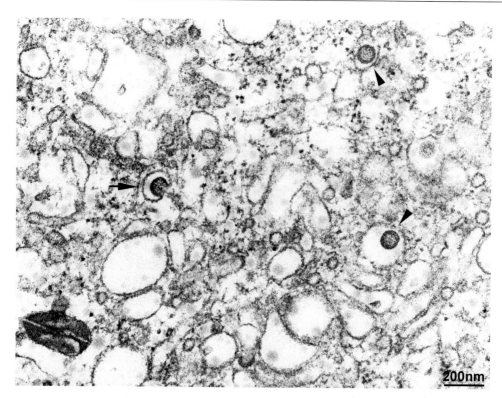

图 4-5-35　高尔基体囊泡内的大别班达病毒颗粒（VeroE6 细胞超薄切片）

箭头示病毒向细胞质中囊泡腔内出芽，三角示囊泡内病毒颗粒，可见细胞质内高尔基体囊泡扩张

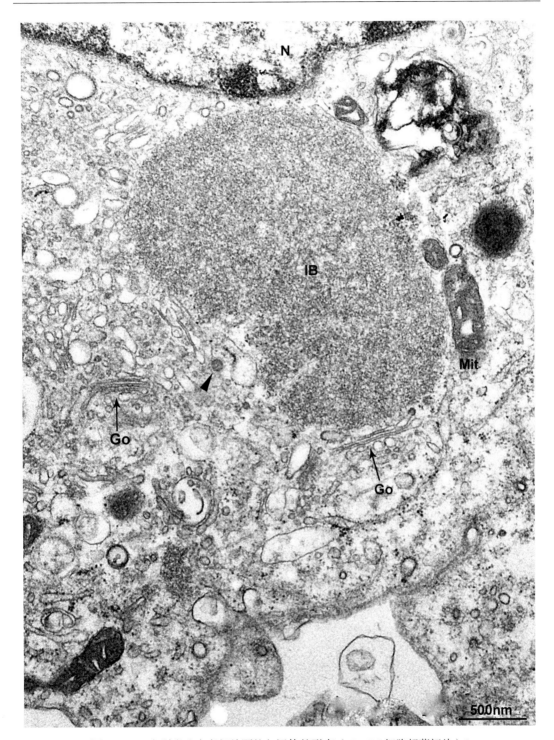

图 4-5-36　大别班达病毒相关颗粒包涵体的形态（VeroE6 细胞超薄切片）1

包涵体由大量细小颗粒构成，在细胞质内，位于细胞核附近，其周围有病毒颗粒存在（三角示），线粒体、高尔基体等细胞器包绕包涵体。IB. 包涵体；Go. 高尔基体（细箭头示）；Mit. 线粒体；N. 细胞核

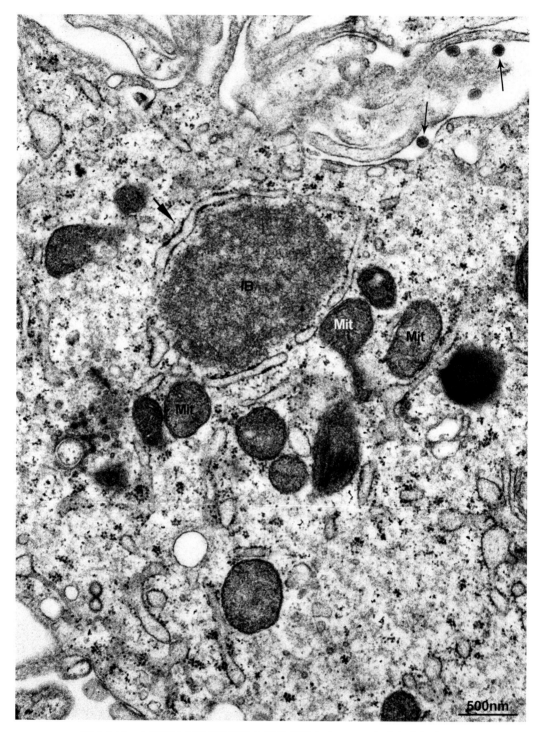

图 4-5-37　大别班达病毒相关颗粒包涵体的形态（VeroE6 细胞超薄切片）2

包涵体位于细胞质内，被粗面内质网（粗箭头示）、线粒体包绕；细箭头示细胞外病毒颗粒。IB. 包涵体；Mit. 线粒体

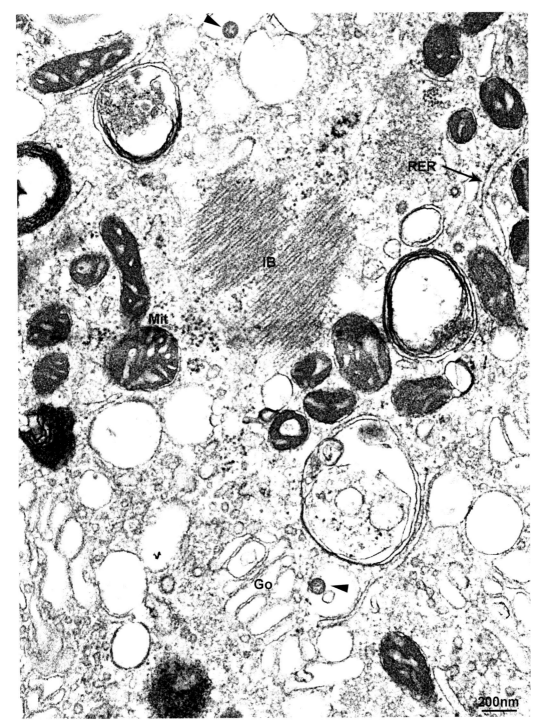

图 4-5-38 大别班达病毒相关丝状包涵体的形态（VeroE6 细胞超薄切片）

包涵体位于细胞质内，由丝状结构聚集而成，并被线粒体、高尔基及粗面内质网包绕，三角示细胞质中高尔基体囊泡内的病毒颗粒。IB. 包涵体；Go. 高尔基体；Mit. 线粒体；RER. 粗面内质网（箭头示）

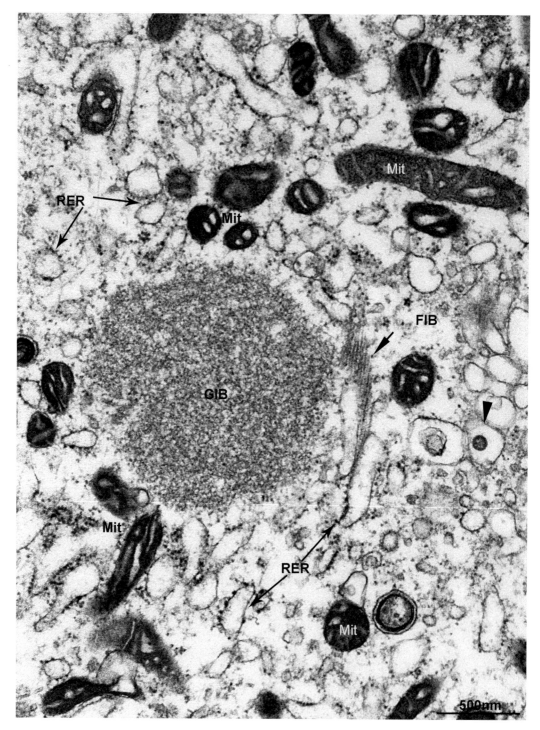

图 4-5-39　大别班达病毒相关颗粒包涵体与丝状包涵体共存（VeroE6 细胞超薄切片）1

颗粒包涵体与丝状包涵体毗邻出现在细胞质内，并被线粒体、粗面内质网包绕，粗面内质网腔扩张。三角示细胞质内包裹病毒颗粒的囊泡；GIB. 颗粒包涵体；FIB. 丝状包涵体（粗箭头示）；Mit. 线粒体；RER. 粗面内质网（细箭头示）

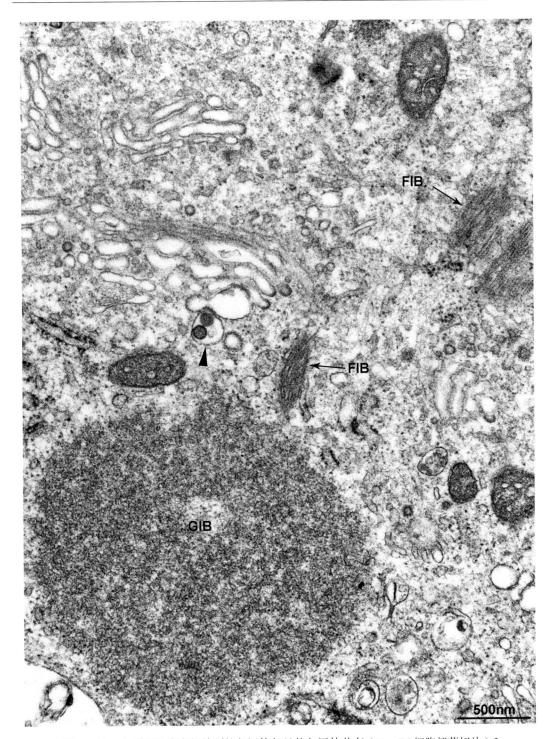

图 4-5-40　大别班达病毒相关颗粒包涵体与丝状包涵体共存（VeroE6 细胞超薄切片）2

颗粒包涵体与丝状包涵体在细胞质内共存，三角示包裹病毒颗粒的高尔基体囊泡。GIB. 颗粒包涵体；FIB. 丝状包涵体（箭头示）

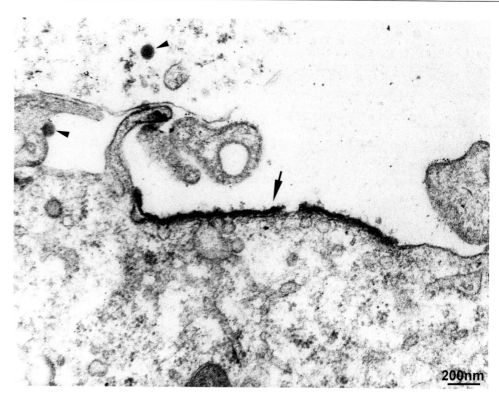

图 4-5-41　细胞表面大别班达病毒相关抗原层样结构（箭头示，VeroE6 细胞超薄切片）

三角示细胞外病毒颗粒

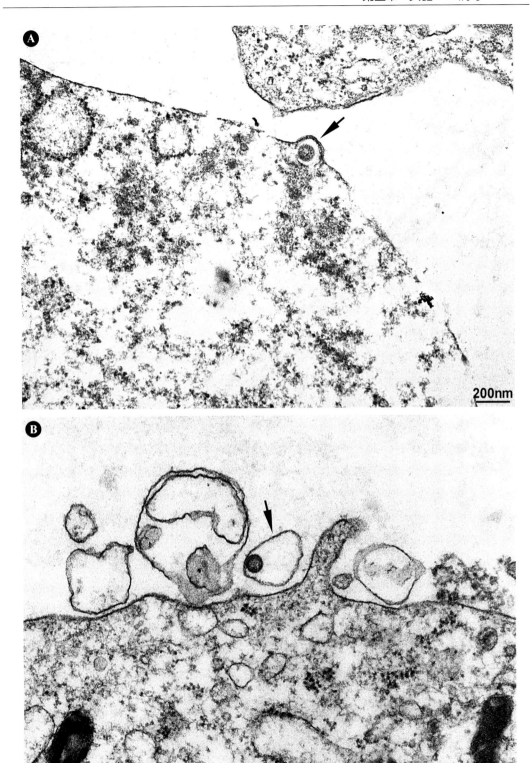

图 4-5-42 大别班达病毒以胞吐方式释放（VeroE6 细胞超薄切片）

A.箭头示包裹病毒颗粒的囊泡向细胞外排出；B.箭头示细胞外包裹病毒颗粒的囊泡

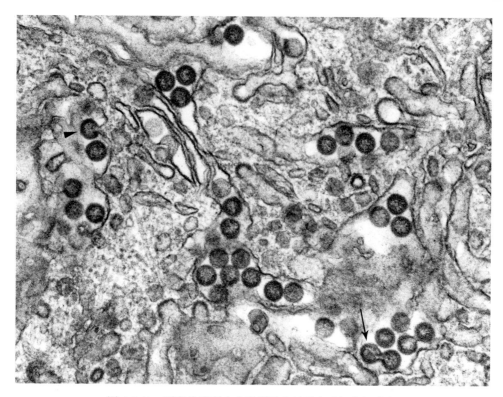

图 4-5-43　裂谷热病毒在大鼠肝脏内的形态（超薄切片）

多数病毒颗粒呈形态均一的球形，三角示出芽进入高尔基体腔内的病毒颗粒，箭头示哑铃形异形病毒颗粒。本图由美国得克萨斯大学 Frederick A. Murphy 教授提供并惠允使用

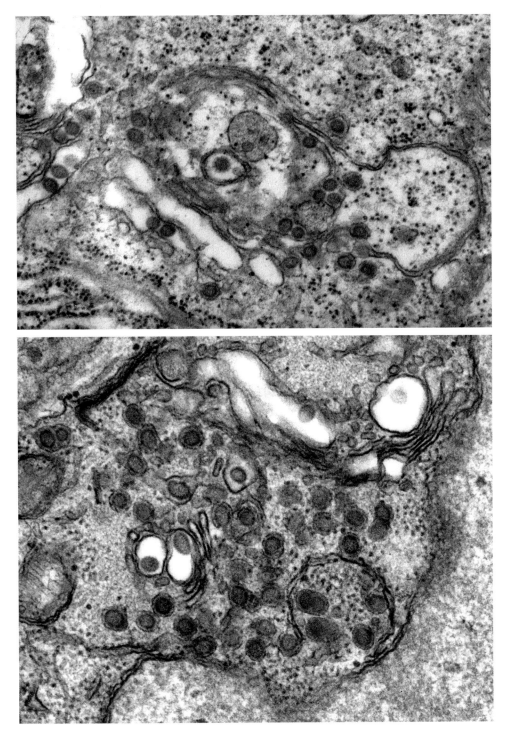

图 4-5-44　拉克罗斯病毒在感染鼠脑中的形态（超薄切片）

病毒颗粒位于高尔基体囊泡及细胞质内的囊泡中，多数病毒颗粒呈球形，但具有一定程度的多形性。本图由美国得克萨斯大学 Frederick A. Murphy 教授提供并惠允使用

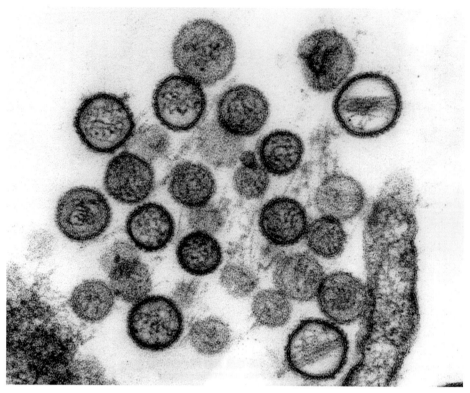

图 4-5-45　细胞外辛诺柏病毒的形态（VeroE6 细胞超薄切片）

病毒颗粒呈球形，可见短小刺突、包膜及内部丝絮状核衣壳。本图由美国疾病预防控制中心 Cynthia Goldsmith 提供并惠允使用

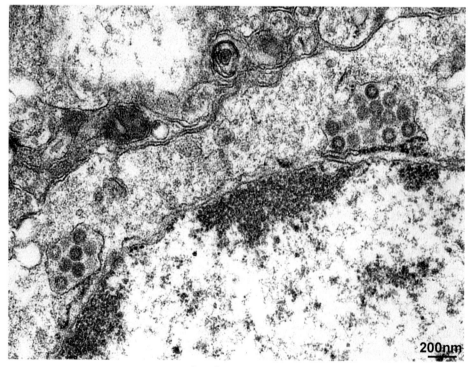

图 4-5-46　武乡病毒[17, 18] 的形态（乳鼠脑组织超薄切片）

病毒分离自白蛉，病毒颗粒呈基本均一的球形，位于细胞质内的囊泡中

【主要参考文献】

[1] Abudurexiti A，Adkins S，Alioto D，et al. Taxonomy of the order Bunyavirales：update 2019. Arch Virol，2019，164（7）：1949-1965.

[2] 唐霜，沈姝，史君明，等. 布尼亚病毒目新分类概述. 生物多样性，2018，26（9）：1004-1015.

[3] Elliott RM，Schmaljohn CS. Bunyaviridae//Knipe DM，Howley PM. Fields Virology. 6th ed. Philadelphia：Lippincott Williams & Wilkins，2013，1244-1282.

[4] Hung T，Xia SM，Song G，et al. Viruses of classical and mild forms of haemorrhagic fever with renal syndrome isolated in China have similar bunyavirus-like morphology. Lancet，1983，1（8324）：589-591.

[5] Hung T，Zhou JY，Tang YM，et al. Identification of Hantaan virus-related structures in kidneys of cadavers with haemorrhagic fever with renal syndrome. Arch Virol，1992，122（1-2）：187-199.

[6] Nichol ST，Spiropoulou CF，Morzunov S，et al. Genetic identification of a hantavirus associated with an outbreak of acute respiratory illness. Science，1993，262（5135）：914-917.

[7] Gerhardt RR，Gottfried KL，Apperson CS，et al. First isolation of La Crosse virus from naturally infected Aedes albopictus. Emerg Infect Dis，2001，7（5）：807-811.

[8] Casel MA，Park SJ，Choi YK. Severe fever with thrombocytopenia syndrome virus：emerging novel phlebovirus and their control strategy. Exp Mol Med，2021，53（5）：713-722.

[9] Yu XJ，Liang MF，Zhang SY，et al. Fever with thrombocytopenia associated with a novel bunyavirus in China. N Engl J Med，2011，364（16）：1523-1532.

[10] 金奇. 医学分子病毒学. 北京：科学出版社，2001.

[11] 李德新. 发热伴血小板减少综合征布尼亚病毒概述. 中华实验和临床病毒学杂志，2011，25（2）：81-84.

[12] Mansfield KL，Banyard AC，McElhinney L，et al. Rift Valley fever virus：a review of diagnosis and vaccination，and implications for emergence in Europe. Vaccine，2015，33（42）：5520-5531.

[13] Martin ML，Lindsey-Regnery H，Sasso DR，et al. Distinction between Bunyaviridae genera by surface structure and comparison with Hantaan virus using negative stain electron microscopy. Arch Virol，1985，86（1-2）：17-28.

[14] 洪涛，周静仪. 流行性出血热图谱. 北京：科学出版社，1988.

[15] Burrell CJ，Howard CR，Murphy FA. Bunyaviruses//Fenner and White's Medical Virology：5th ed. Pittsburgh：Academic Press，2017，407-424.

[16] Hung T，Xia SM，Chou ZY，et al. Morphology and morphogenesis of viruses of hemorrhagic fever with renal syndrome-Ⅱ. Inclusion bodies-ultrastructural markers of hantavirus infected cells. Intervirol，1987，27（1）：45-52.

[17] Wang J，Fu S，Xu Z，Cheng J，et al. Emerging sand fly-borne phlebovirus in China. Emerg Infect Dis，2020，26（10）：2435-2438.

[18] Wang J，Fan N，Fu S，et al. Isolation and characterization of Wuxiang virus from sandflies collected in Yangquan County，Shanxi Province，China. Vector Borne Zoonotic Dis，2021，21（6）：446-457.

第六节　沙粒病毒科（*Arenaviridae*）

Arena是古拉丁文"沙粒"之意。1933年，人们在研究美国圣·路易斯（St. Louis）流行性脑炎样本的过程中，分离到第一种沙粒病毒——淋巴细胞性脉络丛脑膜炎病毒（*Lymphocytic choriomeningitis virus*，LCMV）[1]。随后，LCMV很快被确认为无菌性脑炎的一种病原，也是鼠群慢性感染的一种病原。沙粒病毒多为动物源性，感染动物多呈无症状的排毒状态。自20世纪初以来，越来越多的沙粒病毒被发现。2015年张永振等从啮齿动物中分离获得了一种新的沙粒病毒——温州病毒（*Wenzhou virus*，VENV）[2]，血清流行病学调查在人群中可检测到该病毒的抗体，提示其可能感染人[3]。

【基本特征】

依据2017年国际病毒分类委员会第十次报告，沙粒病毒科（*Arenaviridae*）包含4个属[4]，分别为哺乳动物沙粒病毒属（*Mammarenavirus*）、爬行动物沙粒病毒属（*Reptarenavirus*）、哈特曼病毒属（*Hartmanivirus*）和触角病毒属（*Antennavirus*）。目前，哺乳动物沙粒病毒属包括46种病毒，其中已知对人类致病的至少有7种，分别是LCMV、拉沙病毒（*Lassa virus*，LASV）、鸠宁病毒（*Junin virus*，JUNV）、马秋波病毒（*Machupo virus*，MACV）、瓜纳里托病毒（*Guanarito virus*，GTOV）、沙比亚病毒（*Sabia virus*，SABV）和白水阿罗约病毒（*Whitewater Arroyo virus*，WWAV）[1, 5]。

沙粒病毒容易被热（56℃）、紫外线、γ射线、中性红、酸（pH5.5以下）、碱（pH8.5以上）、脂溶剂及去氧胆酸盐等灭活[6]。0.1%～0.15%的β-丙内酯可以完全灭活沙粒病毒，但是却能够保留其抗原性。

可用非洲绿猴肾细胞（VeroE6）或地鼠肾细胞（BHK-21）分离和扩增沙粒病毒，通常沙粒病毒复制不引起细胞发生明显病变，但可获得高滴度病毒[7]。

通常，沙粒病毒基因组由两股单负链RNA组成，大节段称为L RNA（约7200个核苷酸），小节段称为S RNA（约3500个核苷酸）[1]。在不同沙粒病毒个体中，L和S的长度有变异，但是基因组的整体构成具有保守性。沙粒病毒基因组编码策略与其他负链RNA病毒不同，每一个节段分别采用双向编码的方式指导两个相反方向的多肽合成，中间被一种呈稳定发夹结构的非编码区所分隔[1]。S RNA编码病毒糖蛋白前体（GPC，75kDa）与核蛋白（NP，63kDa）；L RNA编码RNA依赖的RNA聚合酶（RdRp）或L聚合酶（200kDa）及小的"RING finger"蛋白Z，其为病毒的基质蛋白[1]。

鼠感染沙粒病毒后，可长期携带和排出病毒，排出的病毒可以污染水源和食物或形成气溶胶传播给人。病毒侵入人体后，在淋巴样组织增殖，进入血液循环系统后产生病毒血症，然后引起出血和血管通透性增加。受损害的器官有肝、肾、心、肺、皮肤、脑

和单核 - 吞噬细胞系统[8]。

【形态学与超微结构】

沙粒病毒最外面为刺突，刺突可与包膜内的基质蛋白和核糖核蛋白相连。据报道，病毒内部还含有核糖体（图4-6-1）。负染时，病毒颗粒呈球形或多形性，直径50～300nm，在包膜上遍布直径8～10nm的粗大而均匀分布的颗粒状刺突（为其形态特征），刺突间距约10nm（图4-6-2），刺突由G糖蛋白三聚体构成。

在超薄切片上，沙粒病毒多呈球形，亦具多形性（图4-6-3～图4-6-6）。病毒内部因含有核糖体样颗粒而呈沙粒状，沙粒病毒也因此得名，此结构是沙粒病毒超薄切片形态鉴定的重要依据。以温州病毒为例，病毒与细胞表面受体结合后可以通过胞吞作用进入细胞质（图4-6-7）。G糖蛋白在低pH环境中介导病毒包膜与包裹病毒颗粒的内吞囊泡膜融合，从而释放病毒基因组进入细胞质，病毒在细胞质中完成复制。病毒复制过程中细胞质内出现由高电子密度颗粒聚集形成的包涵体（图4-6-8）。病毒可在细胞质膜表面向细胞外出芽完成释放，病毒出芽处的细胞膜内侧聚集高电子密度的核糖体样沙粒状颗粒，此为沙粒病毒感染的重要超微病理特征（图4-6-9）。病毒除在细胞质膜上出芽外（图4-6-10），亦可在微绒毛上出芽（图4-6-11），或者向细胞质中的囊泡腔内出芽（图4-6-12）。

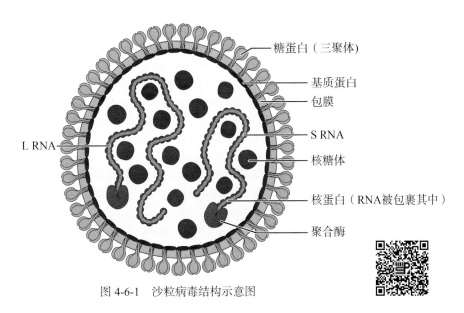

糖蛋白（三聚体）
基质蛋白
包膜
S RNA
核糖体
核蛋白（RNA被包裹其中）
聚合酶
L RNA

图 4-6-1　沙粒病毒结构示意图

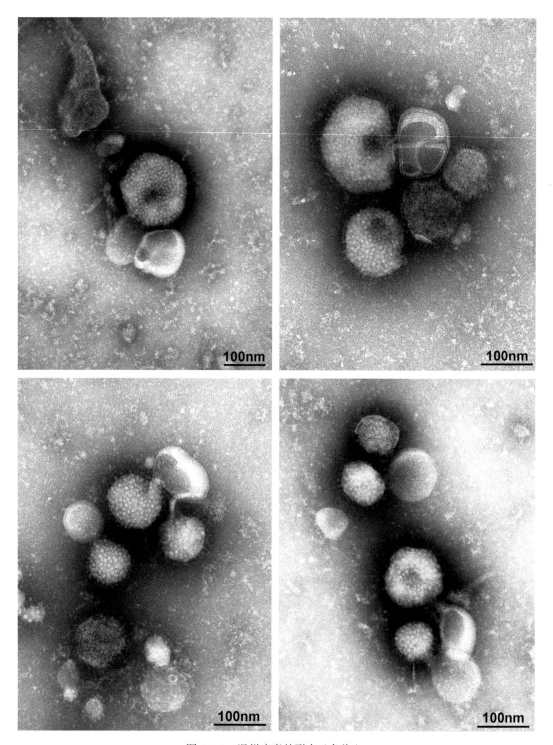

图 4-6-2　温州病毒的形态（负染）

病毒颗粒呈多形性，形状、大小不一，其表面可见清晰的刺突

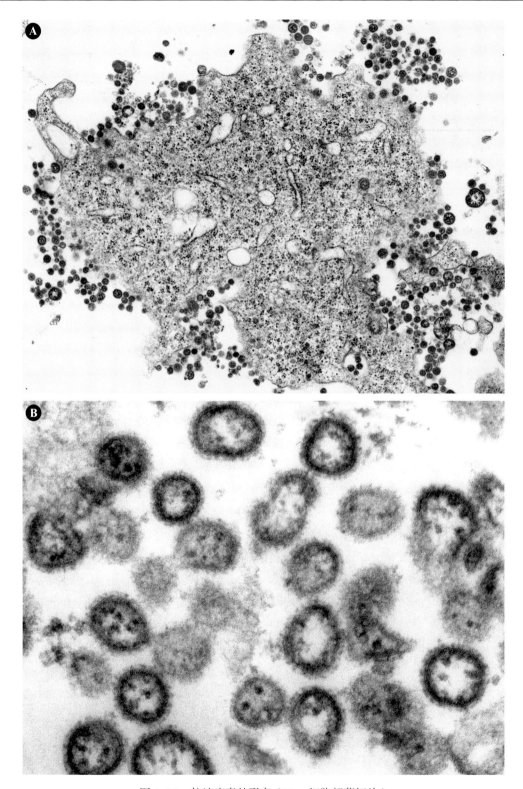

图 4-6-3　拉沙病毒的形态（Vero 细胞超薄切片）

A. 大量病毒颗粒分布于细胞表面，病毒颗粒呈高电子密度，具有多形性（低倍放大）；B. 刺突、包膜及病毒内部的沙粒状颗粒清晰可见（高倍放大）。本图由美国得克萨斯大学 Frederick A. Murphy 教授提供并惠允使用

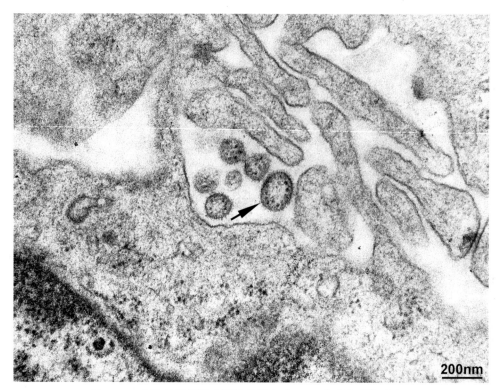

图 4-6-4 细胞外温州病毒颗粒的形态（DH82 细胞超薄切片）1

病毒颗粒呈球形，大小不一，刺突、包膜及内部沙粒状颗粒清晰可辨（箭头示）

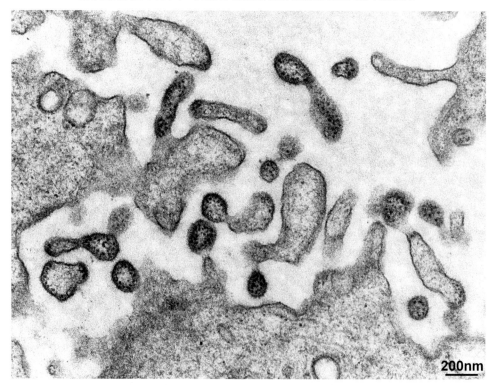

图 4-6-5 细胞外温州病毒颗粒的形态（DH82 细胞超薄切片）2

病毒颗粒呈多形性，并呈高电子密度

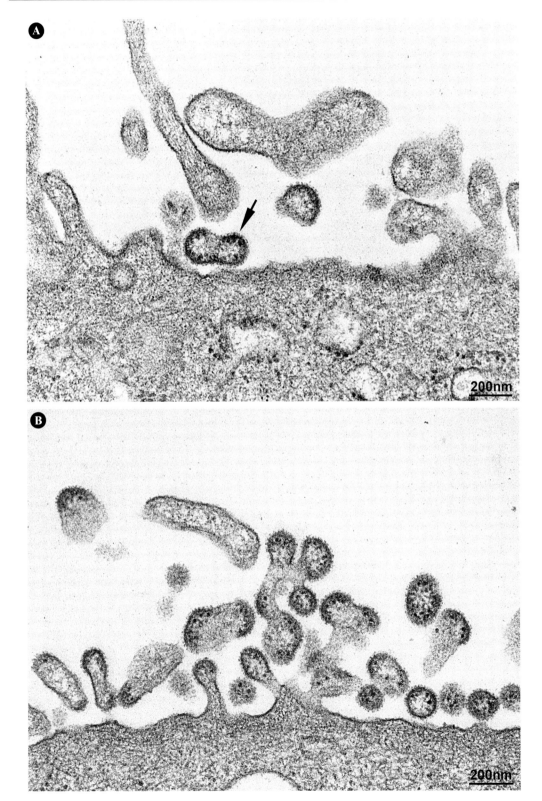

图 4-6-6　细胞外温州病毒颗粒的形态（DH82 细胞超薄切片）3
A. 箭头示花生状病毒颗粒；B. 细胞表面大量多形性病毒颗粒及出芽病毒颗粒

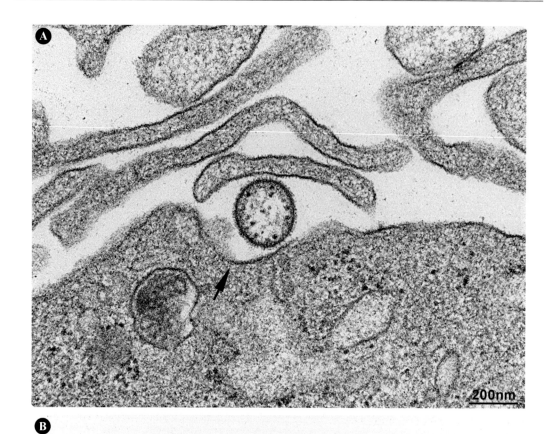

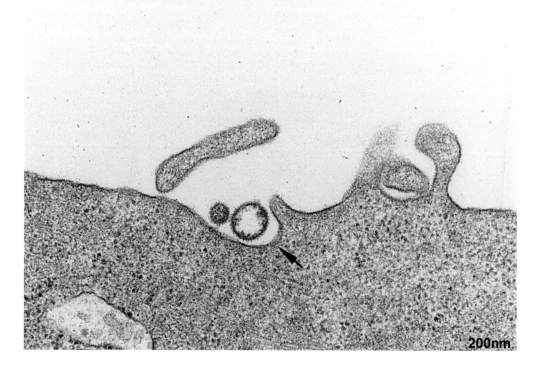

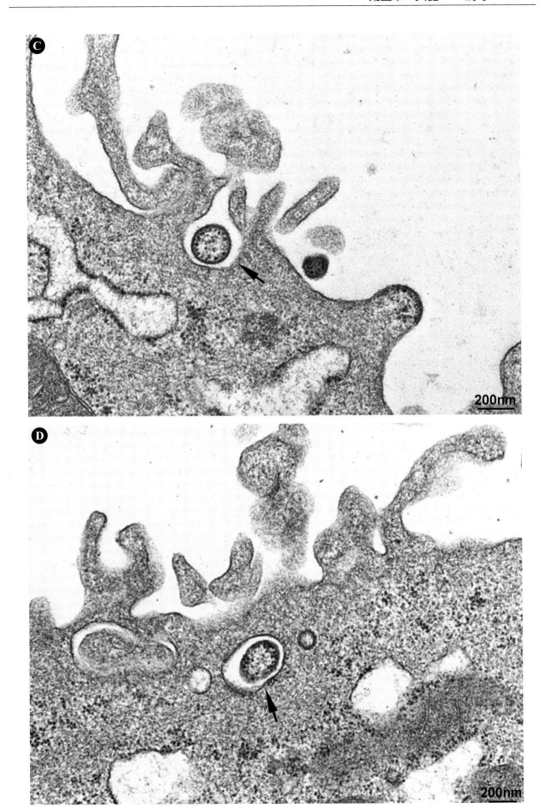

图 4-6-7   温州病毒以胞吞方式进入细胞（DH82 细胞超薄切片）

箭头示细胞质膜表面凹陷，凹陷逐渐深入细胞质，最终包裹病毒颗粒进入细胞质

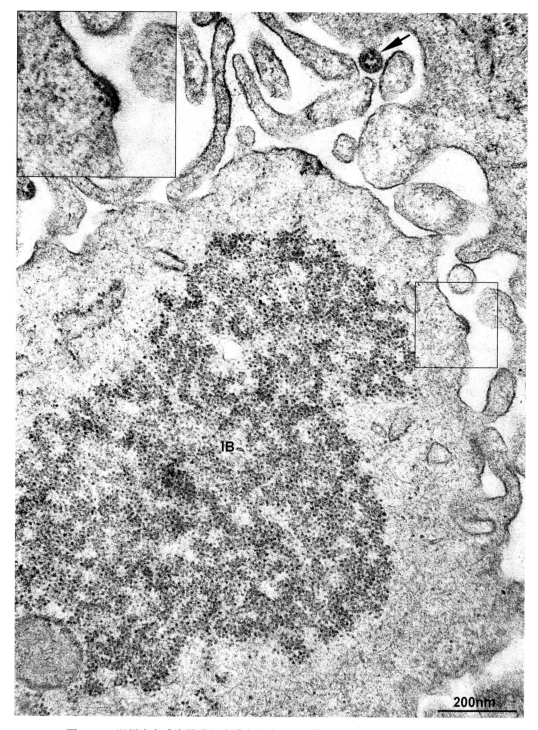

图 4-6-8 温州病毒感染导致细胞质内形成的包涵体形态（DH82 细胞超薄切片）

细胞质内出现由大量沙粒状颗粒聚集形成的巨大包涵体。插图示方框区域放大的病毒出芽处，可见出芽处呈高电子密度；箭头示细胞外的成熟病毒颗粒。IB. 包涵体

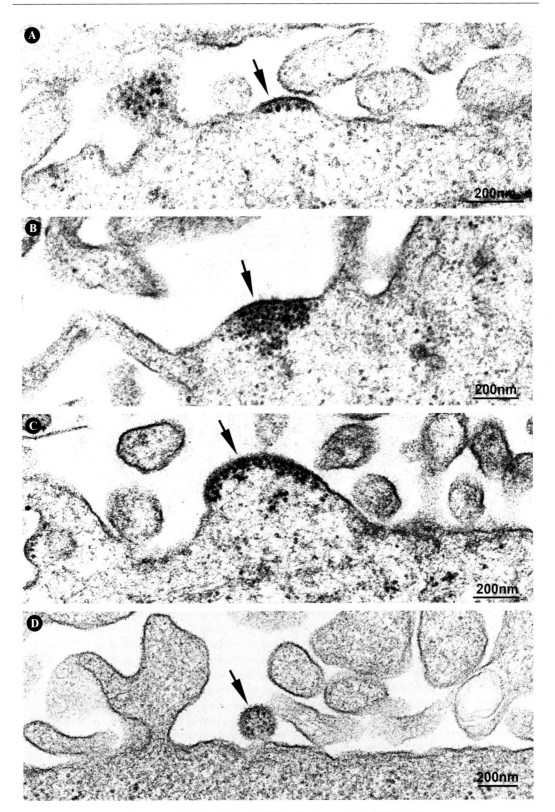

图 4-6-9 温州病毒在细胞质膜出芽（DH82 细胞超薄切片）1

出芽处细胞质膜胞质侧可见高电子密度颗粒聚集（箭头示）

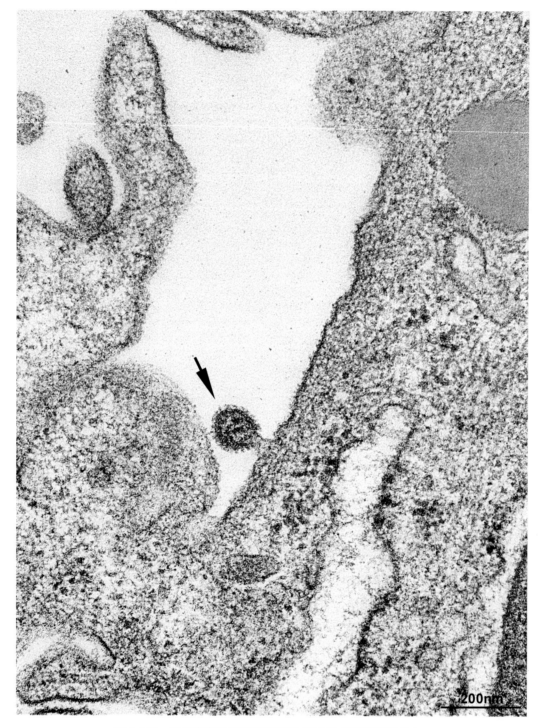

图 4-6-10 温州病毒在细胞质膜出芽（DH82 细胞超薄切片）2

箭头示病毒颗粒已几乎完成出芽，即将脱离细胞，刺突清晰可辨

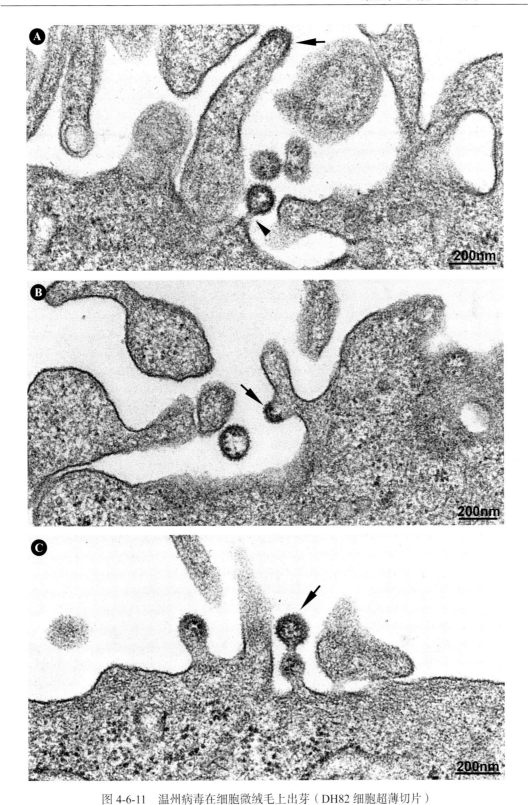

图 4-6-11 温州病毒在细胞微绒毛上出芽（DH82 细胞超薄切片）

A.箭头示病毒颗粒在微绒毛顶端出芽，三角示在细胞质膜表面出芽的病毒颗粒；B.箭头示病毒颗粒在微绒毛侧面出芽；
C.箭头示病毒颗粒在微绒毛顶端基本完成出芽

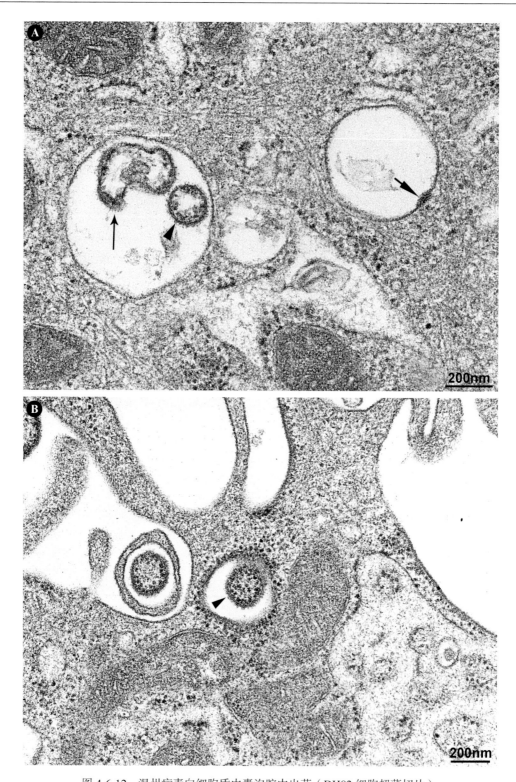

图 4-6-12　温州病毒向细胞质内囊泡腔中出芽（DH82 细胞超薄切片）

A. 粗箭头示病毒在囊泡壁上向腔内出芽处，三角示囊泡内游离病毒颗粒，细箭头示异形病毒颗粒；B. 三角示向细胞质囊泡腔内基本完成出芽的病毒颗粒

【主要参考文献】

［1］Buchmeier MJ，de la Torre JC，Peters CJ. Arenaviridae//Knipe DM，Howley PM. Fields Virology. 6th ed. Philadelphia：Lippincott Williams & Wilkins，2013：1283-1303.

［2］Li K，Lin XD，Wang W，et al. Isolation and characterization of a novel arenavirus harbored by Rodents and Shrews in Zhejiang province，China. Virology，2015，476：37-42.

［3］Guo L，Liu S，Song J，et al. Seroprevalence of Wenzhou virus in China. Biosaf Health. 2020，2（3）：152-156.

［4］Radoshitzky SR，Buchmeier MJ，Charrel RN，et al. ICTV virus taxonomy profile：Arenaviridae. J Gen Virol，2019，100（8）：1200-1201.

［5］Botten J，Whitton JL，Barrowman P，et al. A multivalent vaccination strategy for the prevention of Old World arenavirus infection in humans. J Virol，2010，84（19）：9947-9956.

［6］Mitchell SW，McCormick JB. Physicochemical inactivation of Lassa，Ebola，and Marburg viruses and effect on clinical laboratory analyses. J Clin Microbiol，1984，20（3）：486-489.

［7］MacLachlan NJ，Dubovi EJ. Arenaviridae//Fenner's Veterinary Virology. 5th ed. Pittsburgh：Academic Press，2017，425-434.

［8］Burrell CJ，Howard CR，Murphy FA. Arenaviruses//Fenner and White's Medical Virology. 5th ed. Pittsburgh：Academic Press，2017，425-436.

第五章　正链RNA病毒

本章重点介绍常见感染人类的正链RNA病毒科的形态学特点，包括披膜病毒、风疹病毒、黄病毒、冠状病毒、杯状病毒、星状病毒、小RNA病毒等，并展示了部分动物病毒的形态作为参照。

第一节　披膜病毒科（*Togaviridae*）

披膜病毒科的多个成员和人类健康密切相关。20世纪30年代，分离出第一种披膜病毒——西方马脑炎病毒（*Western equine encephalitis virus*，WEEV）。此后10年内先后分离出东方马脑炎病毒（*Eastern equine encephalitis virus*，EEEV）和委内瑞拉马脑炎病毒（*Venezuelan equine encephalitis virus*，VEEV）。20世纪50～60年代，又从蚊和患者体内分离出基孔肯雅病毒（*Chikungunya virus*，CHIKV）、罗斯河病毒（*Ross River virus*，RRV）和辛德毕斯病毒（*Sindbis virus*，SINV）[1, 2]。

【基本特征】

披膜病毒科目前只有一个甲病毒属（*Alphavirus*）[3]。甲病毒主要通过蚊虫传播，其他吸血昆虫如蜱、虱等也可传播。甲病毒的脊椎动物宿主包括人类、灵长类、马、鸟、两栖动物、爬行动物、啮齿动物和猪等。能够感染人的甲病毒主要有SINV、EEEV、WEEV、VEEV、CHIIKV、RRV、塞姆利基森林脑炎病毒（*Semliki Forest virus*，SFV）、盖塔病毒（*Getah virus*）、马雅罗病毒（*Mayaro virus*，MAYV）等[1, 2, 4, 5]。

甲病毒在蔗糖内的浮力密度为1.15～1.22g/cm³。病毒在环境中很不稳定，脂溶剂醚、氯仿及消毒剂，如次氯酸、70%乙醇溶液和多聚甲醛等，均可使其失去活性。射线照射也可降低病毒感染性。甲病毒在pH7～8稳定，在37℃的半衰期约为7h，大多数甲病毒在58℃迅速灭活。

许多甲病毒能够在多种脊椎动物细胞系中高效复制，在哺乳动物细胞和禽类细胞中，病毒能够完全阻断细胞的蛋白和核酸合成而产生显著的致细胞病变效应（CPE），如非洲绿猴肾细胞（Vero）、地鼠肾细胞（BHK-21）、原代鸡胚细胞、原代鸭胚细胞、人宫颈癌细胞（HeLa）、人胚肺成纤维细胞（MRC-5）、小鼠成纤维细胞与成神经细胞瘤细胞等。通常感染后4～6h即可检测到子代病毒，细胞在感染24～48h死亡。甲病毒在蚊细胞系（C6/36）中也能复制，但不导致细胞病变[4]，细胞可继续生长并持续释放病毒。

披膜病毒基因组为线状单股正链RNA，长约11 700个核苷酸。病毒基因组5′端2/3

为非结构蛋白（NSP）区，3′端1/3为结构蛋白区，两区之间有链接区。披膜病毒的非结构蛋白编码区翻译产生一种多聚蛋白，可被病毒蛋白酶进一步裂解为NSP1～NSP4。结构蛋白编码区翻译产生多聚蛋白，经蛋白酶加工产生各种病毒结构蛋白，包括E1、E2、E3、C及6K蛋白，其中E1、E2蛋白形成异源二聚体，3个二聚体形成一个刺突，C蛋白为衣壳蛋白[2]。

甲病毒属已被发现约40种成员，大多由节肢动物（主要为蚊虫）传播。只有部分甲病毒对人和动物有致病性，所致疾病可分为两类：一类引起人类以发热、皮疹和关节疼痛（关节炎）为临床特征的疾病，如SINV Ockelbo亚型、CHIKV、RRV、MAYV等，通常无生命危险；另一类可引起脑炎，如EEEV、WEEV、VEEV能引起人的致死性脑炎，但感染者中只有少部分人表现出脑炎的临床症状[6]。

【形态学与超微结构】

披膜病毒主要由以下几种成分构成：最外层为位于包膜上的80个跨膜刺突（由3个E1、E2异源二聚体构成），包膜紧紧包绕二十面体立体对称的衣壳，衣壳由240个壳粒组成，衣壳内为病毒基因组（图5-1-1）。

（一）负染电镜观察

披膜病毒具有包膜，呈球形，直径60～70nm，刺突长5～10nm。负染时，披膜病毒形态特征通常不显著[7, 8]（图5-1-2、图5-1-3）。

披膜病毒形态与分离自蚊的套式病毒目（*Nidovirales*）中等套病毒科（*Mesoniviridae*）病毒近似（如Nam Dinh病毒、Cavally病毒）[9-11]，需仔细鉴别。中等套病毒负染大多呈球形，但其直径为60～90nm，刺突为10～15nm，病毒颗粒直径变化不明显（图5-1-4、图5-1-5），上述形态特征可与披膜病毒区分。

（二）超薄切片电镜观察

在超薄切片上，披膜病毒多呈直径约60nm的球形（图5-1-6～图5-1-32），刺突形成的高电子密度环形结构包绕直径约40nm的高电子密度球形核心，刺突和核心之间可见清晰的低电子密度环形带，此是披膜病毒的形态特征之一（图5-1-8、图5-1-15、图5-1-16、图5-1-19～图5-1-21、图5-1-26、图5-1-30、图5-1-32）。披膜病毒感染宿主细胞时，与受体结合后可通过胞吞方式进入细胞（图5-1-6、图5-1-13、图5-1-23），然后病毒包膜与内吞泡膜融合，释放病毒基因组进入细胞质，开始病毒的复制。被感染细胞的显著超微病理变化表现为内质网增生并形成大量囊泡[12]。其中一类为1型细胞病变囊泡（type 1 cytopathic vacuole，CPV1），直径为0.6～2μm。CPV1包裹直径约50nm的小泡（spherule），其可与CPV1内膜相连（图5-1-14、图5-1-24），此结构为病毒核酸复制的主要场所[13]。另外，还有一类囊泡为2型细胞病变囊泡（type 2 cytopathic vacuole，CPV2）[13]，

CPV2的外侧被直径25～30nm的球形病毒衣壳包绕（图5-1-15、图5-1-16、图5-1-18、图5-1-27），囊泡内侧有病毒刺突糖蛋白[14]。衣壳在细胞质内合成、组装，其可聚集排列在细胞质内囊泡膜的外侧或在细胞质内聚集，也可串联排布形成杆状衣壳（图5-1-9）。细胞质中的囊泡内有时可见成熟病毒颗粒（图5-1-7～图5-1-9、图5-1-15、图5-1-16、图5-1-25、图5-1-26）。病毒可在细胞质膜表面和细胞微绒毛上出芽，向细胞外释放[7, 15]（图5-1-10、图5-1-19、图5-1-22、图5-1-31、图5-1-32）。披膜病毒除了在细胞质膜向细胞外出芽，还可向细胞质中的囊泡内出芽、成熟（图5-1-15、图5-1-26、图5-1-30）。除成熟的球形病毒颗粒外，在细胞外还可见直径为60～70nm的杆状病毒颗粒，其长度变化较大，并可见刺突、包膜等结构（图5-1-11）。另外，细胞内亦可见杆状结构向细胞质内的囊泡出芽或位于囊泡中（图5-1-17、图5-1-27～图5-1-29）。另外，由于病毒感染引起细胞严重病变，导致细胞裂解，从而释放游离状的成熟病毒颗粒，或者成熟病毒颗粒被包裹在囊泡内释放（图5-1-12）。

与披膜病毒相比，中等套病毒（如Nam Dinh病毒）在超薄切片上呈大小相对均一的高电子密度球形，直径为60～90nm，刺突不甚清晰（图5-1-33、图5-1-34），其感染的细胞质内不见聚集的或附着在囊泡外侧的核衣壳，亦未见条索状病毒颗粒，故在形态上可与披膜病毒鉴别。

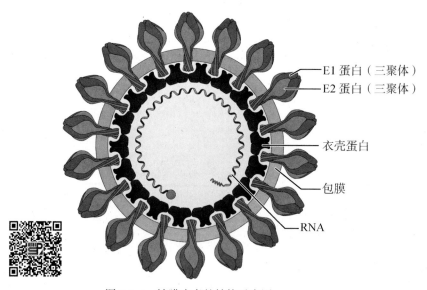

E1 蛋白（三聚体）
E2 蛋白（三聚体）
衣壳蛋白
包膜
RNA

图 5-1-1　披膜病毒的结构示意图

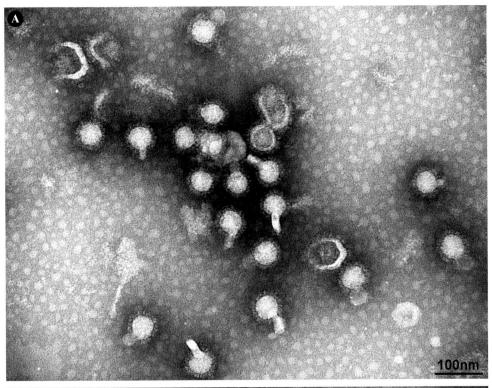

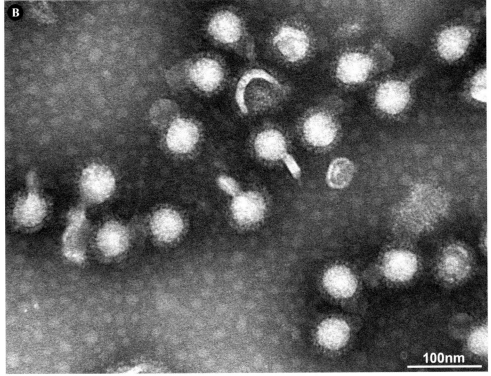

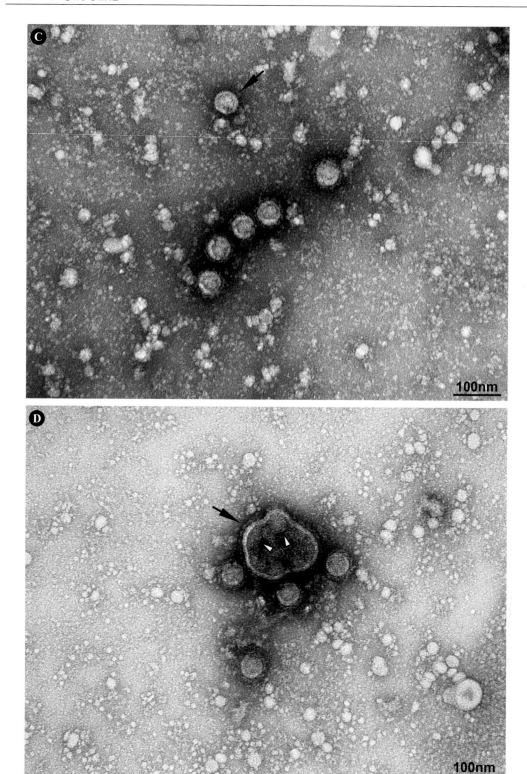

图 5-1-2　基孔肯雅病毒的形态（负染）

A、B. 病毒颗粒呈球形，刺突清晰，部分病毒颗粒可见无刺突的尾状结构；C. 病毒包膜呈凹陷状，箭头示刺突结构似缺失的
病毒颗粒；D. 箭头示具有刺突的大囊泡，三角示其内可见多个核衣壳样结构

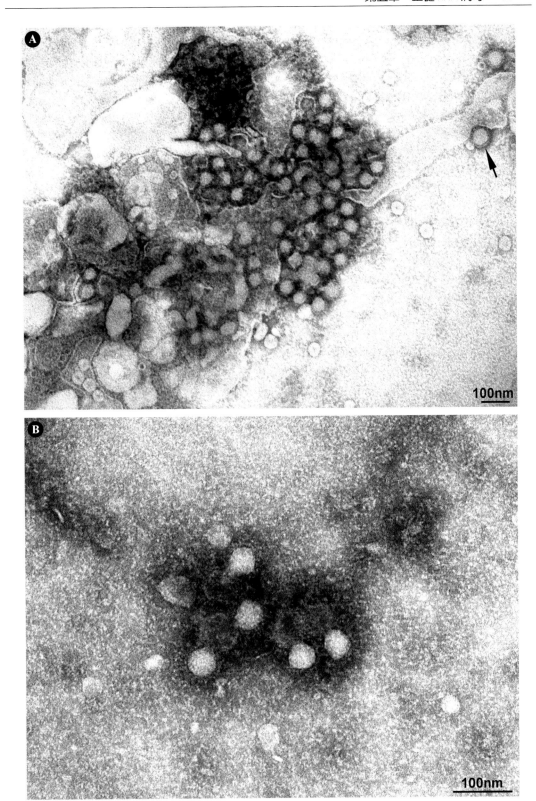

图 5-1-3 盖塔病毒的形态（负染）

A. 低倍放大，可见聚集的球形病毒颗粒，箭头示刺突清晰的病毒颗粒；B. 高倍放大

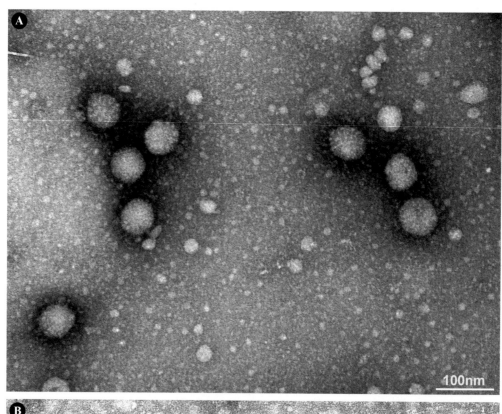

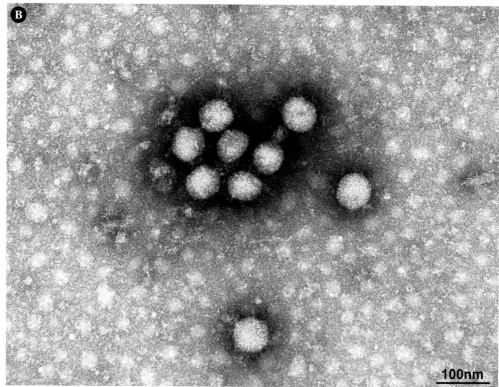

图 5-1-4 中等套病毒科 Nam Dinh 病毒的形态（负染）

该病毒分离自蚊，与披膜病毒相比，该病毒更大，刺突不清晰

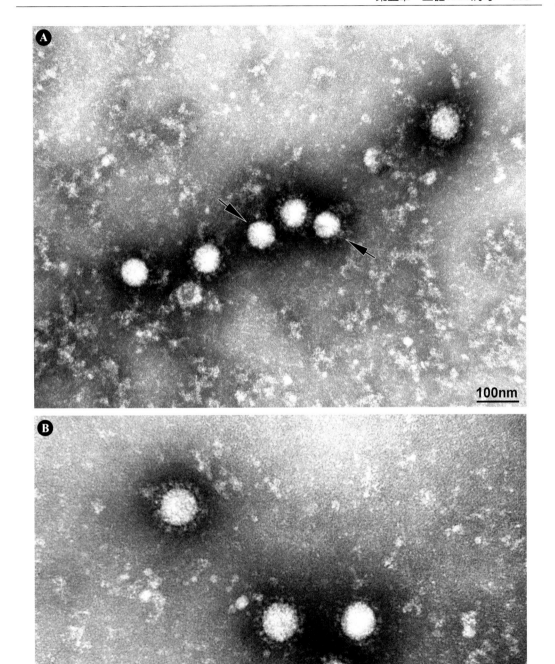

图 5-1-5　中等套病毒科 Cavally 病毒形态（负染）

该病毒分离自蚊，呈球形，刺突显著，其刺突较披膜病毒刺突粗大、稀疏，箭头示刺突不明显或缺失的病毒颗粒。A. 低倍放大；B. 高倍放大

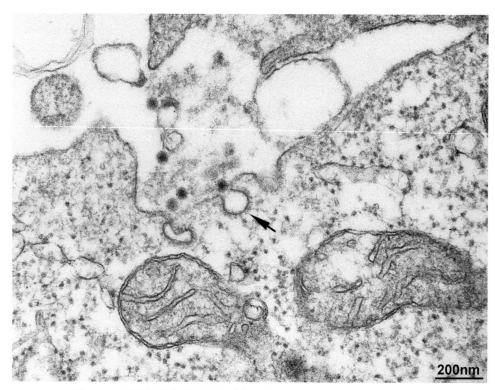

图 5-1-6　基孔肯雅病毒通过胞吞作用进入细胞（Vero 细胞超薄切片）

箭头示一个病毒颗粒即将进入网格蛋白凹陷

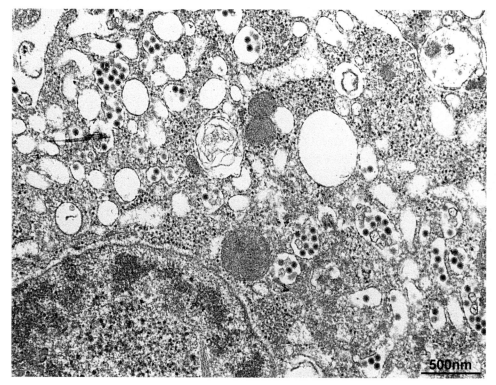

图 5-1-7　基孔肯雅病毒感染导致细胞质内出现大量囊泡（Vero 细胞超薄切片）

部分囊泡内可见病毒颗粒

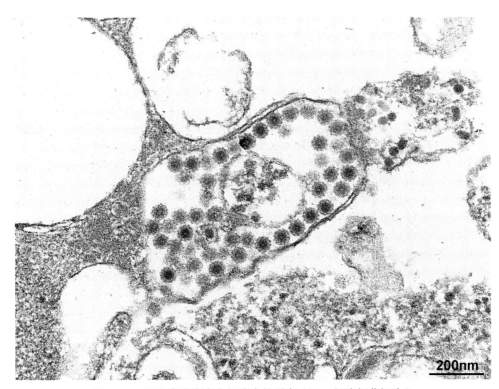

图 5-1-8　基孔肯雅病毒在细胞内的形态（Vero 细胞超薄切片）

病毒颗粒位于细胞质内的囊泡中，呈形态基本均一的球形。刺突形成的高电子密度环形结构包绕高电子密度球形核心，刺突和核心之间可见低电子密度环形带

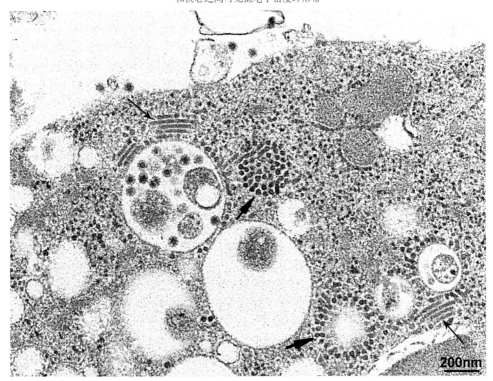

图 5-1-9　基孔肯雅病毒衣壳的形态（Vero 细胞超薄切片）

粗箭头示细胞质内聚集的球形衣壳，亦可见散布在细胞质内直径 25 ～ 30nm 的球形衣壳，细箭头示直径 25 ～ 30nm 的杆状衣壳

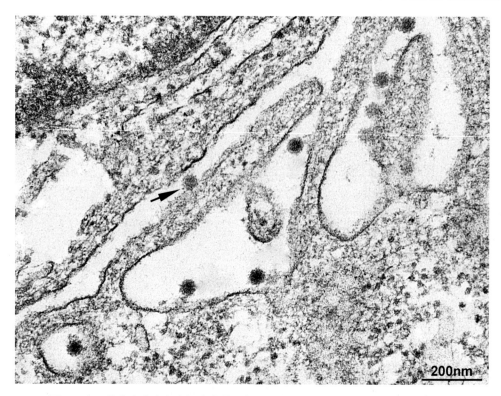

图 5-1-10　基孔肯雅病毒在细胞微绒毛侧壁出芽（箭头示，Vero 细胞超薄切片）

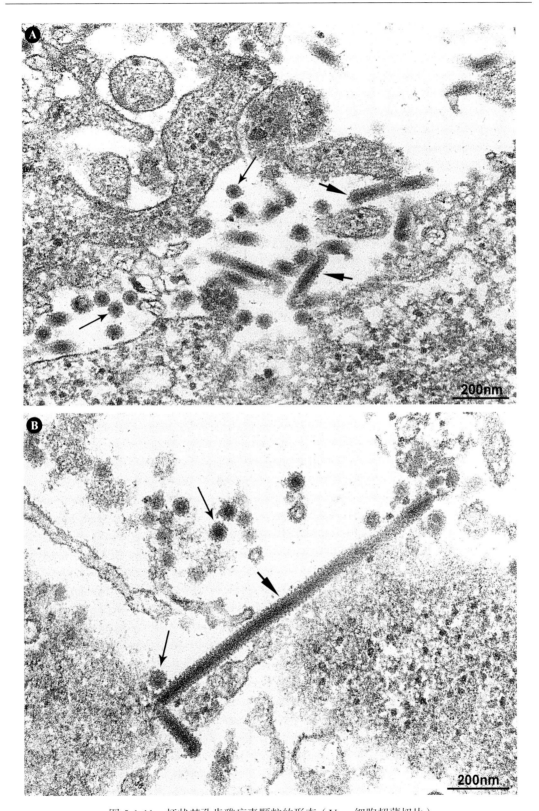

图 5-1-11　杆状基孔肯雅病毒颗粒的形态（Vero 细胞超薄切片）

粗箭头示细胞外杆状病毒颗粒，其长度变化较大，直径与球形病毒颗粒基本相同，外部可见刺突。细箭头示球形病毒颗粒

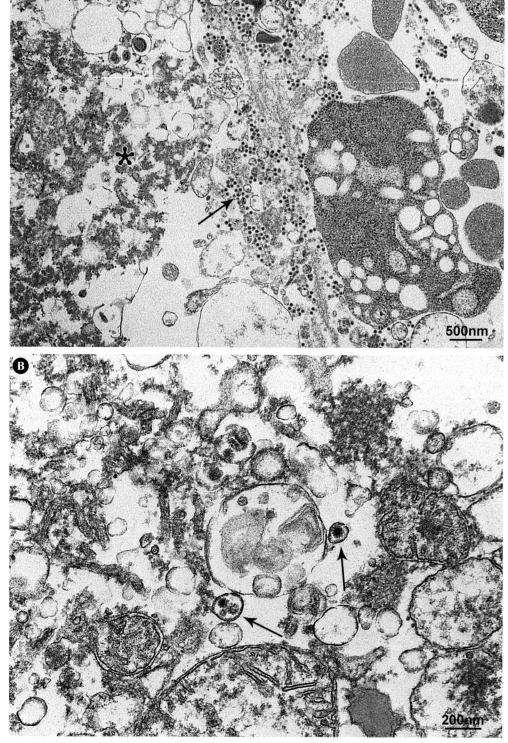

图 5-1-12　基孔肯雅病毒以裂细胞方式释放（Vero 细胞超薄切片）

基孔肯雅病毒感染导致细胞裂解，释放病毒颗粒。A. 箭头示大量细胞裂解后释放的病毒颗粒，星号示裂解的细胞；B. 箭头示散落在细胞裂解碎片中间囊泡包裹的病毒颗粒

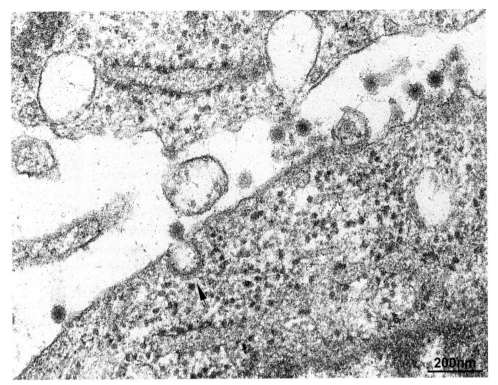

图 5-1-13　辛德毕斯病毒通过网格蛋白介导的胞吞作用进入细胞（BHK-21 细胞超薄切片）

箭头示内吞病毒颗粒的凹陷

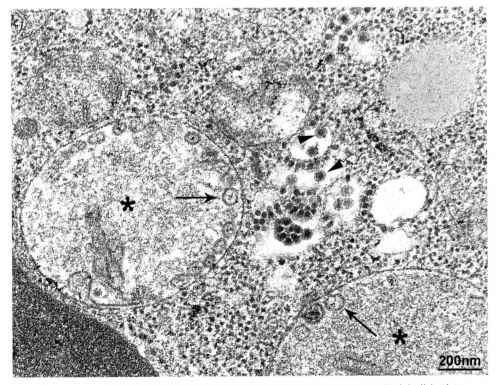

图 5-1-14　辛德毕斯病毒复制导致 1 型细胞病变囊泡产生（BHK-21 细胞超薄切片）

星号示 1 型细胞病变囊泡，箭头示小泡，其为病毒基因组复制的重要场所

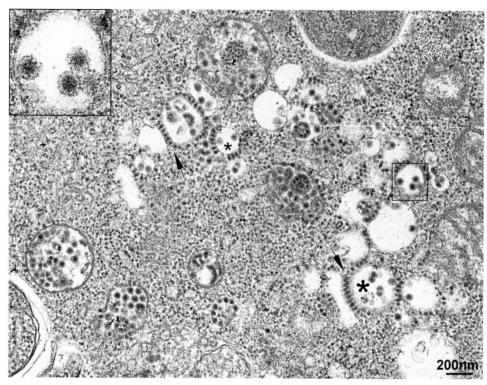

图 5-1-15　辛德毕斯病毒感染导致细胞质内出现大量囊泡（BHK-21 细胞超薄切片）

囊泡内可见病毒颗粒，插图示方框区域放大的向囊泡中出芽的病毒颗粒，箭头示细胞质内的核衣壳，星号示 2 型细胞病变囊泡

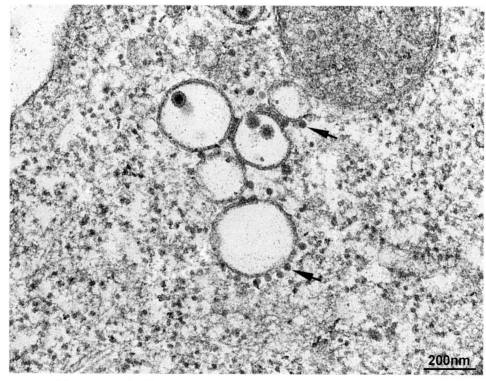

图 5-1-16　细胞质中囊泡内辛德毕斯病毒的形态（BHK-21 细胞超薄切片）

病毒颗粒位于囊泡内，箭头示位于囊泡外侧的衣壳

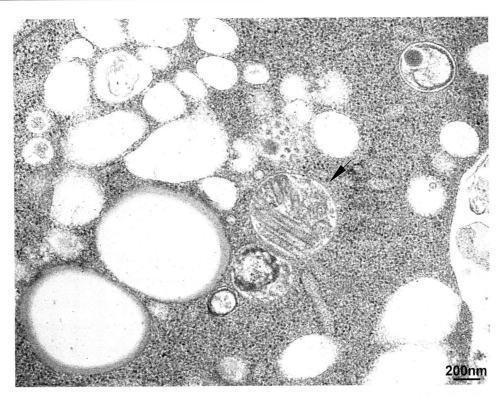

图 5-1-17　辛德毕斯病毒感染导致细胞质内囊泡中出现杆状结构（BHK-21 细胞超薄切片）

箭头示包裹杆状结构的囊泡

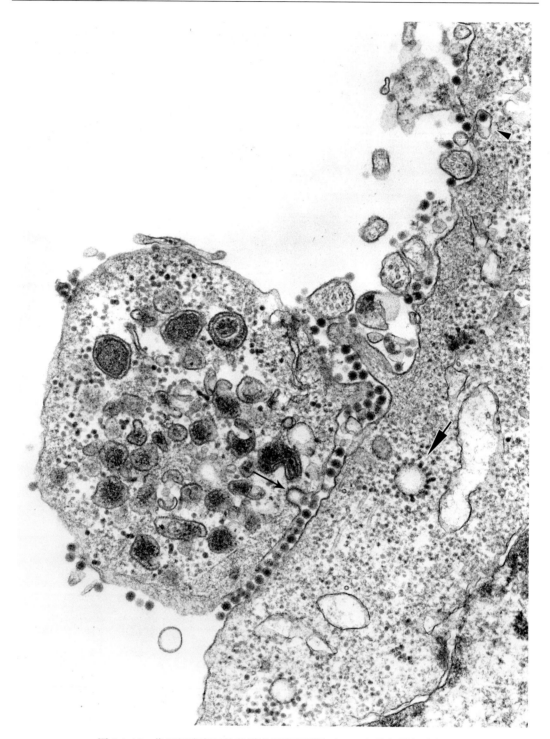

图 5-1-18 位于细胞表面的辛德毕斯病毒颗粒（Vero 细胞超薄切片）

细胞表面可见大量呈高电子密度的球形病毒颗粒，大小基本均一；细箭头示病毒颗粒正在通过网格蛋白介导的内吞作用进入细胞；粗箭头示 2 型细胞病变囊泡；三角示细胞质内包裹病毒颗粒的囊泡。本图由美国耶鲁大学 Caroline K. Y. Fong 博士提供并惠允使用

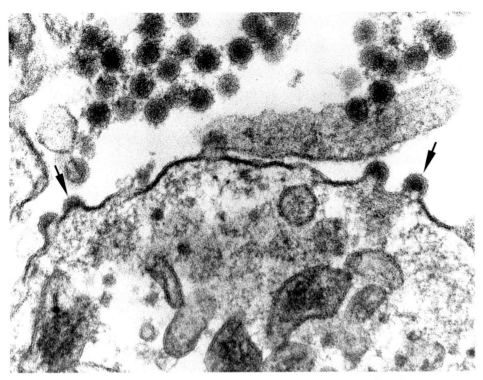

图 5-1-19　辛德毕斯病毒在细胞质膜表面出芽（Vero 细胞超薄切片）

箭头示正在出芽的病毒颗粒。本图由美国耶鲁大学 Caroline K. Y. Fong 博士提供并惠允使用

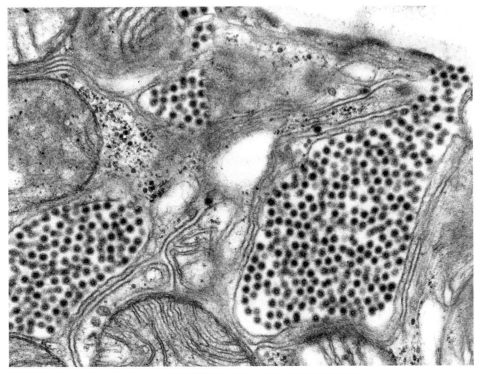

图 5-1-20　东方马脑炎病毒的形态（伊蚊超薄切片）

图示蚊唾液腺内满布病毒颗粒，伊蚊可通过叮咬将病毒颗粒从唾液腺注入宿主体内。本图由美国得克萨斯大学 Frederick A. Murphy 教授提供并惠允使用

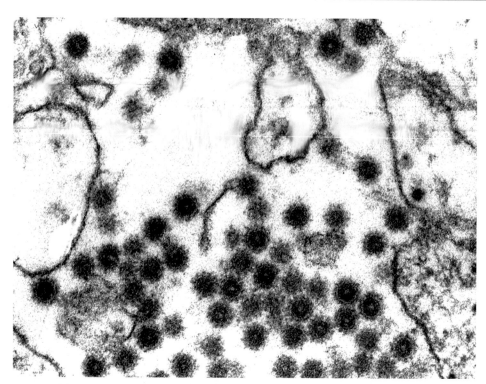

图 5-1-21 积聚于细胞间隙的东方马脑炎病毒颗粒（Vero 细胞超薄切片）

本图由美国得克萨斯大学 Frederick A. Murphy 教授提供并惠允使用

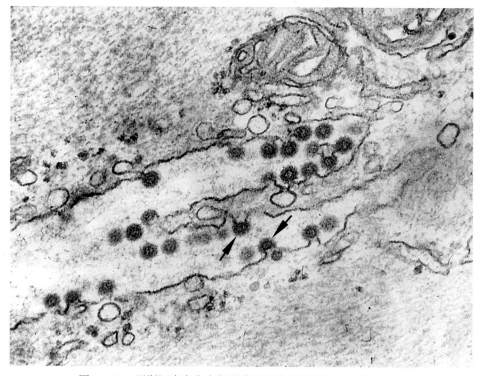

图 5-1-22 罗斯河病毒在小鼠后肢肌细胞内的形态（超薄切片）

箭头示病毒颗粒从细胞质膜上出芽进入细胞间隙，间隙内可见大量病毒颗粒。本图由美国得克萨斯大学 Frederick A. Murphy
教授提供并惠允使用

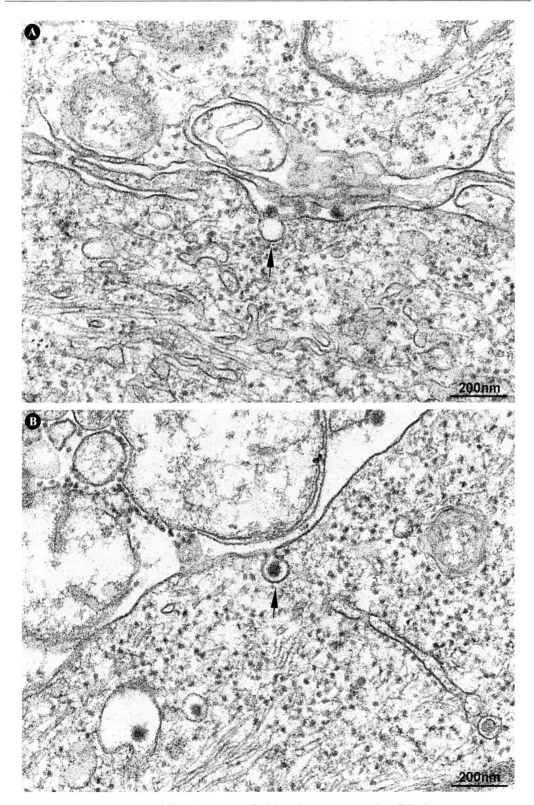

图 5-1-23　盖塔病毒以胞吞方式进入细胞（BHK-21 细胞超薄切片）

A. 箭头示病毒颗粒即将进入细胞质膜凹陷；B. 箭头示病毒颗粒已被内吞进入细胞

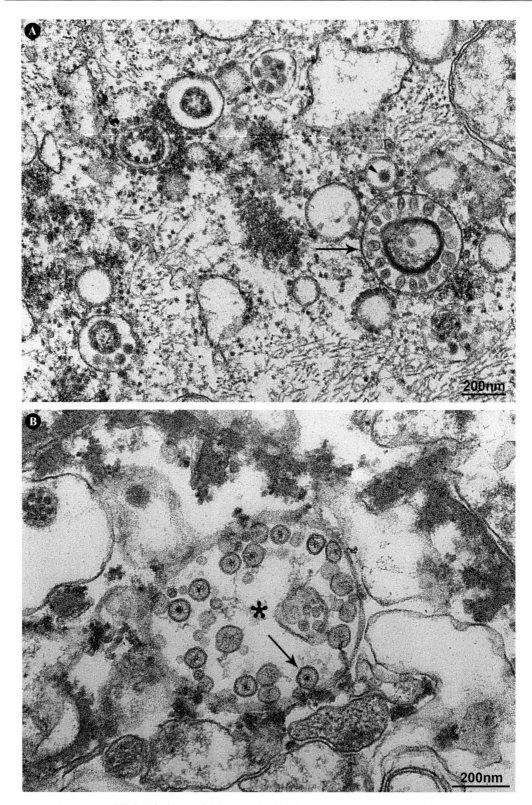

图 5-1-24　盖塔病毒复制过程中导致 1 型细胞病变囊泡产生（BHK-21 细胞超薄切片）

A. 箭头示 1 型细胞病变囊泡，其内可见大量小泡，三角示成熟病毒颗粒；B. 星号示 1 型细胞病变囊泡，箭头示小泡与囊泡内膜相连

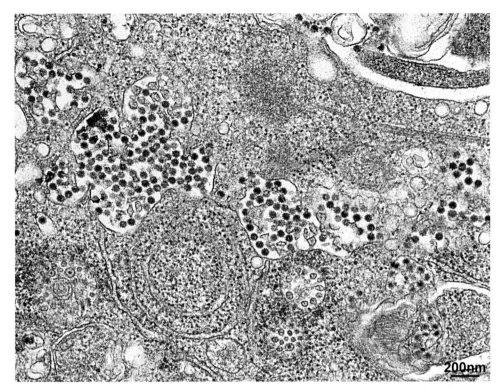

图 5-1-25　盖塔病毒感染导致细胞质内囊泡增生（BHK-21 细胞超薄切片）

囊泡内可见大量病毒颗粒

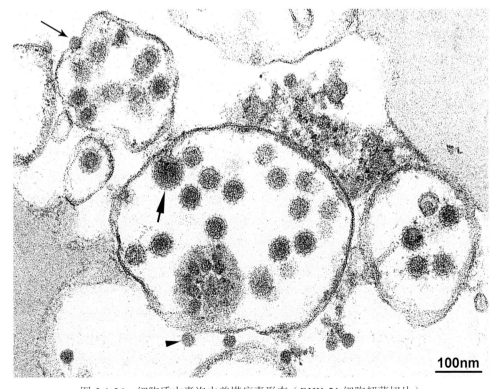

图 5-1-26　细胞质中囊泡内盖塔病毒形态（BHK-21 细胞超薄切片）

粗箭头示囊泡内较大的病毒颗粒，成熟病毒颗粒可见刺突及核心；细箭头示向囊泡内出芽的衣壳；三角示囊泡外的衣壳

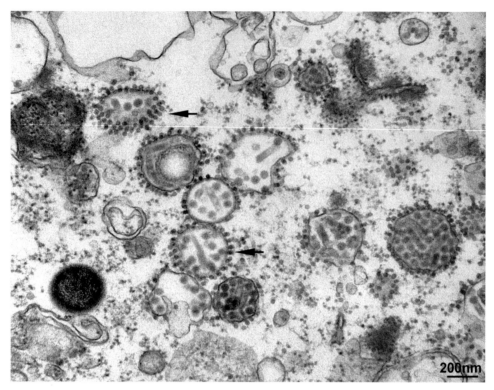

图 5-1-27　细胞质中盖塔病毒衣壳的形态（BHK-21 细胞超薄切片）
箭头示囊泡外侧聚集大量衣壳，囊泡内可见球形病毒颗粒及杆状结构

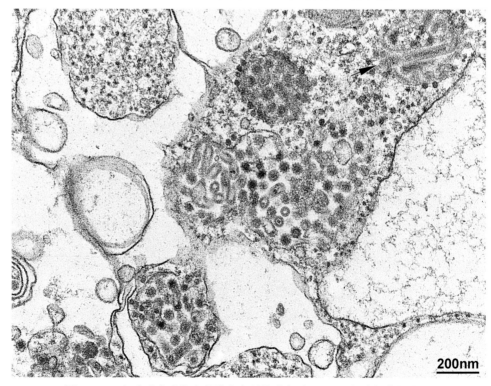

图 5-1-28　细胞质中囊泡内盖塔病毒颗粒形态（BHK-21 细胞超薄切片）
囊泡内可见大量球形病毒颗粒及长度不等的杆状结构。箭头示向囊泡腔出芽的杆状结构

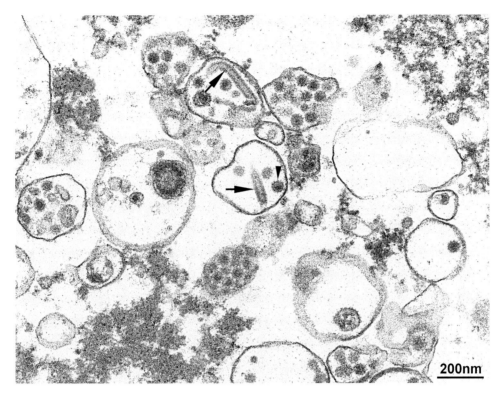

图 5-1-29　细胞质中囊泡内杆状盖塔病毒的结构形态（BHK-21 细胞超薄切片）

箭头示囊泡内的杆状结构，三角示球形病毒颗粒

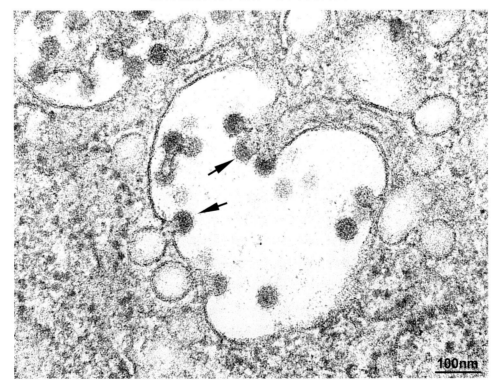

图 5-1-30　盖塔病毒向细胞质中囊泡腔内出芽（箭头示，BHK-21 细胞超薄切片）

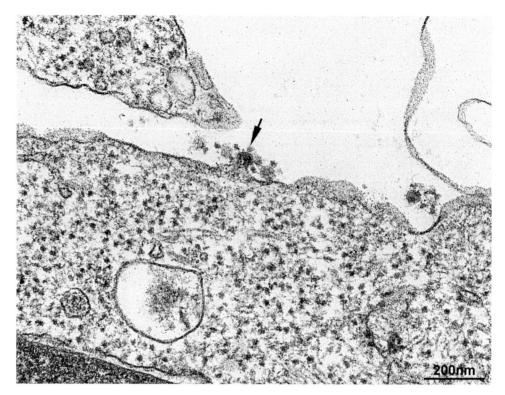

图 5-1-31　盖塔病毒在细胞质膜表面出芽（箭头示，BHK-21 细胞超薄切片）

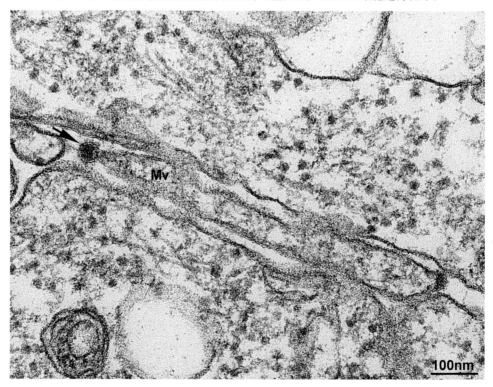

图 5-1-32　盖塔病毒在细胞微绒毛顶端出芽（箭头示，BHK-21 细胞超薄切片）

Mv. 微绒毛

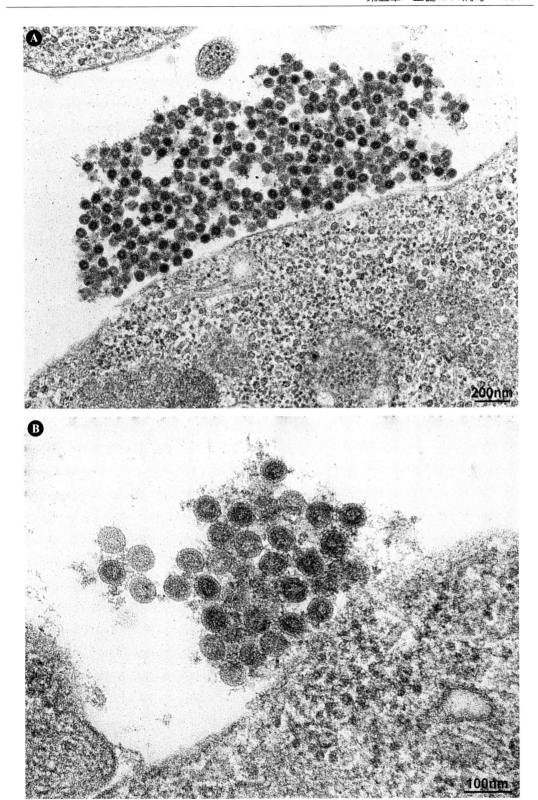

图 5-1-33　细胞外中等套病毒科 Nam Dinh 病毒的形态（C6/36 细胞超薄切片）

细胞外 Nam Dinh 病毒颗粒呈球形，直径约 90nm，形态基本均一，刺突不清晰，未见杆状病毒颗粒，形态可与披膜病毒区分。

A. 低倍放大；B. 高倍放大

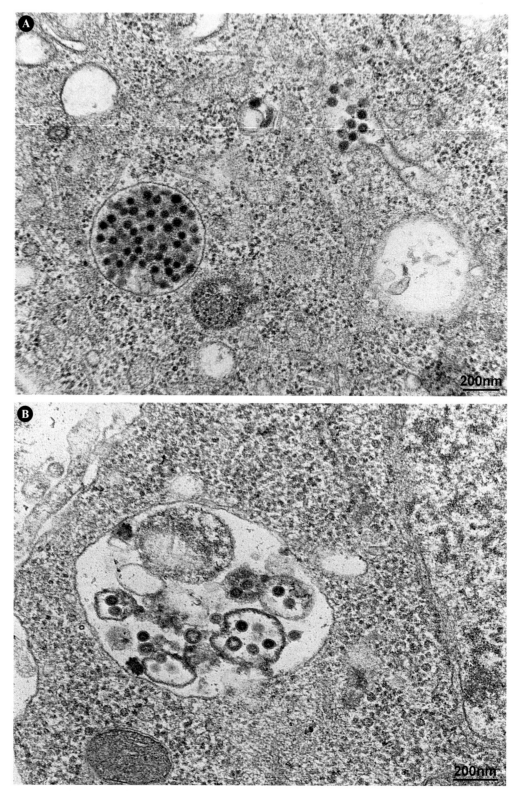

图 5-1-34　细胞质内中等套病毒科 Nam Dinh 病毒的形态（C6/36 细胞超薄切片）

细胞质内病毒颗粒位于囊泡中，未见向囊泡内出芽的球形或杆状病毒颗粒，未见游离或聚集的球形或棒状衣壳，可与披膜病毒区分

【主要参考文献】

[1] 里奇曼·DD，惠特利·RJ，海登·FG，等. 临床病毒学. 3版. 陈敬贤，周荣，彭涛，译. 北京：科学出版社，2012.

[2] Kuhn RJ. Togaviridae//Knipe DM，Howley PM. Fields Virology. 6th ed. Philadelphia：Lippincott Willliams & Wilkins，2013：628-650.

[3] Chen R，Mukhopadhyay S，Merits A，et al. ICTV virus taxonomy profile：togaviridae. J Gen Virol，2018，99（6）：761-762.

[4] MacLachlan NJ，Dubovi EJ. Fenner's Veterinary Virology. 5th ed. Pittsburgh：Academic Press，2017：511-524.

[5] 唐家琪，万康林. 自然疫源性疾病. 北京：科学出版社，2005.

[6] 金奇. 医学分子病毒学. 北京：科学出版社，2001.

[7] Palmer EL，Martin ML. Electron Microscopy in Viral Diagnosis. Boca Raton：CRC Press，1988：83-90.

[8] Simpson RW，Hauser RE. Basic structure of group A arbovirus strains Middelburg，Sindbis，and Semliki Forest examined by negative staining. Virology，1968，34（2）：358-361.

[9] Vasilakis N，Guzman H，Firth C，et al. Mesoniviruses are mosquito-specific viruses with extensive geographic distribution and host range. Virol J，2014，11：97.

[10] Zirkel F，Kurth A，Quan PL，et al. An insect nidovirus emerging from a primary tropical rainforest. mBio，2011，2（3）：e00077-11.

[11] Nga PT，Parquet Mdel C，Lauber C，et al. Discovery of the first insect nidovirus，a missing evolutionary link in the emergence of the largest RNA virus genomes. PLoS Pathog，2011，7（9）：e1002215.

[12] Harak C，Lohmann V. Ultrastructure of the replication sites of positive-strand RNA viruses. Virology，2015，479-480：418-433.

[13] Grimley PM，Berezesky IK，Friedman RM. Cytoplasmic structures associated with an arbovirus infection：loci of viral ribonucleic acid synthesis. J Virol，1968，2（11）：1326-1338.

[14] Elmasri Z，Nasal BL，Jose J. Alphavirus-induced membrane rearrangements during replication，assembly，and budding. Pathogens，2021，10（8）：984.

[15] Simpson RW，Hauser RE. Structural differentiation of group A arboviruses based on nucleoid morphology in ultrathin sections. Virology，1968，34（3）：568-570.

第二节　风疹病毒科（*Matonaviridae*）

1752年德国医生 De Bergen 首先描述了风疹病毒（*Rubella virus*，RUBV）引起的病症，曾一度认为其是麻疹的变型，故称之为"德国麻疹"，直至1938年才证明是由风疹病毒引起[1, 2]。1962年，Parkman 等用猴肾细胞分离出风疹病毒，并在此基础上成功研制出风疹病毒疫苗[3]。

【基本特征】

2019年国际病毒分类委员会撤销原披膜病毒科（*Togaviridae*）风疹病毒属（*Rubivirus*）[4]，设立风疹病毒科（*Matonaviridae*）风疹病毒属（*Rubivirus*），目前风疹病毒（*Rubella virus*）是风疹病毒科的唯一成员。*Matonaviridae* 名称源于 George de Maton 医生，其于 1814 年将风疹与麻疹和猩红热区分开来[5]。

风疹病毒在蔗糖和氯化铯溶液中的浮力密度分别为 $1.17\sim1.2g/cm^3$ 和 $1.20\sim1.23g/cm^3$。由于风疹病毒为有包膜的 RNA 病毒，故其对乙醚、氯仿、NP40 等脂溶剂非常敏感。次氯酸、70% 乙醇溶液和多聚甲醛等消毒剂也可使其失去活性。射线照射可降低病毒感染性。风疹病毒对热和 pH 敏感，在 56℃ 时可被灭活，37℃ 时其活性被抑制，在 4℃ 病毒不稳定而易失去感染性，而在 $-70\sim-60$℃ 则相对稳定。pH ＜ 6.8 或 ＞ 8.1 均对病毒稳定性产生很大影响[4]。

风疹病毒可在多种细胞中增殖，如原代人胚肾细胞、非洲绿猴肾细胞（Vero）、幼地鼠肾细胞（BHK-21）等传代细胞系，但是病毒感染许多细胞系并不产生 CPE。兔肾细胞（RK-13）对病毒敏感，且可产生 CPE，故常用其分离培养风疹病毒[1, 3]。

风疹病毒基因组为单股正链 RNA，长度约 9800 个核苷酸。风疹病毒的非结构蛋白和结构蛋白均先以多聚体形式被翻译，然后被病毒蛋白酶裂解为成熟蛋白。病毒编码三种结构蛋白，即糖蛋白 E1、E2 和衣壳蛋白 CP，以及两种非结构蛋白 p90、p150。其中 E1 蛋白与受体结合并包含血凝 - 中和表位[1]。

人是风疹病毒唯一的自然宿主，风疹病毒感染者是唯一的传染源。风疹病毒主要通过气溶胶传播，也可通过胎盘垂直传播。大多数情况下，婴幼儿和成年人风疹病毒感染为一过性和亚临床感染。出现临床症状的患者 95% 以上表现为出疹、发热和淋巴结肿大等症状，仅有少数被感染者会发生较严重的并发症。风疹病毒感染孕妇后，可通过胎盘屏障感染胎儿，导致器官畸形发育[3, 6, 7]。

【形态学与超微结构】

风疹病毒由以下结构组成：最外层为 E1、E2 异源二聚体构成的刺突，其内侧为病毒包膜，包膜内为衣壳和基因组。其衣壳不呈二十面体立体对称[5]（图 5-2-1）。

（一）负染电镜观察

风疹病毒呈不规则球形，有包膜，具有多形性特征，病毒颗粒直径 50～70nm。刺突微小，长 5～6nm，负染时不甚清晰（图 5-2-2）。总体而言，风疹病毒负染形态不具有显著特征，仅凭形态学特征不易鉴定[8, 9]。

（二）超薄切片电镜观察

风疹病毒在超薄切片上呈球形，直径 50～70nm，多数病毒颗粒直径约 60nm[10]。其结构特点为高电子密度的病毒核心与包膜间有清晰间隙，核心多处于偏心位置（图 5-2-3）。病毒颗粒在细胞质膜表面出芽成熟，有时产生棒状病毒颗粒，病毒颗粒还可向高尔基体的囊泡内或细胞质的囊泡腔内出芽，上述形态发生学特征与披膜病毒类似[1, 9]。

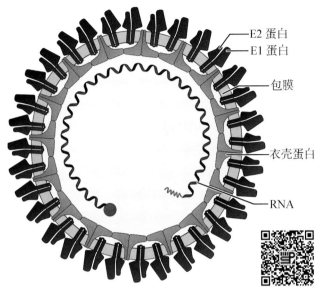

图 5-2-1 风疹病毒结构示意图

E2 蛋白
E1 蛋白
包膜
衣壳蛋白
RNA

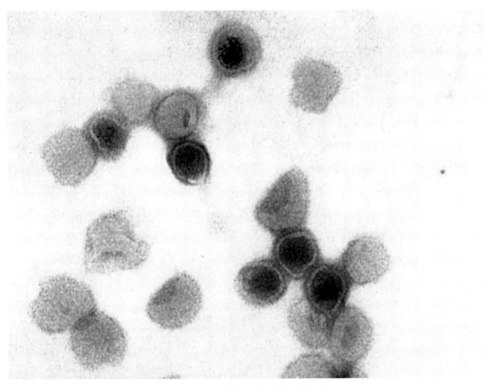

图 5-2-2 风疹病毒的形态（负染）

病毒颗粒大小、形态变异大，具有多形性特征，刺突不易清晰识别。本图由美国佐治亚州立大学 Robert Simmons 博士提供并惠允使用

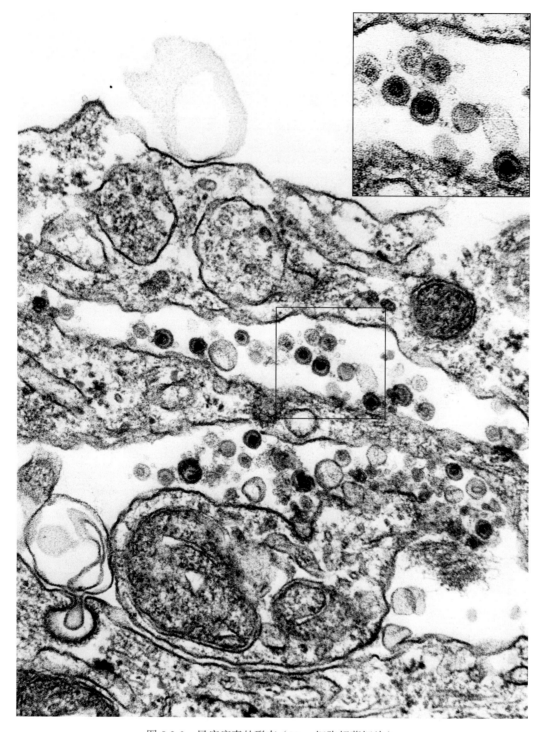

图 5-2-3　风疹病毒的形态（Vero 细胞超薄切片）

细胞间隙内可见大量病毒颗粒，病毒颗粒具有脂质包膜，病毒核心呈高电子密度。插图示方框区域放大的病毒颗粒，可见包膜和核心间有明显的间隙，核心多处于偏心位置，包膜清晰，其上刺突难于分辨。本图由美国耶鲁大学 Caroline K. Y. Fong 博士提供并惠允使用

【主要参考文献】

[1] Hobman TC. Rubella virus//Knipe DM，Howley PM. Fields Virology. 6th ed. Philadelphia：Lippincott Williams & Wilkins，2013：687-711.

[2] Wesselhoeft C. Rubella（German measles）. N Engl J Med，1947，236（26）：978-988.

[3] 金奇. 医学分子病毒学. 北京：科学出版社，2001.

[4] Bennett AJ，Paskey AC，Ebinger A，et al. Relatives of rubella virus in diverse mammals. Nature，2020，586（7829）：424-428.

[5] Mankertz A，Chen MH，Goldberg TL，et al. Family：Matonaviridae. [2023-04-20]. https：//ictv.global/report/chapter/matonaviridae/matonaviridae.

[6] Leung AKC，Hon KL，Leong KF. Rubella（German measles）revisited. Hong Kong Med J，2019，25（2）：134-141.

[7] Lambert N，Strebel P，Orenstein W，et al. Rubella. Lancet，2015，385（9984）：2297-2307.

[8] Palmer EL，Erskine ML. An Atlas of Mammalian Viruses. Boca Raton：CRC Press，1982：83-90.

[9] Palmer EL，Martin ML. Electron Microscopy in Viral Diagnosis. Boca Raton：CRC Press，1988：83-90.

[10] Oshiro LS，Schmidt NJ，Lennette EH. Electron microscopic studies of Rubella virus. J Gen Virol，1969，5（2）：205-210.

第三节　黄病毒科（*Flaviviridae*）

黄热病是第一种有记录的由病毒导致的人类疾病，其病原体黄热病毒（*Yellow fever virus*，YFV）于1927年被分离。1989年发现了丙型肝炎病毒（*Hepatitis C virus*，HCV）[1]。此外，登革病毒（*Dengue virus*）、日本脑炎病毒（*Japanese encephalitis virus*，JEV）、西尼罗病毒（*West nile virus*，WNV）、寨卡病毒（*Zika virus*）和蜱传脑炎病毒（*Tick-borne encephalitis virus*）等也与人类健康密切相关[2]。

【基本特征】

黄病毒科（*Flaviviridae*）分为4个属，分别为黄病毒属（*Flavivirus*）、丙型肝炎病毒属（*Hepacivirus*）、佩基病毒属（*Pegivirus*）和瘟病毒属（*Pestivirus*）[3]。其中感染人类的主要为黄病毒属、丙型肝炎病毒属和佩基病毒属。丙型肝炎病毒（HCV）是丙型肝炎病毒属唯一的成员[2]。

黄病毒科病毒在氯化铯中的浮力密度为1.22～1.24g/cm³，病毒在pH8.0和低温条件下稳定，在酸性pH条件下不稳定，可被高温、有机溶剂等灭活，56℃ 30min可使血液和其他溶液中的病毒全部灭活[2]。通常，蜱传黄病毒的抵抗力较蚊传黄病毒强[4]。

猴肾细胞（Vero和LLC-MK2）、幼地鼠肾细胞（BHK-21）、猪肾细胞（PS）、人肾上腺癌细胞（SW-13）及原代鸡胚、鸭胚和蚊细胞（C6/36）等被广泛用于黄病毒的分离和培养[5]。目前，尚未建立成熟的HCV细胞培养体系，利用2a基因型JFH株基因组转染Huh7细胞，病毒基因组可有效复制并分泌病毒颗粒[6]。

黄病毒科成员的基因组为单股正链RNA，不同病毒属基因组长度不同，黄病毒属、丙型肝炎病毒属、佩基病毒属和瘟病毒属基因组长度分别约为11 000、9600、9400和123 000个核苷酸。病毒基因组仅有一个开放阅读框（ORF），翻译产生一个大的多聚蛋白前体。在黄病毒属成员中，该多聚蛋白经病毒编码的蛋白酶切割形成成熟的3种结构蛋白（E蛋白、M蛋白和核心蛋白C）与7种非结构蛋白。E蛋白与细胞表面受体结合并介导内吞泡中的病毒颗粒包膜与内吞泡膜融合，E蛋白亦可诱导产生中和抗体；M蛋白为prM蛋白在病毒释放成熟过程中的蛋白水解产物；C蛋白与RNA组成核衣壳。HCV编码的3种结构蛋白分别为核心C蛋白、E1和E2蛋白。E1和E2蛋白为病毒糖蛋白，E2蛋白可能是与宿主细胞受体作用的主要蛋白质[2]。

已发现70多种黄病毒属病毒，半数以上对人类有致病性，是非常重要的一类自然疫源性病原体，主要导致脑炎和出血热，病死率高。黄病毒属分为蜱传病毒（tick-borne virus，如蜱传脑炎病毒等）和蚊传病毒（mosquito-borne virus，如黄热病毒、登革病毒、日本脑炎病毒和西尼罗病毒等）[2]。HCV主要通过血液传播，是引起慢性肝炎、肝硬化和肝癌的主要致病因子之一[2, 4]。佩基病毒1型（*Pegivirus*-1）曾被称为庚型肝炎病毒[7]。

【形态学与超微结构】

黄病毒属的病毒颗粒存在不成熟和成熟两种状态[2]，病毒颗粒最外层为由E蛋白（由3个E1、E2异源二聚体构成）、M蛋白形成的外壳。成熟病毒颗粒的E蛋白二聚体以平躺状态包裹在脂质包膜上，由其形成的80个突起不显著，从而呈现近似光滑的表面。在E蛋白下为M蛋白，二者与病毒包膜紧密结合，包膜内为呈二十面体立体对称的衣壳，其由240个壳粒组成。与成熟病毒颗粒不同，不成熟病毒颗粒表面有60个刺突，每个刺突由包含3个E-prM蛋白的异源二聚体组成（图5-3-1）。

（一）负染电镜观察

负染时，黄病毒科成员具有包膜，呈球形，直径40～50nm。成熟病毒颗粒直径约40nm，刺突不显著（因E蛋白二聚体以平躺状态包裹在脂质包膜上）。不成熟病毒颗粒直径约50nm，刺突长约6nm（图5-3-2～图5-3-7）。有时可见多个衣壳聚集在一起被包绕在囊泡中（图5-3-2）。佩基病毒至今未被观察到，具体形态不明[3]。瘟病毒形态呈直径40～60nm的球形[3]。

（二）超薄切片电镜观察

在超薄切片上，病毒颗粒呈大小基本均一的球形，直径约40nm（图5-3-8～图5-3-17）。与披膜病毒类似，刺突形成的高电子密度环包绕直径25～30nm的球形核心，刺突和核心之间可见清晰的低电子密度环形带，是黄病毒的形态特征（图5-3-8A、图5-3-9、图5-3-11A、图5-3-12、图5-3-13B、图5-3-15）。

　　黄病毒与受体结合后以细胞内吞方式入胞，在囊泡内的酸性环境下病毒包膜与内吞泡膜融合，释放病毒基因组进入细胞质，在细胞质内完成复制[2]。细胞感染后内质网增生形成大量囊泡（图5-3-8A、图5-3-10A、图5-3-11A、图5-3-13A、图5-3-14A），其为病毒复制的场所，是黄病毒感染细胞导致的显著超微病理表现[8]。与披膜病毒类似，黄病毒复制过程中也可形成1型细胞病变囊泡（CPV1），其内包裹小泡（spherule）（图5-3-8B、图5-3-11B、图5-3-13、图5-3-14B），此结构是病毒基因组复制的场所[9]。成熟病毒颗粒可以存在于内质网腔（图5-3-13A、图5-3-16）及细胞质内的囊泡中（图5-3-8A、图5-3-11A、图5-3-14A、图5-3-17）。病毒复制过程中，病毒衣壳在细胞质内合成，并可聚集排列形成包涵体（图5-3-10）。病毒在细胞质囊泡中运输，然后通过胞吐作用或细胞裂解释放[2]。病毒亦可被包裹在囊泡内释放（图5-3-13B）。在超薄切片上，无论是在细胞质膜表面还是细胞质内的囊泡中，几乎看不到出芽状态的黄病毒科病毒，这与在细胞表面常见披膜病毒出芽不同[10]。

成熟病毒

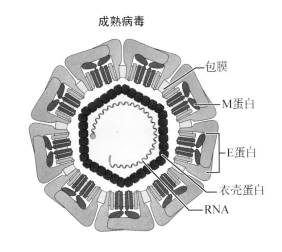

不成熟病毒

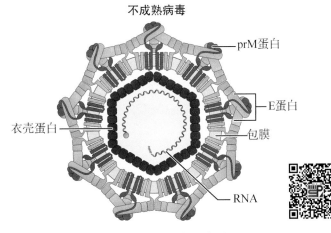

图 5-3-1　黄病毒结构示意图

成熟病毒颗粒表面的 E 蛋白以平躺状态包裹在包膜外，病毒表面近似光滑，刺突不明显；不成熟病毒颗粒表面有刺突

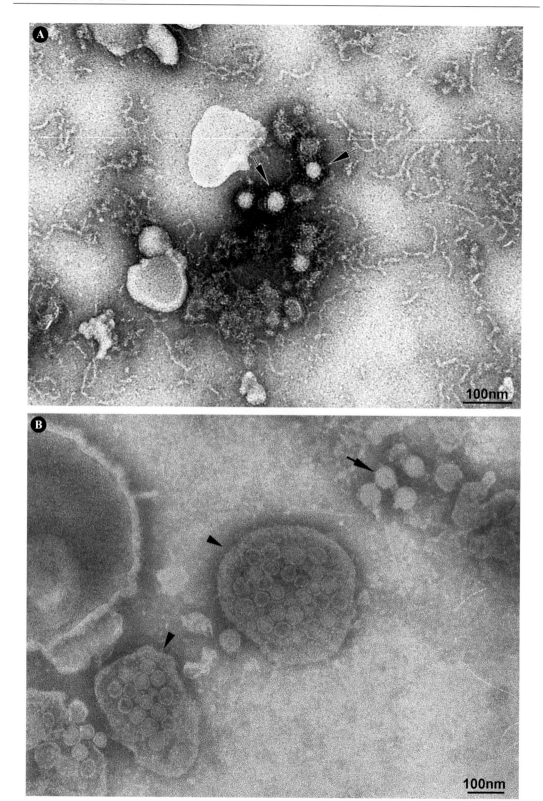

图 5-3-2　日本脑炎病毒的形态（负染）

A. 箭头示不成熟的病毒颗粒，可见刺突。B. 箭头示成熟病毒颗粒呈近似光滑球形，刺突不甚清晰；三角示包裹病毒衣壳的囊泡

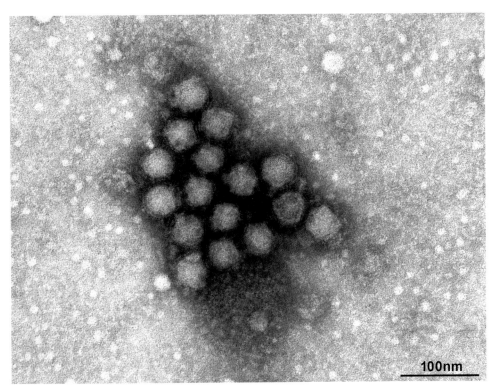

图 5-3-3　黄热病毒的形态（负染）

病毒颗粒呈球形，包膜上可见刺突，但不甚显著

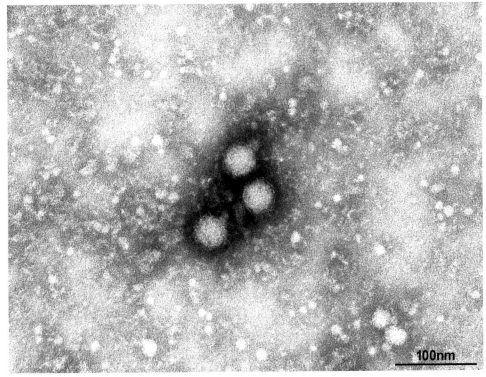

图 5-3-4　寨卡病毒的形态（负染）

病毒颗粒呈球形，包膜上刺突不甚清晰

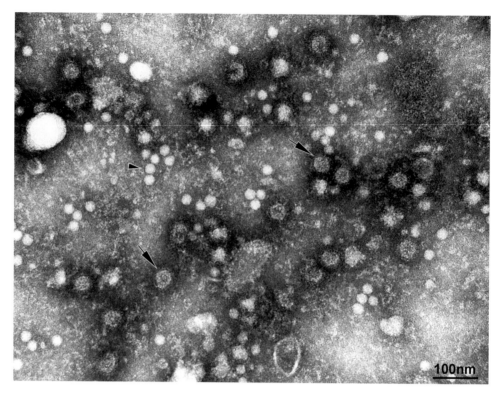

图 5-3-5　登革病毒的形态（负染）

箭头示登革病毒，三角示浓核病毒

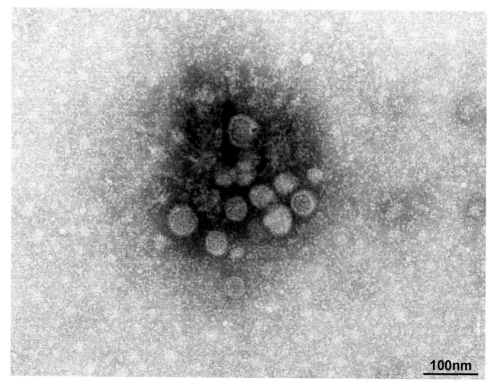

图 5-3-6　葡萄牙蚊传黄病毒（*Portugal mosquito flavivirus Marim*）的形态（负染）

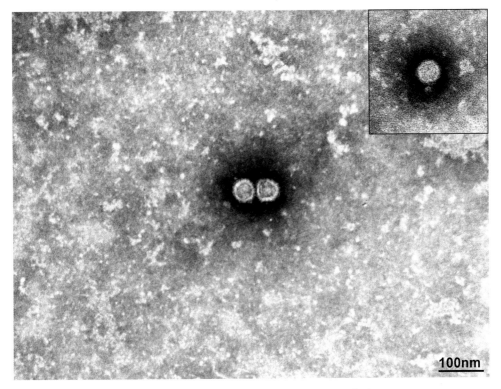

图 5-3-7 蜱传脑炎病毒（K-23 株）的形态（负染）

插图示表面可见细小刺突的病毒颗粒

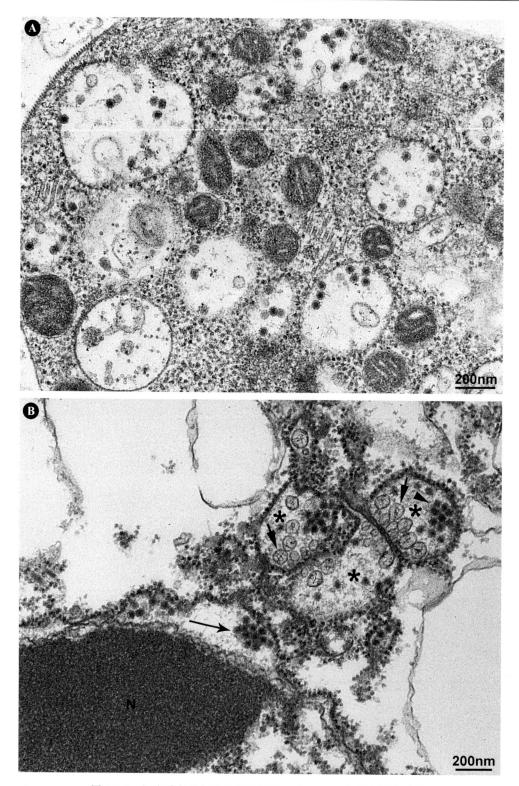

图 5-3-8　细胞质内日本脑炎病毒的形态（BHK-21 细胞超薄切片）

A. 细胞质内出现大量囊泡，其内可见成熟病毒颗粒；B. 星号示 1 型细胞病变囊泡，粗箭头示囊泡内的小泡，三角示成熟的病毒颗粒，细箭头示核周隙内的成熟病毒颗粒。N. 细胞核

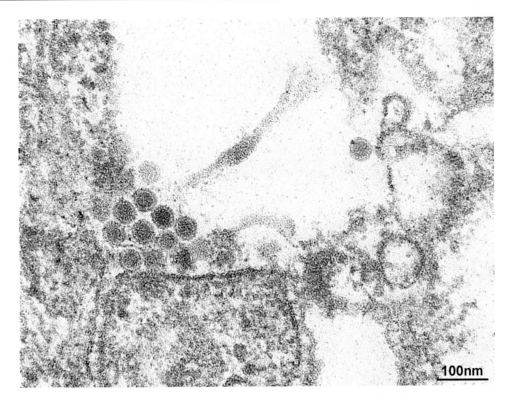

图 5-3-9　细胞外日本脑炎病毒的形态（BHK-21 细胞超薄切片）

细胞表面病毒颗粒刺突形成的高电子密度环包绕高电子密度的球形核心，刺突和核心之间可见低电子密度环形结构

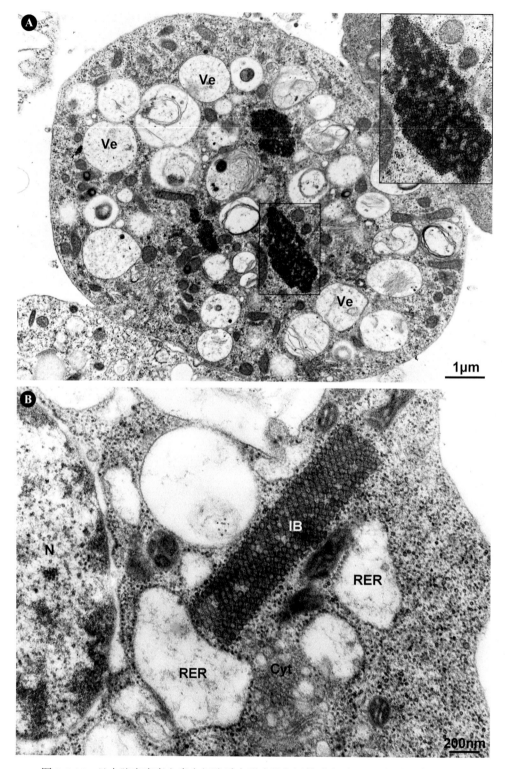

图 5-3-10　日本脑炎病毒衣壳在细胞质内形成的包涵体形态（C6/36 细胞超薄切片）

A. 细胞质内出现包涵体（方框示，插图为方框区域放大）及大量囊泡，包涵体由大量球形衣壳规则排列构成；B. 细胞质内的
包涵体由大量形态和大小基本一致的病毒衣壳规则排列形成，包涵体区域呈高电子密度。包涵体被扩张的粗面内质网、囊泡
及核糖体等细胞器包绕。Ve. 囊泡；IB. 包涵体；Cyt. 细胞质；N. 细胞核；RER. 粗面内质网

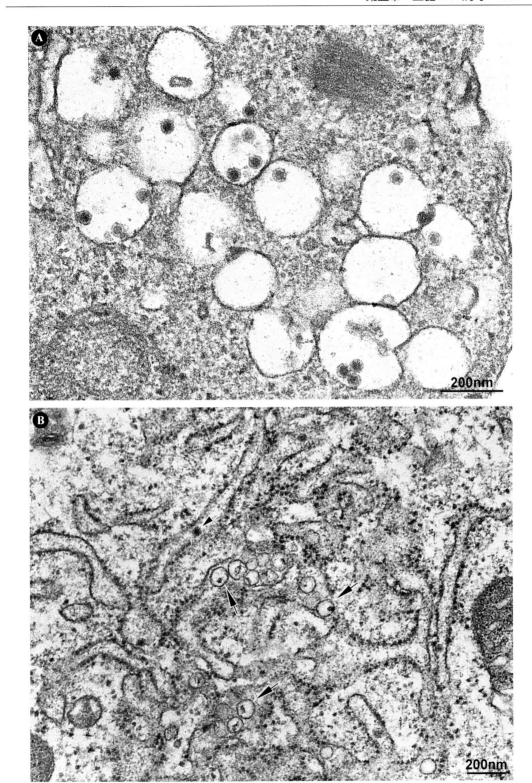

图 5-3-11　细胞中黄热病毒的形态（Vero 细胞超薄切片）

A. 黄热病毒感染导致细胞质内出现大量囊泡，腔内可见成熟病毒颗粒；B. 箭头示粗面内质网腔内的 1 型细胞病变囊泡，腔内
可见球形小泡，三角示粗面内质网腔中的成熟病毒颗粒

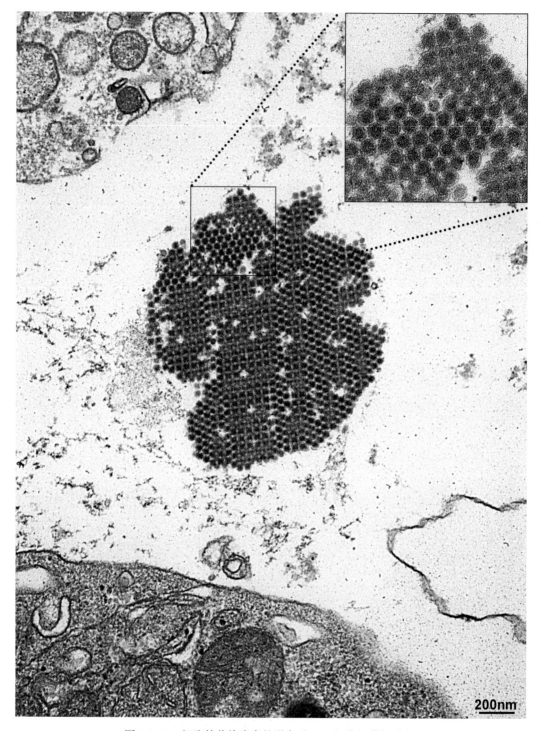

图 5-3-12 细胞外黄热病毒的形态（Vero 细胞超薄切片）

球形的病毒颗粒在细胞外聚集、呈结晶状排列，插图示方框区域放大的病毒颗粒，刺突形成的高电子密度环包绕高电子密度的球形核心，刺突和核心之间可见清晰的低电子密度环形结构

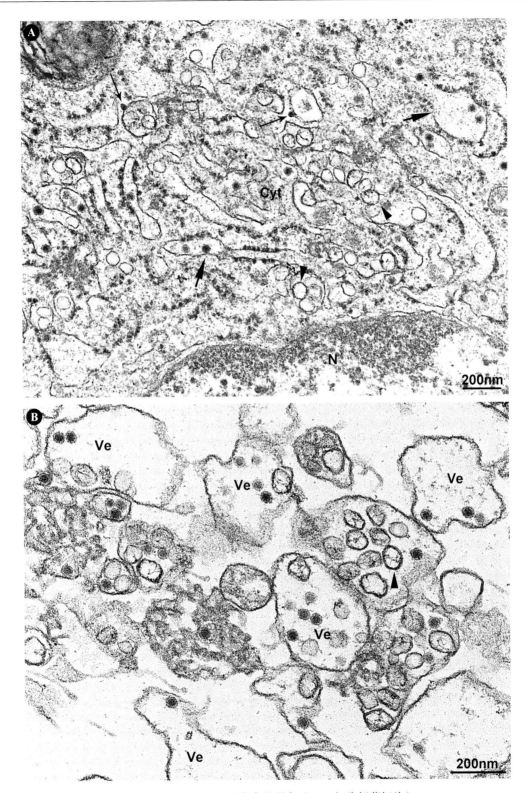

图 5-3-13　细胞内寨卡病毒的形态（Vero 细胞超薄切片）

A. 粗箭头示扩张的粗面内质网腔内可见病毒颗粒，细箭头示粗面内质网外膜上的核衣壳，三角示 1 型细胞病变囊泡内的小泡；
B. Ve 示细胞外包含病毒颗粒的囊泡，三角示细胞外 1 型细胞病变囊泡中的小泡。Ve. 囊泡；Cyt. 细胞质；N. 细胞核

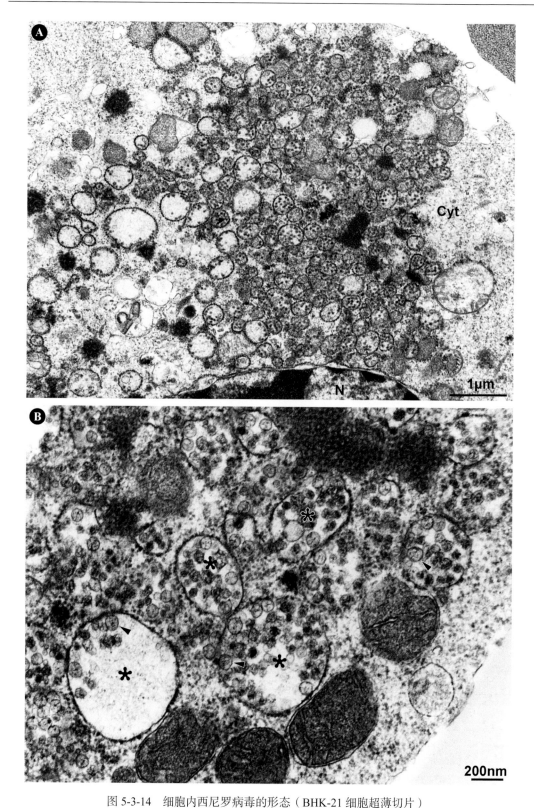

图 5-3-14　细胞内西尼罗病毒的形态（BHK-21 细胞超薄切片）

A. 低倍放大，病毒感染导致细胞质内出现大量的囊泡，呈高电子密度的病毒颗粒位于其内；B. 高倍放大，星号示 I 型细胞病变囊泡，三角示 I 型细胞病变囊泡内的小泡。N. 细胞核；Cyt. 细胞质

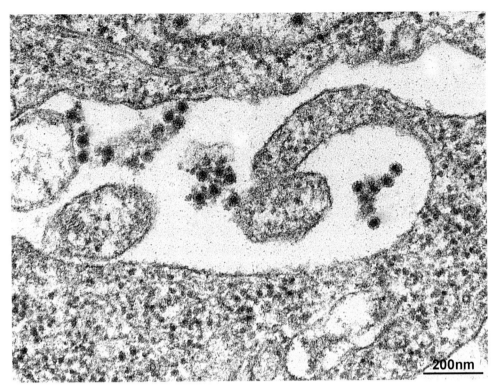

图 5-3-15　细胞外西尼罗病毒的形态（BHK-21 细胞超薄切片）

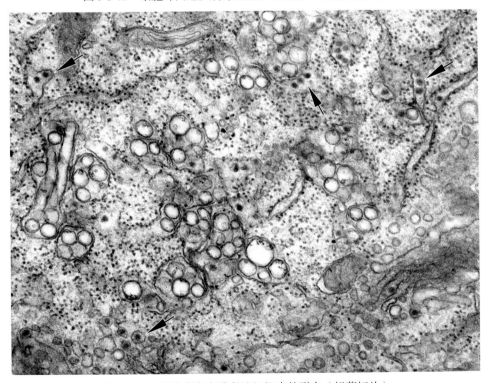

图 5-3-16　登革病毒在乳鼠脑组织内的形态（超薄切片）

病毒感染的细胞质内出现大量囊泡，箭头示在囊泡或内质网中存在病毒颗粒。此图由美国得克萨斯大学 Frederick A. Murphy 教授提供并惠允使用

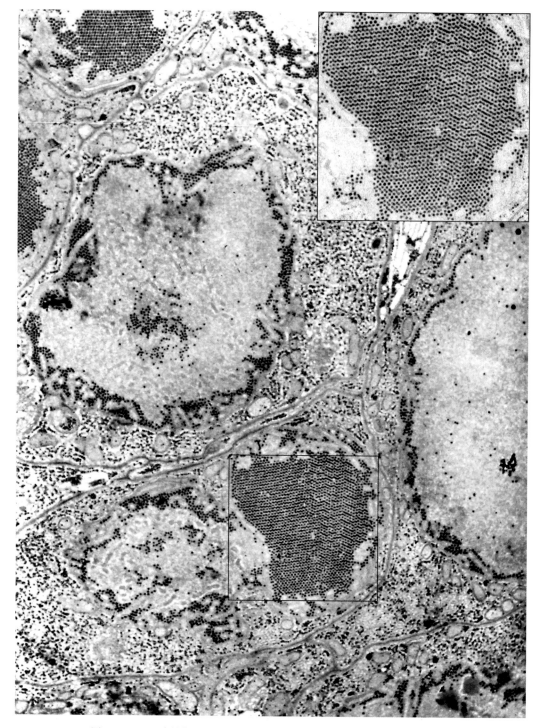

图 5-3-17　圣路易斯脑炎病毒在库蚊唾液腺腺腔内的形态（超薄切片）

库蚊唾液腺腺腔隙内有大量病毒颗粒，并呈结晶状排列（方框示，插图为方框区域放大），通过叮咬可将病毒颗粒从唾液腺注入宿主体内。此图由美国得克萨斯大学 Frederick A. Murphy 教授提供并惠允使用

【主要参考文献】

[1] Houghton M. Discovery of the hepatitis C virus. Liver Int，2009，29 Suppl 1：82-88.

[2] Lindenbach BD，Murray CL，Thiel HJ，et al. Flaviviredea//Knipe DM，Howley PM. Fields Virology. 6th ed. Philadelphia：Lippincott Williams & Wilkins，2013：712-795.

[3] Simmonds P，Becher B，Bukh J，et al. ICTV virus taxonomy profile：Flaviviridae. J Gen Virol，2017，98（1）：2-3.

[4] 唐家琪. 自然疫源性疾病. 北京：科学出版社，2005.

[5] MacLachlan NJ，Dubovi EJ. Fenner's Veterinary Virology. 5th ed. Pittsburgh：Academic Press，2017：525-545.

[6] Wakita T，Pietschmann T，Kato T，et al. Production of infectious hepatitis C virus in tissue culture from a cloned viral genome. Nat Med，2005，11（7）：791-796.

[7] Yu Y，Wan Z，Wang JH，et al. Review of human pegivirus：prevalence，transmission，pathogenesis，and clinical implication. Virulence，2022，13（1）：324-341.

[8] Harak C，Lohmann V. Ultrastructure of the replication sites of positive-strand RNA viruses. Virology，2015，479-480：418-433.

[9] Miorin L，Romero-Brey I，Maiuri P，et al. Three-dimensional architecture of tick-borne encephalitis virus replication sites and trafficking of the replicated RNA. J Virol，2013，87（11）：6469-6481.

[10] Palmer EL，Erskine ML. An Atlas of Mammalian Viruses. Boca Raton：CRC Press，1982：83-90.

第四节　正冠状病毒亚科（*Orthocoronavirinae*）

鸡传染性支气管炎病毒是于1933年发现的第一种冠状病毒。目前已发现7种可感染人类的冠状病毒。1966年和1967年分别从上呼吸道感染患者呼吸道样本中分离出人冠状病毒（human coronavirus，HCoV）-229E和HCoV-OC43。2003年发现了严重急性呼吸综合征冠状病毒（severe acute respiratory syndrome coronavirus，SARS-CoV）。2004年从荷兰一名支气管炎患儿的呼吸道样本中分离获得HCoV-NL63，同年在中国香港一名老年肺炎患者呼吸道样本中发现HCoV-HKU1。2012年发现了中东呼吸综合征冠状病毒（Middle East respiratory syndrome coronavirus，MERS-CoV）[1-3]。2020年报道了新型冠状病毒（SARS-CoV-2，简称新冠病毒），该病毒导致了全球新冠大流行[4, 5]。

【基本特征】

正冠状病毒亚科属于套式病毒目（*Nidovirales*）冠套病毒亚目（*Cornidovirineae*）冠状病毒科（*Coronaviridae*），正冠状病毒亚科分为α、β、γ和δ 4个属，可感染人、猪、牛、马、蝙蝠、啮齿动物、鸟、雪貂、水貂及多种野生动物。α、β冠状病毒属主要感染哺乳动物，γ、δ冠状病毒属主要感染鸟类，仅有少数感染哺乳动物[6]。已发现的7种感染人的冠状病毒分属于α冠状病毒属（HCoV-229E、HCoV-NL63）和β冠状病毒属（HCoV-OC43、HCoV-HKU1、SARS-CoV、MERS-CoV、SARS-CoV-2）。β冠状病毒属包括5个亚属：*Embecovirus*、*Sarbecovirus*、*Merbecovirus*、*Hibcovirus*和*Nobicovirus*。HCoV-OC43与

HCoV-HKU1属于*Embecovirus*，SARS-CoV 和SARS-CoV-2属于*Sarbecovirus*、MRES-CoV属于*Merbecovirus*[1, 7, 8]，正冠状病毒亚科的分类情况参见表5-4-1。

表5-4-1　正冠状病毒亚科分类

亚科	属	种（举例）
正冠状病毒亚科（*Orthocoronavirinae*）	α冠状病毒属	HCoV-229E、HCoV-NL63、猪流行性腹泻病毒（*Porcine epidemic diarrhea virus*，PEDV）、传染性胃肠炎病毒（*Transmissible gastroenteritis virus*，TGEV）
	β冠状病毒属	*Embecovirus*：HCoV-OC43、HCoV-HKU1 *Sarbecovirus*：SARS-CoV、SARS-CoV-2 *Merbecovirus*：MERS-CoV
	γ冠状病毒属	传染性支气管炎病毒（*Infectious bronchitis virus*，IBV）
	δ冠状病毒属	猪δ冠状病毒（*Porcine deltacoronavirus*，PDCoV）

冠状病毒对理化因素的抵抗力较弱。以SARS-CoV为例，56℃ 60min可灭活病毒，对单层培养细胞中复制的病毒，甲醇、戊二醛、福尔马林和丙酮固定5min可灭活病毒[1, 9, 10]。Triton X-100、吐温80、胆酸钠分别需要2h、4h和24h以上才能灭活病毒。SARS-CoV在氯化铯和蔗糖中的浮力密度分别为1.23～1.24g/cm³和1.15～1.19g/cm³。对于SARS-CoV-2，56℃ 加热30min，使用70%乙醇、0.05%氯二甲苯酚、0.05%氯己定（洗必泰）、0.1%苯扎氯铵、7.5%聚维酮碘溶液5min可灭活该病毒[11]。0.5%以上浓度的甲醛溶液室温作用1h可有效灭活SARS-CoV-2[12]。

α冠状病毒属HCoV-229E可以用人二倍体细胞进行分离培养，HCoV-NL63可感染猴肾来源的LLC-MK2或Vero细胞；β冠状病毒属中的HCoV-OC43可感染Vero细胞，HCoV-HKU1较难分离培养，可用人原代气道上皮细胞进行分离[1]；SARS-CoV能感染LLC-MK2、Vero、VeroE6和MA104等猴肾细胞系[13]；MERS-CoV对灵长类、猪和蝙蝠来源的气道细胞和肾细胞等多种细胞系敏感，如LLC-MK2、Vero、RoNi/7（蝙蝠肾细胞来源），并能够在山羊的肺脏和肾脏来源的细胞系及骆驼肾细胞中复制产生病毒颗粒[14]。SARS-CoV-2可在VeroE6、LL-CMK2、Calu3、PK-15和三维培养的人呼吸道上皮类组织中有效复制[15]。

冠状病毒基因组为不分节段的单股正链线状RNA，感染人类的7种HCoV的基因组长度为27 000～31 000个核苷酸[1, 3]。冠状病毒基因组的5′端含有甲基化的"帽子"，3′端为多聚A尾。病毒基因组的5′端约2/3是两个大的开放阅读框（ORF1a/1b），编码16种非结构蛋白（non-structural protein，NSP），剩余的3′端约1/3基因组编码主要结构蛋白，包括刺突蛋白（S蛋白）、包膜蛋白（E蛋白）、膜蛋白（M蛋白）和核衣壳蛋白（N蛋白）等，在主要结构蛋白基因中散布多个小ORF，编码多种修饰蛋白。不同冠状病毒编码的蛋白存在不同，如β冠状病毒属部分成员编码血凝素酯酶（hemagglutinin esterase，HE）蛋白，此蛋白可形成另一种刺突[1]，而其他冠状病毒不编码该蛋白。

S蛋白是病毒的主要中和抗原，介导病毒与其细胞表面受体结合，S蛋白及其受体结合区（RBD）均可作为疫苗免疫原[16]。N蛋白在病毒复制时大量表达，常用作诊断抗原[1]。冠状病毒基因组复制的一个显著特点是形成亚基因组mRNA（subgenomic mRNA，sgRNA）。冠状病毒以正链RNA基因组为模板利用RdRp合成负链RNA。连续合成产生互补的全长负链基因组RNA，不连续合成则通过模板跳跃产生不同长度的负链sgRNA。全长负链RNA和不同长度中间体作为模板可经由RdRp合成正链子代基因组RNA和sgRNA，由此完成基因组的复制和转录过程。生成sgRNA过程中的模板跳跃及不连续合成称为"模板转换"（template switch），这是病毒高效生成可翻译RNA的途径[17]。

冠状病毒通过呼吸道或粪-口途径传播，可引起呼吸道、胃肠道和神经系统症状[1]。HCoV主要通过飞沫和密切接触传播（SARS-CoV和SARS-CoV-2还可通过气溶胶传播[18]）。HCoV-OC43、HCoV-229E、HCoV-HKU1和HCoV-NL63感染引起的症状一般较轻，主要为普通感冒，在老人、免疫力低下人群和儿童中可导致肺炎。SARS-CoV、MERS-CoV和SARS-CoV-2除了导致肺炎和急性呼吸窘迫综合征，还可导致全身多器官功能衰竭[1, 19]。人群对HCoV普遍易感，大部分人在儿童期即感染过HCoV-OC43、HCoV-229E、HCoV-HKU1和HCoV-NL63，并可反复感染[20, 21]。

【形态学与超微结构】

冠状病毒由以下几种结构构成：最外层为由S蛋白同源三聚体组成的粗大刺突，其内为脂质包膜，包膜上还有M蛋白、E蛋白，M蛋白是病毒含量最多的蛋白，能够维持病毒的形状，包膜内为核衣壳（图5-4-1）。β属部分冠状病毒包膜位于S蛋白刺突下，还有HE蛋白构成的长5～10nm的另一种刺突。

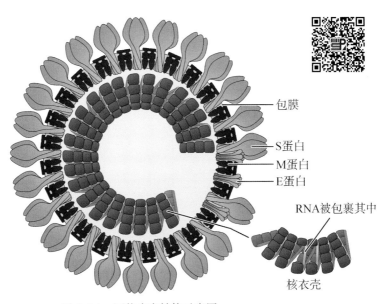

图5-4-1　冠状病毒结构示意图

（一）负染和冷冻电镜观察

负染时，球形的冠状病毒颗粒由于刺突包绕而状如日冕，故而得名"冠状病毒"。冠状病毒颗粒多为球形，直径50～200nm，亦具有多形性特征（图5-4-2～图5-4-19）。刺突粗大显著为其形态特征，典型的冠状病毒刺突呈鼓槌状或花瓣状，长12～24nm，与病毒包膜接触的一端稍细，远端较粗，直径约10nm，刺突间距显著（图5-4-2、图5-4-4、图5-4-10、图5-4-11、图5-4-13～图5-4-15、图5-4-17～图5-4-19）。β属的某些冠状病毒负染时可呈现长短不同的两排刺突，一种为典型形态刺突，另一种为细短刺突，长5～10nm，其主要由HE糖蛋白组成[1, 22]（图5-4-16）。冠状病毒亦可呈现一些非典型形态：①病毒颗粒可呈现多种形态，如哑铃形、葫芦形、逗点状，病毒颗粒出现短小尾巴样结构或不规则形状（图5-4-5、图5-4-11、图5-4-16）。②病毒颗粒可呈现空瘪状（图5-4-8）。③有的病毒颗粒刺突较为短小（图5-4-3）。有的病毒颗粒刺突较为稀疏，甚至缺失（图5-4-6、图5-4-12）。④β-丙内酯灭活的冠状病毒，刺突稀疏或缺失及病毒颗粒空瘪状的情况更为多见（图5-4-9）。上述冠状病毒形态学特征在对SARS-CoV-2进行冷冻电镜观察时均可呈现（图5-4-7）。

（二）超薄切片电镜观察

在超薄切片上，冠状病毒多呈刺突不甚清晰的球形（图5-4-20～图5-4-51）。位于细胞外或细胞质内囊泡中的成熟病毒颗粒呈直径80～120nm的高电子密度球形，有时病毒颗粒内部呈现中心低电子密度、周围高电子密度的形态，包膜清晰但刺突不显著（图5-4-40、图5-4-41、图5-4-48）。

冠状病毒与细胞表面受体结合后，可通过以下两种方式进入细胞[1]：SARS-CoV、HCoV-229E、TGEV等经胞吞作用进入细胞质（图5-4-20），在细胞内病毒包膜与内吞体膜融合，释放基因组进入细胞质；鼠肝炎病毒（*Mouse hepatitis virus*，MHV）等在细胞表面与细胞质膜融合，释放病毒基因组进入细胞质。而SARS-CoV-2则可通过上述两种方式进入细胞[23]（图5-4-34～图5-4-36）。冠状病毒在细胞质内复制并导致细胞质内出现大量囊泡，其是病毒复制的主要场所[1, 24]，该结构系冠状病毒感染的超微病理特征之一（图5-4-21、图5-4-31、图5-4-32）。病毒颗粒可向细胞质中的囊泡腔内出芽（图5-4-22、图5-4-37）并聚集（图5-4-23、图5-4-24、图5-4-41、图5-4-49～图5-4-51）。在囊泡内偶见管状结构，其直径约20nm，长度不等（图5-4-27），可能为病毒核衣壳。此外，病毒颗粒亦可出现在内质网腔（图5-4-38）、高尔基体囊泡（图5-4-39）及核周隙内（图5-4-40），说明上述细胞器参与了病毒的形态发生过程。SARS-CoV-2可感染呼吸道上皮中的纤毛细胞和分泌细胞（图5-4-32、图5-4-33），而其他感染呼吸道冠状病毒通常仅感染两种细胞中的一种[25]。

在冠状病毒形态发生过程中细胞质内可出现由病毒成分构成的两种包涵体：一种为无包膜包裹的包涵体，由圆形、肾形等形态各异、大小不等的高电子密度的颗粒聚集形成（图 5-4-25、图 5-4-26、图 5-4-43）；另一种为包膜包裹的包涵体，由病毒颗粒聚集形成（图 5-4-24、图 5-4-42）。

冠状病毒可通过以下方式释放：①通过在细胞质膜表面出芽，成熟病毒颗粒被释放到细胞外（图 5-4-28）；②细胞质内包裹病毒的囊泡开口于细胞膜表面[25-28]，病毒颗粒可由此释放（图 5-4-29、图 5-4-44）；③感染病毒的细胞破碎后，包裹在基质中的病毒颗粒（图 5-4-45）和包裹有病毒颗粒的囊泡被释放到细胞外（图 5-4-46）。

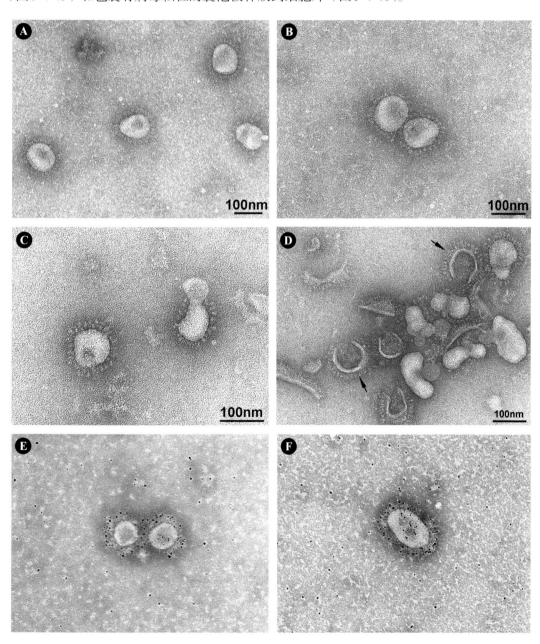

图 5-4-2　SARS-CoV 的形态（负染）1

病毒颗粒多呈球形（A、B），具有多形性特征（C、D），刺突浓密粗大、清晰可辨。D. 箭头示刺突附着在膜上，该结构可形成具有缺口的圆形或半圆形。E、F. 示免疫胶体金标记的病毒颗粒

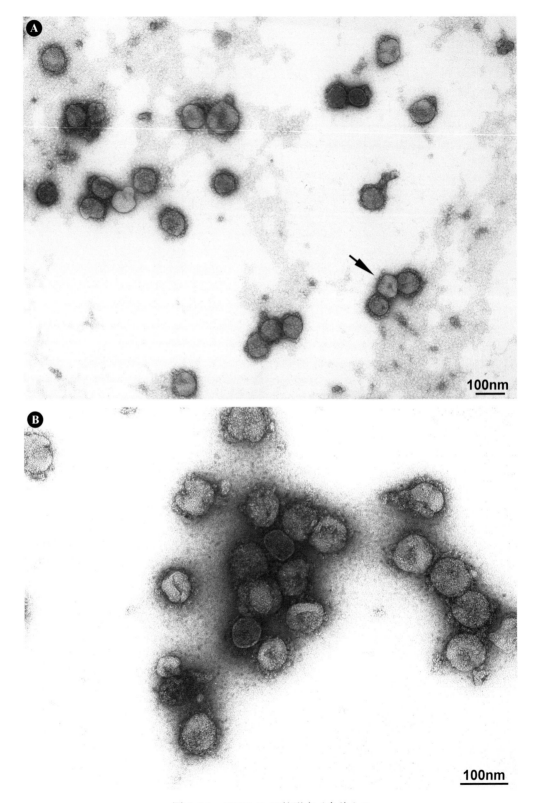

图 5-4-3　SARS-CoV 的形态（负染）2

病毒刺突短小、稀疏，呈不典型形态，部分病毒颗粒的刺突几乎完全缺失（箭头示）。A. 低倍放大；B. 高倍放大

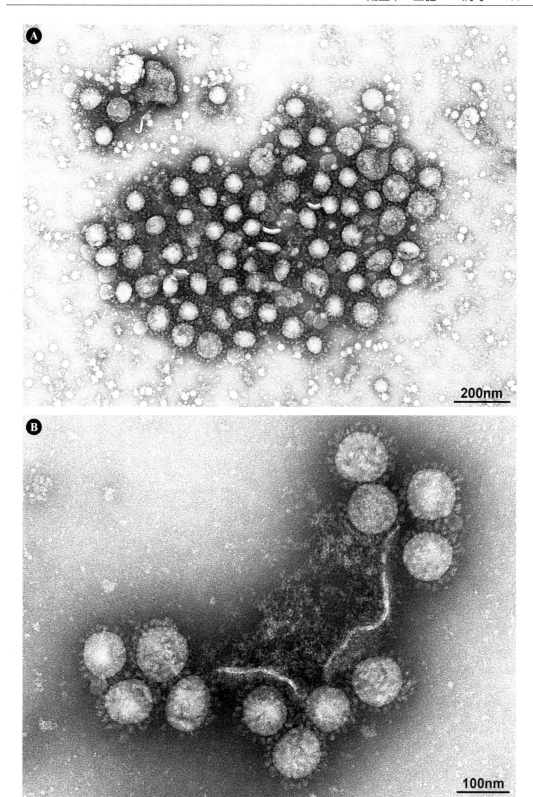

图 5-4-4　SARS-CoV-2 的形态（负染）

病毒颗粒多呈球形，刺突浓密粗大，清晰可辨。A. 低倍放大；B. 高倍放大

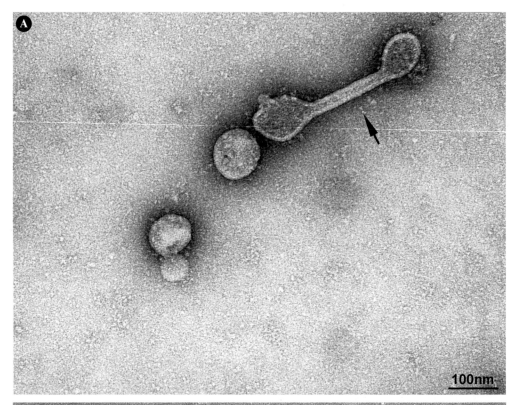

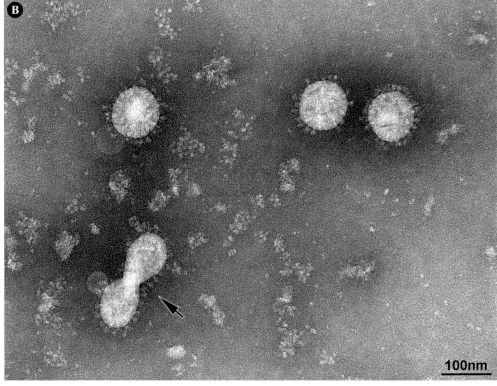

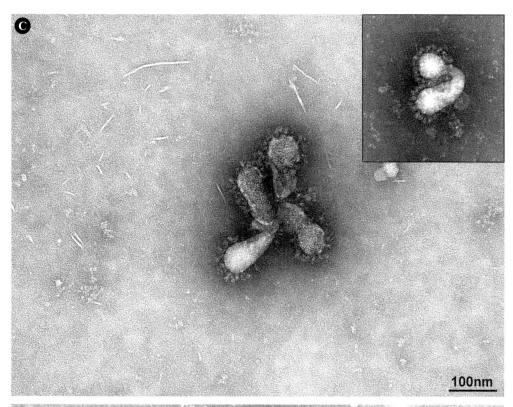

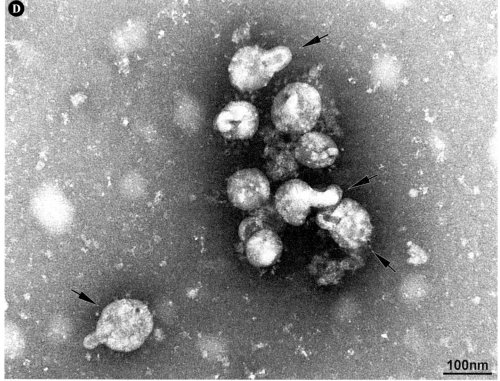

图 5-4-5 SARS-CoV-2 的多形性（负染）

A. 箭头示哑铃形病毒颗粒，且病毒颗粒刺突几乎完全缺失；B. 箭头示葫芦形病毒颗粒；C. 异形病毒颗粒；D. 箭头示具有尾状结构的病毒颗粒

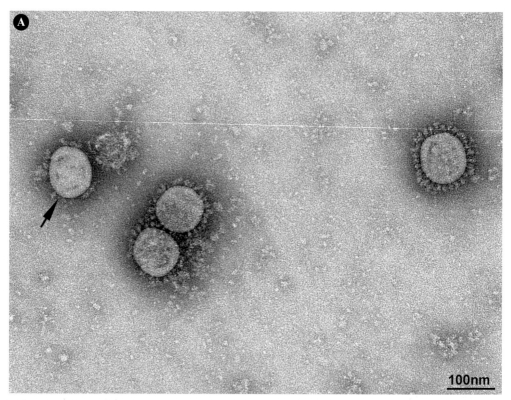

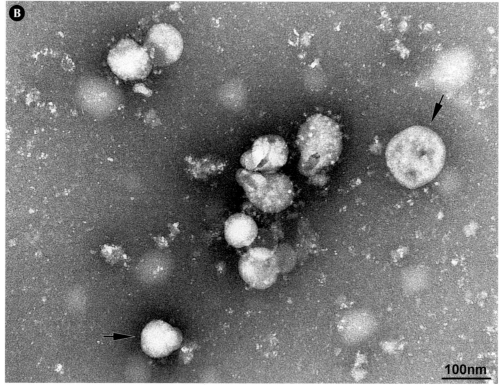

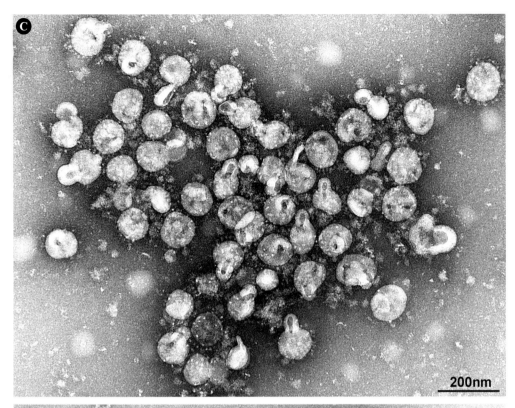

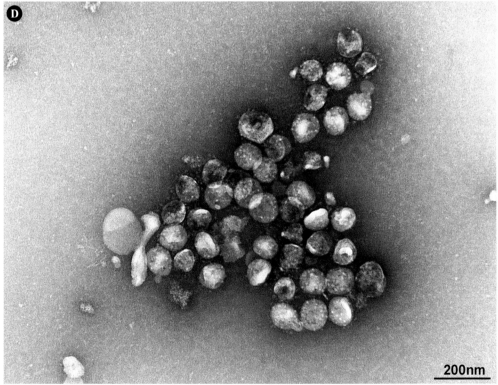

图 5-4-6　刺突缺失的 SARS-CoV-2 形态（负染）

箭头示刺突部分缺失或全部缺失的病毒颗粒。A、B. 高倍放大；C、D. 低倍放大

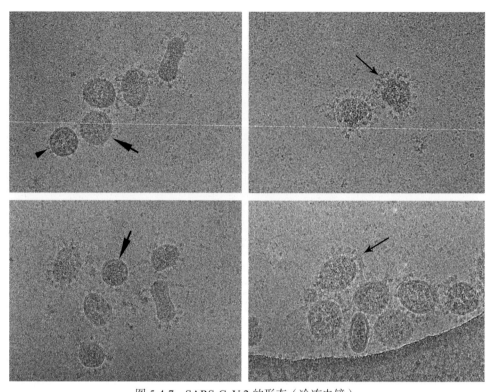

图 5-4-7　SARS-CoV-2 的形态（冷冻电镜）

病毒颗粒呈多形性，有的病毒颗粒刺突完全缺失或部分缺失（粗箭头示），有的病毒颗粒刺突粗大、致密，结构清晰（细箭头示），
有的病毒颗粒刺突细小、稀疏（三角示）

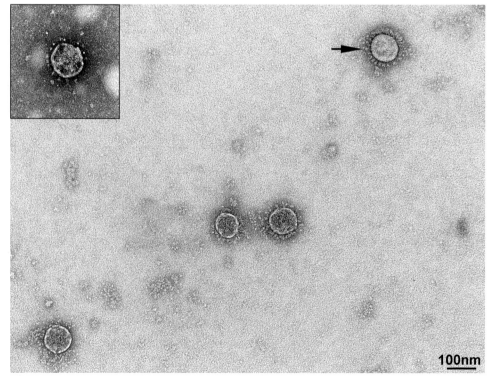

图 5-4-8　空瘪状 SARS-CoV-2 的形态（负染）

病毒颗粒包膜塌陷呈空瘪状。插图示染色剂穿透包膜的病毒颗粒，箭头示典型的病毒颗粒

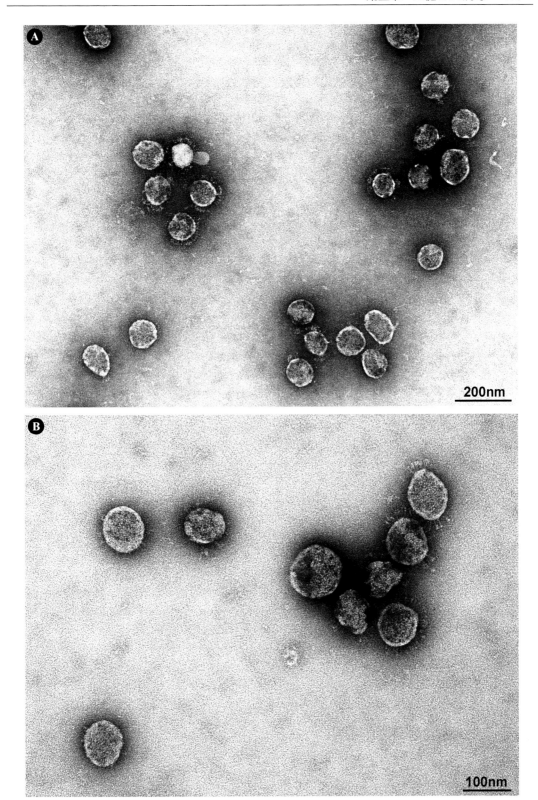

图 5-4-9　β- 丙内酯灭活的 SARS-CoV-2 的形态（负染）

病毒颗粒多数呈空瘪状，且多数病毒颗粒刺突稀疏或缺失。A. 低倍放大；B. 高倍放大

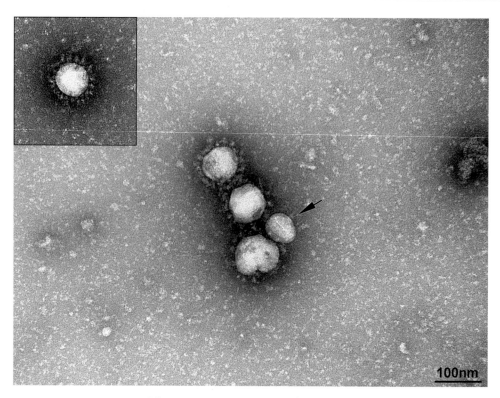

图 5-4-10　HCoV-NL63 的形态（负染）

箭头示缺失刺突的病毒颗粒，插图示典型的病毒颗粒

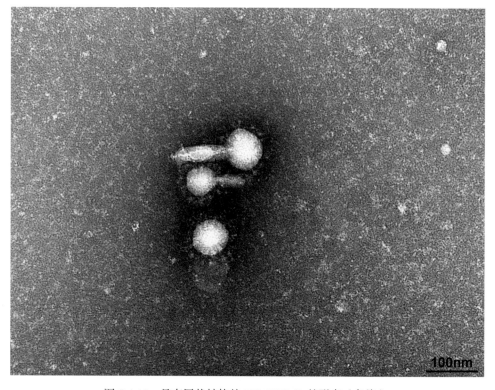

图 5-4-11　具有尾状结构的 HCoV-NL63 的形态（负染）

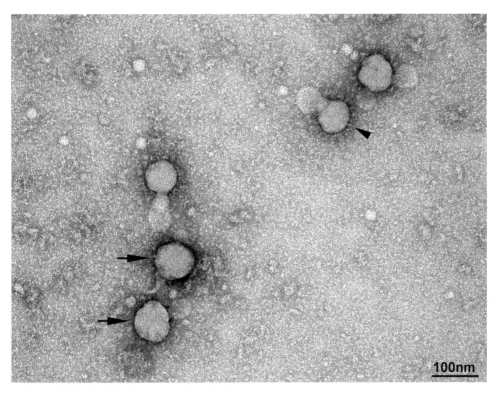

图 5-4-12　HCoV-NL63 的形态（负染）

三角示刺突短小的病毒颗粒，箭头示缺失刺突的病毒颗粒

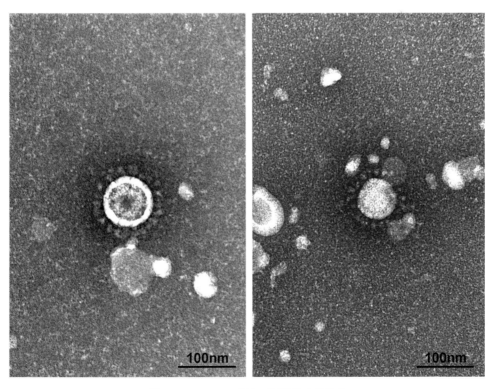

图 5-4-13　HCoV-229E 的形态（负染）

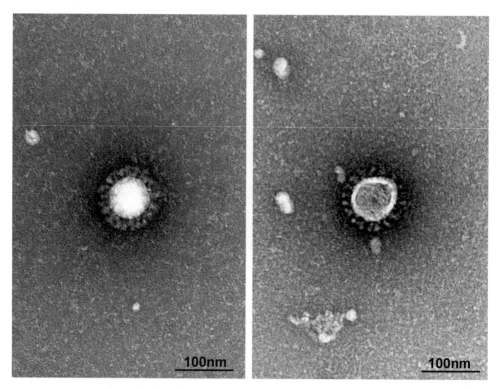

图 5-4-14　HCoV-OC43 的形态（负染）

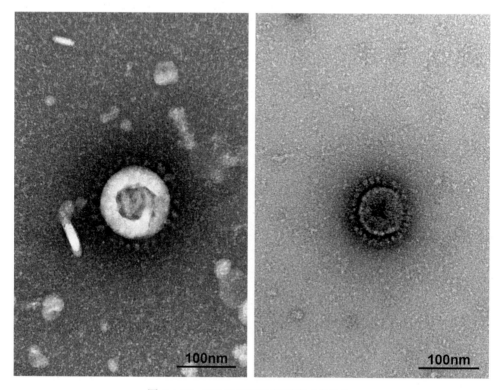

图 5-4-15　HCoV-HKU1 的形态（负染）

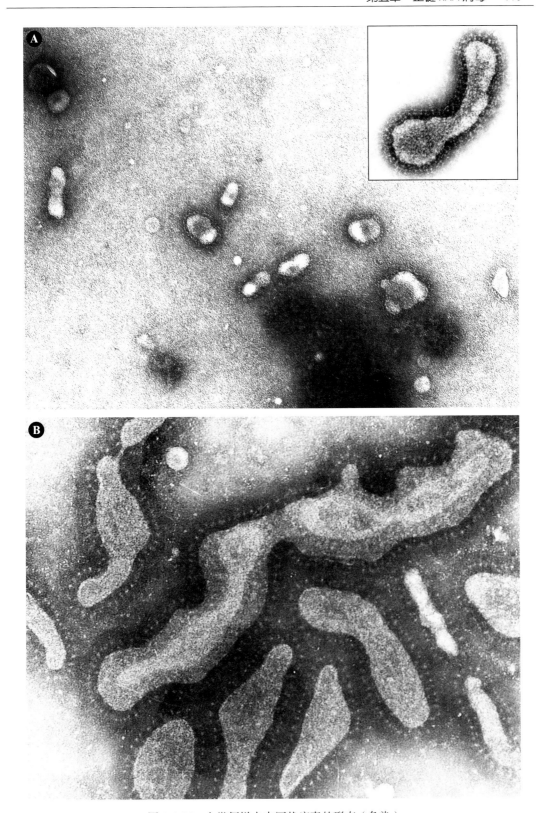

图 5-4-16　人粪便样本中冠状病毒的形态（负染）

病毒颗粒呈多形性，刺突清晰可辨。A. 插图示病毒颗粒具有清晰的长、短双层刺突；B. 病毒颗粒呈不规则形，刺突显著

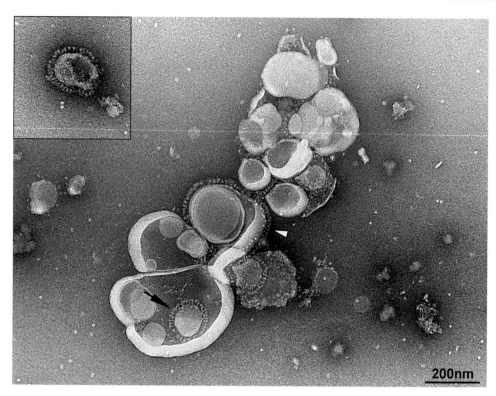

图 5-4-17　猪流行性腹泻病毒的形态（负染）

箭头示完整的病毒颗粒，三角示附着刺突的膜，插图示部分塌陷的病毒颗粒

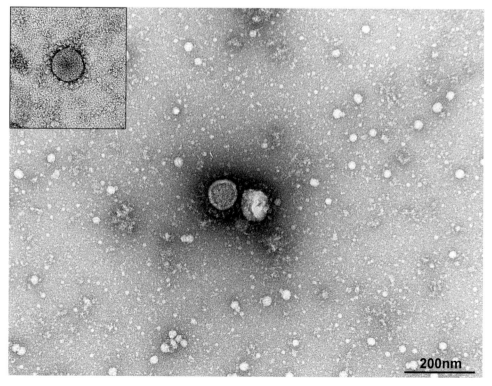

图 5-4-18　猪传染性胃肠炎病毒的形态（负染）

插图示刺突显著的病毒颗粒

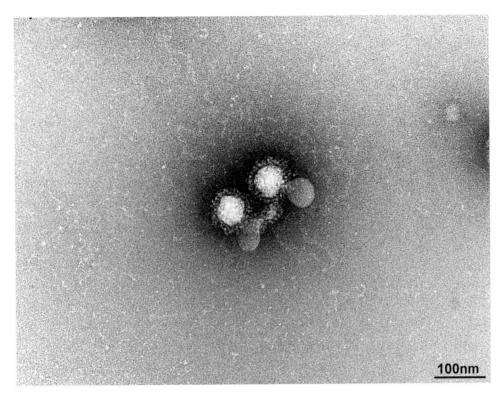

图 5-4-19　犬冠状病毒的形态（负染）

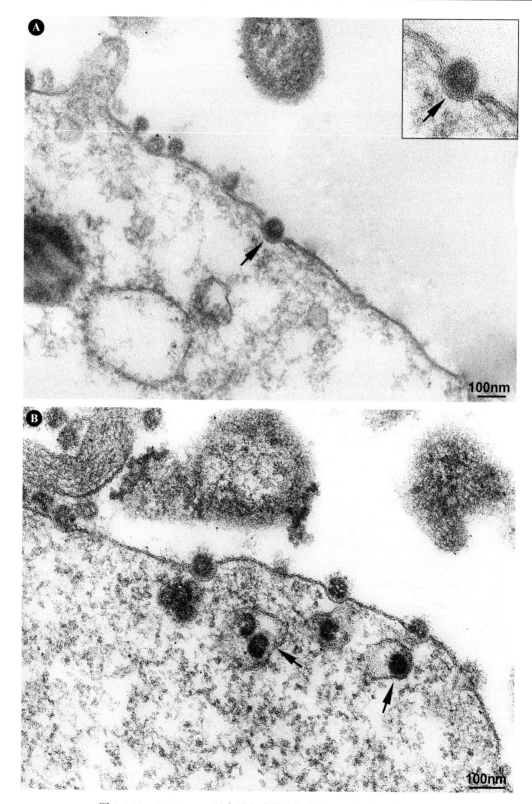

图 5-4-20　SARS-CoV 以内吞方式进入细胞（Vero 细胞超薄切片）

A. 病毒附着处细胞质膜凹陷内吞病毒，脂质双层膜清晰可辨（箭头示）；B. 进入细胞质的病毒颗粒被包裹在内吞囊泡中（箭头示）

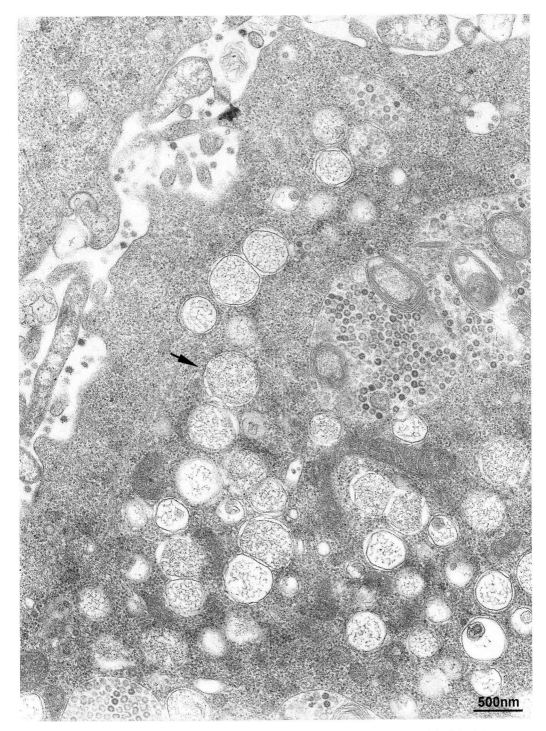

图 5-4-21　SARS-CoV 感染的细胞质内出现大量囊泡（箭头示，Vero 细胞超薄切片）

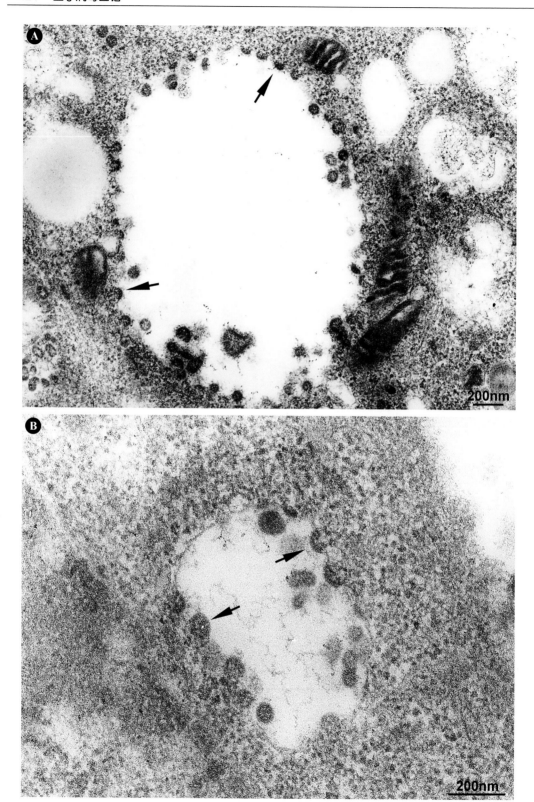

图 5-4-22　SARS-CoV 向细胞质中的囊泡腔内出芽（Vero 细胞超薄切片）

箭头示出芽的病毒颗粒。A. 低倍放大；B. 高倍放大

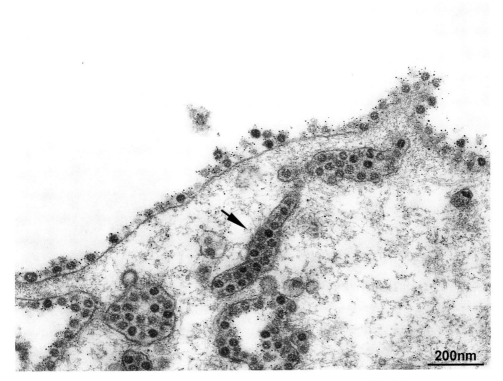

图 5-4-23 内质网腔中聚集 SARS-CoV（Vero 细胞超薄切片）

箭头示内质网腔内聚集大量病毒颗粒。此样本经免疫电镜标记，可见病毒颗粒被免疫胶体金颗粒标记

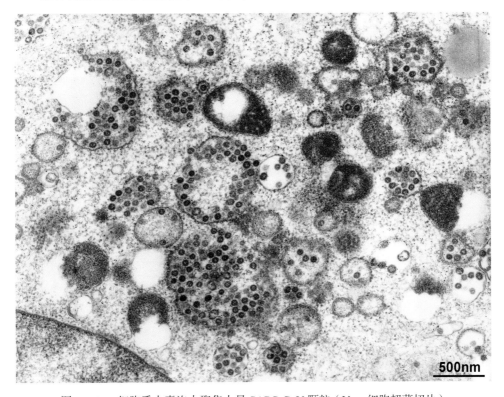

图 5-4-24 细胞质内囊泡中聚集大量 SARS-CoV 颗粒（Vero 细胞超薄切片）

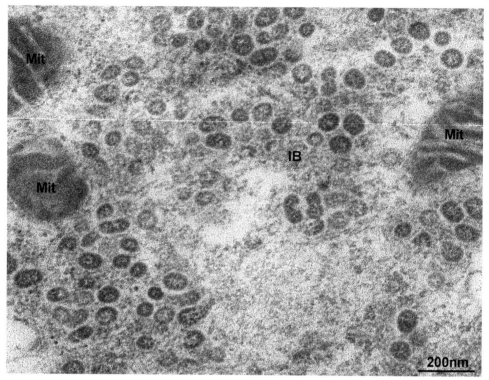

图 5-4-25　细胞质内不成熟 SARS-CoV 颗粒聚集形成的包涵体（Vero 细胞超薄切片）

病毒颗粒多数呈球形，未见包膜及刺突，其聚集形成包涵体，包涵体无包膜包绕。Mit. 线粒体；IB. 包涵体

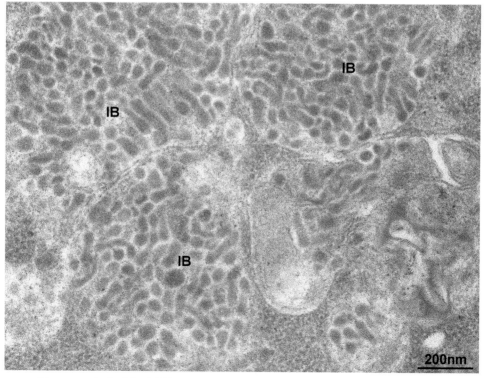

图 5-4-26　细胞质内不成熟 SARS-CoV 颗粒形成的包涵体（Vero 细胞超薄切片）

病毒颗粒呈高度多形性，未见包膜及刺突。IB. 包涵体

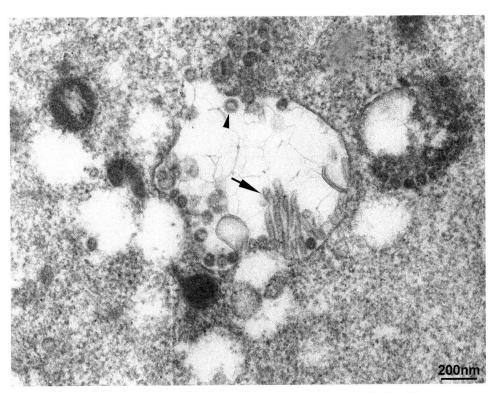

图 5-4-27 囊泡内 SARS-CoV 相关的管状结构（Vero 细胞超薄切片）

箭头示管状结构，三角示细胞质内囊泡中的病毒颗粒

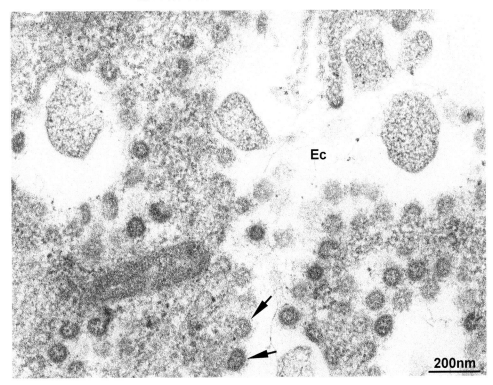

图 5-4-28 SARS-CoV 在细胞质膜出芽（Vero 细胞超薄切片）

箭头示出芽的病毒颗粒，隐约可见刺突。Ec. 细胞外间隙

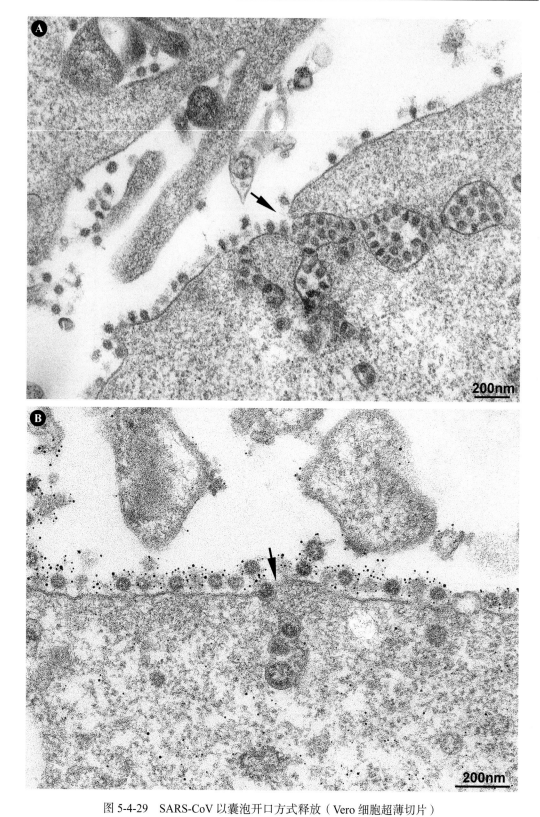

图 5-4-29　SARS-CoV 以囊泡开口方式释放（Vero 细胞超薄切片）

A、B. 箭头示细胞质内的囊泡向细胞外开口，病毒颗粒存在于囊泡内，并经此开口释放；B. 样本经免疫电镜表面标记处理，
可见细胞表面的病毒颗粒被胶体金颗粒标记

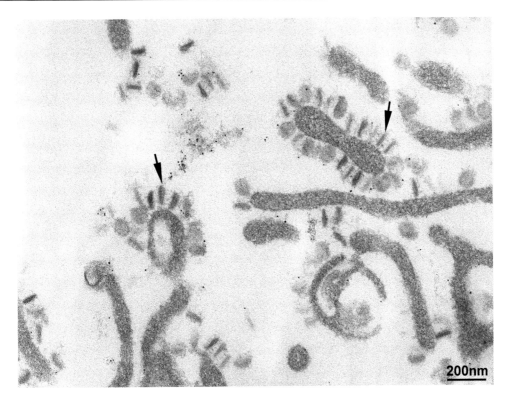

图 5-4-30 细胞外 SARS-CoV 的形态（Vero 细胞超薄切片）

病毒颗粒呈多形性，箭头示梭形病毒颗粒，可见刺突

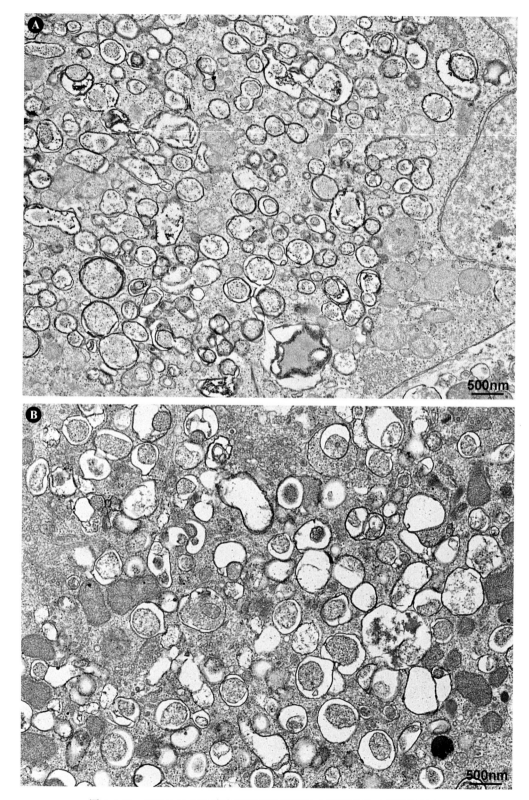

图 5-4-31　SARS-CoV-2 感染细胞导致细胞质内囊泡增生（超薄切片）

A. Vero 细胞；B. 三维培养的人呼吸道上皮细胞

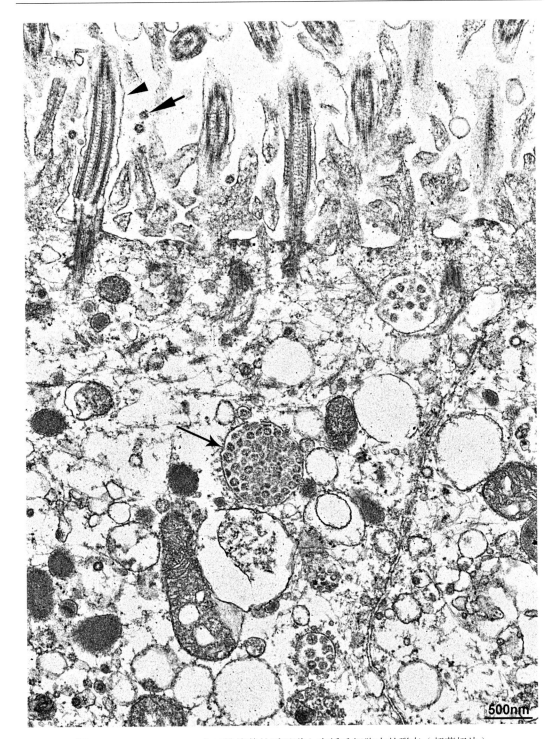

图 5-4-32　SARS-CoV-2 在三维培养的呼吸道上皮纤毛细胞中的形态（超薄切片）

粗箭头示细胞外的病毒颗粒，细箭头示细胞质内囊泡中的病毒颗粒聚集形成的包涵体，三角示纤毛

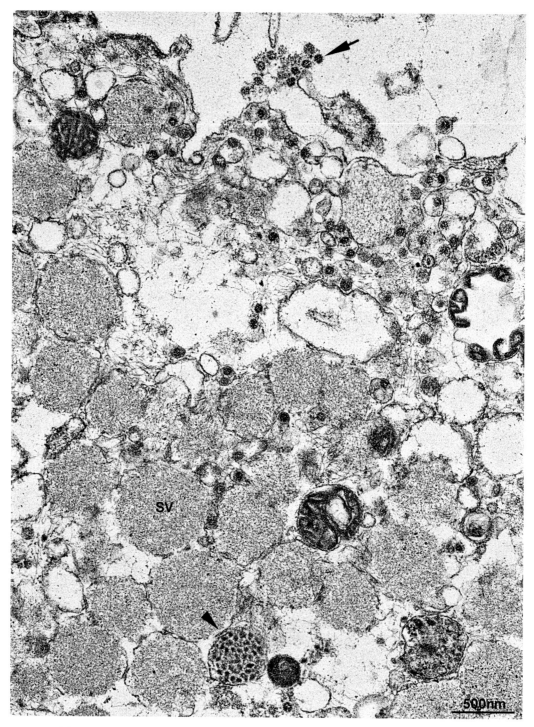

图 5-4-33　SARS-CoV-2 在三维培养的呼吸道上皮黏液细胞中的形态（超薄切片）

箭头示细胞外的病毒颗粒，三角示细胞质内囊泡中的病毒颗粒聚集形成的包涵体。SV. 黏液泡

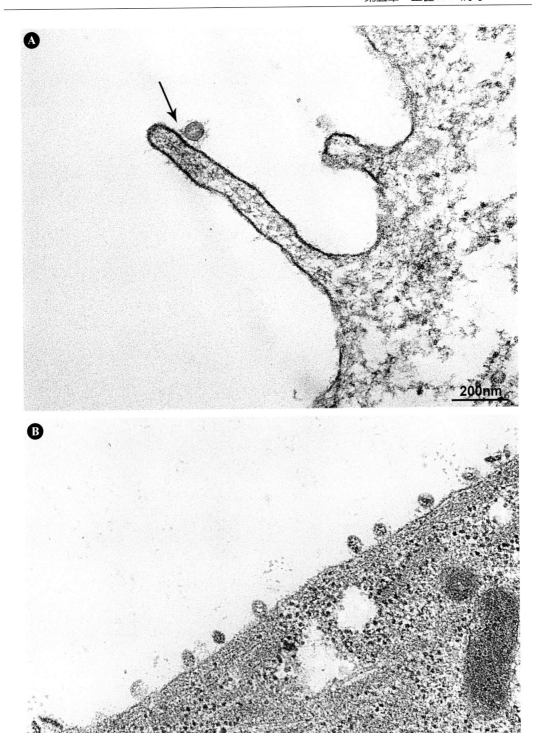

图 5-4-34 SARS-CoV-2 吸附在细胞表面（Vero 细胞超薄切片）

A. 箭头示病毒颗粒吸附在细胞微绒毛表面，可见病毒刺突与细胞膜接触；B. 细胞表面吸附多个病毒颗粒

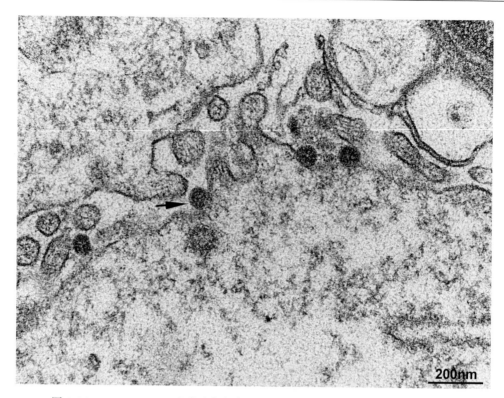

图 5-4-35　SARS-CoV-2 以膜融合方式进入细胞（箭头示，Vero 细胞超薄切片）

可见病毒包膜与细胞质膜融合，二者间界限消失

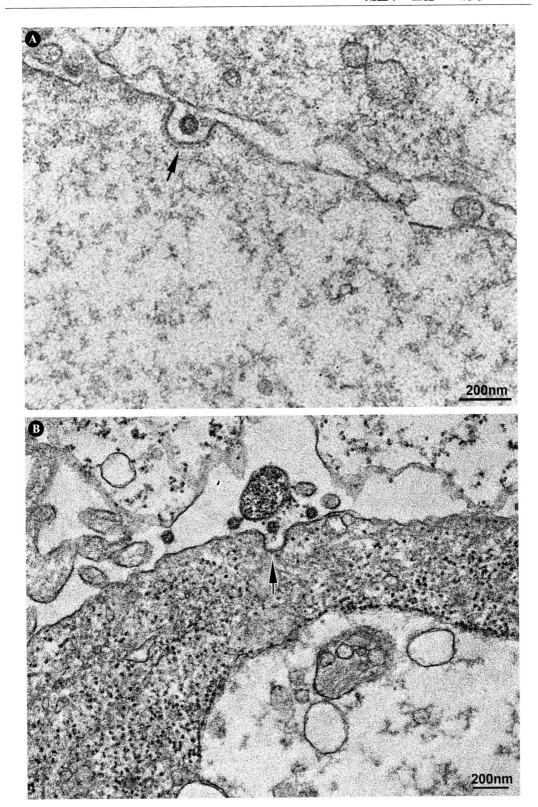

图 5-4-36　SARS-CoV-2 以胞吞方式进入细胞（Vero 细胞超薄切片）

A. 箭头示网格蛋白凹陷包裹病毒颗粒进入细胞质；B. 箭头示非网格蛋白凹陷包裹病毒颗粒进入细胞质

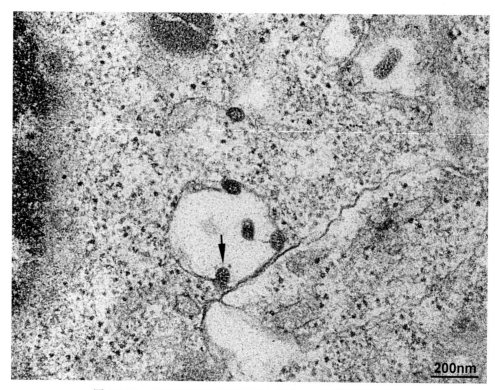

图 5-4-37　SARS-CoV-2 向囊泡腔出芽（Vero 细胞超薄切片）

箭头示出芽的病毒颗粒

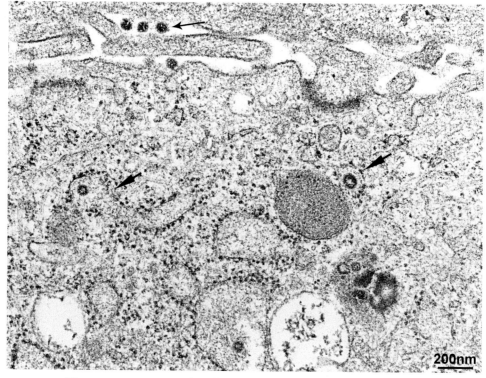

图 5-4-38　SARS-CoV-2 出现在粗面内质网腔内（Vero 细胞超薄切片）

粗箭头示扩张的粗面内质网腔内出现病毒颗粒，细箭头示细胞外的病毒颗粒

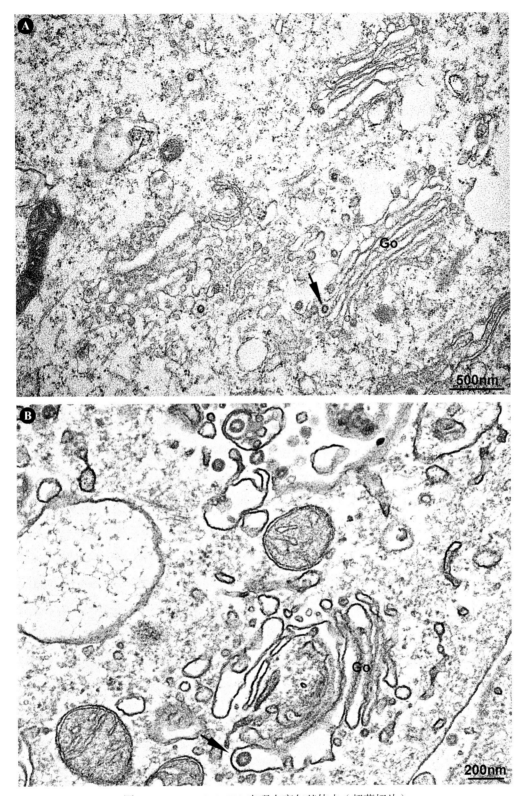

图 5-4-39　SARS-CoV-2 出现在高尔基体内（超薄切片）

A. 箭头示病毒颗粒在 Vero 细胞高尔基体内（低倍放大）；B. 箭头示病毒颗粒在三维培养的呼吸道上皮细胞的高尔基体内（高倍放大）。Go. 高尔基体

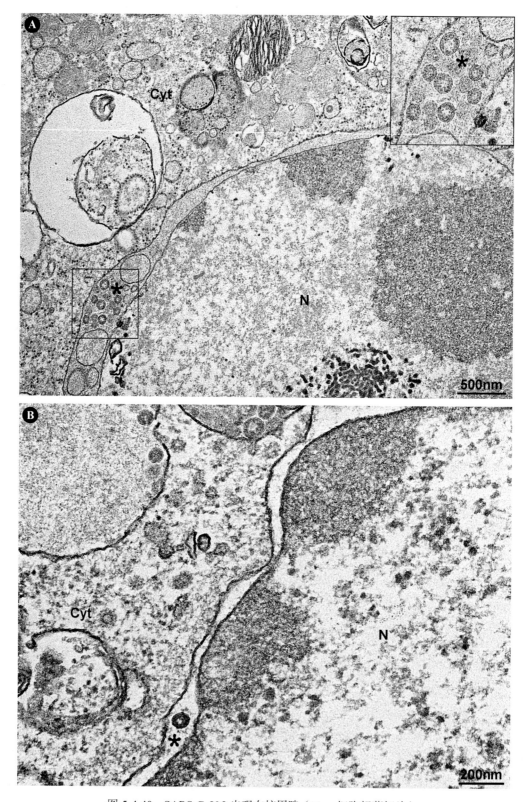

图 5-4-40　SARS-CoV-2 出现在核周隙（Vero 细胞超薄切片）

A. 星号示核周隙，插图示方框区域放大的扩张的核周隙内聚集的病毒颗粒；B. 星号示核周隙内出现的病毒颗粒。N. 细胞核；
Cyt. 细胞质

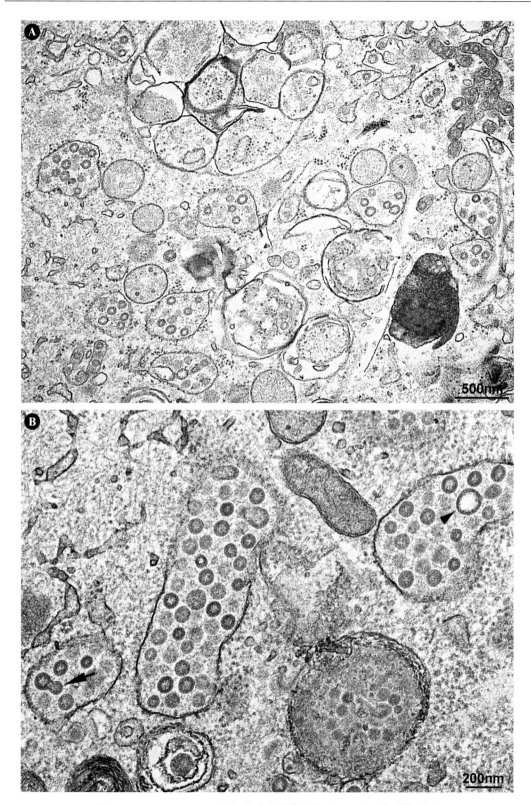

图 5-4-41 SARS-CoV-2 在细胞质内的囊泡中（Vero 细胞超薄切片）

病毒颗粒中心呈低电子密度，周边呈高电子密度，刺突不易识别。箭头示葫芦形病毒颗粒，三角示巨大球形病毒颗粒。A. 低倍放大；B. 高倍放大

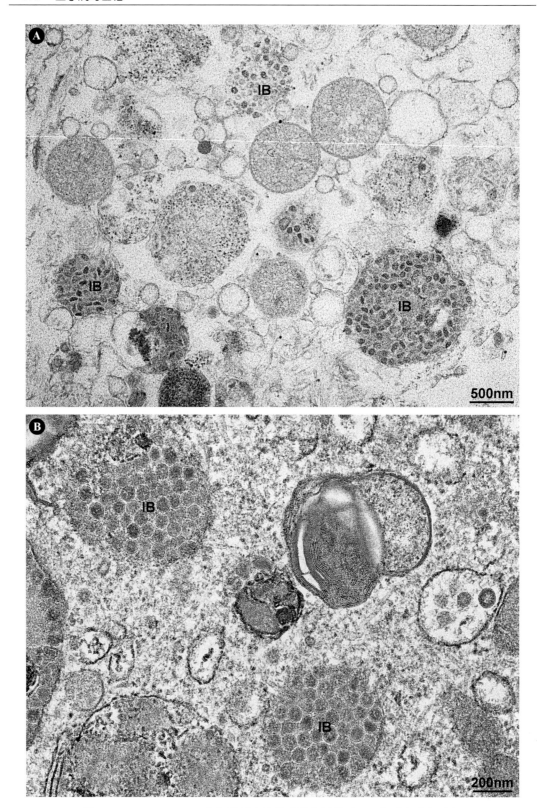

图 5-4-42 SARS-CoV-2 在细胞质内聚集形成包涵体（Vero 细胞超薄切片）
A. 包涵体内病毒颗粒呈多形性；B. 包涵体内病毒颗粒呈球形。IB. 包涵体

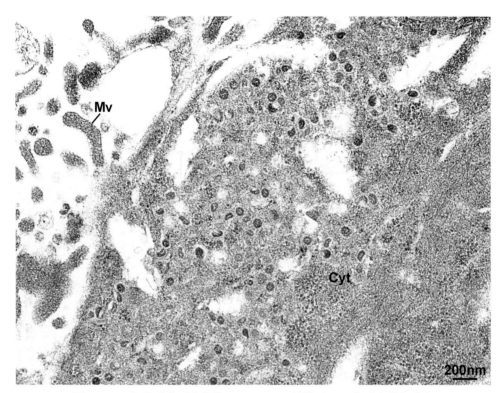

图 5-4-43 细胞质内不成熟的 SARS-CoV-2 颗粒（Vero 细胞超薄切片）

病毒颗粒聚集于细胞质内，病毒颗粒呈高电子密度。Mv. 微绒毛，Cyt. 细胞质

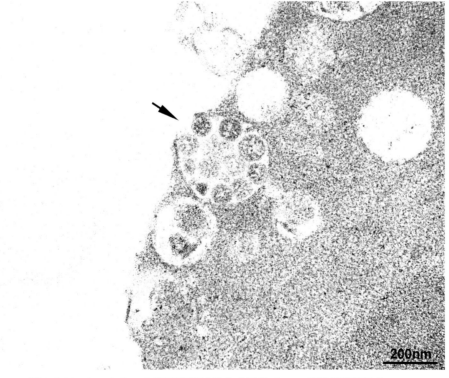

图 5-4-44 SARS-CoV-2 以囊泡开口的方式释放（Vero 细胞超薄切片）

箭头示包裹病毒颗粒的囊泡在细胞质膜开口

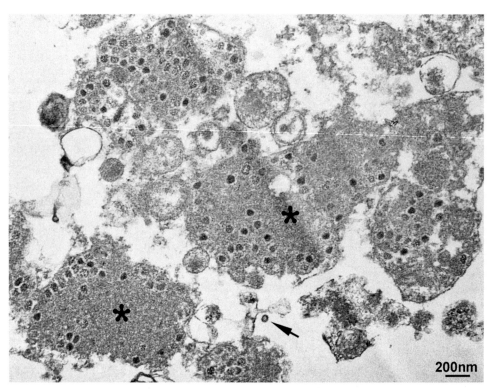

图 5-4-45　SARS-CoV-2 以细胞裂解方式释放（Vero 细胞超薄切片）

细胞裂解导致病毒颗粒与高电子密度基质（星号示）成分一并被释放，箭头示细胞外游离的病毒颗粒

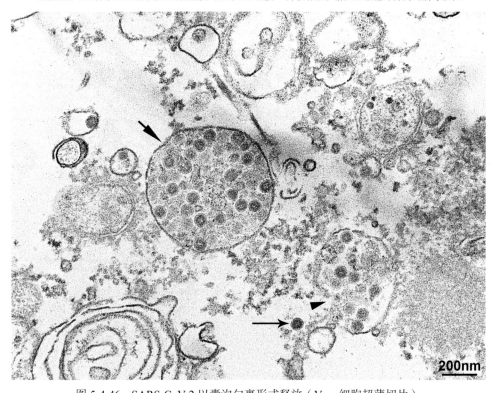

图 5-4-46　SARS-CoV-2 以囊泡包裹形式释放（Vero 细胞超薄切片）

粗箭头示细胞外包裹病毒颗粒的囊泡；三角示囊泡破裂处，病毒颗粒可从此处释放；细箭头示细胞外游离的病毒颗粒

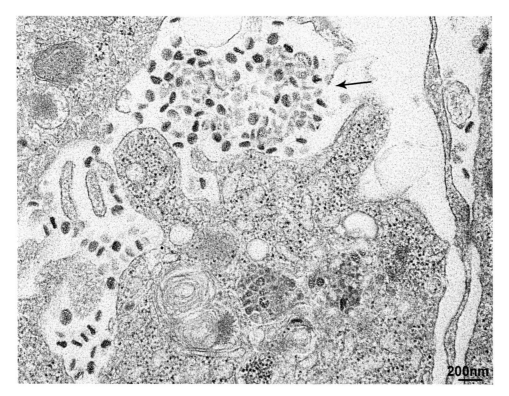

图 5-4-47　细胞外聚集的多形性 SARS-CoV-2（箭头示，Vero 细胞超薄切片）

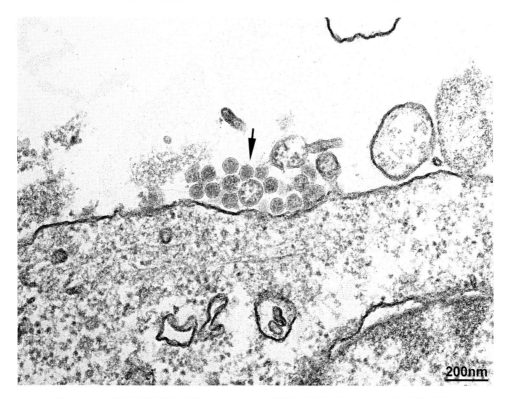

图 5-4-48　细胞外聚集的球形 SARS-CoV-2 颗粒（箭头示，Vero 细胞超薄切片）

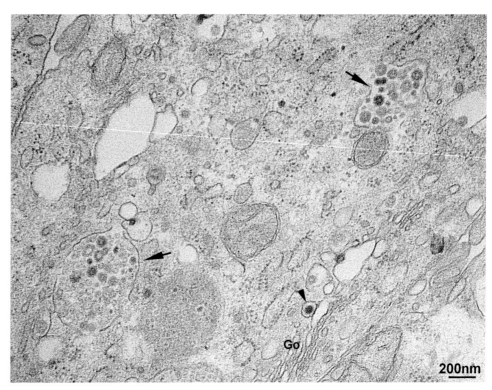

图 5-4-49　HCoV-HKU1 在三维培养的呼吸道上皮细胞中的形态（超薄切片）

箭头示包裹病毒颗粒的囊泡，三角示高尔基体囊泡包裹病毒颗粒。Go. 高尔基体

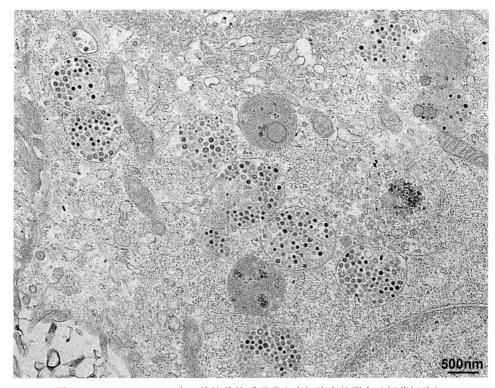

图 5-4-50　HCoV-OC43 在三维培养的呼吸道上皮细胞中的形态（超薄切片）

细胞质内出现多个包裹大量病毒颗粒的囊泡

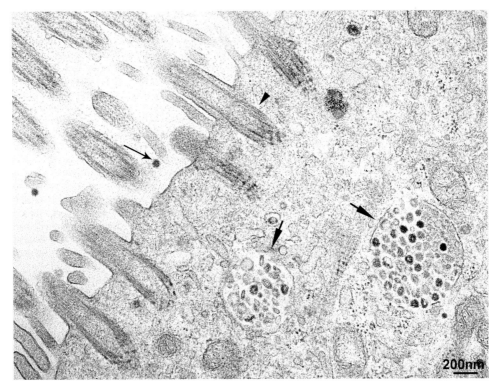

图 5-4-51　HCoV-OC43 在三维培养的纤毛细胞中的形态（超薄切片）

粗箭头示细胞质内包裹大量病毒颗粒的囊泡，细箭头示细胞外病毒颗粒，三角示纤毛

【主要参考文献】

［1］Masters PS，Perlman S. Coronaviridae//Knipe DM，Howley PM. Fields Virology. 6th ed. Philadelphia：Lippincott Williams & Wilkins，2013：825-854.

［2］Liu DX，Liang JQ，Fung TS. Human coronavirus-229E，-OC43，-NL63，and-HKU1（Coronaviridae）//Bamford DH，Zuckerman M. Encyclopedia of Virology. 4th ed. Oxford：Elsevier，2021：428-440.

［3］Zaki AM，van Boheemen S，Bestebroer TM，et al. Isolation of a novel coronavirus from a man with pneumonia in Saudi Arabia. N Engl J Med，2012，367（19）：1814-1820.

［4］Ren LL，Wang YM，Wu ZQ，et al. Identification of a novel coronavirus causing severe pneumonia in human：a descriptive study. Chin Med J（Engl），2020，133（9）：1015-1024.

［5］Zhu N，Zhang D，Wang W，et al. A novel coronavirus from patients with pneumonia in China，2019. N Engl J Med，2020，382（8）：727-733.

［6］Zhou Z，Qiu Y，Ge X. The taxonomy，host range and pathogenicity of coronaviruses and other viruses in the Nidovirales order. Anim Dis，2021，1（1）：5.

［7］Wang Q，Sun L，Jiang S. Potential recombination between SARS-CoV-2 and MERS-CoV：calls for the development of Pan-CoV vaccines. Signal Transduct Target Ther，2023，8（1）：122.

［8］Coronaviridae Study Group of the International Committee on Taxonomy of Viruses. The species severe acute respiratory syndrome-related coronavirus：classifying 2019-nCoV and naming it SARS-CoV-2. Nat Microbiol，2020，5（4）：536-544.

[9] Kariwa H, Fujii N, Takashima I. Inactivation of SARS coronavirus by means of povidone-iodine, physical conditions, and chemical reagents. Jpn J Vet Res, 2004, 52(3): 105-112.

[10] Darnell ME, Taylor DR. Evaluation of inactivation methods for severe acute respiratory syndrome coronavirus in noncellular blood products. Transfusion, 2006, 46(10): 1770-1777.

[11] Riddell S, Goldie S, Hill A, et al. The effect of temperature on persistence of SARS-CoV-2 on common surfaces. Virol J, 2020, 17(1): 145.

[12] Jureka AS, Silvas JA, Basler CF. Propagation, inactivation, and safety testing of SARS-CoV-2. Viruses, 2020, 12(6): 622.

[13] Kaye M. SARS-associated coronavirus replication in cell lines. Emerg Infect Dis, 2006, 12(1): 128-133.

[14] Eckerle I, Corman VM, Müller MA, et al. Replicative capacity of MERS coronavirus in livestock cell lines. Emerg Infect Dis, 2014, 20(2): 276-279.

[15] Chu H, Chan JF, Yuen TT, et al. Comparative tropism, replication kinetics, and cell damage profiling of SARS-CoV-2 and SARS-CoV with implications for clinical manifestations, transmissibility, and laboratory studies of COVID-19: an observational study. Lancet Microbe, 2020, 1(1): e14-e23.

[16] Zhang J, Xiao T, Cai Y, et al. Structure of SARS-CoV-2 spike protein. Curr Opin Virol, 2021, 50: 173-182.

[17] Wang D, Jiang A, Feng J, et al. The SARS-CoV-2 subgenome landscape and its novel regulatory features. Mol Cell, 2021, 81(10): 2135-2147. e5.

[18] Wang CC, Prather KA, Sznitman J, et al. Airborne transmission of respiratory viruses. Science, 2021, 373(6558): eabd9149.

[19] Zhou F, Yu T, Du R, et al. Clinical course and risk factors for mortality of adult inpatients with COVID-19 in Wuhan, China: a retrospective cohort study. Lancet, 2020, 395(10229): 1054-1062.

[20] Gaunt ER, Hardie A, Claas EC, et al. Epidemiology and clinical presentations of the four human coronaviruses 229E, HKU1, NL63, and OC43 detected over 3 years using a novel multiplex real-time PCR method. J Clin Microbiol, 2010, 48(8): 2940-2947.

[21] Zhou W, Wang W, Wang H, et al. First infection by all four non-severe acute respiratory syndrome human coronaviruses takes place during childhood. BMC Infect Dis, 2013, 13: 433.

[22] de Groot RJ, Cowley JA, Enjuanes L, et al. Order Nidovirales//King AMQ, Adams MJ, Carstens EB, et al. Virus Taxonomy: Classification and Nomenclature of Viruses. Ninth Report of the International Committee on Taxonomy of Viruses. Amsterdam: Elsevier, 2012: 785-795.

[23] Jackson CB, Farzan M, Chen B, et al. Mechanisms of SARS-CoV-2 entry into cells. Nat Rev Mol Cell Biol, 2022, 23(1): 3-20.

[24] Payne S. Chapter 17-Family Coronaviridae//Payne S. Viruses. Pittsburgh: Academic Press, 2017: 148-158.

[25] Zhu N, Wang W, Liu Z, et al. Morphogenesis and cytopathic effect of SARS-CoV-2 infection in human airway epithelial cells. Nat Commun, 2020, 11(1): 3910.

[26] Becker WB, McIntosh K, Dees JH, et al. Morphogenesis of avian infectious bronchitis virus and a related human virus(strain 229E). J Virol, 1967, 1(5): 1019-1027.

[27] Goldsmith CS, Tatti KM, Ksiazek TG, et al. Ultrastructural characterization of SARS Coronavirus. Emerg Infect Dis, 2004, 10(2): 320-326.

[28] 王健伟, 任丽丽, 屈建国, 等. SARS-CoV在Vero细胞培养中的多形性特征. 病毒学报, 2006, 22(1): 35-41.

第五节　杯状病毒科（*Caliciviridae*）

杯状病毒是第一个被确认为可导致无菌性腹泻的病毒。1972年，Kapikian 等应用免疫电镜技术在美国诺沃克（Norwalk）地区的腹泻患者粪便标本中发现了一种新病毒，根据发现地将其命名为诺沃克病毒（*Norwalk virus*）[1]。随后，越来越多形态上与之相似的病毒被陆续发现并按发现地命名，如夏威夷病毒（*Hawaii virus*）、雪山病毒（*Snow Mountain virus*）、札幌病毒（*Sapporo virus*）等，并将其归于杯状病毒科。

【基本特征】

杯状病毒科分为5个属，其中诺如病毒属（*Norovirus*）、札如病毒属（*Sapovirus*）主要感染人类，也可以感染动物；兔病毒属（*Lagovirus*）、纽布病毒属（*Nebovirus*）和水疱病毒属（*Vesivirus*）仅感染动物[2, 3]。

诺如病毒在氯化铯密度梯度中的浮力密度为 $1.33 \sim 1.41 \text{g/cm}^3$。该病毒对热和低温均有抵抗力，感染诺如病毒者的粪便滤液在 60℃ 处理 30min 及冷冻后病毒仍保持感染性；诺如病毒对乙醚和酸稳定，20% 乙醚溶液 4℃ 处理可存活 18h，室温 pH2.7 环境下可存活 3h。诺如病毒对氯的抵抗力要强于脊髓灰质炎病毒和轮状病毒，用处理饮用水的 $3.75 \sim 6.25 \text{mg/L}$ 的氯不能灭活诺如病毒，处理污水的 10mg/L 的氯可以将其灭活[2]。目前人诺如病毒、札如病毒尚不能培养。

杯状病毒基因组为单股正链线状RNA，长 7400 ~ 8500 个核苷酸，基因组 5′ 端连接 VPg 蛋白，被二十面体衣壳蛋白包绕[2]。以诺如病毒为例，其基因组含有3个主要的开放阅读框（ORF1 ~ ORF3）。ORF1编码一个大的多聚蛋白，ORF2和ORF3分别编码主要的衣壳蛋白VP1和次要的结构蛋白VP2。VP1是病毒的主要抗原，其不需要基因组RNA或VP2的参与即可组装成病毒样颗粒（virus-like particle，VLP）。

诺如病毒是引起急性无菌性胃肠炎暴发最常见的病原体，其感染呈世界性分布，可引起全年龄组人群急性、自限性胃肠炎。感染可以发生在全年中的任何季节，但在温带地区的发病高峰季节为冬季。诺如病毒传染性强，可通过接触污染的食物、水和物品等传播，容易在养老院、餐厅、学校和医院等人员密集的场所造成暴发。近年来，诺如病毒的散发病例和暴发流行呈上升趋势，已经成为全球关注的公共卫生问题。

【形态学与超微结构】

杯状病毒呈球形，无包膜，负染时直径为 27 ~ 40nm，衣壳由90个壳粒组成，每个壳粒由VP1二聚体组成（图5-5-1）。典型负染形态的病毒表面具有32个杯状凹陷，病毒因此而得名[2]，凹陷位于5次对称及3次对称轴位置。需要注意的是，并不是所有病毒颗粒均呈现显著的凹陷。多数情况下负染时，杯状病毒表面或杯状病毒VLP表面缺乏典型的杯状形态，而呈毛刺状（图5-5-2 ~ 图5-5-7），但此形态亦为杯状病毒的特征。诺如病毒在腹泻粪便标本中载量较低，常需要对病毒进行富集后再进行电镜观察。基因工程表达病毒衣壳蛋白形成的VLP，其形态与病毒相似（图5-5-3、图5-5-4）。在诺如病毒腹泻样本中或基因工程表达形成VLP的样本中，有时可见衣壳蛋白形成的蜂窝状结构（图5-5-2、图5-5-3）。

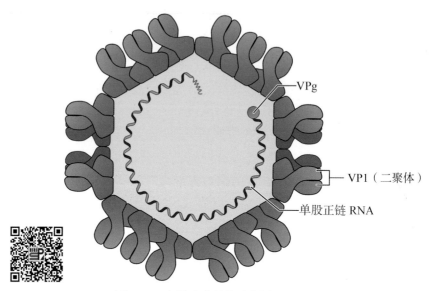

图 5-5-1　杯状病毒结构示意图

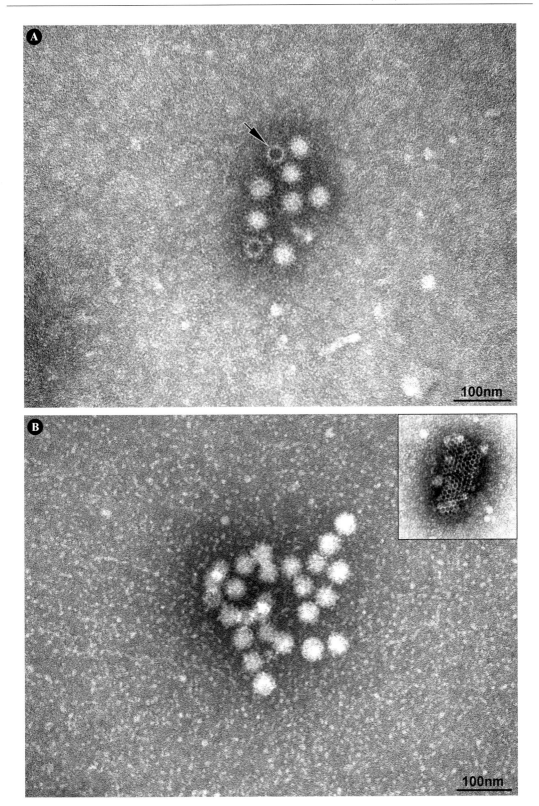

图 5-5-2　人腹泻粪便中诺如病毒的形态（负染）

病毒颗粒表面呈毛刺状。A. 箭头示呈空心状病毒颗粒；B. 插图示病毒衣壳蛋白形成的蜂窝状结构

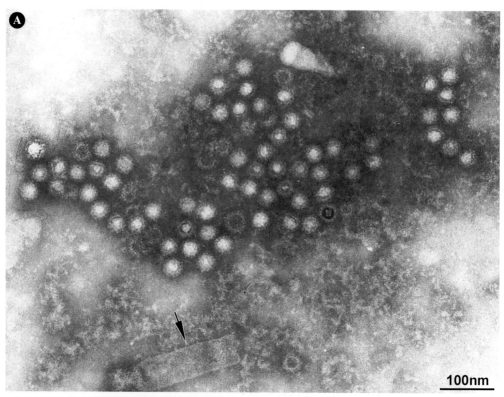

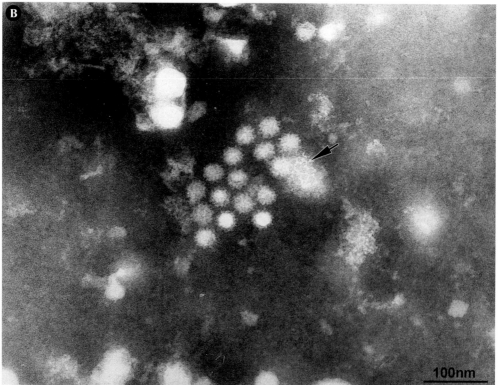

图 5-5-3　人诺如病毒 VP1 蛋白形成的病毒样颗粒（昆虫细胞 - 杆状病毒系统表达，负染）

病毒样颗粒可呈空心状或实心状。A. 箭头示杆状病毒衣壳；B. 箭头示衣壳蛋白形成的蜂窝状结构

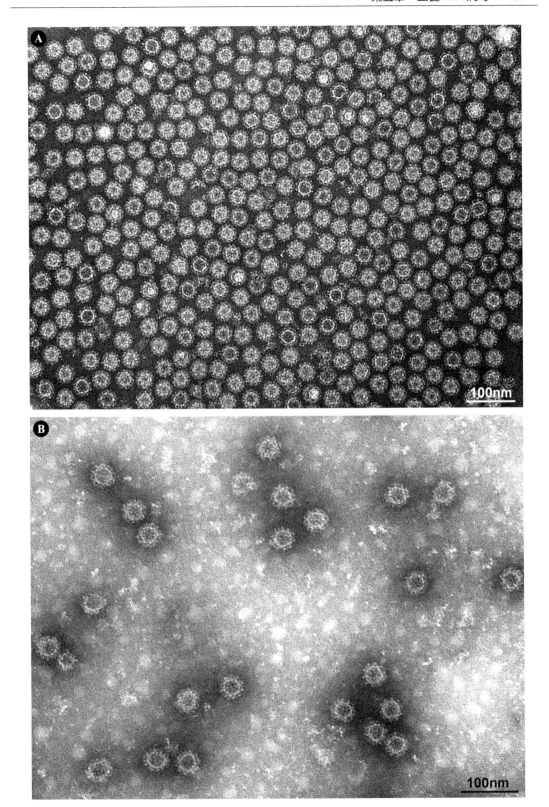

图 5-5-4　人诺如病毒 VP1 蛋白形成的病毒样颗粒形态（酵母表达，负染）

A. 低倍放大；B. 高倍放大

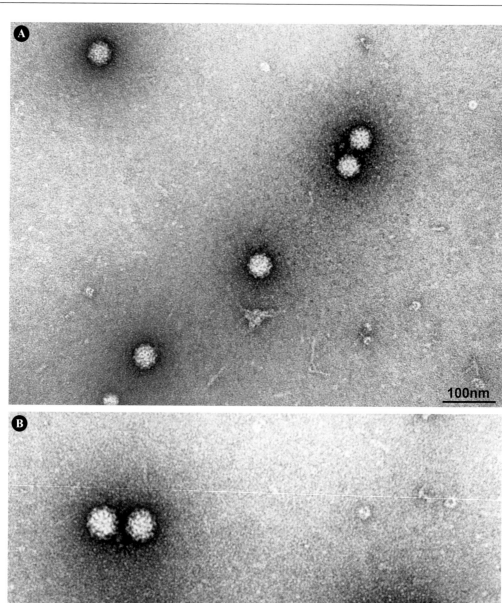

图 5-5-5　鼠杯状病毒形态（负染）

A. 低倍放大；B. 高倍放大

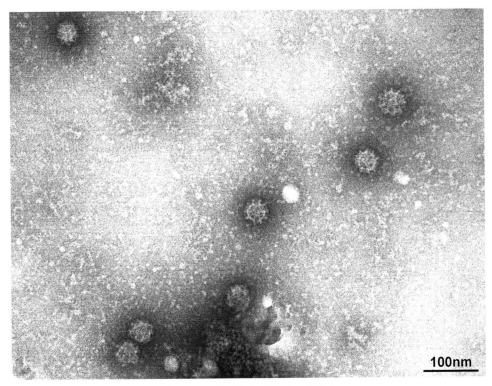

图 5-5-6 猫杯状病毒形态（负染）
病毒颗粒表面凹陷明显

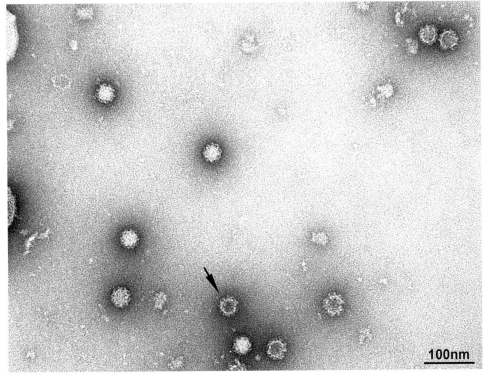

图 5-5-7 水貂杯状病毒（负染）
箭头示空心状病毒颗粒

【主要参考文献】

［1］Kapikian AZ，Wyatt RG，Dolin R，et al. Visualization by immune electron microscopy of a 27-nm particle associated with acute infectious nonbacterial gastroenteritis. J Virol，1972，10（5）：1075-1081.

［2］Green KY. Caliciviridae：the Norovirus//Knipe DM，Howley PM. Fields Virology. 6th ed. Philadelphia：Lippincott Williams& Wilkins，2013：582-608.

［3］Zheng DP，Ando T，Fankhauser RL，et al. Norovirus classification and proposed strain nomenclature. Virology，2006，346（2）：312-323.

第六节　星状病毒科（*Astroviridae*）

星状病毒科包括人和动物星状病毒，主要引起胃肠炎。该病毒于1975年由 Madeley 和 Cosgrove 通过电镜观察腹泻儿童的粪便样本时首次发现[1]，因病毒上有五角或六角星样结构而得名（Astro 在希腊语中是"星"的意思），1981年 Lee 和 Kurtt 利用原代细胞对人星状病毒成功进行了分离和传代[2]。

【基本特征】

星状病毒科包括两个属：哺乳动物星状病毒属和禽星状病毒属。哺乳动物星状病毒属包括人星状病毒（HAstV）、猪星状病毒（PAstV）、猫星状病毒（FeAstV）、貂星状病毒（MAstV）、羊星状病毒（OAstV）、牛星状病毒（BoAstV）、犬星状病毒（CaAstV）、蝙蝠星状病毒（BAstV）、鼠星状病毒（RAstV）、鹿星状病毒（CcAstV）和海洋哺乳类动物星状病毒，如海狮星状病毒（CSlAstV）和海豚星状病毒（BdAstV）等。哺乳动物星状病毒分为 GⅠ 和 GⅡ 两个基因组，分别又包括10个和9个种。HAstV 分为8个血清型（HAstV-1～HAstV-8）[3]，又可以分为8个基因型，血清型和基因型具有很好的相关性。

HAstV 在氯化铯溶液中的浮力密度为 $1.36\sim1.39g/cm^3$，在蔗糖梯度溶液中的沉降系数为35S。HAstV 对有机溶剂（氯仿、乙醚）、高浓度的盐类（2mol/L NaCl、2mol/L CsCl 等）、表面活性剂（1%十二烷基磺酸钠、1%十二烷基肌氨酸钠、1%Triton X 100）、胰蛋白酶及两性离子消毒剂等稳定，但不耐受3mol/L尿素（37℃，30min）的处理。在 $-85\sim-70℃$ 的低温下，HAstV 可存活数年。

可用原代狒狒肾细胞（PBK）、人肠细胞系（Caco-2、T-84、HT-29）、人肝癌细胞系（PLC/PRF/5）和猴肾来源的细胞系（LLC-MK2、MA104、Cos-1、Vero）进行 HAstV 的分离培养，其中 Caco-2、T-84 和 PLC/PRF/5 是从粪便样本中分离 HAstV 最有效的细胞系[3]。胰蛋白酶处理细胞是 HAstV 适应细胞的必需条件，在大多数情况下，HAstV 引起的细胞病变不易观察，用特异性抗体对感染细胞进行免疫荧光染色或电镜观察是证实存在 HAstV 的有效方法。

星状病毒为无包膜的单股正链 RNA 病毒，病毒基因组含 6170～7720 个核苷酸（不包括3'端的多聚A尾），5'端连接有VPg蛋白。病毒的基因组包括5'端和3'端非编码区和

3个开放阅读框（ORF），分别为5′端的ORF1a、ORF1b和3′端的ORF2。ORF1a编码非结构蛋白NSP1a，其具有丝氨酸蛋白酶活性；ORF1b编码RNA依赖的RNA聚合酶（RdRp）；ORF2编码病毒衣壳多聚蛋白（capsid polyprotein），该蛋白N端约1/2为保守区，而C端约1/2为可变区。保守区编码衣壳蛋白的核心，可以与基因组RNA相互作用，而高变区形成病毒体的刺突，可能参与病毒与宿主的相互作用[3-5]。以HAstV-8为例，ORF2在细胞质内翻译产生多聚蛋白前体VP90，并在细胞内被酶解产生VP70，VP70包装而成的不成熟病毒颗粒在细胞外被胰酶切割，其N端形成VP34成为衣壳主要成分，其C端则形成VP25、VP27而成为突起，并最终成为感染性强的成熟病毒颗粒。

HAstV的感染呈全球性分布，主要感染儿童、老人和免疫功能低下者，引起急性胃肠炎，通常症状较轻。HAstV主要通过粪-口途径传播，污染的食物和水是HAstV的主要传染源。HAstV-1是主要感染人类的星状病毒[6-8]。目前关于星状病毒的感染机制知之甚少。

【形态学与超微结构】

星状病毒颗粒呈球形，无包膜，VP34构成主要衣壳成分，VP25、VP27构成突起（图5-6-1），直径为28～30nm。用磷钨酸染色后HAstV大约有10%的病毒颗粒的表面轮廓呈五角或六角星形，是星状病毒特有的形态特征，剩余部分的病毒颗粒轮廓则呈光滑球形（图5-6-2、图5-6-3）。用钼酸铵染色后则几乎全部HAstV呈典型的星状。有时粪便标本中的HAstV不呈典型的星状，但用碱性磷酸酶处理后可以诱导出星状外观。对于培养的星状病毒，病毒的大小和形状受毒株及培养细胞的影响。细胞培养获得的病毒颗粒直径可达41nm，不成熟病毒颗粒和成熟病毒颗粒的刺突形态明显不同，不成熟的病毒颗粒外部有90个突起，成熟的病毒颗粒仅有30个突起[9]。

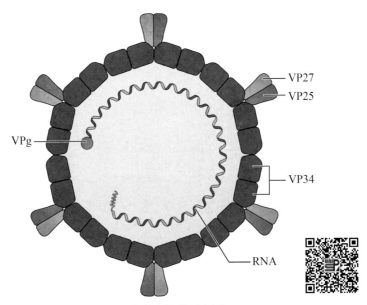

图 5-6-1　星状病毒结构示意图

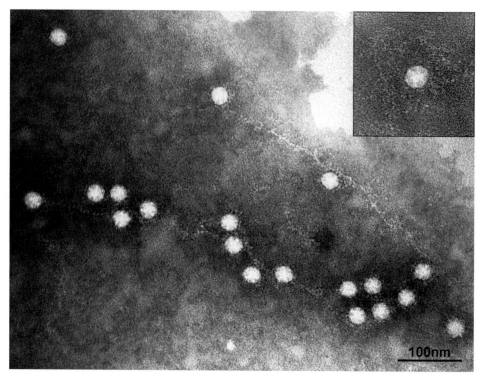

图 5-6-2 星状病毒的形态（人粪便样本，负染）1
插图示病毒颗粒表面呈六角星形

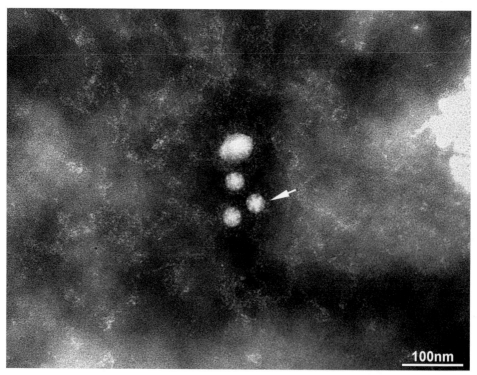

图 5-6-3 星状病毒的形态（人粪便样本，负染）2
箭头示病毒颗粒表面呈六角星形

【主要参考文献】

[1] Madeley CR，Cosgrove BP. Letter：28nm particles in faeces in infantile gastroenteritis. Lancet，1975，2（7932）：451-452.

[2] Geigenmuller U，Ginzton NH，Matsui SM. Construction of a genome length cDNA clone fur human astrovirus serotype 1 and synthesis of infectious RNA transcripts. J Virol，1997，71（2）：1713-1717.

[3] Mendez E，Arias CF. Astroviruses//Knipe DM，Howley PM. Fields Virology. 6th ed. Philadelphia：Lippincott Williams & Wilkins，2013：609-628.

[4] Méndez TM，Romero GP，Munguía ME，et al. Molecular analysis of a serotype 8 human astrovirus genome. J Gen Virol，2000，81（Pt 12）：2891-2897.

[5] Wang QH，Kakizawa J，Wen LY，et al. Genetic analysis of the capsid region of astroviruses. J Med Virol，2001，64（3）：245-255.

[6] Arninu M，Amch EA，Geyer A，et al. Role of astrovirus in intussusception in Nigerian infants. J Trop Pediatr，2009，55（3）：192-194.

[7] Bagci S，Eis-Hubinger AM，Franz AR，et al. Detection of astrovirus in premature infants with necrotizing enterocolitis. Pediatr Infect Dis J，2008，27（4）：347-350.

[8] Bagci S，Eis-Hübinger AM，Yassin AF，et al. Clinical characteristics of viral intestinal infection in preterm and term neonates. Eur J Clin Microbiol Infect Dis，2010，29（9）：1079-1084.

[9] Bosch A，Guix S，Krishna NK，et al. Family Astroviridae//King AMQ，Adams MJ，Carstens EB，et al. Virus Taxonomy Classification and Nomenclature of Viruses. Ninth Report of the International Committee on Taxonomy of Viruses. Amsterdam：Elsevier，2012：951-959.

第七节 小 RNA 病毒科（*Picornaviridae*）

小 RNA 病毒科成员种类（型别）繁多，与人类健康密切相关。1898 年，Loeffler 和 Frosch 将患口蹄疫动物感染组织经滤器过滤后，发现滤过液仍可感染动物，确定其为病毒，这也是发现的第一个小 RNA 病毒——口蹄疫病毒。1908 年，在小儿麻痹症流行期间，将患者脊髓接种于猴并成功感染后，发现了第一个感染人类的小 RNA 病毒——脊髓灰质炎病毒[1]，目前已发现多种小 RNA 病毒可造成人类感染。

【基本特征】

小 RNA 病毒科属小 RNA 病毒目，包括 29 个属[1]。与人类疾病相关的病毒分属于 6 个不同属，其分类和致病性如表 5-7-1 所示[1-3]。

表 5-7-1 小 RNA 病毒科分类、代表病毒及致病性

属	种	代表病毒	致病性	传播途径	阳性样本或组织
心病毒属（*Cardiovirus*）	泰勒病毒（*Theilovirus*）	*Saffold virus*	可能与胃肠炎、呼吸道感染和非脊髓灰质炎病毒导致的迟缓性麻痹有关	不清，可能通过粪-口途径和飞沫传播	鼻洗液，鼻、咽拭子，粪便
		Vilyuisk human ence-phalomyelitis virus	脑炎？	不清	脑脊液

续表

属	种	代表病毒	致病性	传播途径	阳性样本或组织
肠道病毒属 （Enterovirus）	人肠道病毒 A～D种	脊髓灰质炎病毒、肠道病毒、柯萨奇病毒、埃可病毒	急性呼吸道、胃肠道感染，心肌炎，无菌性脑脊髓膜炎，脊髓灰质炎（脊灰病毒），手足口病（EV71 等 20 多个型）	粪 - 口途径、飞沫和胎盘传播	鼻洗液，鼻、咽拭子，粪便
	人鼻病毒 A～C种	鼻病毒	鼻窦炎、中耳炎、普通感冒、哮喘和慢性支气管炎及慢性阻塞性肺疾病的急性发作、肺炎	呼吸道	鼻洗液，鼻、咽拭子
肝炎病毒属 （Hepatovirus）	甲型肝炎病毒	甲型肝炎病毒	急性肝炎	粪 - 口途径	粪便
双埃可病毒属 （Parechovirus）	人双埃可病毒	人双埃可病毒 1～6 型	症状较轻的呼吸道感染和胃肠炎、心肌炎和脑炎病例中有检出	不清，可通过粪 - 口途径和飞沫传播	鼻洗液，鼻、咽拭子，粪便
	Ljungan virus	Ljungan 病毒	曾认为与宫内胎儿死亡和糖尿病有关，现需要再次证实	不清	脑、胎盘组织
科萨病毒属 （Cosavirus）	Cosavirus A	人 Cosavirus E1	尚未明确	不清，可能通过粪 - 口途径和飞沫传播	粪便
嵴病毒属 （Kobuvirus）	爱知病毒 （Aichivirus）	爱知病毒 Aichivirus	人胃肠炎	不清，可能通过粪 - 口途径传播	粪便

小RNA病毒科成员的浮力密度差异较大。在氯化铯中的浮力密度，心病毒和肠道病毒为 $1.34g/cm^3$，口蹄疫病毒为 $1.45g/cm^3$，鼻病毒为 $1.40g/cm^3$ [1]。病毒对干燥等环境耐受力较强，对有机溶剂和非离子化去污剂不敏感 [1, 4]。心病毒、肠道病毒和甲型肝炎病毒能耐受pH小于3的环境，双埃可病毒在pH为6的环境中失活，鼻病毒对pH低于5和高于9的环境敏感。甲型肝炎病毒的热稳定性强，室温下1个月后仍可保持1%的感染活性，121℃加热 20min 可灭活病毒；鼻病毒56℃加热30min 可被灭活。化学试剂包括 1.5～2.5mg/L 次氯酸盐处理15min 和福尔马林固定等均可灭活小RNA病毒 [1, 4]。

传代细胞系或乳鼠可用于肠道病毒的分离，但没有通用的培养体系。脊髓灰质炎病毒可用小鼠肺细胞（L20B）、人横纹肌肉瘤细胞（RD）分离培养；肠道病毒71型、柯萨奇病毒A16在RD细胞中复制良好；鼻病毒（A种和B种）用人宫颈癌细胞（HeLa、H1-HeLa）、人喉癌上皮细胞（HEp-2）等分离；甲型肝炎病毒在人胚肺细胞（MRC-5）、恒河猴胚肾细胞（FRhK-4）和非洲绿猴肾细胞（BS-C-1）中复制；心病毒可用恒河猴肾细胞（LLC-MK2）分离培养；人科萨病毒可在人胚肺细胞（MRC-5）中复制。

小RNA病毒基因组为单股正链线状RNA，长 7200～9000 个核苷酸。基因组 5′端有一链接蛋白VPg，长 22～24 个氨基酸残基，基因组 3′端为多聚A尾。病毒每 5～10h 完成一个复制周期。病毒基因组翻译成一个大的多聚蛋白，分为 P1、P2 和 P3 三个区。P1 区包括结构蛋白 VP1～VP4，P2 和 P3 区分别为 2A、2B、2C 和 3A、3B、3C、3D 等。大的多聚蛋白被病毒编码的 2A、3C 和 3CD 蛋白酶切割为 VP1～VP4 四种结构蛋白（双埃可病毒为 VP0、VP1 和 VP2 三种蛋白）和聚合酶等。病毒衣壳由 VP1～VP4 四种结构蛋白组装而成（双埃可病毒衣壳为 VP0、VP1 和 VP2 三种蛋白），其内包裹病毒基因组 RNA。心病毒在多聚蛋白编码框外还具有一特征性的 L 蛋白，与其致病性有关[1]。

【形态学与超微结构】

小 RNA 病毒的衣壳由衣壳外部的 VP1、VP2、VP3 蛋白及衣壳内部的 VP4 蛋白组成，上述四种蛋白构成原聚体，然后再拼装成五聚体亚单位（pentameric unit），60 个亚单位形成病毒外壳，呈二十面体立体对称，病毒基因组被包裹在衣壳内（图 5-7-1）。

（一）负染电镜观察

RNA 病毒无包膜、无刺突，呈光滑球形（易与有突起的杯状病毒、星状病毒区分），直径约 30nm（图 5-7-2～图 5-7-8）。病毒复制时可产生实心和空心状病毒颗粒，故负染时病毒颗粒可呈现实心状和空心状形态。不同小 RNA 病毒的形态无显著差异（图 5-7-2A、图 5-7-3A、图 5-7-4、图 5-7-5A、图 5-7-6～图 5-7-9）。重组表达病毒的衣壳蛋白可以包装为病毒样颗粒，与小 RNA 病毒的形态相似（图 5-7-2B，图 5-7-3B、C，图 5-7-5B）。

（二）超薄切片电镜观察

在感染小 RNA 病毒的细胞超薄切片上，病毒呈直径约 30nm 的高电子密度球形颗粒，因其直径小，亦无显著形态特征，通常需要在较高放大倍数才能找到并看清病毒颗粒形态。

小 RNA 病毒在细胞质内复制，细胞的超微病理特点表现为细胞质内膜增生、重排，出现大量大小不等的囊泡，构成病毒复制的场所[1]，内质网和高尔基体等细胞器因膜变形而失去原有形状，几乎无法识别（图 5-7-10～图 5-7-14）。病毒颗粒可出现在囊泡内或游离于细胞质中，并可聚集形成晶格状排列的病毒颗粒包涵体（图 5-7-12、图 5-7-15、图 5-7-16）。病毒复制过程中，细胞质中也可出现由高电子密度的细小颗粒聚集形成的包涵体，有时包涵体内也可出现病毒颗粒（图 5-7-17、图 5-7-18）。在超薄切片上可见病毒颗粒以两种方式释放：①感染病毒的宿主细胞裂解，病毒以游离状态脱离细胞（图 5-7-19）。②包裹在囊泡中的病毒被释放（图 5-7-20）。

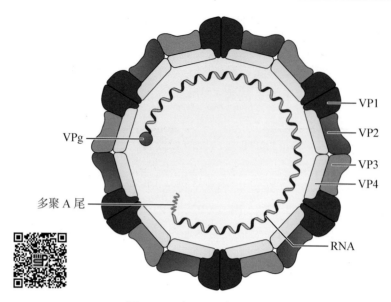

图 5-7-1　小 RNA 病毒结构示意图

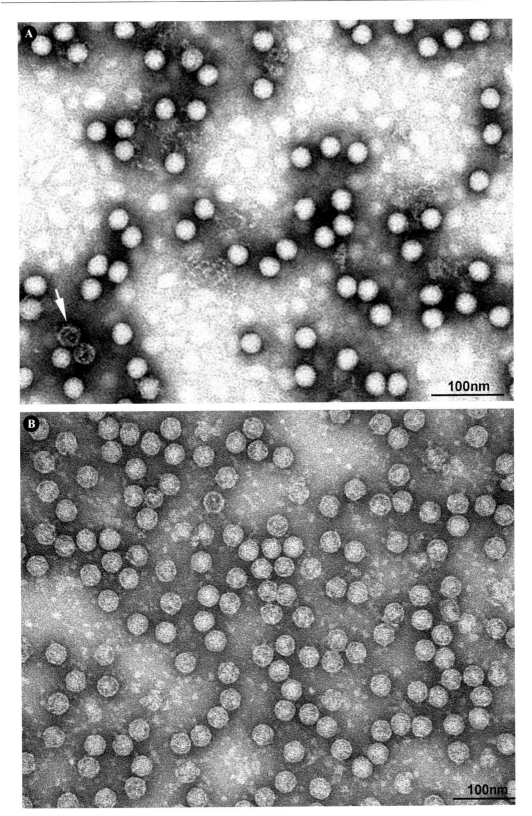

图 5-7-2 脊髓灰质炎病毒的形态（负染）

A. 病毒颗粒呈球形，箭头示空心状病毒颗粒；B. 酵母表达的病毒样颗粒，可呈空心和实心状

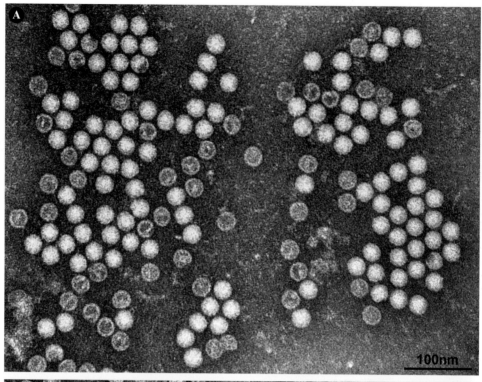

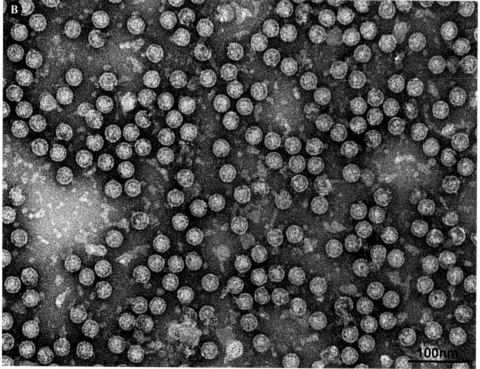

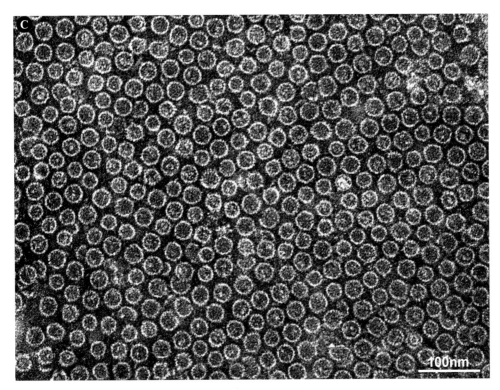

图 5-7-3 肠道病毒 71 型的形态（负染）

A. 病毒颗粒呈球形，有实心和空心两种状态；B. 酵母表达的病毒样颗粒；C. 大肠杆菌表达的病毒样颗粒

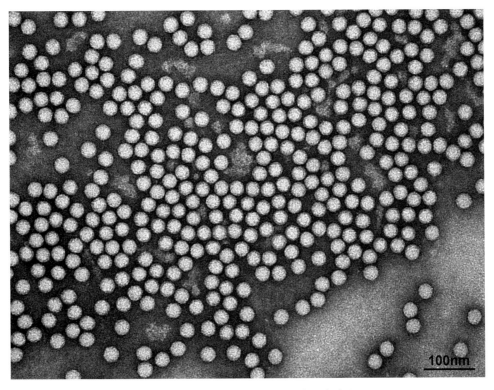

图 5-7-4 肠道病毒 D68 型的形态（负染）

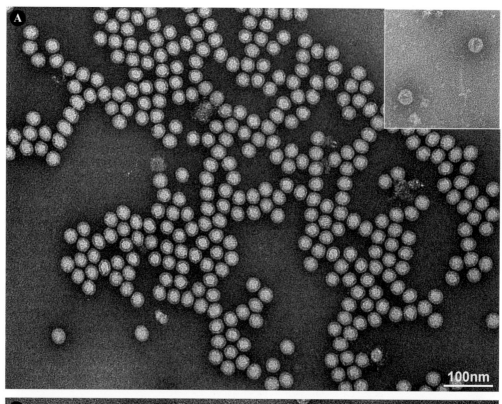

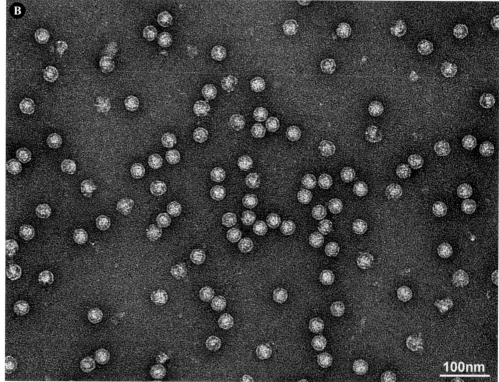

图 5-7-5 柯萨奇病毒 A16 的形态（负染）

A.病毒颗粒呈实心和空心状（插图示）；B.酵母表达的病毒样颗粒

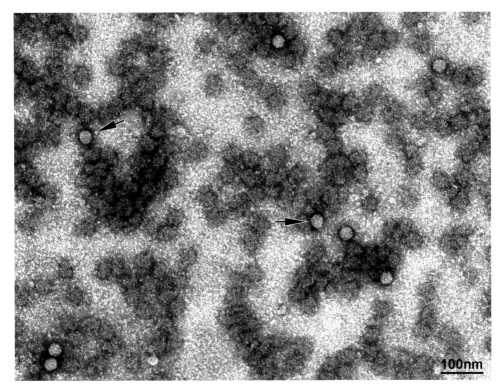

图 5-7-6 柯萨奇病毒 B3 的形态（箭头示）（负染）

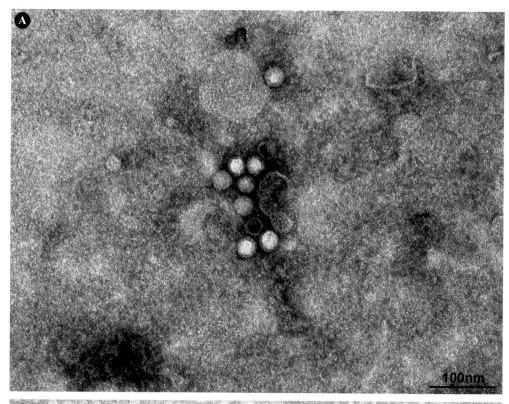

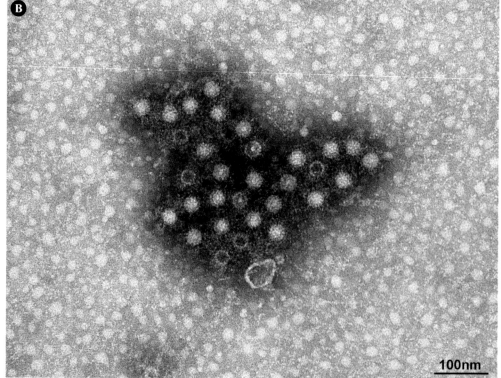

图 5-7-7　甲型肝炎病毒的形态（负染）

A.病毒颗粒呈实心和空心两种状态；B.免疫凝集的甲型肝炎病毒，由于抗体包裹病毒颗粒边缘呈毛刺状

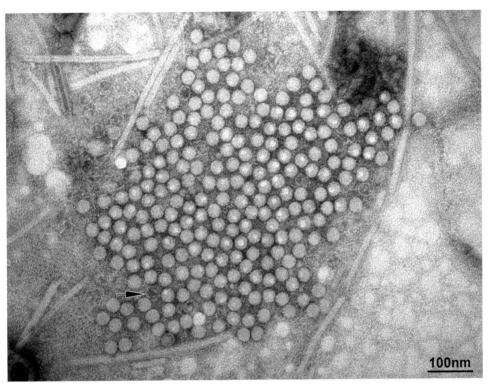

图 5-7-8　喜马拉雅旱獭甲型肝炎病毒的形态（负染）

箭头示空心状病毒颗粒

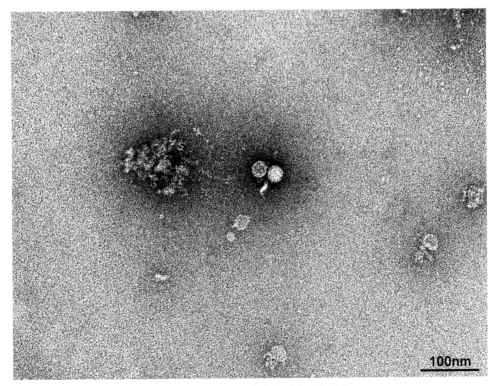

图 5-7-9　人双埃可病毒的形态（负染）

两个颗粒分别呈实心和空心状

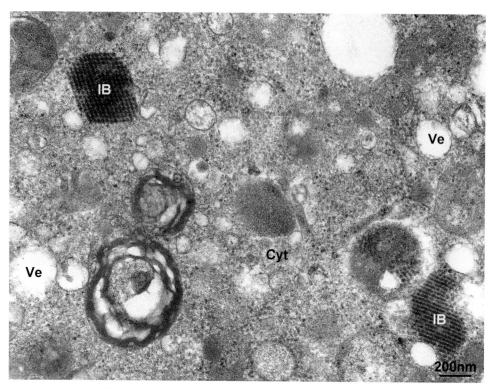

图 5-7-10　脊髓灰质炎病毒在细胞内的形态（超薄切片）

细胞质内囊泡增生，病毒颗粒聚集排列形成晶格状包涵体。IB. 包涵体；Cyt. 细胞质；Ve. 囊泡

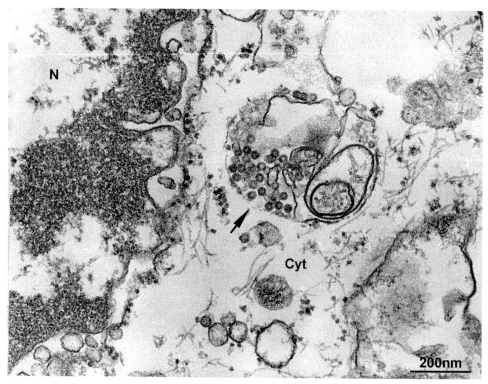

图 5-7-11　甲型肝炎病毒在细胞中的形态（人胚肺细胞超薄切片）

箭头示病毒颗粒聚集于细胞质内的囊泡中。N. 细胞核；Cyt. 细胞质

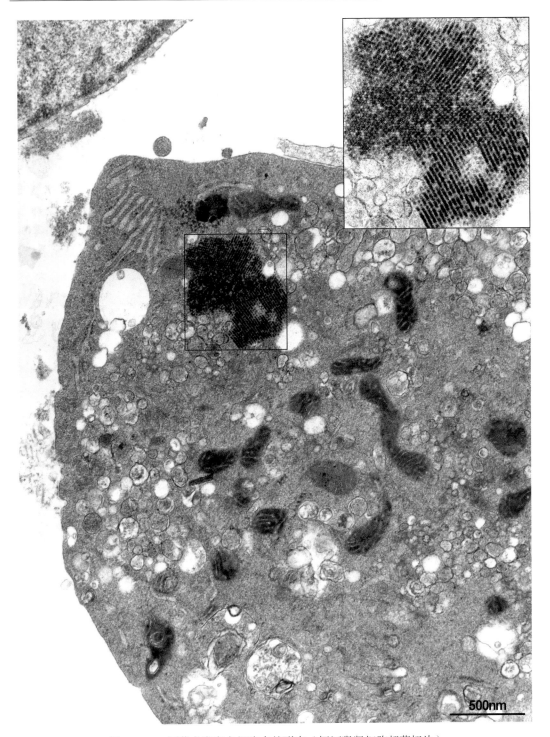

图 5-7-12　柯萨奇病毒在细胞内的形态（恒河猴肾细胞超薄切片）

细胞质内出现大量囊泡。插图为方框区域放大，示细胞质内病毒颗粒聚集形成晶格状包涵体。本图由美国耶鲁大学 Caroline K.
Y. Fong 博士提供并惠允使用

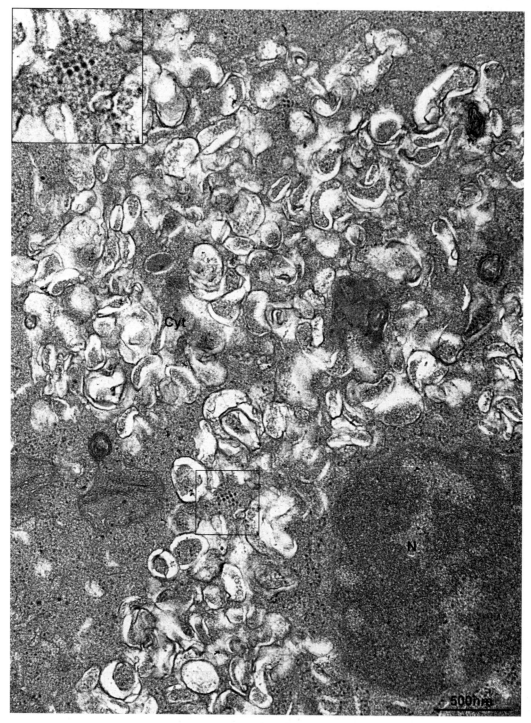

图 5-7-13　肠道病毒 71 型感染导致细胞质内产生大量囊泡（Vero 细胞超薄切片）

由于病毒感染导致细胞质内的膜系统紊乱，内质网、高尔基体等细胞器无法识别。插图示方框区域放大的细胞质内游离的病毒颗粒。N. 细胞核；Cyt. 细胞质

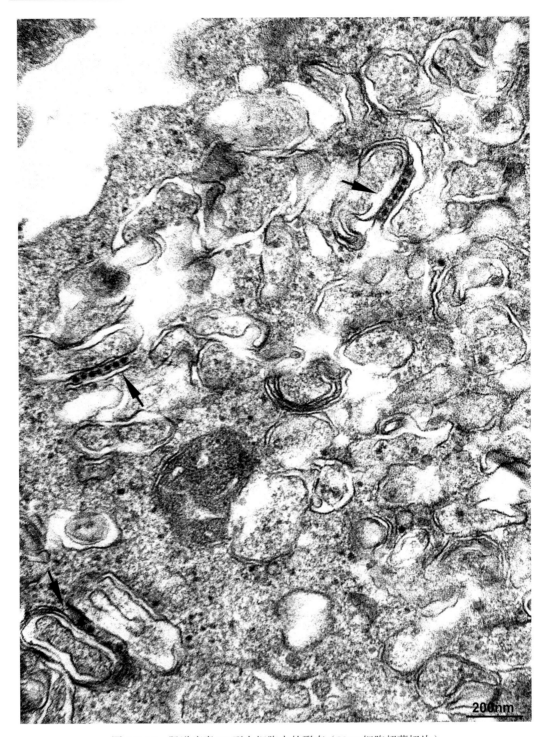

图 5-7-14　肠道病毒 71 型在细胞内的形态（Vero 细胞超薄切片）

箭头示细胞质中呈串珠状排列的病毒颗粒，且病毒颗粒被脂膜包裹。细胞质内出现大量囊泡

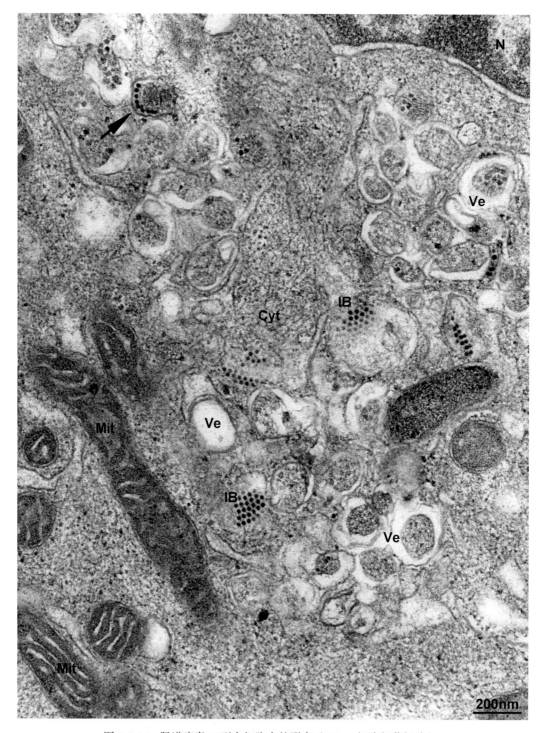

图 5-7-15　肠道病毒 71 型在细胞内的形态（RD-A 细胞超薄切片）

细胞质内形成大量大小不等、形态各异的囊泡，病毒颗粒常位于囊泡附近。病毒颗粒散布于细胞质内，或成串排列（箭头示），
或呈晶格状排列形成病毒包涵体。Cyt. 细胞质；IB. 包涵体；Mit. 线粒体；Ve. 囊泡

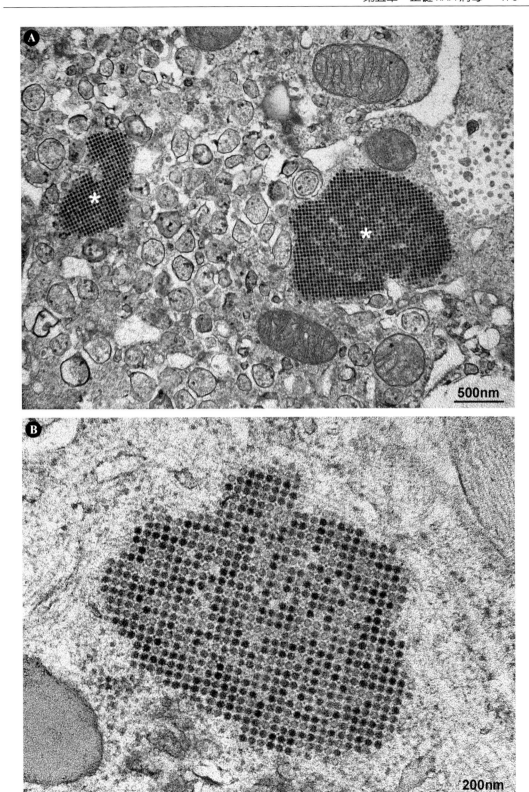

图 5-7-16　肠道病毒 71 型病毒包涵体的形态（RD-A 细胞超薄切片）

A. 低倍放大，星号示病毒颗粒聚集形成的病毒包涵体，并可见细胞质内大量囊泡；B. 高倍放大，可见包涵体内有空心与实心
两种状态的病毒颗粒

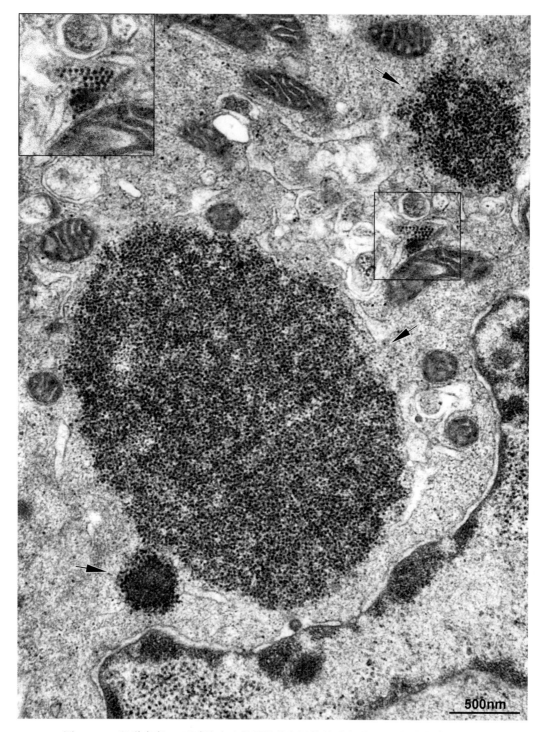

图 5-7-17　肠道病毒 71 型感染产生的颗粒状包涵体的形态（RD-A 细胞超薄切片）

箭头示包涵体，其由高电子密度小颗粒构成；插图示方框区域放大的细胞质内的病毒颗粒

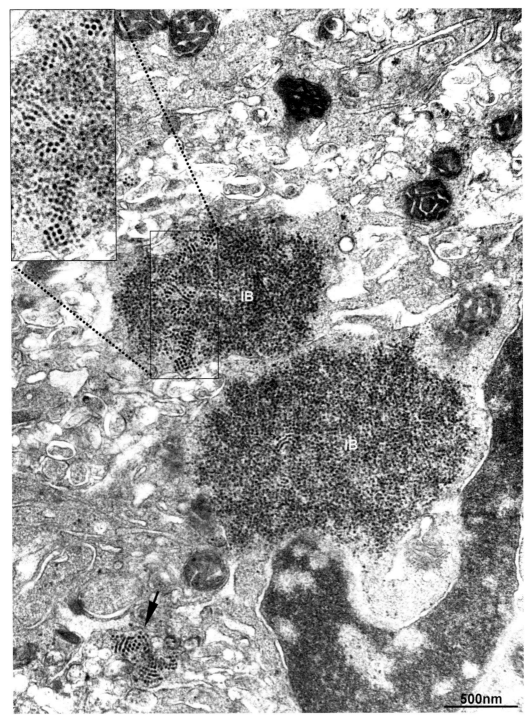

图 5-7-18　肠道病毒 71 型感染产生的颗粒状包涵体中出现病毒颗粒（RD-A 细胞超薄切片）

插图示方框区域放大的包涵体内的病毒颗粒，箭头示细胞质内聚集的病毒颗粒，IB. 包涵体

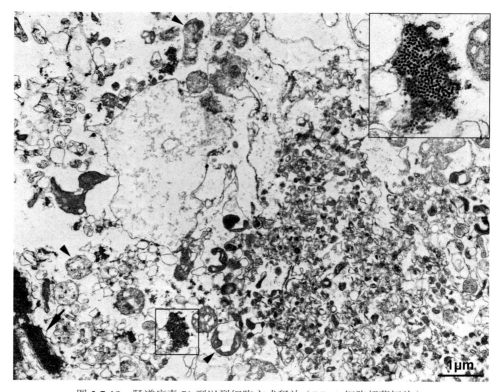

图 5-7-19　肠道病毒 71 型以裂细胞方式释放（RD-A 细胞超薄切片）

插图示方框区域放大的细胞外释放的聚集的病毒颗粒，三角示细胞崩解后游离的变性线粒体，箭头示变性崩解的细胞核碎片

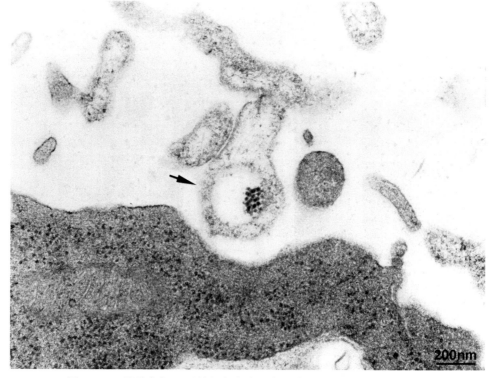

图 5-7-20　肠道病毒 71 型被包裹在囊泡中释放（RD-A 细胞超薄切片）

箭头示细胞外包裹病毒颗粒的囊泡

【主要参考文献】

［1］Racaniello VR. Picornaviridae：the viruses and their replication//Knipe DM，Howley PM. Fields Virology. 6th ed. Philadelphia：Lippincott Williams & Wilkins. 2013：453-489.

［2］Khamrin P，Chaimongkol N，Malasao R，et al. Detection and molecular characterization of cosavirus in adults with diarrhea，Thailand. Virus Genes，2012，44（2）：244-246.

［3］里奇曼·DD，惠特利·RJ，海登·FG，等. 临床病毒学. 3版. 陈敬贤，周荣，彭涛，译. 北京：科学出版社，2012.

［4］Rezig D，Touzi H，Meddeb Z，et al. Cytopathic effect of Human cosavirus（HCoSV）on primary cell cultures of human embryonic lung MRC5. J Virol Methods，2014，207：12-15.

第六章 朊病毒（prion）

朊病毒（prion）是一类具有自我聚集特性的感染性蛋白质。朊病毒至少具有两种不同构象的异构体：细胞朊蛋白（PrP^C）和致病朊蛋白（PrP^{Sc}）。1732年，在英国发现的绵羊瘙痒病（scrapie）是最早发现的哺乳动物朊病毒病。1939年，Cuille和Chelle首次实现了羊瘙痒因子在绵羊、山羊之间的实验性感染。1900～1920年，大洋洲巴布亚新几内亚东部高原福尔（Fore）部族的人群中流行的库鲁病（Kuru disease）是最早发现的人类朊病毒病。1966年，美国国立卫生研究院的Gajdusek等利用非人类灵长类动物模型首次证明了库鲁病的传染性和可传播性。其后，美国加州大学旧金山分校的神经病理学家Prusiner从羊瘙痒病海绵样变的脑悬液里提取到小分子蛋白质成分，定名为朊病毒（prion，PrP^{Sc}），并证明其传染性，提出"蛋白质（即无核酸的蛋白质）致病"的理论。Merz等于20世纪80年代在电子显微镜下发现了羊瘙痒病相关纤维（scrapie associated fibril，SAF）[1]。

【基本特征】

朊病毒对煮沸、干热（360℃ 1h）、福尔马林、紫外线、蛋白酶K（50μg/ml、37℃、30min）、盐酸胍等理化处理均具有耐受性，常规高压灭菌（121℃ 1h）也不能使其完全灭活。因此，处理朊病毒污染的方法比较特殊：①一般污染的物品，134～137℃、1h，循环2次；朊病毒感染的啮齿类动物脑抽提物的消毒需要134℃持续5h[2]；②不耐受高压的物品，可用次氯酸钠（有效氯不能低于2%）或2～3mol/L的NaOH浸泡数小时。

常见的朊病毒毒株有RML（rocky mountain laboratory）、139A、ME7和263K等。朊病毒可以通过模式动物的颅内接种实现体内扩增，也可以通过蛋白质错误折叠循环实现体外扩增[3, 4]。1970年，Clarke等用鼠朊病毒适应株RML接种鼠成纤维神经细胞瘤细胞系N2a，建立了朊病毒的复制模型ScN2a[5]，是目前应用最为广泛的朊病毒细胞模型[6, 7]。此外，朊病毒还可以感染多种细胞系，如c-1300（小鼠神经母细胞瘤）、N1E-115（小鼠神经母细胞瘤）、GT-1（小鼠下丘脑神经细胞）、HaB（仓鼠脑组织细胞）、MSC-80（小鼠施万细胞）、Schwann（小鼠施万细胞）、DRG（小鼠背根神经节）、SMB（小鼠中胚层来源脑细胞）、L fibroblast（成纤维细胞）、L 23（非特定）、NS1（小鼠脾细胞）、PC12（大鼠嗜铬细胞瘤）、Glial（大鼠三叉神经节）、RK-13（兔肾上皮细胞）等[8]。

PrP由染色体基因编码，在人类是*PRNP*，位于20号染色体短臂，编码253个氨基酸；

在小鼠是 *Prnp*，位于 2 号染色体的同源位置。所有已知的哺乳动物和鸟类 PrP 基因的全部开放阅读框都在单一的外显子中。编码蛋白 PrP^C 能够以致病蛋白 PrP^{Sc} 的构象为模板，形成蛋白酶 K 耐受的传染性 PrP^{Sc}。

　　朊病毒是人畜共患的可传播性疾病，传播途径包括经口、皮下、静脉、眼内和颅内感染。朊病毒感染后，主要侵犯脑、脊髓等神经系统，淋巴组织和肌肉组织感染也有报道[1]。多种哺乳动物来源的朊病毒可以通过食物链传给人类，医源性感染也是朊病毒在人与人之间传播的隐患。朊病毒引起的人类疾病包括库鲁病、克-雅病（Creutzfeldt-Jakob disease，CJD）、变异的 CJD（variant Creutzfeldt-Jakob disease，vCJD）、格-施综合征（Gerstmann-Sträussler syndrome，GSS）、致死性家族性失眠症（fatal familial insomnia，FFI）和致死性散发失眠症（fatal sporadic insomnia，FSI）等，引起动物的疾病包括羊瘙痒病（scrapie）、牛海绵状脑病（bovine spongiform encephalopathy，BSE，即疯牛病）等。按照发病机制又可以分为散发性、遗传性和传染性[1]。

【形态学与超微结构】

　　SAF 形态可呈两种纤维状结构：Ⅰ型纤维，直径 11～14nm，由两根直径为 4～6nm 的原纤维螺旋盘绕形成；Ⅱ型纤维，直径 27～34nm，由四根原纤维组成[1]。从 139A、ME7 感染的 C57BL 小鼠及 263K 感染的叙利亚仓鼠的脑组织中分离纯化的 SAF 呈纤维状（图 6-0-1）。上述纤维可被免疫胶体金颗粒标记（图 6-0-2）。

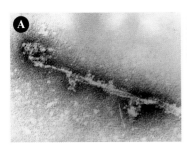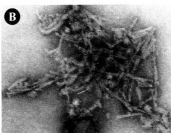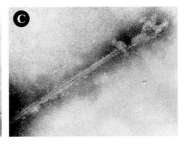

图 6-0-1　鼠脑组织中纯化的瘙痒病相关纤维形态（负染）

A. 139A SAF 呈棒状纤维状，其周围可附着不定形小团块；B. ME7 SAF 呈短棒状，且相互聚集；C. 263K SAF 呈边界清晰的棒状

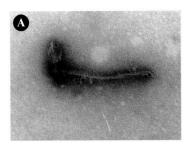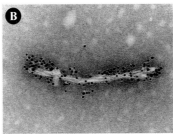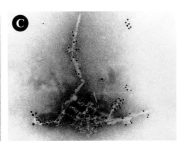

图 6-0-2　免疫胶体金颗粒标记的瘙痒病相关纤维（负染）

A. 139A SAF；B. ME7 SAF；C. 263K SAF

【主要参考文献】

[1] 洪涛. 传染性与非传染性痴呆症：朊病毒病与阿尔茨海默病. 北京：科学出版社，2011.

[2] Prusiner SB. Prion Biology and Diseases. New York：Cold Spring Harbor Laboratory Press，2004.

[3] Chandler RL. Encephalopathy in mice produced by inoculation with scrapie brain material. Lancet，1961，1（7191）：1378-1379.

[4] Wang F，Pritzkow S，Soto C. PMCA for ultrasensitive detection of prions and to study disease biology. Cell Tissue Res，2023，392（1）：307-321.

[5] Clarke MC，Haig DA. Evidence for the multiplication of scrapie agent in cell culture. Nature，1970，225（5227）：100-101.

[6] Chesebro B，Wehrly K，Caughey B，et al. Foreign PrP expression and scrapie infection in tissue culture cell lines. Dev Biol Stand，1993，80：131-140.

[7] Butler DA，Scott MR，Bockman JM，et al. Scrapie-infected murine neuroblastoma cells produce protease-resistant prion proteins. J Virol，1988，62（5）：1558-1564.

[8] Solassol J，Crozet C，Lehmann S. Prion propagation in cultured cells. Br Med Bull，2003，66：87-97.

附录1 病毒形态学鉴定的分析要点

一、病毒负染形态鉴定

（一）负染检测通常可鉴定到病毒科水平

通常，不同科的病毒具有不同的负染形态（附图1-1、附图1-2），因此通过病毒的负染检测往往可以鉴定到病毒科的水平。例如，痘病毒、腺病毒、疱疹病毒、乳头瘤病毒、流感病毒、冠状病毒、乙型肝炎病毒、轮状病毒、丝状病毒、弹状病毒、副黏病毒等科的病毒具有特异的形态，几乎可一目了然，可以直接做出病毒科水平的判断。尽管有些不同病毒科之间病毒形态相似，但细致区分仍可鉴别，如副黏病毒科和肺病毒科的病毒形态十分相似，但副黏病毒科病毒的核衣壳直径约为18nm，螺距约为5.5nm，而肺病毒科病毒的核衣壳直径约为14nm，螺距则约为7nm。布尼亚病毒目中，汉坦病毒科病毒的包膜上刺突排列形成规则的栅格状结构，白蛉纤细病毒科病毒表面则呈圆凹状。某些病毒科内不同病毒属的形态也具有差异，这种情况下负染检测可达病毒属的水平。例如，呼肠孤病毒科的轮状病毒属，具有特异性车轮状形态，并具有三层衣壳；而呼肠孤病毒科其他多数病毒属成员多数只有双层衣壳，且不具有车轮状形态。此外，在负染时有些样本内可以检测到一些具有提示作用的结构，如轮状病毒样本内存在双层衣壳颗粒、单层衣壳颗粒，副黏病毒科、肺病毒科样本内可能出现游离状态的鱼骨刺样螺旋对称的核衣壳，乙型肝炎病毒样本内可能存在小球形颗粒或管形颗粒。样本中出现上述病毒相关结构可能提示相应病毒的存在。

（二）临床样本与培养病毒或纯化病毒样本的负染可能存在形态差异

有时临床样本内的病毒负染后，其精细结构不如细胞培养或纯化的同类病毒清晰，这可能是临床样本内含有较多蛋白质、脂质等杂质产生的干扰所致，如腹泻粪便内的轮状病毒与细胞培养的轮状病毒；乙型肝炎患者血浆内的乙型肝炎病毒颗粒与细胞培养的乙型肝炎病毒颗粒；口唇疱疹液内的疱疹病毒和细胞培养液内的疱疹病毒等均存在此类情况（附图1-3）。通过超速离心直接沉淀、富集病毒颗粒时此种情况更加明显。原因可能是富集病毒的同时杂质也被富集，而富集的杂质更多地遮蔽了病毒形态精细结构。

（三）不同的负染液对病毒形态会产生影响

不同染液的染色特性有所差异，磷钨酸染色往往能较好地显示包膜病毒的刺突，并且可穿透包膜从而显示病毒内部的形态特点。乙酸双氧铀染色能更多地显示病毒形态细节。钼酸铵比磷钨酸能更好地显示星状病毒的形态。因此，对于用一种染液染色效果不理想的样本，建议更换不同种类的染色液进行负染。通常，使用磷钨酸、乙酸双氧铀两种染色液处理即可获得比较满意的负染效果。染色液对病毒形态影响的详述，请参见附录2。

二、超薄切片上的病毒形态鉴定

（一）利用病毒在细胞内复制位置进行形态鉴定

在超薄切片上除了依据病毒的大小、形状等形态学信息外（附图1-4），还可以结合病毒在细胞内的位置、病毒是否出芽等信息，通过综合研判对病毒形态进行鉴定（附图1-5）。通常DNA病毒在细胞核内包装（痘病毒科除外），RNA病毒多在细胞质内包装（流感病毒除外）。无包膜的DNA病毒、RNA病毒在感染晚期多以裂细胞的方式释放。有包膜的DNA病毒在细胞核内组装后，可以从细胞核膜处出芽进入细胞质（如疱疹病毒）。有包膜的RNA病毒通常在细胞质膜上出芽，获得包膜后脱离细胞（如流感病毒、呼吸道合胞病毒、HIV等），或在细胞质内的膜性结构上出芽获得包膜进入膜性结构（如高尔基体、内质网、核周隙或线粒体等）的腔隙内（如大别班达病毒、狂犬病毒、冠状病毒等）。基于上述信息，当在细胞质中发现病毒颗粒时，应注意细胞核内是否也存在病毒颗粒，如果存在则证明可能是DNA病毒。如果细胞核内没有病毒颗粒，则可能是RNA病毒。

（二）选择合适切片厚度提高观测精度

有时超薄切片的厚度对病毒的形态显示亦会产生影响，建议对同一个样本制作不同厚度的切片进行观察。有时在稍薄的切片上可观察到病毒的精细结构，如核衣壳、包膜、刺突等（附图1-6）。另外，使用不覆膜的裸网捞片，可获得较好的细胞、病毒影像的反差，能够观察到更加细致的细胞或病毒结构。

（三）根据宿主细胞超微病理进行病毒形态鉴定

病毒的形态鉴定除了依据其负染及在超薄切片上的形态外，有时病毒导致的宿主细胞的超微病理变化也可为病毒鉴定提供有价值的线索。有的病毒感染可导致特征性的结构出现，如汉坦病毒感染的细胞内可以出现颗粒包涵体、丝状包涵体及颗粒-丝状包涵体等结构[1]。沙粒病毒可以导致病毒在细胞质膜出芽处出现沙粒状结构的聚集。感染丝状病毒的细胞质内众多长丝状核衣壳可排列形成特征性包涵体。正链RNA病毒（如披膜病毒、黄病毒、冠状病毒、小RNA病毒等）通常会导致细胞质内出现大量的囊泡。因此，当缺少病毒颗粒的直接形态信息时，细胞的超微病理信息也可为病毒的鉴定提供参考。

（四）将负染和超薄切片检测相结合进行综合分析

若条件允许，建议一份样本分别用负染和超薄切片两种方法进行病毒形态分析，如细胞培养的病毒样本采用上清进行负染和细胞进行超薄切片分别检测，结合两种方法获得的病毒大小、有无包膜和刺突、对称类型、衣壳形态等信息对病毒形态进行综合分析（附表1-1）。另外，有时一个样本内可能包含多种病毒，若仅进行一种形态检测（负染或超薄切片），则可能造成疏漏或误判。条件允许时对负染样本进行富集处理后再行负染检测，有时可以避免遗漏病毒或获得意想不到的结果（如有检测到多种病毒的可能）。

附表1-1　病毒形态特征概览

病毒分类	核衣壳形态	包膜	病毒形态 负染	病毒形态 超薄切片	大小（nm）
DNA病毒					
痘病毒科	复合对称	有	呈砖形、卵圆形，M型病毒颗粒表面有条索状或点状结构。C型病毒颗粒表面光滑	病毒颗粒位于细胞质内，成熟病毒颗粒可见两个侧体及哑铃状核心，细胞质内不成熟颗粒呈光滑球形，可见弧形结构	约200×250×300
疱疹病毒科	立体对称	有	呈球形，核衣壳与包膜间有皮质结构。衣壳轮廓可呈六边形。壳粒较大，呈空心状	在细胞核可见呈六边形的实心或空心状病毒核衣壳，细胞质内及细胞外可见具有包膜的病毒颗粒	病毒：120～300，核衣壳：约100
腺病毒科	立体对称	无	典型的二十面体立体对称，衣壳轮廓可呈六边形	在细胞核内可见病毒颗粒聚集形成的晶格状病毒包涵体	约80
乳头瘤病毒科	立体对称	无	呈规则球形，壳粒清晰	细胞核内可见病毒颗粒	52～55
多瘤病毒科	立体对称	无	呈规则球形，壳粒清晰	细胞核内可见大量病毒颗粒	40～45
细小病毒科	立体对称	无	衣壳轮廓可呈六边形	细胞核内可见大量病毒颗粒	18～26
嗜肝DNA病毒科	立体对称	有	可呈双层外壳的球形颗粒（直径约42nm），核心直径约28nm。有时可见直径约22nm的小球形颗粒或管形颗粒	细胞核内可见核心颗粒	42～47
RNA病毒					
逆转录病毒科	球形或棒状	有	球形，无显著形态特征。染液穿透HIV包膜，可见内部锥形核心	成熟病毒颗粒位于细胞质内囊泡中或细胞外，成熟病毒颗粒具有圆形或锥状核心（HIV）	80～100

续表

病毒分类	核衣壳形态	包膜	病毒形态		大小（nm）
			负染	超薄切片	
RNA 病毒					
呼肠孤病毒科	立体对称	无	双层或三层衣壳，有刺突。轮状病毒呈车轮状外形	细胞质内可见圆形病毒颗粒，其核心位于病毒颗粒正中心，可呈高电子密度	70～80
正黏病毒科	丝状，螺旋对称	有	多形态，可呈球形、丝状等；刺突显著，规则排列	细胞表面可见球形或丝状病毒颗粒，病毒颗粒横切面有时可见点状的衣壳横切面	100～300
副黏病毒科	丝状，螺旋对称	有	多形态，可呈球形、丝状等，核衣壳呈鱼骨刺样。刺突长 8～12nm，间距 7～10nm，核衣壳直径约 18nm，螺距约 5.5nm	细胞表面可见球形或丝状病毒颗粒，病毒可呈多形性	球形颗粒多见，直径 150～500
肺病毒科	丝状，螺旋对称	有	球形、丝状，多形态，核衣壳呈鱼骨刺样。刺突长 10～14nm，间距 8～11nm，核衣壳直径约 14nm，螺距约 7nm	细胞表面可见球形或丝状病毒颗粒，病毒可呈多形性	丝状颗粒长 70～90，球形颗粒直径 80～140
丝状病毒科	丝状，螺旋对称	有	多呈丝状，具有多形性	病毒颗粒呈丝状，丝状核衣壳在细胞质内可聚集形成包涵体	直径约 80，长度可达数微米
弹状病毒科	丝状，螺旋对称	有	子弹状	内质网中或细胞质内氏小体周围可见出芽的呈子弹状的病毒颗粒	80×180
布尼亚病毒目	丝状，螺旋对称	有	球形或多形性，病毒颗粒表面刺突呈栅格状或呈圆凹状	病毒多呈直径几乎均一的球形，汉坦病毒可导致细胞质内出现颗粒状、丝状及颗粒 - 丝状包涵体。病毒颗粒可向高尔基体内出芽	80～120
沙粒病毒科	丝状，螺旋对称	有	球形，多形性，刺突显著、粗大稀疏	病毒内部呈沙粒状，病毒出芽处的细胞膜内侧有颗粒状结构聚集	50～300
披膜病毒科	立体对称	有	球形，有刺突	细胞质内可出现大量囊泡，大小基本均一的病毒颗粒可位于其内。可见出芽状态的病毒颗粒及杆状病毒颗粒	60～70
风疹病毒科	立体对称	有	球形，有刺突，具有多形性	核心多处于偏心位置，核心与包膜间有清晰间隙	50～70
黄病毒科	立体对称	有	球形，刺突不明显	细胞质内可出现大量囊泡，大小基本均一的病毒颗粒可位于其内。很少见出芽状态的病毒颗粒	40～50

续表

病毒分类	核衣壳形态	包膜	病毒形态		大小（nm）
			负染	超薄切片	
RNA 病毒					
正冠状病毒亚科	螺旋对称	有	球形，多形态，刺突粗大显著、间隔明显	细胞间质内可出现大量囊泡，病毒颗粒可位于其内。病毒颗粒中心可呈低电子密度，周围呈高电子密度	50～120
杯状病毒科	立体对称	无	球形，病毒颗粒表面可呈杯状凹陷		27～40
星状病毒科	立体对称	无	球形，病毒颗粒表面可呈现五角或六角星形		28～30
小RNA病毒科	立体对称	无	球形，直径基本均一，可见空心和实心状颗粒	细胞质内可出现大量囊泡，病毒颗粒可位于其内或细胞质内，病毒颗粒可聚集、呈晶格状排列	约30

三、其 他 要 点

对照样本的设立非常必要，尤其是当遇到形态难以判定的病毒样结构时，此时对照样本有助于发挥排除或确证作用。另外，对照样本的设立，也可排除非实验条件导致的假象结果，当用于分离、培养病毒的细胞系已被病毒污染时（如常见的C6/36细胞被浓核病毒污染、CHO细胞和L929细胞被鼠逆转录病毒污染），若电镜检测到病毒颗粒，此时未接种目标病毒的对照细胞对于结果判断十分重要。

若条件允许，在进行病毒的形态鉴定时，建议相关人员亲自进行样本观察，而不是仅仅依靠他人提供的少数照片得出结论，避免做出不恰当的判断。

为更直观地对不同病毒形态进行比较，本部分展示了多张不同病毒在同一视野内的照片以供参考（附图1-7～附图1-24）。

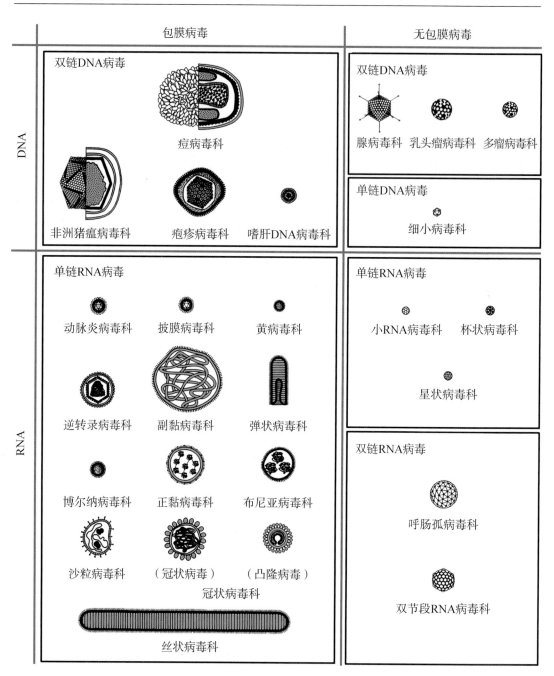

附图 1-1 病毒形态结构示意图

本图由美国得克萨斯大学 Frederick A. Murphy 教授提供并惠允使用（有改动）

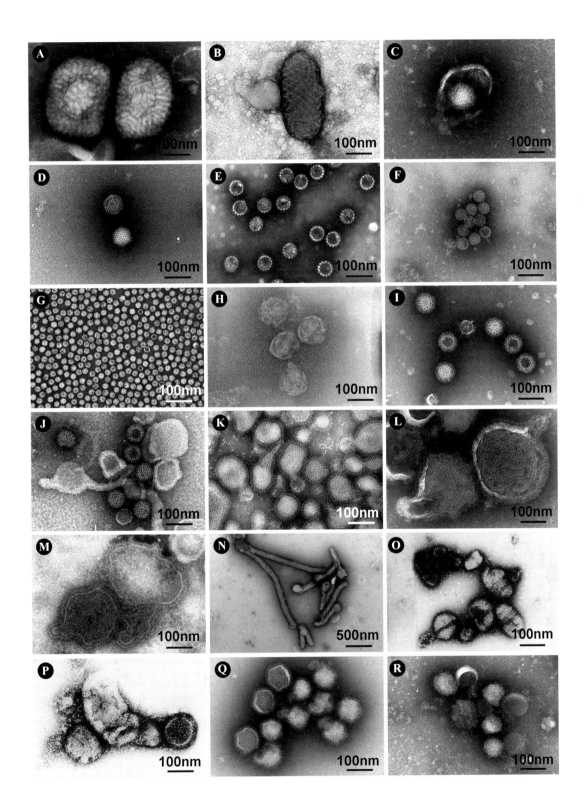

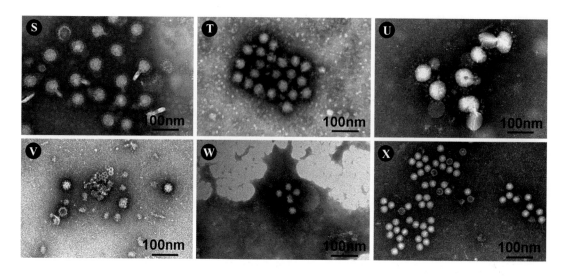

附图 1-2　不同病毒的负染形态

A. 痘苗病毒（正痘病毒属）；B. 口疮病毒（副痘病毒属）；C. 单纯疱疹病毒（疱疹病毒科）；D. 腺病毒（腺病毒科）；E. 人乳头瘤病毒（乳头瘤病毒科）病毒样颗粒 F. WU 多瘤病毒（多瘤病毒科）；G. 腺相关病毒（细小病毒科）；H. 人免疫缺陷病毒（逆转录病毒科）；I. 呼肠孤病毒（呼肠孤病毒科）；J. 轮状病毒（呼肠孤病毒科）；K. 甲型流感病毒（正黏病毒科）；L. 副流感病毒（副黏病毒科）；M. 呼吸道合胞病毒（肺病毒科）；N. 马尔堡病毒（丝状病毒科）；O. 汉坦病毒（汉坦病毒科）；P. 克里米亚 - 刚果出血热病毒（内罗病毒科）；Q. 大别班达病毒（白蛉纤细病毒科）；R. 温州病毒（沙粒病毒科）；S. 基孔肯雅病毒（披膜病毒科）；T. 黄热病毒（黄病毒科）；U. SARS-CoV-2（正冠状病毒亚科）；V. 杯状病毒（杯状病毒科）；W. 星状病毒（星状病毒科）；X. 脊髓灰质炎病毒（小 RNA 病毒科）。图 H 由美国疾病控制与预防中心 Cynthia Goldsmith 提供并惠允使用，图 O、图 P 经授权引自文献 [1]

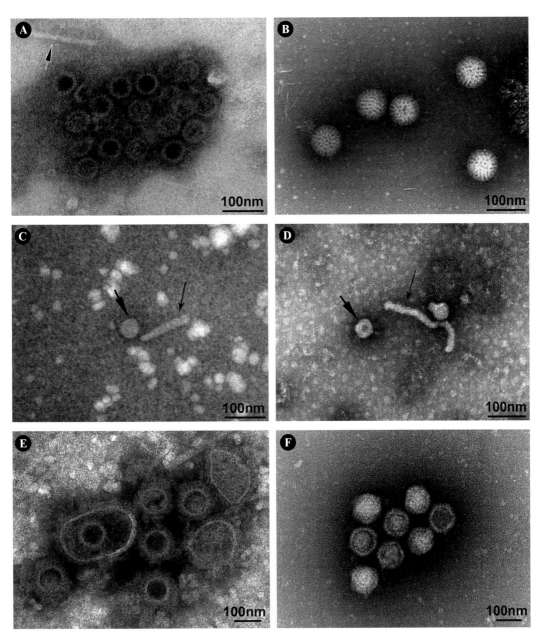

附图 1-3　临床样本与细胞培养样本负染效果差异

A. 粪便样本中轮状病毒负染形态，箭头示细菌鞭毛；B. 细胞培养上清中轮状病毒的负染形态；C. 人血浆中乙型肝炎病毒的负染形态，粗箭头示 Dane 颗粒，细箭头示管形颗粒；D. 细胞培养上清中乙型肝炎病毒的负染形态，粗箭头示 Dane 颗粒，细箭头示管形颗粒；E. 人口唇疱疹液内单纯疱疹病毒负染形态；F. 细胞培养上清中单纯疱疹病毒负染形态。可见临床样本因含有较多杂质病毒颗粒易被遮掩，其形态细节稍模糊，纯化或培养的病毒形态细节则较为清晰

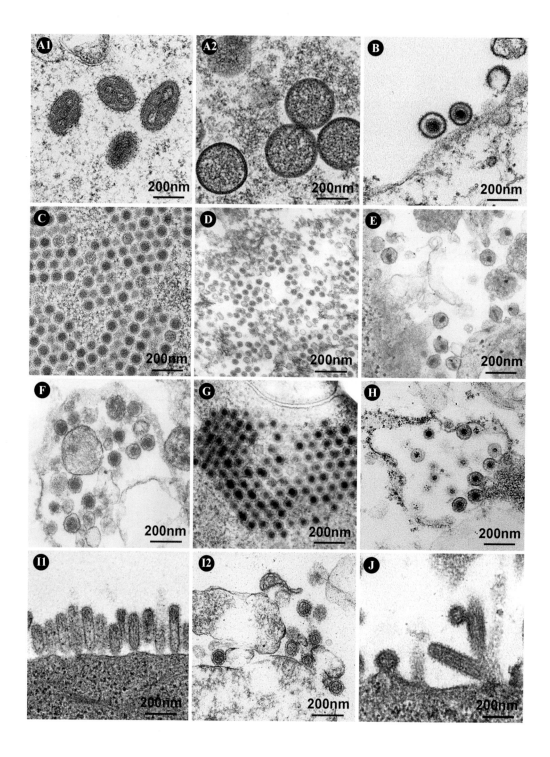

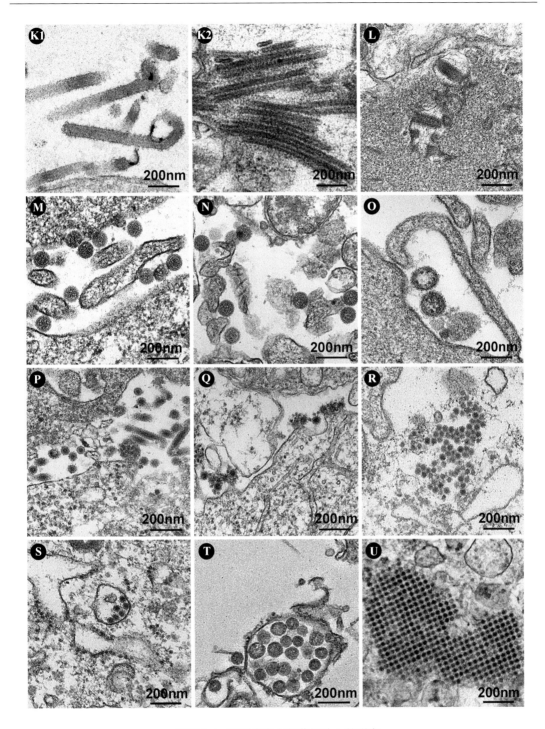

附图 1-4　不同病毒在超薄切片上的形态

A1. 痘苗病毒（正痘病毒属）；A2. 痘苗病毒不成熟颗粒；B. 单纯疱疹病毒（疱疹病毒科）；C. 腺病毒（腺病毒科）；D. SV40（多瘤病毒科）；E. HIV（逆转录病毒科）；F. 人淋巴细胞白血病病毒（逆转录病毒科）；G. 呼肠孤病毒（呼肠孤病毒科）；H. 轮状病毒（呼肠孤病毒科）；I1. 流感病毒杆状颗粒（正黏病毒科）；I2. 流感病毒球形颗粒（正黏病毒科）；J. 呼吸道合胞病毒（肺病毒科）；K1. 埃博拉病毒（丝状病毒科）；K2. 埃博拉病毒核衣壳包涵体；L. 狂犬病毒（弹状病毒科）；M. 大别班达病毒（白蛉纤细病毒科）；N. 裂谷热病毒；O. 温州病毒（沙粒病毒科）；P. 基孔肯雅病毒球形颗粒及杆状颗粒（披膜病毒科）；Q. 盖塔病毒（披膜病毒科）；R. 黄热病毒（黄病毒科）；S. 寨卡病毒（黄病毒科）；T. SARS-CoV-2（正冠状病毒亚科）；U. 肠道病毒 71 型（小 RNA 病毒科）

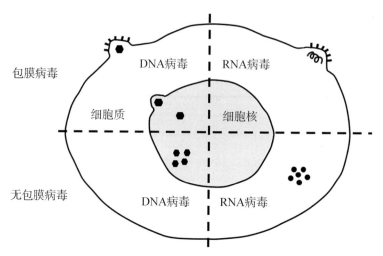

附图 1-5　细胞超薄切片上病毒形态分析示意图

本图据文献［2］改编

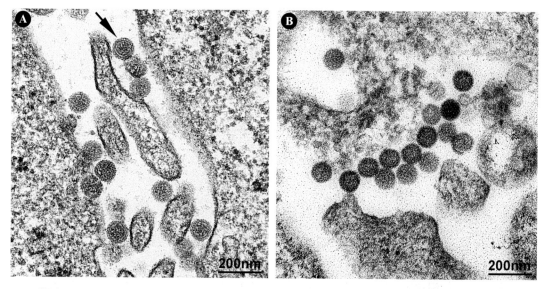

附图 1-6　不同超薄切片厚度对病毒形态观察的影响（大别班达病毒感染 Vero 细胞超薄切片）

A. 切片厚度 70nm，病毒颗粒呈球形，刺突、包膜及核心内容物清晰可辨（箭头示）；B. 切片厚度 100nm，仅见病毒颗粒呈球形，刺突、包膜、核心不易辨识

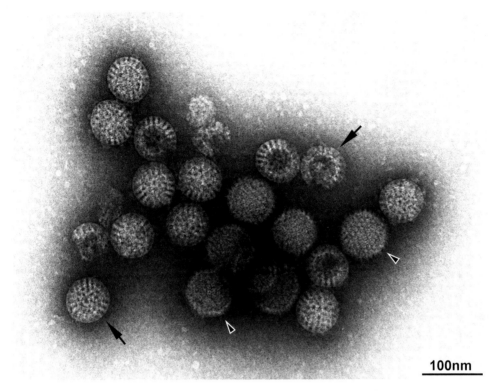

附图 1-7　腺病毒（三角示）与轮状病毒（箭头示）（负染）

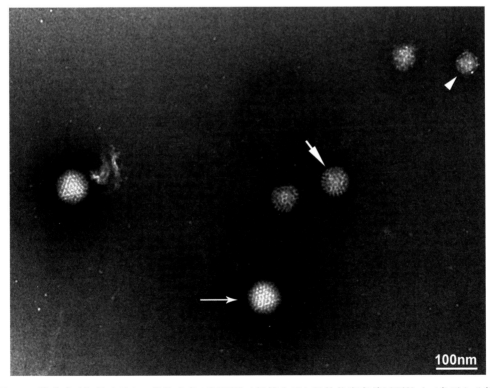

附图 1-8　腺病毒（细箭头示）、轮状病毒双层颗粒（粗箭头示）及轮状病毒单层颗粒（三角示）（负染）

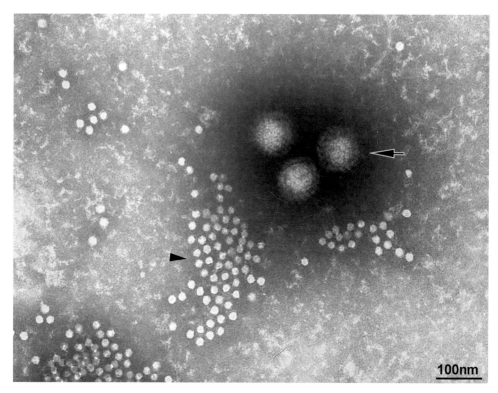

附图 1-9　单纯疱疹病毒（箭头示）与腺相关病毒（三角示）（负染）

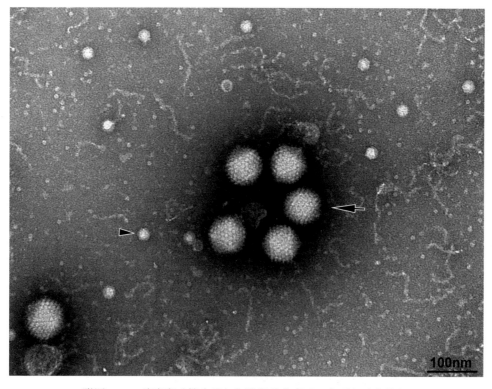

附图 1-10　腺病毒（箭头示）与腺相关病毒（三角示）（负染）

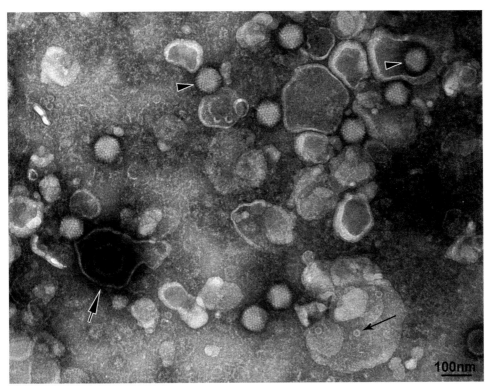

附图 1-11　疱疹病毒（粗箭头示）、腺病毒（三角示）及腺相关病毒（细箭头示）（负染）

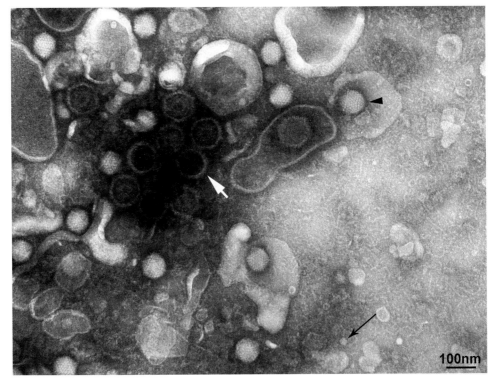

附图 1-12　疱疹病毒衣壳（粗箭头示）、腺病毒（三角示）及腺相关病毒（细箭头示）（负染）

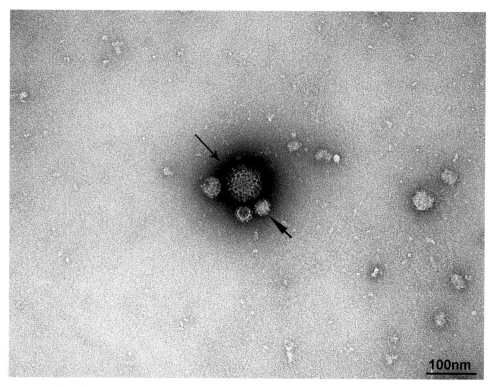

附图 1-13　正呼肠孤病毒（细箭头示）与杯状病毒（粗箭头示）（负染）

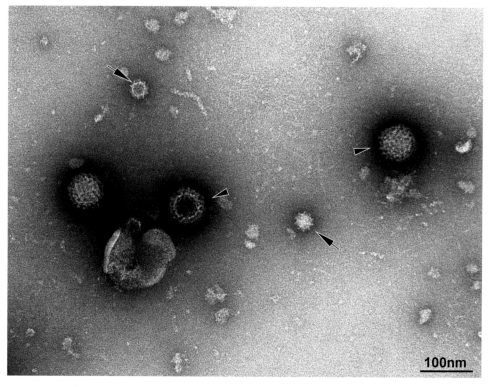

附图 1-14　正呼肠孤病毒（三角示）与杯状病毒（箭头示）（负染）

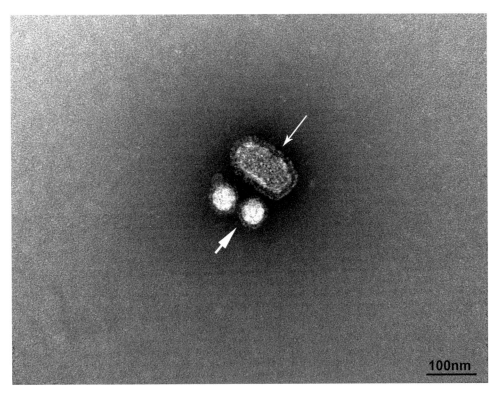

100nm

附图 1-15 流感病毒（细箭头示）与基孔肯雅病毒（粗箭头示）（负染）

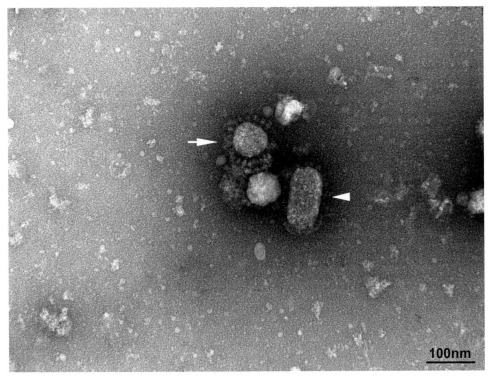

100nm

附图 1-16 SARS-CoV-2（箭头示）与流感病毒（三角示）（负染）

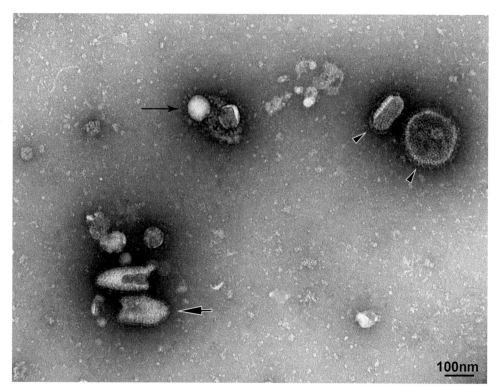

附图 1-17　狂犬病毒（粗箭头示）、流感病毒（三角示）及 SARS-CoV-2（细箭头示）（负染）

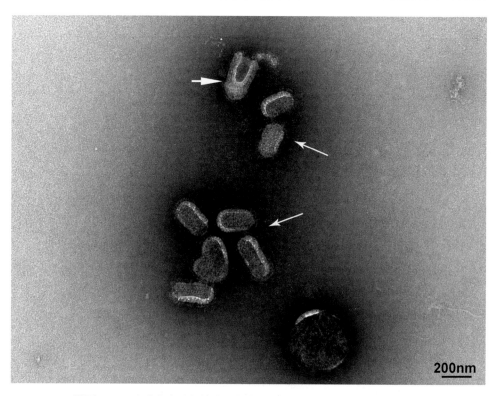

附图 1-18　流感病毒（细箭头示）与狂犬病毒（粗箭头示）（负染）

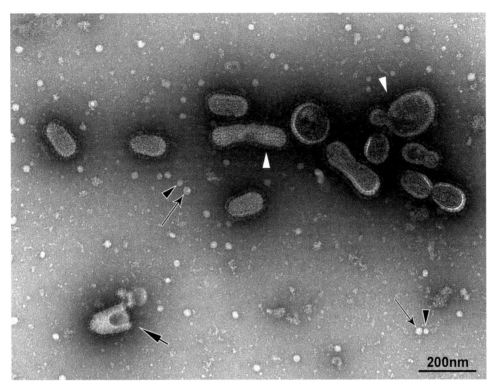

附图 1-19 流感病毒（白三角示）、狂犬病毒（粗箭头示）、肠道病毒 71 型（细箭头示）及腺相关病毒（黑
三角示）（负染）

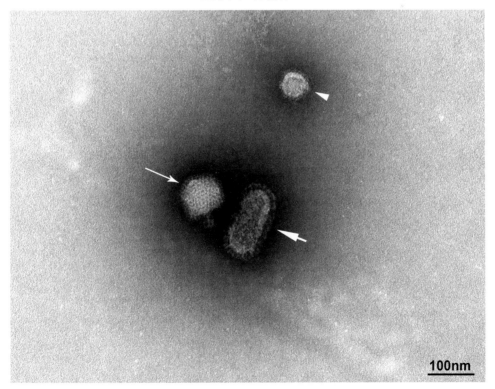

附图 1-20 流感病毒（粗箭头示）、大别班达病毒（细箭头示）及基孔肯雅病毒（三角示）（负染）

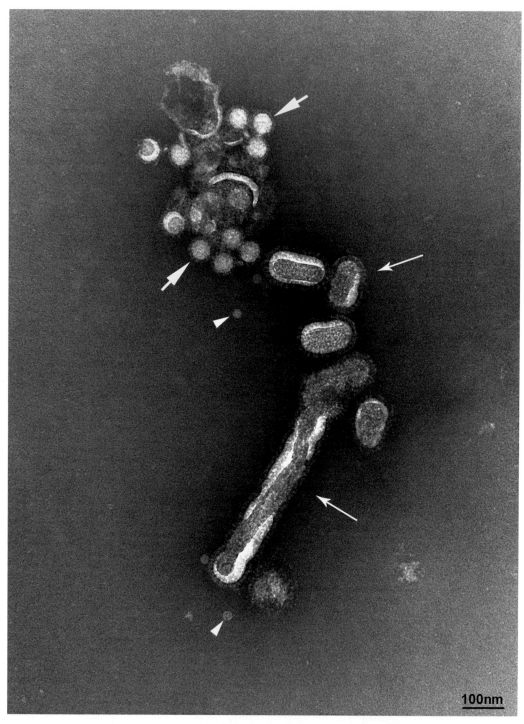

100nm

附图 1-21　流感病毒（细箭头示）、基孔肯雅病毒（粗箭头示）及腺相关病毒（三角示）（负染）

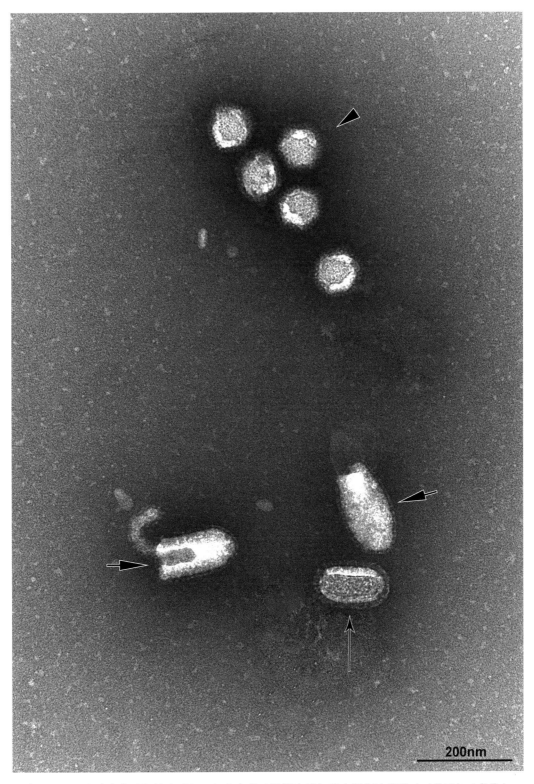

附图 1-22　流感病毒（细箭头示）、狂犬病毒（粗箭头示）及大别班达病毒（三角示）（负染）

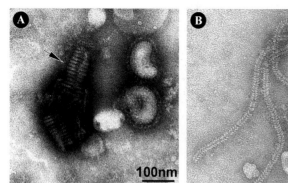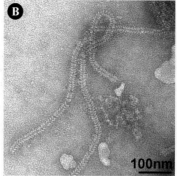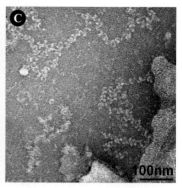

附图 1-23 不同病毒衣壳的形态比较（负染）
A. 流感病毒（箭头示）；B. 副流感病毒；C. 狂犬病毒

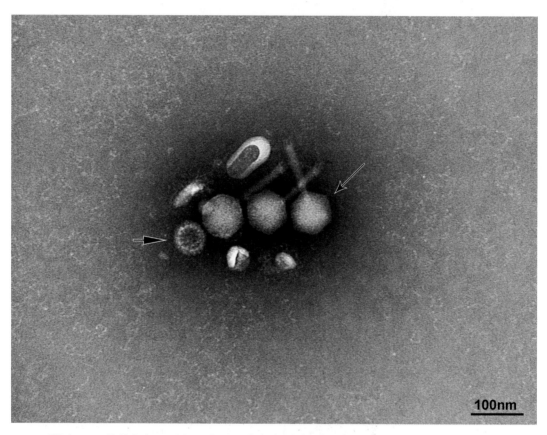

附图 1-24 轮状病毒双层颗粒（粗箭头示）与噬菌体（细箭头示）（人粪便样本，负染）

【主要参考文献】

［1］洪涛，周静仪. 流行性出血热图谱. 北京：科学出版社，1988.

［2］World Health Organization. Bio-regional Training Course on Electron Microscopy in Biomedical Research and Diagnosis of Human Disease. Bangkok：Chulalongkorn University，1991.

附录2 易与病毒混淆的形态假象及其鉴别

通过电镜观察鉴定病毒时，无论是负染还是超薄切片样本，有时均会遇到与病毒形态类似的假象，或者因为负染液的不同导致病毒形态出现差异。本部分简要列举笔者积累的易被误认为病毒结构的图片、不同染液的病毒负染形态与冷冻电镜成像病毒形态的差异，以供参考。

一、非细胞结构的病毒假象举例

负染样本检测时，可见多种类似病毒的假象结构，常见的假象如下：

1. 粪便样本内的噬菌体 哺乳动物肠道内均存在大量细菌及噬菌体，粪便样本负染时游离的有尾噬菌体头部易被误认为病毒。噬菌体头部多呈二十面体立体对称，轮廓多呈六边形，衣壳厚度较薄而锐利，有时呈空心状，通常其壳粒不易识别（附图2-1、附图2-2）。

2. 细胞培养上清、鸡胚尿囊液、血清内的颗粒状结构 此三类样本中，负染检测时常见球形颗粒，易与小RNA病毒或细小病毒等混淆。在高倍放大时，可见此类结构形态和大小不均一，可与病毒形态区别。当细胞培养上清中含有血清或将样本超速离心沉淀富集后，可见此类颗粒状结构甚多（附图2-3～附图2-5）。

3. 支原体污染 是细胞培养过程中质控不严时经常遇到的问题，在世界范围内实验室培养细胞（特别是传代细胞）的支原体污染率为15%～80%[1-3]。无论在细胞培养基中还是细胞超薄切片上均常见支原体，其形态有时易与病毒混淆。负染时，支原体呈多形性，某些种类的支原体表面被覆由脂蛋白形成的表层（附图2-6A），类似副黏病毒或肺病毒的刺突（附图2-6B）。与病毒刺突相比，支原体表面的突起似绒毛状，结构不甚清晰，排列无显著的规律。在超薄切片上有的支原体横切面呈圆形，最外层呈高电子密度，中间为低电子密度脂质包膜，中心为高电子密度菌体，其形态易与披膜病毒、黄病毒等混淆（附图2-7）。

二、细胞结构中的病毒假象举例

细胞固有的某些结构，尤其是呈球形结构易与病毒形态混淆，以下简要举例说明。

1. 线粒体成分 来源于细胞培养的病毒样本，尤其是未经醛类固定的样本，有时会含有线粒体崩解后的碎片，其上附着刺突样结构，此结构实为线粒体基粒，基粒是位于线粒体内膜上的ATP合成酶，其球状头部直径为7.5～8nm，茎部长4.5～5nm，直径3～3.5nm，间隔约10nm[4-6]。上述结构易与包膜病毒（如流感病毒、副黏病毒、丝状病毒等）混淆（附图2-8）。通常，病毒的刺突排列更为紧密、有序。

2. 网格蛋白包被囊泡（clathrin coated vesicle） 细胞与外界可以通过多种方式进行物质交换，其中网格蛋白包被囊泡的内吞作用便是之一。此结构在细胞的物质运输中发挥重要作用，通常游离于细胞质内，呈球形，大小50～250nm[7, 8]，网格蛋白形成的包被形似病毒刺突，呈高电子密度（附图2-9、附图2-10）。因此，易与冠状病毒、布尼亚病毒等混淆。通常，包膜病毒以出芽方式形成，出芽部位往往位于细胞质膜或细胞内的囊泡内壁（如内质网腔、高尔基体囊泡腔、核周隙等），因此成熟的包膜病毒通常位于细胞外或细胞质内的囊泡中，不会以游离状态存于细胞质内。

3. 非网格蛋白包被囊泡（caveolin coated vesicle） 细胞除了网格蛋白包被囊泡与外界进行物质交换的方式外，还有多种其他物质交换的方式，如陷窝蛋白包被囊泡（caveolin coated vesicle）的内吞作用，是细胞物质运输的另外一种重要方式，囊泡直径为50～60nm，位于细胞质内[9, 10]。该结构与病毒颗粒的鉴定要点主要在于，陷窝蛋白包被囊泡的内容物电子密度往往不高或呈空心状。而病毒颗粒由于含有核衣壳，其核心往往呈高电子密度（附图2-11）。

4. 高尔基体运输泡 高尔基体附近往往存在大小不等的囊泡，多数为由内质网运输进入高尔基体进行加工或由高尔基体加工完成释放的运输泡[11]，位于细胞质内，在超薄切片上高尔基体运输泡中心多呈低电子密度，而病毒颗粒则多呈高电子密度且往往位于高尔基体的囊泡内，二者从形态上可以鉴别（附图2-12）。

5. 管状内质网（tubular endoplasmic reticulum） 内质网是由一层单位膜围界而成的膜性细胞器。按照基本结构和功能，内质网分为粗面内质网和滑面内质网。内质网的形态与细胞功能相关，并具有动态性。内质网的基本形态包括片层状和管状。聚集的管状内质网横切面可呈现为聚集的圆形，直径30～100nm[12, 13]，易与病毒颗粒混淆（附图2-13）。其区别在于，管状内质网横切面内部常呈低电子密度，而病毒颗粒切面内部因含有病毒基因组通常呈高电子密度。

6. 多泡体（multivesicular body，MVB） 曾被认为是一种特殊形式的次级溶酶体，其与肿瘤、神经疾病及感染性疾病相关。多泡体整体直径100～600nm，腔内小泡（intralumenal vesicle）直径约50nm[14-16]，此结构易与病毒形态混淆，尤其在细胞器腔内出现的病毒颗粒，如冠状病毒、布尼亚病毒、黄病毒、披膜病毒等。其鉴别要点：病毒颗粒呈高电子密度，而腔内小泡电子密度往往并不高（附图2-14）。

7. 线粒体基质颗粒（mitochondrial matrix granule） 超薄切片切面上线粒体基质内往往可见直径30～50nm的近似球形的基质颗粒，此类颗粒大小不定，呈高电子密度，无包膜，在线粒体基质中呈游离状，但常与嵴膜密切相关[16-18]。通常，病毒颗粒出现在线粒体内很少见。另外，存在病毒颗粒的线粒体往往出现嵴扭曲、基质密度增大等超微病理变化，故二者易于鉴别（附图2-15）。

8. 糖原（glycogen）颗粒　存在于细胞质内，形态上可分为两种：一种为β颗粒，另一种为α颗粒。β颗粒是分散存在的糖原颗粒，直径 20～30nm，大小不等，呈高电子密度；α颗粒为β颗粒的聚集形式，呈花簇状，大小不一。糖原颗粒大小形态不均一[16]，而病毒颗粒如小RNA病毒、细小病毒等，其形态大小基本均一，易与糖原颗粒鉴别（附图2-16）。

9. 微管（microtube）　是细胞骨架的重要组成成分，外径21～24nm，内径14～16nm，管壁厚度约5nm，微管长可达数微米，且无分支[11]。微管横切面呈圆形且直径基本一致，故易与细小病毒（直径18～23nm）、小RNA病毒（直径约30nm）等形态结构混淆。其鉴别要点在于微管横切面呈环形，内部呈低电子密度，而病毒颗粒切面因含有核酸及核蛋白多为实心且呈高电子密度。另外，微管纵切面可能与副黏病毒（如麻疹病毒、腮腺炎病毒）的核衣壳混淆。与副黏病毒核衣壳相比，微管较长且直；而病毒核衣壳通常有一定的弯曲并常聚集（附图2-17）。

10. 核孔（nuclear pore）　是细胞核的重要结构，具有参与细胞核内外的物质运输、信号传递等功能。核孔呈圆形，孔径为60～100nm，核孔总面积占细胞核表面积的5%～15%[11, 16]。有时切面位于核孔密集区域，核孔横切面易被误认为聚集的病毒颗粒。通常此区域内或多或少可见染色质成分，故易与病毒颗粒鉴别（附图2-18、附图2-19）。若切面上仅有核孔而少有染色质成分，则需要谨慎鉴定（附图2-20）。

11. 染色质周围颗粒（perichromatin granule）　常位于异染色质区域，形状不均一，直径40～55nm，其周围为低电子密度晕[11, 16]（附图2-21～附图2-24）。染色质周围颗粒数量在细胞分裂期增多，在肿瘤细胞中含量较高。其形态不规则且周围有晕，此形态特点使之易与细胞核内病毒颗粒鉴别（如疱疹病毒、腺病毒、细小病毒、乳头瘤病毒等）。

12. 微绒毛（microvilli）　几乎存在于各个细胞，数量不定，有的细胞微绒毛长短不一，有的细胞微绒毛长度几乎一致（如肠道细胞的刷状缘）。微绒毛直径约100nm，长度可达2μm[19]。微绒毛与细胞表面的包膜病毒有混淆的可能（如流感病毒、副黏病毒、肺病毒、丝状病毒等）。二者的主要区别是，包膜病毒可见刺突、较高电子密度的核衣壳，病毒颗粒可能仅与细胞质膜有小部分接触或无接触；微绒毛缺少刺突结构和高电子密度的内容物，通常与细胞质膜连接为一体（附图2-25）。

13. 分泌囊泡　在消化道内上皮细胞表面或消化道腔内有时可见来源于分泌细胞的囊泡或食物消化后的球形颗粒，直径数十纳米，有时数量比较多，但多数颗粒缺少刺突及高电子密度的核心，且大小不一，据此可与病毒颗粒鉴别（附图2-26）。

14. 胶原原纤维（collagen fibril）[20]　胶原纤维是结缔组织的重要组成成分，可见于多种组织。胶原纤维是由直径20～200nm的胶原原纤维黏合而成。在电镜下，胶原原纤维横切面呈圆点状，纵切面呈现明暗交替的周期性横纹，横纹周期约64nm。当超薄切片足够薄时，在切片上也可看到节律性的间隔，但当切片厚时则无法分辨其间隔，而呈现为粗细、长短不等的条索（附图2-27）。某些病毒（如埃博拉病毒、呼肠孤病毒、疱疹病毒等）的衣壳、核蛋白等病毒成分可在细胞内形成条索状结构，且可聚集形成包涵体（附图2-27C）。上述两种结构的鉴别点：胶原原纤维存在于细胞外，直径可有变化，其横切面呈实心样；而病毒成分形成的条索状结构，通常仅出现在细胞内（如细胞核、细胞质内），且其直径较为均一，其横切面可有不同层次的病毒结构（附图2-27）。

电镜检测的病毒样本种类多样，病毒形态的假象众多。虽然假象有多种变化，但病毒的形态构成成分（包膜、刺突、衣壳、基因组）及各成分的形状、尺寸等具有特征，因而掌握病毒的形态结构是进行病毒形态鉴定的基础和核心，也是排除病毒假象的重要依据。病毒是严格细胞内寄生生物，其生命周期离不开细胞，而病毒形态的许多假象来自细胞的正常或异常结构。因此，掌握一定的细胞生物学知识有利于病毒形态及其假象的识别。识别病毒形态假象的方法之一是严格设立相应的对照样本，有时结合临床信息或其他背景信息也有助于判断[21]。

三、不同染色剂及制样方法导致的病毒形态差异

除了上述易与病毒混淆的假象外，还有一类假象是由染色剂不同或制样方式不同而导致的，使得同一种病毒呈现的形态有所不同，亦可被视为一种"假象"。例如，痘苗病毒负染形态的表面可见条索状突起，而冷冻制样的病毒形态则无此结构（附图2-28）；狂犬病毒负染的病毒尾部呈平面状且常有凹陷，而冷冻制样的病毒尾部呈球面突出，亦未见凹陷（附图2-29），研究表明其可能是负染制样时样本脱水导致的假象[22]。纯化的腺病毒、轮状病毒使用磷钨酸负染时，有时可见大量的破碎病毒颗粒，而使用乙酸双氧铀负染和冷冻制样时则几乎均为完整病毒颗粒（附图2-30、附图2-31）。纯化的成熟肠杆菌短尾噬菌体VP1，使用磷钨酸负染时可见大量空心状病毒颗粒，而乙酸双氧铀染色和冷冻制样时则几乎均呈现实心颗粒（附图2-32）。肠杆菌肌尾噬菌体phi92和肌尾噬菌体P1使用磷钨酸负染时，可见尾部收缩，而乙酸双氧铀负染或冷冻制样时，则几乎未见此两种噬菌体尾部收缩（附图2-33、附图2-34）。肠杆菌长尾噬菌体T1磷钨酸负染时，可见尾部有较大幅度的卷曲，而冷冻制样时，其尾部仅有少许弯曲（附图2-35）。由此可见，不同的染色剂、制样方法对同一种病毒的形态有一定的影响。

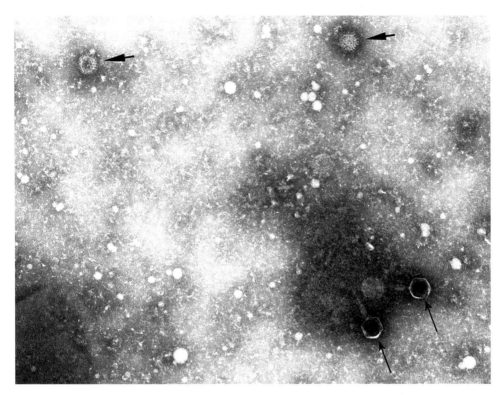

附图 2-1 人粪便中轮状病毒（粗箭头示）与噬菌体（细箭头示）共存（负染）

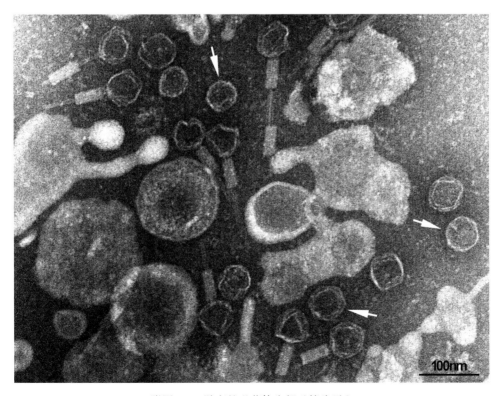

附图 2-2 游离的噬菌体头部（箭头示）

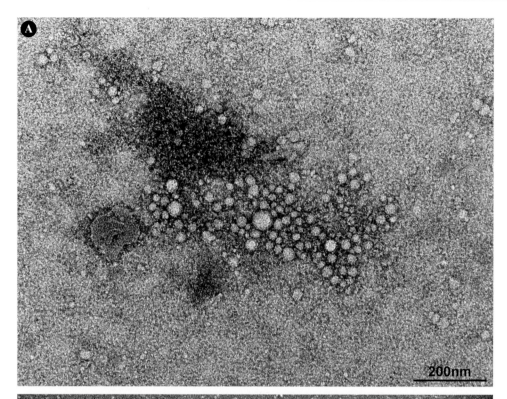

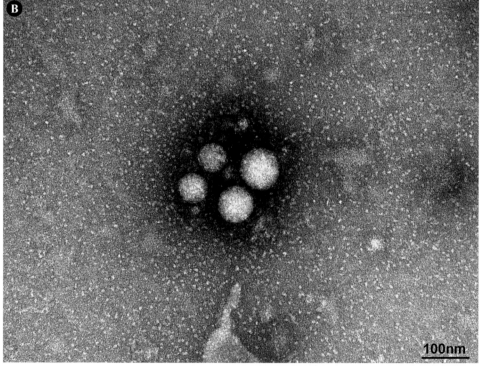

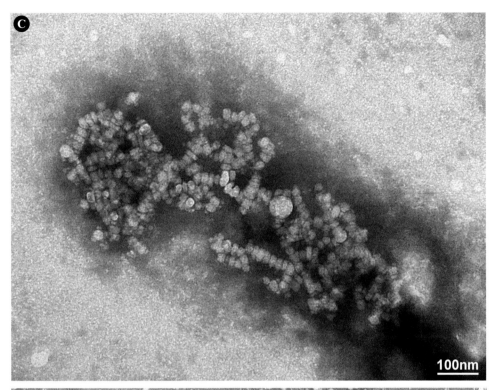

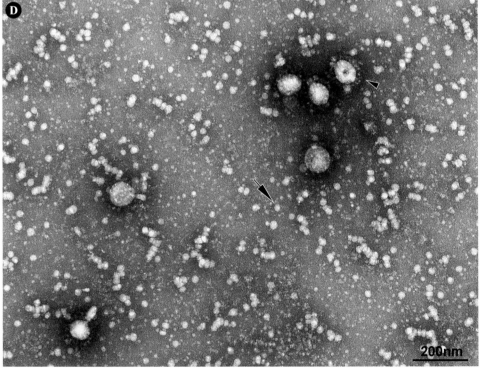

附图 2-3　含血清培养基中的颗粒形态（箭头示）

A、B. 颗粒呈球形，但其大小不均一，可与病毒形态鉴别；C. 颗粒呈不规则形；D. 箭头示杂质颗粒，三角示 SARS-CoV-2 病毒颗粒

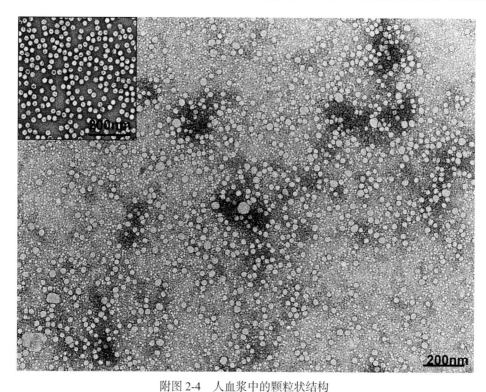

附图 2-4　人血浆中的颗粒状结构

样本经超速离心富集，杂质颗粒亦被富集，杂质颗粒呈球形，大小不均一，易与病毒颗粒鉴别。插图示腺相关病毒，病毒颗粒形态基本均一

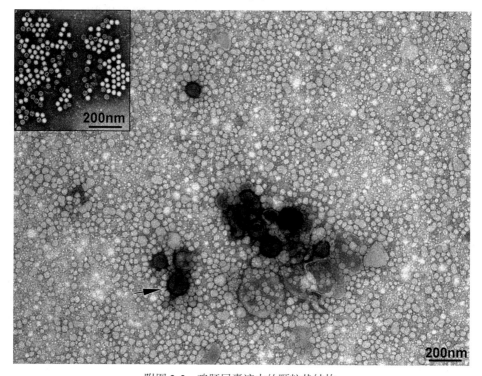

附图 2-5　鸡胚尿囊液中的颗粒状结构

样本经超速离心富集，杂质颗粒亦被富集，其多呈球形，但大小不均一；箭头示流感病毒，插图示肠道病毒 71 型病毒颗粒，其形态均一，易与杂质颗粒鉴别

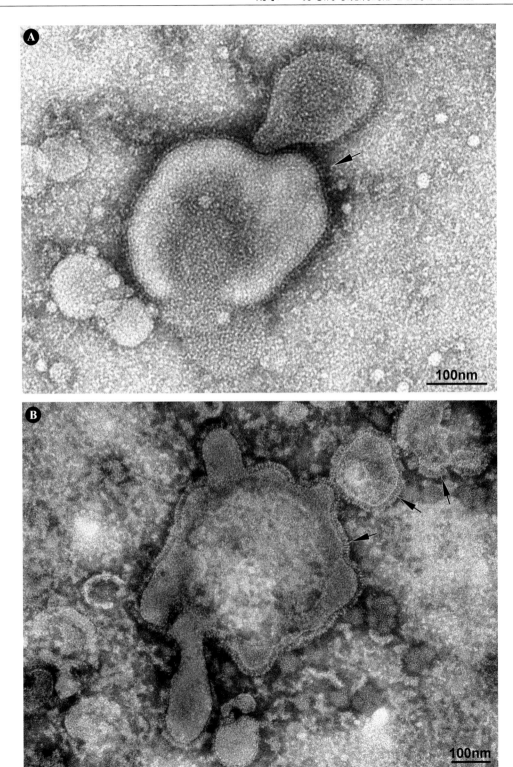

附图 2-6　细胞培养上清中多形性支原体与病毒形态的比较

A. 细胞培养基内支原体负染的形态，其周边有刺突样结构（箭头示），刺突短小、不清晰；B. 呼吸道合胞病毒负染形态，刺突排列规律、结构清晰（箭头示）

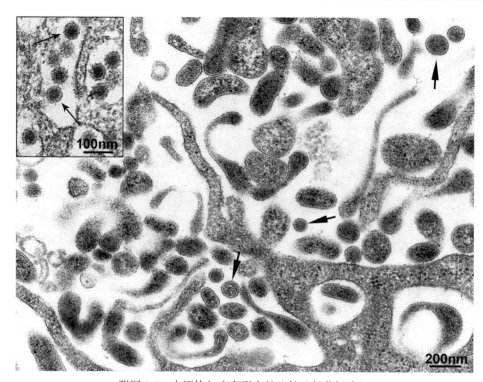

附图 2-7　支原体与病毒形态的比较（超薄切片）

粗箭头示支原体切面包膜清晰可辨，无刺突，切面大小不等。插图细箭头示基孔肯雅病毒颗粒，可见病毒的刺突、核心，病毒颗粒大小基本均一

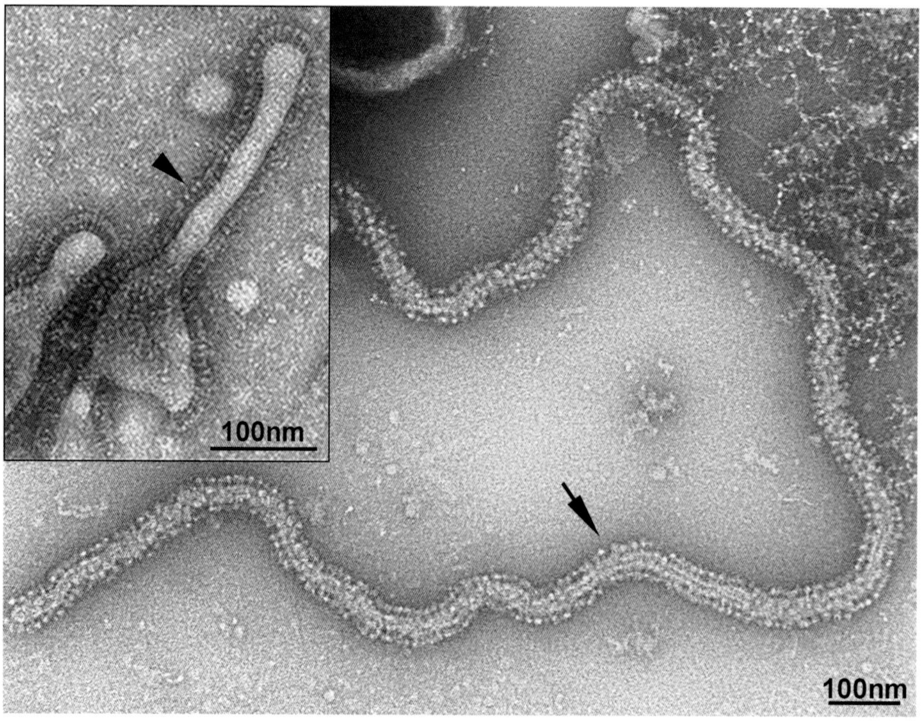

附图 2-8　细胞培养上清中线粒体结构与病毒形态的比较

箭头示线粒体碎片丝状结构上满布基粒；插图示仙台病毒，三角示刺突

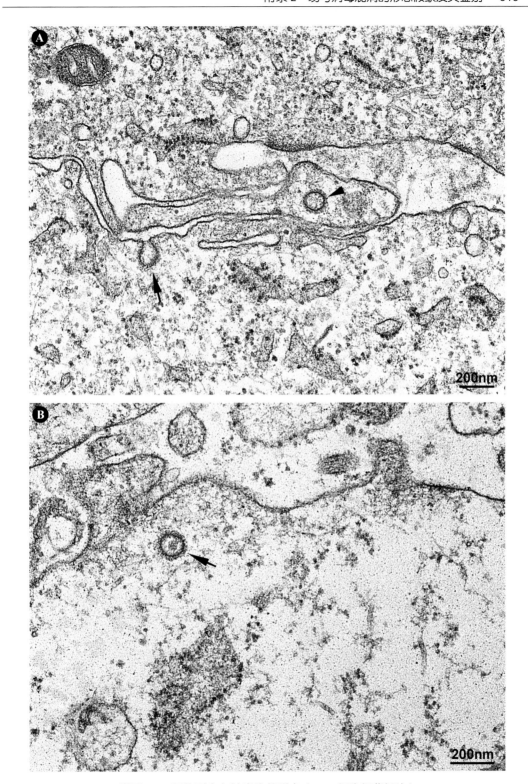

附图 2-9　网格蛋白包被囊泡的形态（Vero 细胞超薄切片）

A. 箭头示正在内陷形成的网格蛋白包被囊泡，三角示细胞质内游离状的网格蛋白包被囊泡；B. 箭头示细胞质内含有核心样结构的网格蛋白包被囊泡。囊泡外周的网格蛋白类似病毒刺突，易与病毒颗粒混淆

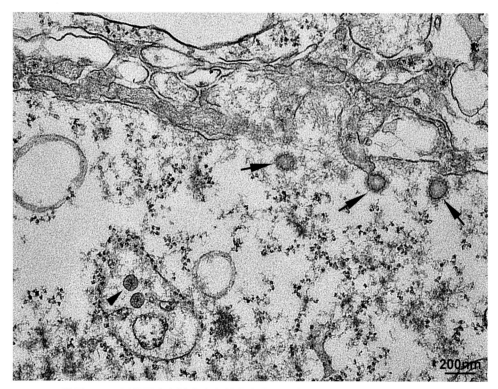

附图 2-10　网格蛋白包被囊泡与轮状病毒的形态（MA104 细胞超薄切片）

箭头示细胞质内网格蛋白包被囊泡，三角示内质网腔内的轮状病毒颗粒

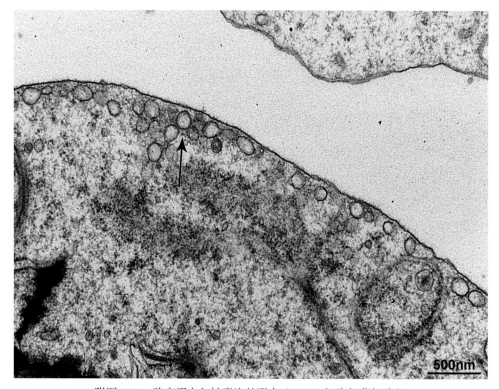

附图 2-11　陷窝蛋白包被囊泡的形态（B95-8 细胞超薄切片）

细胞质膜内侧分布多个陷窝蛋白包被囊泡（箭头示），其内部呈低电子密度

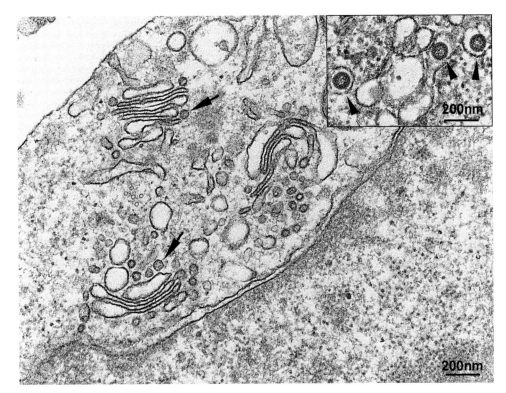

附图 2-12　高尔基体运输泡的形态（超薄切片）

箭头示高尔基体附近的囊泡，插图内三角示高尔基体囊泡内的大别班达病毒颗粒

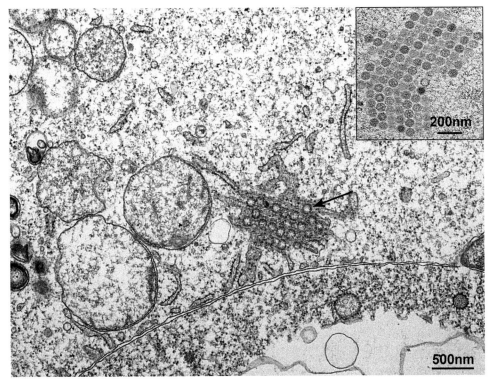

附图 2-13　管状内质网的形态（超薄切片）

箭头示聚集的管状内质网横切面，插图示细胞质内的腺病毒颗粒包涵体

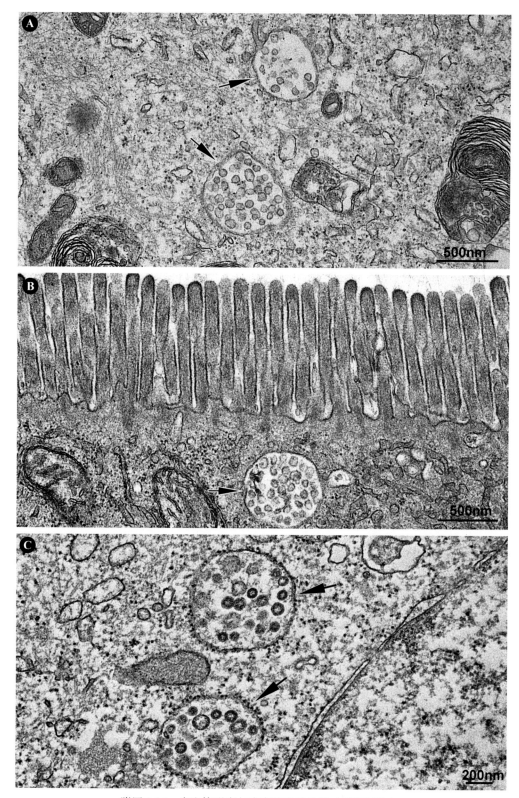

附图 2-14　多泡体形态与病毒形态的比较（超薄切片）

A. 箭头示 293 细胞内多泡体；B. 箭头示小鼠肠上皮细胞内多泡体；C. 箭头示 Vero 细胞内包含 SARS-CoV-2 病毒颗粒的囊泡，此囊泡由粗面内质网扩张形成，其表面可见核糖体

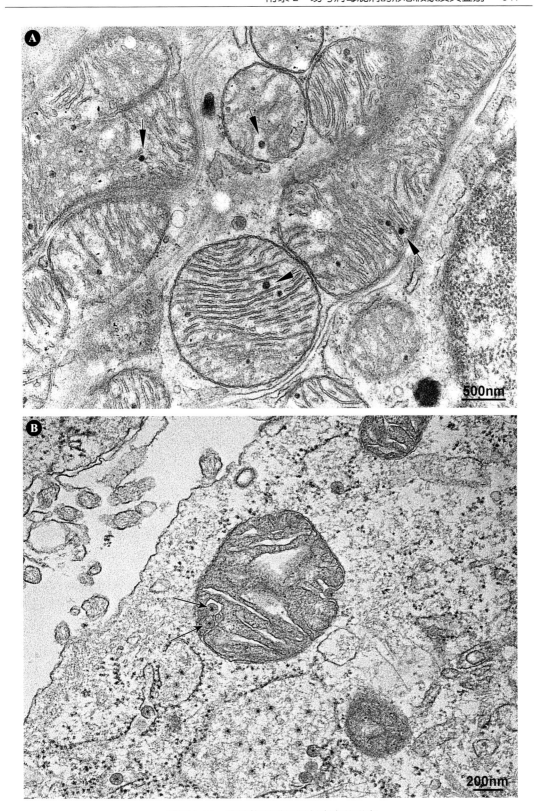

附图 2-15　线粒体基质颗粒与病毒的形态

A. 箭头示线粒体嵴间隙内大小不等的高电子密度基质颗粒；B. 细箭头示线粒体内的轮状病毒颗粒，可见线粒体发生病变

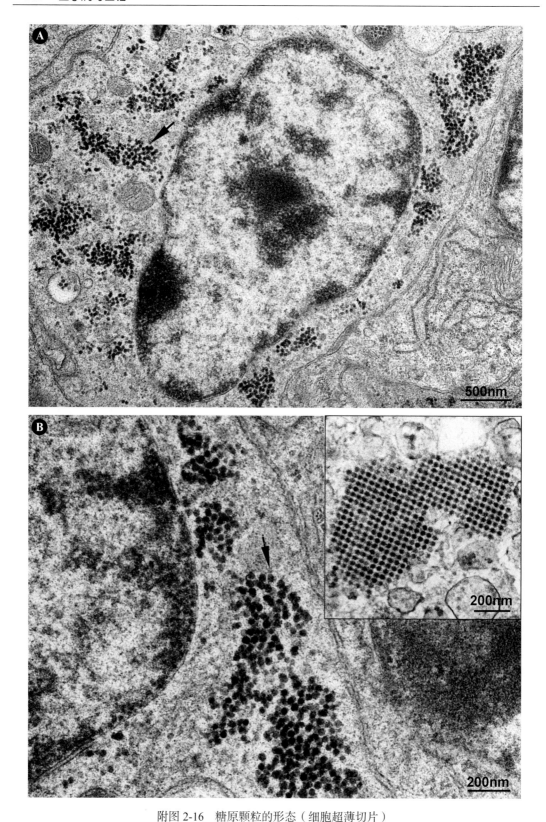

附图 2-16　糖原颗粒的形态（细胞超薄切片）

箭头示细胞质内的糖原颗粒，呈高电子密度，形状不均一。B 中插图示细胞质内肠道病毒 71 型病毒颗粒聚集形成的包涵体。

A. 低倍放大；B. 高倍放大

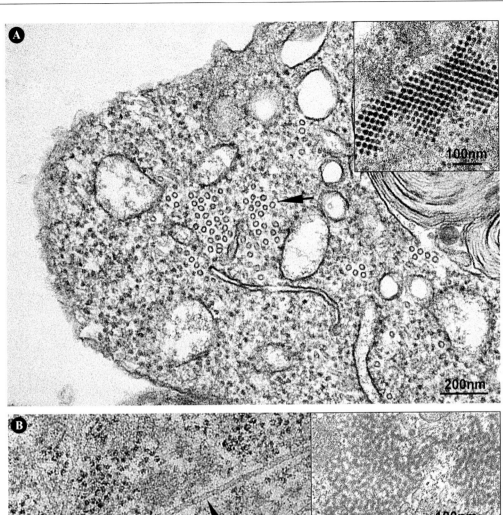

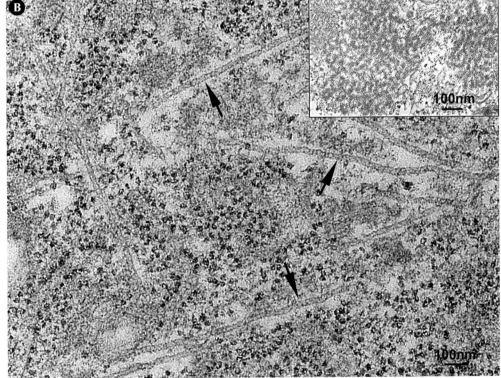

附图 2-17　微管的形态（细胞超薄切片）

A. 箭头示微管横切面的形态，插图示细小病毒包涵体；B. 箭头示微管纵切面形态，插图示麻疹病毒核衣壳包涵体

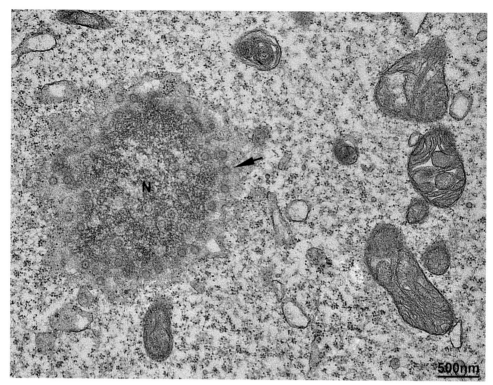

附图 2-18　核孔的形态（HEK293 细胞超薄切片）

箭头示大量形态基本均一的核孔，其被高电子密度的染色质包绕。N. 细胞核

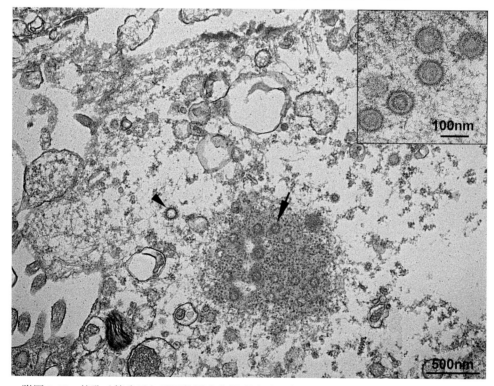

附图 2-19　核孔（箭头示）及网格蛋白包被囊泡（三角示）的形态（Vero 细胞超薄切片）

插图示细胞核内的 EB 病毒形态

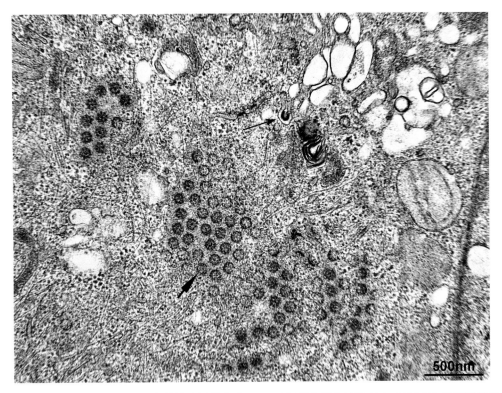

附图 2-20　核孔（粗箭头示）及出芽的人冠状病毒 NL63（细箭头示）的形态（LLC-MK2 细胞超薄切片）

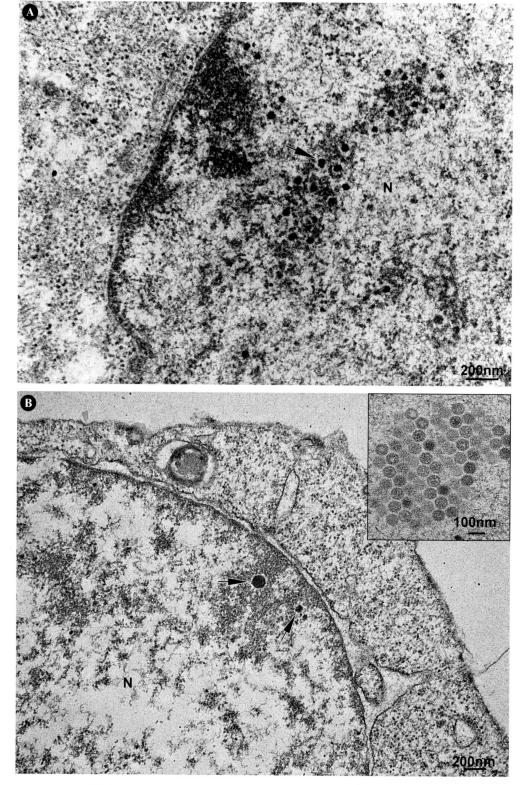

附图 2-21　染色质周围颗粒的形态（箭头示）（293 细胞超薄切片）

染色质周围颗粒呈圆形，大小不定，呈高电子密度，周围有晕区。B 中插图示细胞核内腺病毒颗粒形态。N. 细胞核

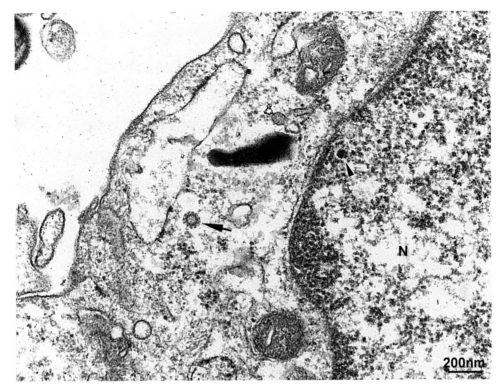

附图 2-22　染色质周围颗粒（三角示）及网格蛋白包被囊泡（箭头示）的形态（Vero 细胞超薄切片）

N. 细胞核

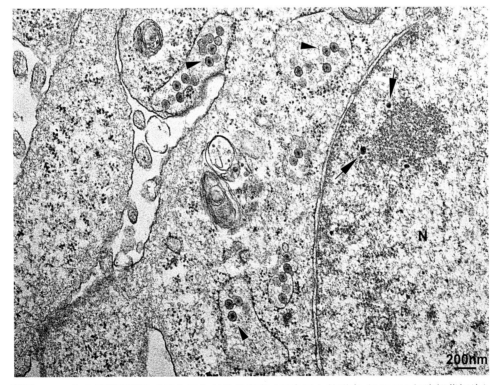

附图 2-23　染色质周围颗粒（箭头示）与轮状病毒（三角示）的形态（MA104 细胞超薄切片）

轮状病毒位于粗面内质网腔中。N. 细胞核

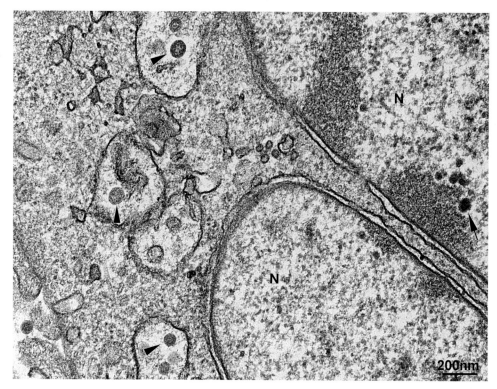

附图 2-24　染色质周围颗粒（箭头示）与 SARS-CoV-2（三角示）的形态（Vero 细胞超薄切片）
SARS-CoV-2 颗粒位于内质网腔中。N. 细胞核

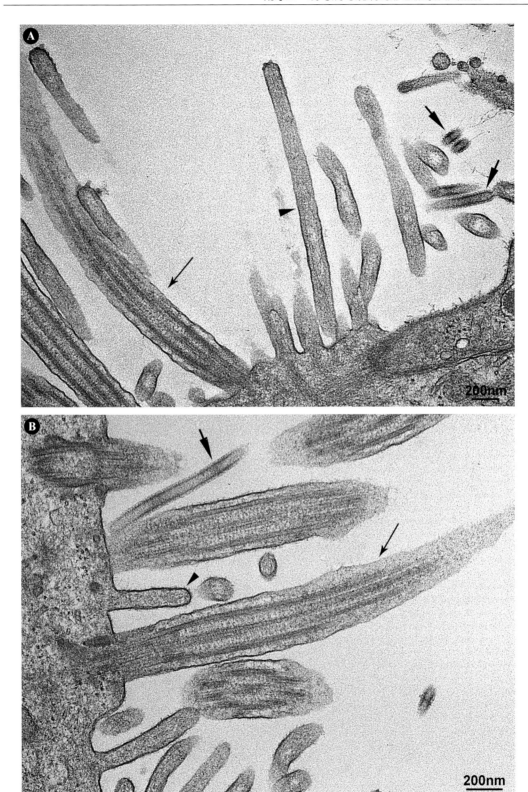

附图 2-25　细胞微绒毛（三角示）与流感病毒（粗箭头示）的形态（人呼吸道上皮细胞超薄切片）
微绒毛直径通常大于病毒颗粒，且其周围无刺突，根部与细胞连接。细箭头示纤毛

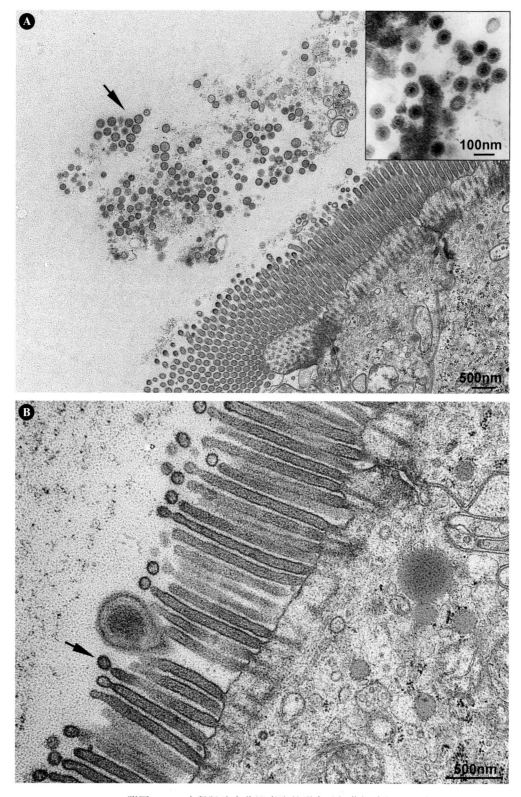

附图 2-26 小鼠肠腔内分泌囊泡的形态（超薄切片）

A.低倍放大，箭头示小鼠肠腔内的囊泡，插图示粪渣内轮状病毒超薄切片的形态；B.高倍放大，箭头示微绒毛顶端的分泌囊泡

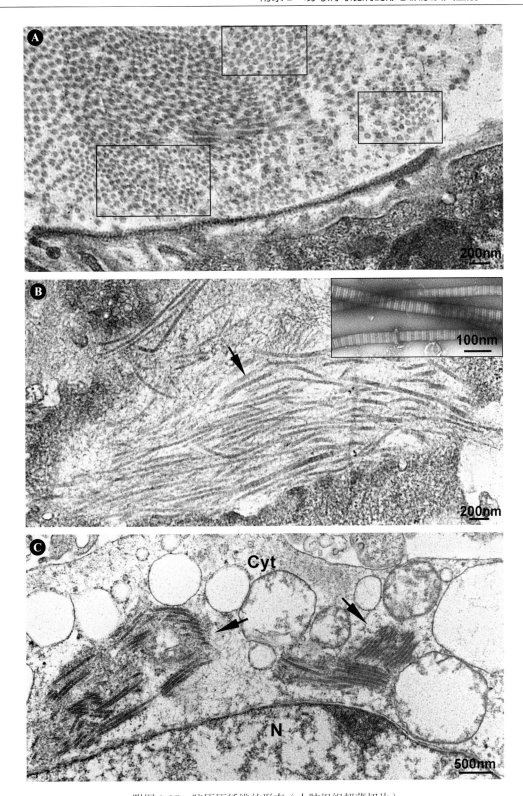

附图 2-27　胶原原纤维的形态（人肺组织超薄切片）

A. 方框示胶原原纤维横切面，易与病毒颗粒混淆；B. 箭头示胶原原纤维纵切面，插图示胶原原纤维负染形态，可见间隔约
60nm 的规律性横纹；C. 箭头示 Vero 细胞质内埃博拉病毒核衣壳。Cyt. 细胞质；N. 细胞核

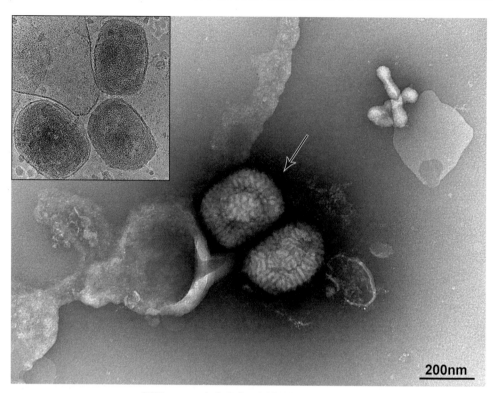

附图 2-28　痘苗病毒不同制样方法的形态

箭头示病毒的负染形态，其表面可见条索；插图示冷冻制样的病毒形态，病毒上未见条索

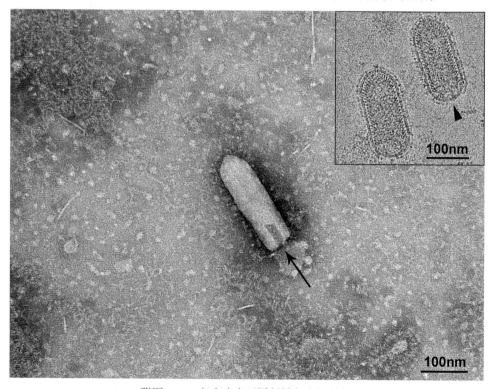

附图 2-29　狂犬病毒不同制样方法的形态

箭头示病毒的负染形态，病毒尾端呈平面状且有凹陷；插图示冷冻制样的病毒形态，三角示病毒尾端呈球面状，未见凹陷

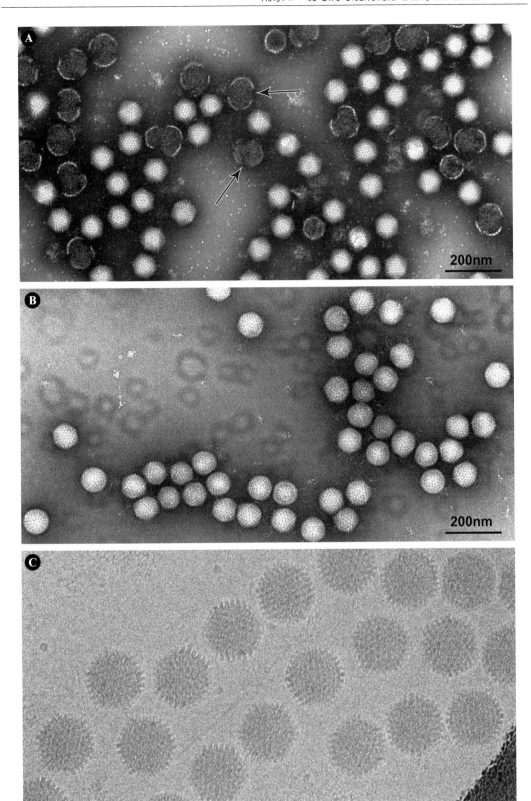

附图 2-30　成熟人腺病毒 7 型病毒不同制样方法的形态

A. 1%磷钨酸溶液（pH6.8）负染的病毒形态，可见大量破碎状的病毒颗粒（箭头示）；B. 1%乙酸双氧铀溶液负染的病毒形态，
病毒颗粒均完整；C. 冷冻制样的病毒形态，可见病毒颗粒均完整

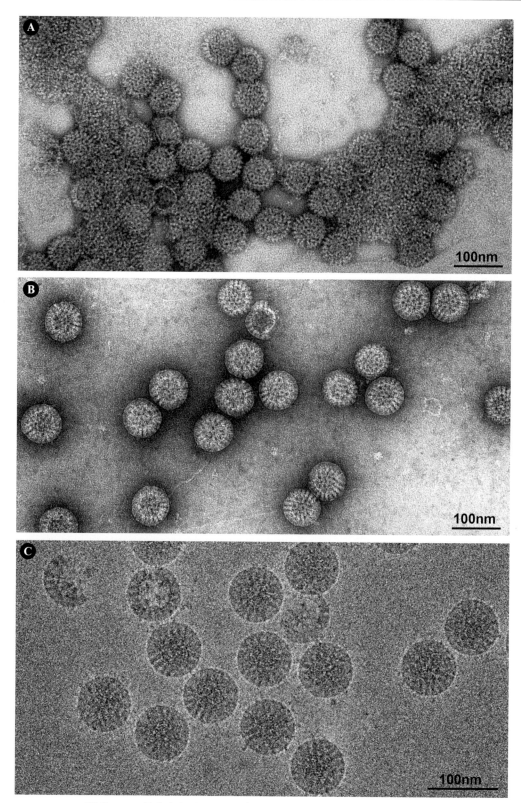

附图 2-31　轮状病毒（Wa 株）三层颗粒（TLP）不同制样方法的形态

A. 1% 磷钨酸溶液（pH6.8）负染的病毒形态，大量病毒颗粒衣壳降解，病毒颗粒边缘粗糙；B. 1% 乙酸双氧铀溶液负染的病毒形态，病毒呈完整的三层颗粒形态；C. 冷冻制样的病毒形态，病毒呈完整的三层颗粒形态

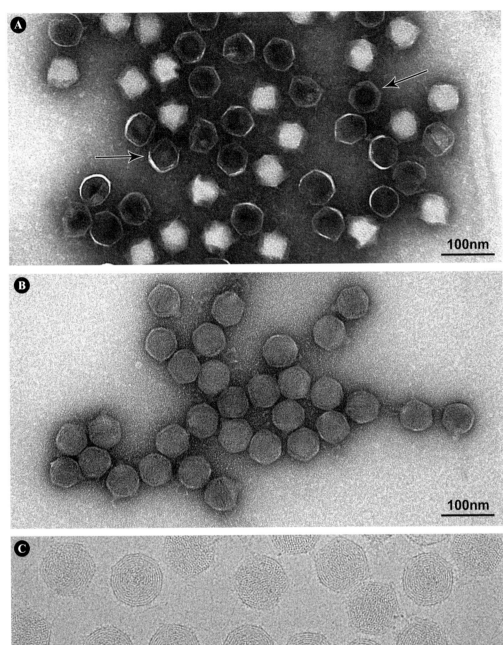

附图 2-32　成熟肠杆菌短尾噬菌体 VP1 不同制样方法的形态

A. 1% 磷钨酸溶液（pH6.8）负染时的形态，可见大量空心状病毒颗粒（箭头示）；B. 1% 乙酸双氧铀溶液负染时的形态，病毒颗粒均呈实心状；C. 冷冻制样时的病毒形态，可见病毒颗粒均呈实心状

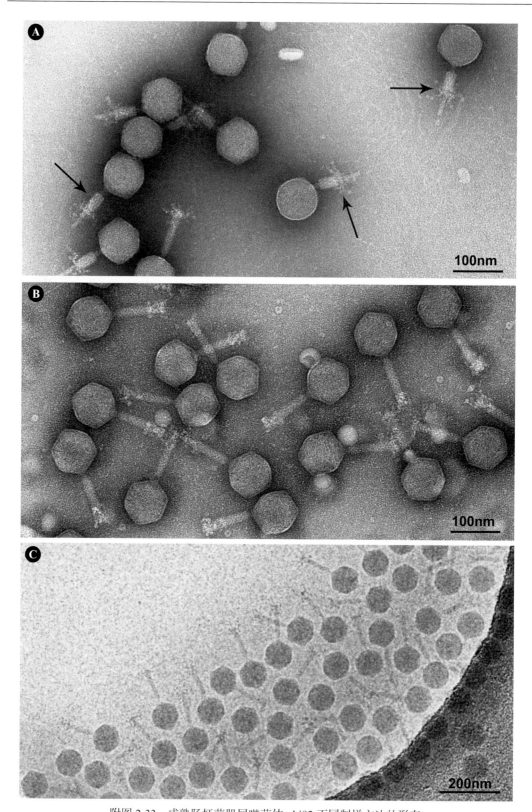

附图 2-33　成熟肠杆菌肌尾噬菌体 phi92 不同制样方法的形态

A. 1%磷钨酸溶液（pH7.2）负染的病毒形态，可见大量噬菌体尾部呈收缩状（箭头示）；B. 1%乙酸双氧铀溶液负染的病毒形态，噬菌体尾部未见收缩；C.冷冻制样的病毒形态，未见噬菌体尾部收缩

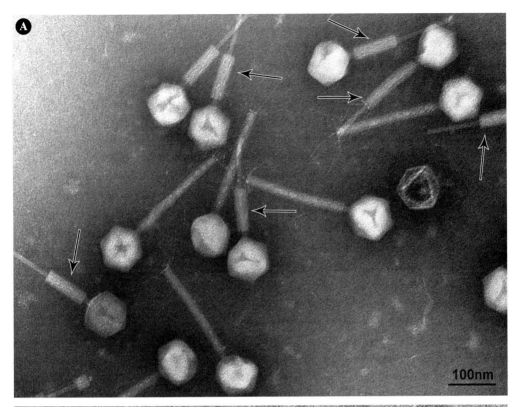

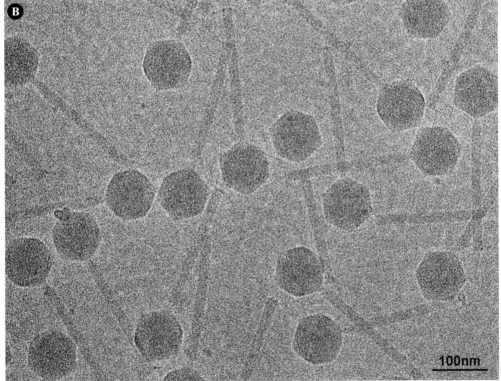

附图 2-34　成熟肠杆菌肌尾噬菌体 P1 不同制样方法的形态

A. 1% 磷钨酸溶液（pH6.8）负染的病毒形态，可见大量噬菌体尾部呈收缩状（箭头示）；B. 冷冻制样的病毒形态，噬菌体尾部未见收缩

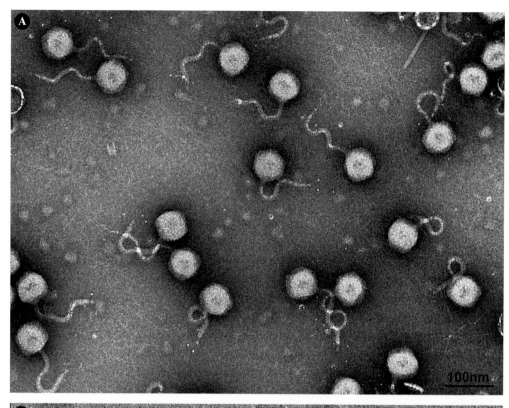

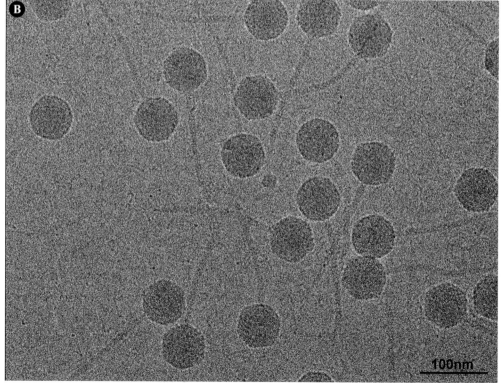

附图 2-35　成熟肠杆菌长尾噬菌体 T1 不同制样方法的形态

A. 1% 磷钨酸溶液（pH6.8）负染的病毒形态，噬菌体尾部有较大程度的卷曲；B. 冷冻制样的病毒形态，可见噬菌体尾仅稍弯曲

【主要参考文献】

［1］Ajufo JC，Whithear KG. The surface layer of Mycoplasma synoviae as demonstrated by the negative staining technique. Res Vet Sci，1980，29（2）：268-270.

［2］Barth OM，Majerowicz S. Rapid detection by transmission electron microscopy of mycoplasma contamination in sera and cell cultures. Mem Inst Oswaldo Cruz，1988，83（1）：63-66.

［3］Hovind-Hougen K，Friis NF. Morphological and ultrastructural studies of Mycoplasma flocculare and Mycoplasma hyopneumoniae in vitro. Res Vet Sci，1991，51（2）：155-163.

［4］Parsons DF. Mitochondrial structure：two types of subunits on negatively stained mitochondrial membranes. Science，1963，140（3570）：985-987.

［5］Nadakavukaren MJ. Fine structure of negatively stained plant mitochondria. J Cell Biol，1964，23（1）：193-195.

［6］Stoeckenius W. Some observations on negatively stained mitochondria. J Cell Biol，1963，17（2）：443-454.

［7］Morris SA，Ahle S，Ungewickell E. Clathrin-coated vesicles. Curr Opin Cell Biol，1989，1（4）：684-690.

［8］Schmid SL. Clathrin-coated vesicle formation and protein sorting：an integrated process. Annu Rev Biochem，1997，66：511-548.

［9］Kovtun O，Tillu VA，Ariotti N，et al. Cavin family proteins and the assembly of caveolae. J Cell Sci，2015，128（7）：1269-1278.

［10］Mayor S，Parton RG，Donaldson JG. Clathrin-independent pathways of endocytosis. Cold Spring Harbor Perspect Biol，2014，6（6）：1-20.

［11］Leslie P. Gartner. Textbook of Histology. Philadelphia：Elsevier，2017.

［12］Shoily SJ. Endoplasmic reticulum：discovery，structure，& function. ［2022-10-20］. https：//plantlet. org/endoplasmic-reticulum-discovery-structure-function/.

［13］Schwarz DS，Blower MD. The endoplasmic reticulum：structure，function and response to cellular signaling. Cell Mol Life Sci，2016，73（1）：79-94.

［14］Ghadially FN. Ultrastructural Pathology of the Cell and Matrix：A Text and Atlas of Physiological and Pathological Alterations in the Fine Structure of Cellular and Extracellular Components. London：Butterworth，1988.

［15］Hanson PI，Cashikar A. Multivesicular body morphogenesis. Annu Rev Cell Dev Biol，2012，28：337-362.

［16］王春梅，黄晓峰，杨家骥. 细胞超微结构与超微结构病理基础. 西安：第四军医大学出版社，2004.

［17］Brown AC，Bullock CG，Gilmore RS，et al. Mitochondrial granules：are they reliable markers for heavy metal cations? J Anat，1985，140（Pt 4）：659-667.

［18］Jacob WA，Bakker A，Hertsens RC，et al. Mitochondrial matrix granules：their behavior during changing metabolic situations and their relationship to contact sites between inner and outer mitochondrial membranes. Microsc Res Tech，1994，27（4）：307-318.

［19］高英茂，李和. 组织学与胚胎学. 北京：人民卫生出版社，2010.

［20］成令忠. 组织学与胚胎学. 北京：人民卫生出版社，1999.

［21］宋敬东. 医学病毒形态识别中的假象. 电子显微学报，2023，42（3）：386-399.

［22］Burrell CJ，Howard CR，Murphy FA. Poxviruses//Fenner and White's Medical Virology. 5th ed. Pittsburgh：Academic Press，2017：229-236.

附录3 病毒、细菌、细胞形态的比较

病毒为严格细胞内寄生，远小于细胞，通常细菌的大小居于细胞和病毒之间，为直观比较三者的大小及形态关系，本部分简要举例展示不同病毒、细菌、细胞的负染和超薄切片的形态比较（附图3-1～附图3-13）。

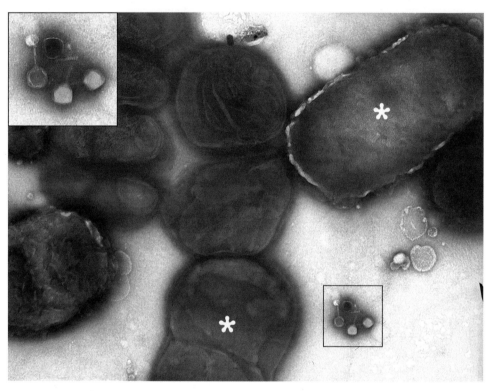

附图 3-1　人粪便内噬菌体（方框示，插图为方框区域放大）与细菌（星号示）的形态（负染）

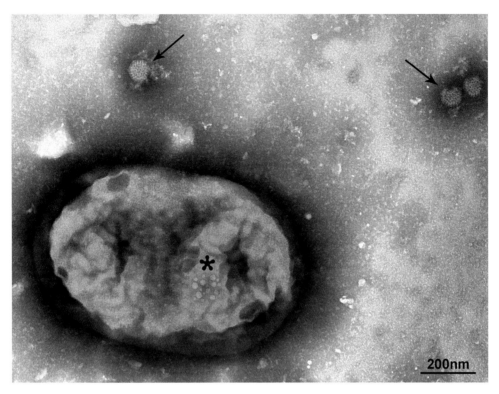

附图 3-2　轮状病毒（箭头示）与细菌（星号示）的形态（负染）

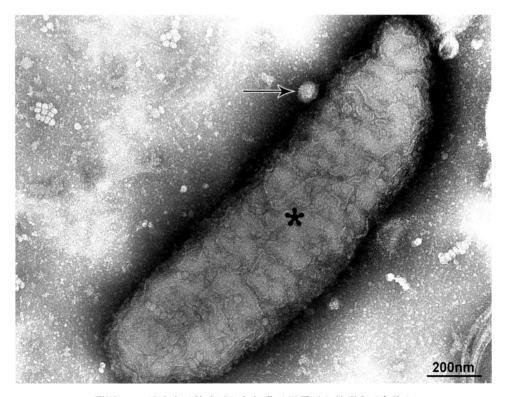

附图 3-3　腺病毒（箭头示）与细菌（星号示）的形态（负染）

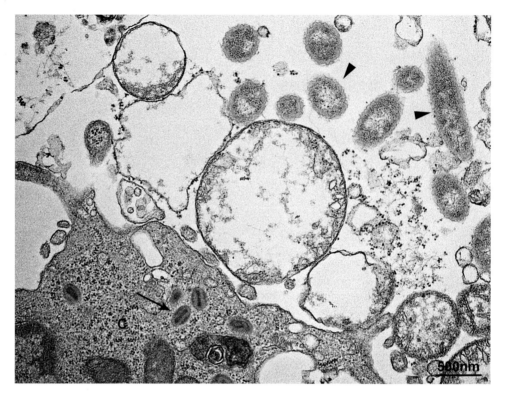

附图 3-4　猴痘病毒（箭头示）、细菌（三角示）及 Vero 细胞（C 示）的形态（负染）

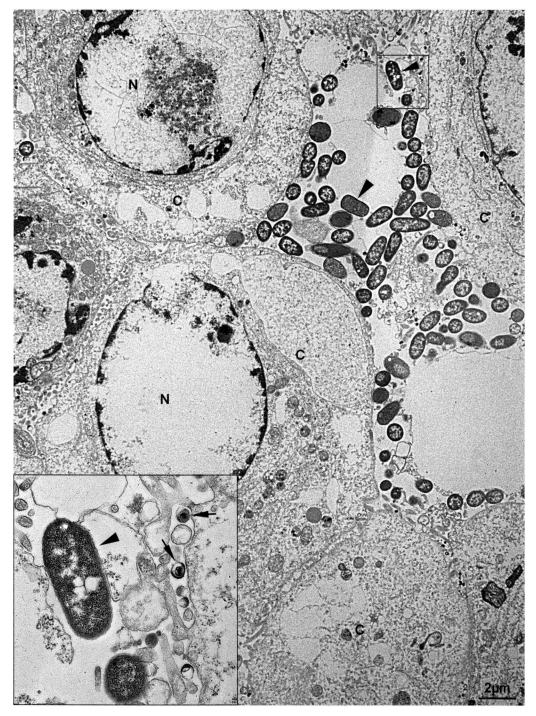

附图 3-5　单纯疱疹病毒（箭头示）、大肠杆菌（三角示）与 HEp-2 细胞（C 示）的形态（超薄切片）

N. 细胞核

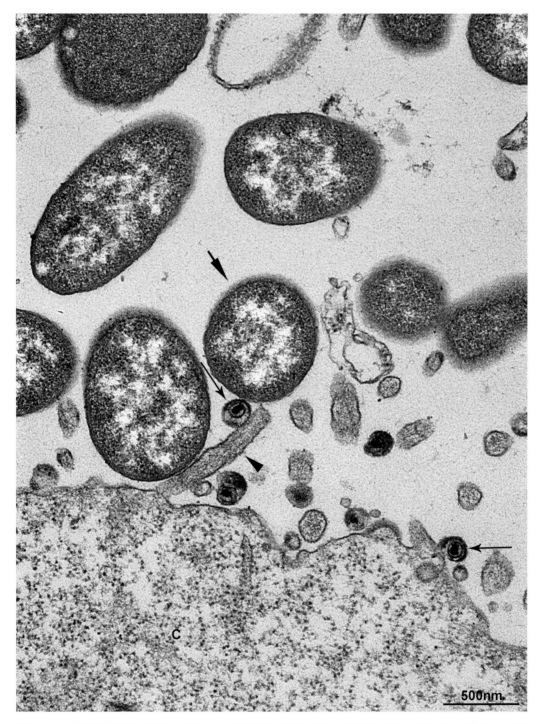

附图 3-6　单纯疱疹病毒（细箭头示）、大肠杆菌（粗箭头示）、细胞微绒毛（三角示）及 HEp-2 细胞（C 示）的形态（超薄切片）

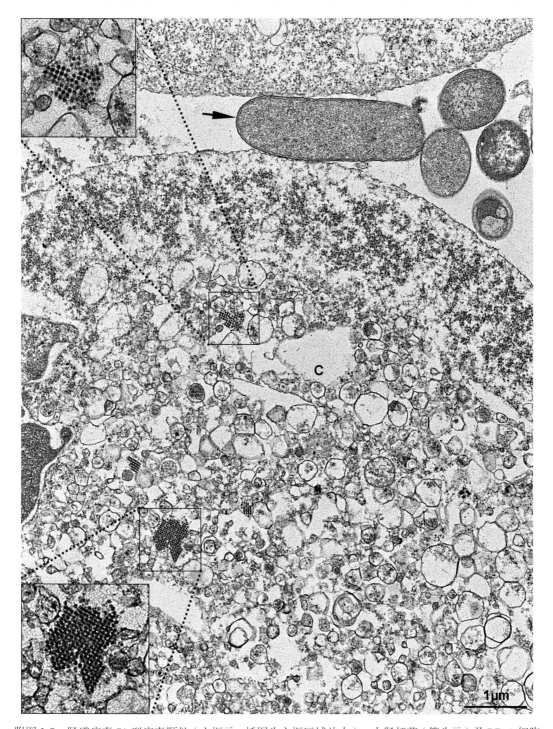

附图 3-7　肠道病毒 71 型病毒颗粒（方框示，插图为方框区域放大）、大肠杆菌（箭头示）及 RD-A 细胞
（C 示）的形态（超薄切片）

病毒感染导致细胞质内大量囊泡增生

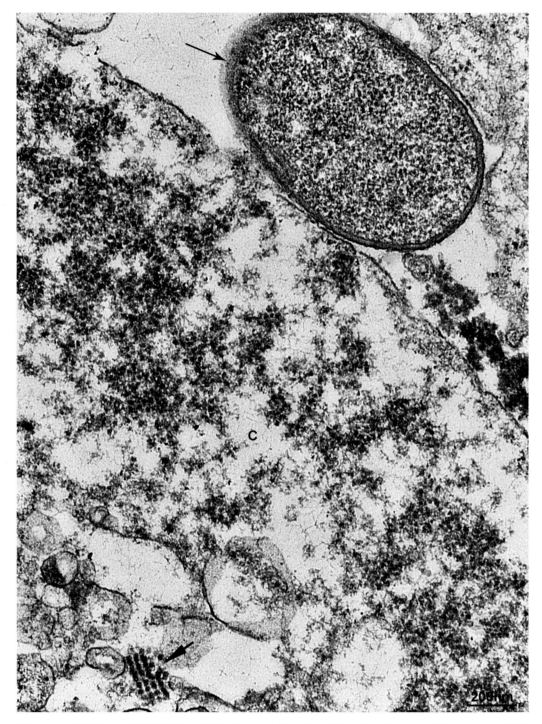

附图 3-8　肠道病毒 71 型病毒颗粒（粗箭头示）、大肠杆菌（细箭头示）及 RD-A 细胞（C 示）的形态
（超薄切片）

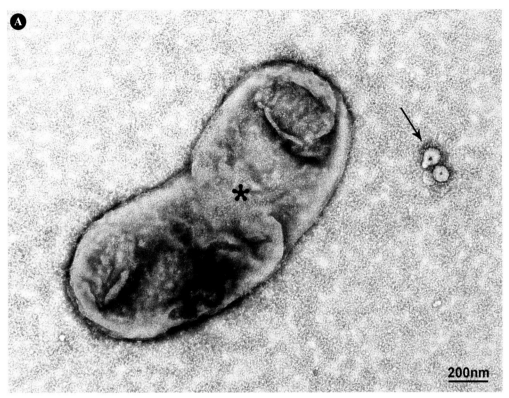

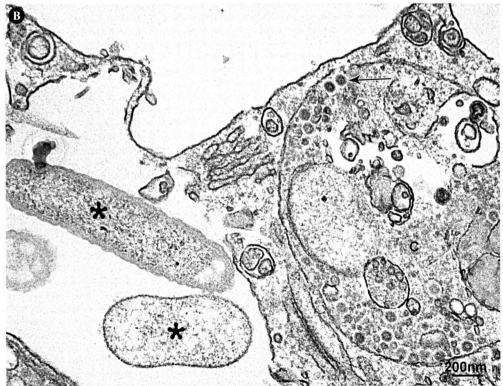

附图 3-9　SARS-CoV-2（箭头示）、细菌（星号示）及 Vero 细胞（C 示）的形态

A. 负染；B. Vero 细胞超薄切片

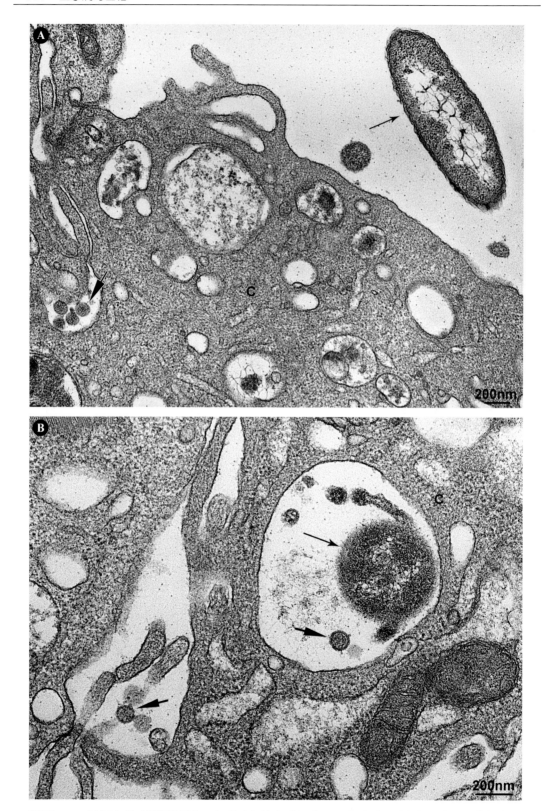

附图 3-10　汉坦病毒（粗箭头示）、细菌（细箭头示）及 Vero 细胞（C 示）的形态（超薄切片）

A. 细箭头示细菌在细胞外；B. 细箭头示细菌在细胞内

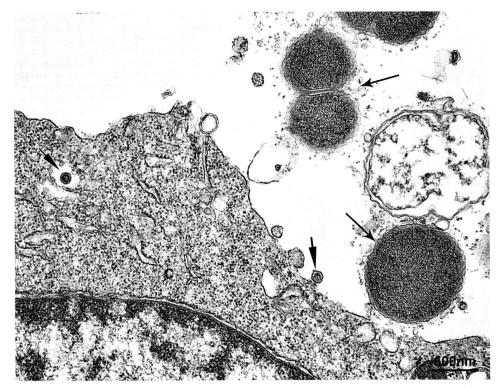

附图 3-11　小鼠白血病病毒（粗箭头示）、卡他莫拉菌（细箭头示）及 RAW264.7 细胞（C 示）的形态
（超薄切片）

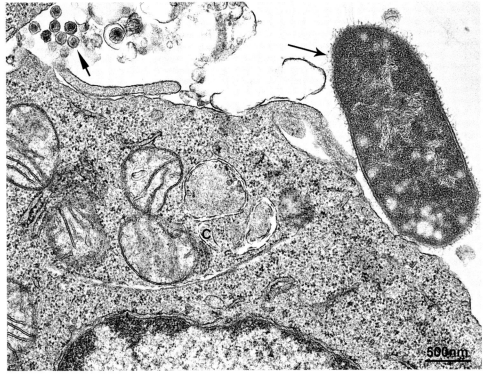

附图 3-12　小鼠白血病病毒（粗箭头示）、产气克雷伯菌（细箭头示）及 RAW264.7 细胞（C 示）的形态
（超薄切片）

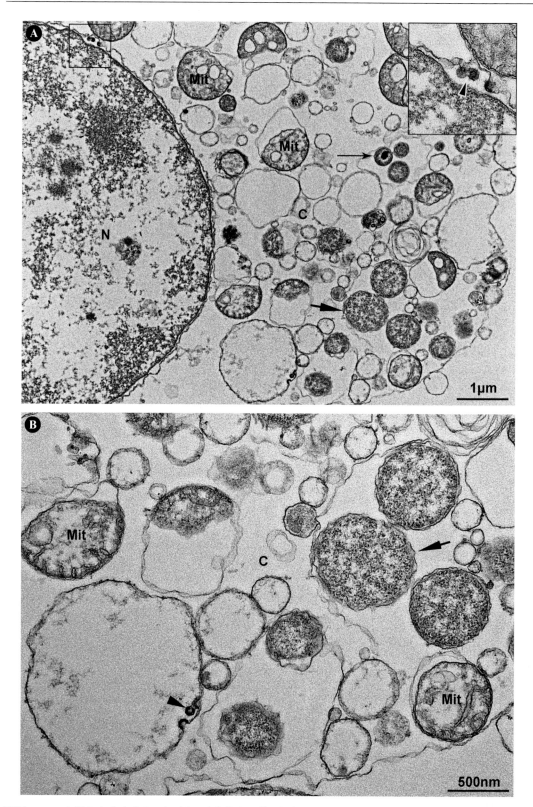

附图 3-13　小鼠白血病病毒（三角示）、鹦鹉热衣原体（粗箭头示）及 L929 细胞（C 示）的形态（超薄切片）

A. 插图为方框区域放大，细箭头示鹦鹉热衣原体中间体。N. 细胞核；Mit. 线粒体

附录4 噬菌体的形态学特征

噬菌体（bacteriophage）是感染细菌的病毒，又称细菌病毒，于1915年和1917年被两个研究者分别发现。噬菌体种类繁多、数量巨大，其相关研究对病毒学、分子生物学、基因工程、遗传学、生物工程技术等发展发挥了重要作用[1]。噬菌体在治疗细菌感染方面也显示出潜力[2, 3]。

噬菌体基因组由DNA或RNA组成，这些核酸有单链或双链形式。形态学上，噬菌体可以是有尾的、多面体的、丝状的或多形的。有些还具有脂质或脂蛋白包膜。目前，在已知的众多噬菌体中，有尾噬菌体的数量远多于其他类型噬菌体。不同噬菌体形态通常易于鉴别（附表4-1）。有尾噬菌体多呈蝌蚪形，无尾噬菌体可呈球形、丝状或多形性。有尾噬菌体目（Caudovirales）包括3个科，分别为肌尾噬菌体科（Myoiridae）、长尾噬菌体科（Siphoviridae）和短尾噬菌体科（Podoviridae），尾部主要与宿主细胞相互作用介导噬菌体的感染。有尾噬菌体通常由一个呈二十面体立体对称的头部和一个呈螺旋对称的尾部组成，尾部远端通常有基板（base plate）、突起（spike）和尾丝（terminal fiber）。肌尾噬菌体的尾部构造复杂、长而粗，由中心的核心（central core）和其周围可以收缩的鞘套（sheath）组成。尾鞘收缩后变短，壁增厚，暴露出核心，从而与细菌包膜结合而启动感染。长尾噬菌体的尾部细长，可以弯曲但不能收缩。短尾噬菌体的尾部较短且不能收缩。与其他有尾噬菌体相比，肌尾噬菌体头部较大，对冻融和渗透压冲击更为敏感（附图4-1）。通常，噬菌体头部和尾部在细菌内独立合成，最后组装为完整噬菌体。有时也可见异形噬菌体，如多头、多尾、异常大小[4]，本部分仅列举部分不同类型噬菌体的形态（附图4-2～附图4-38）。

噬菌体的感染过程与人类病毒有很多相似之处，大致包括如下步骤[5]：

（1）吸附：通常噬菌体与位于细胞壁的受体结合完成吸附。受体也可位于性菌毛、鞭毛、荚膜或原生质膜。

（2）穿入：大多数噬菌体仅核酸进入细胞，蛋白质外壳留在细胞外。肌尾噬菌体可通过尾丝附着到细胞上，细胞壁被位于尾尖的噬菌体酶降解，然后尾丝、鞘套收缩，核心穿透细胞壁与原生质膜相互作用，形成一个小孔，噬菌体DNA通过小孔进入细胞，大部分外壳留在细胞外。

（3）复制：不同核酸类型的噬菌体基因组进入细胞后，以不同机制进行复制，并翻译、合成噬菌体等蛋白质。大多数噬菌体装配时，通常是核酸进入一个预先形成的衣壳。有尾噬菌体的头和尾的合成是分开的，最后连接在一起。有尾噬菌体装配常导致产生异形噬菌体颗粒，如多尾噬菌体等。

（4）释放：噬菌体通常以裂细胞、挤压或出芽方式释放。有尾噬菌体多采用细胞裂解的方式释放。

在检测粪便标本时可检测到噬菌体，需要注意的是有时游离状噬菌体头部容易被误判为致病病毒，检测时应认真观察、仔细鉴别。另外，在一份样本中也可同时存在两种或多种噬菌体。

附表4-1　噬菌体形态特征举例概览[4]

噬菌体分类	噬菌体举例	形态特征		基因组类型
		头部	尾部	
肌尾噬菌体科（*Myoiridae*）	肠杆菌噬菌体 T4	约 110nm×80nm	约 110nm×16nm，可收缩	双链 DNA
	肠杆菌噬菌体 Mu	约 60nm	约 120nm×18nm，可收缩	
	肠杆菌噬菌体 P1	约 85nm	约 228nm×18nm，可收缩	
长尾噬菌体科（*Siphoviridae*）	肠杆菌噬菌体 T1	约 60nm	约 151nm×8nm，不可收缩	双链 DNA
	肠杆菌噬菌体 T5	约 80nm	约 160nm×9nm 或 180nm×9nm，不可收缩	
	肠杆菌噬菌体 λ	约 60nm	约 150nm×8nm，不可收缩	
短尾噬菌体科（*Podoviridae*）	肠杆菌噬菌体 T7	约 60nm	约 17nm×8nm，有 6 个钉状突起，不可收缩	双链 DNA
	肠杆菌噬菌体 P22	59～63nm	长约 18nm，有 6 个明显的钉状突起，不可收缩	
微小噬菌体科（*Microviridae*）	肠杆菌噬菌体 phiX174	直径 25～27nm，呈二十面体立体对称，无尾，无包膜，顶点有 12 个突起		单股正链 DNA
轻小噬菌体科（*Leviviridae*）	肠杆菌噬菌体 MS2	直径约 26nm，呈二十面体立体对称，无尾，无包膜		单股正链 RNA
小纺锤形噬菌体科（*Fuselloviridae*）	硫化叶菌纺锤形噬菌体 19	纺锤形或柠檬形，（55～60）nm×（80～100）nm，一端有短尾		双链 DNA

A

肠杆菌噬菌体T4

B

肠杆菌噬菌体T5

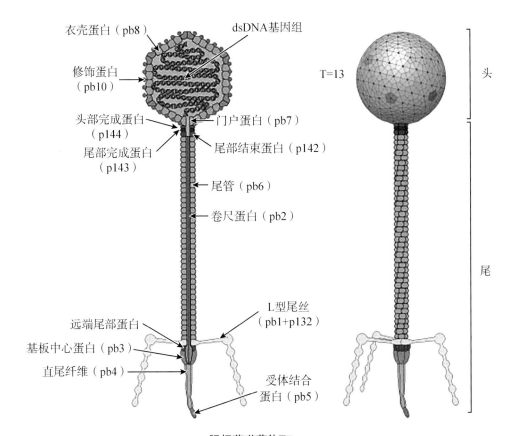

衣壳蛋白（pb8）

dsDNA基因组

修饰蛋白
（pb10）

头部完成蛋白
（p144）

门户蛋白（pb7）

尾部完成蛋白
（p143）

尾部结束蛋白（p142）

尾管（pb6）

卷尺蛋白（pb2）

L型尾丝
（pb1+p132）

远端尾部蛋白

基板中心蛋白（pb3）

直尾纤维（pb4）

受体结合
蛋白（pb5）

T=13

头

尾

C

肠杆菌噬菌体T7

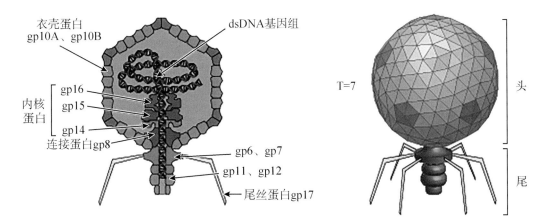

衣壳蛋白
gp10A、gp10B

dsDNA基因组

内核
蛋白

gp16

gp15

gp14

连接蛋白gp8

gp6、gp7

gp11、gp12

尾丝蛋白gp17

T=7

头

尾

肠杆菌噬菌体MS2

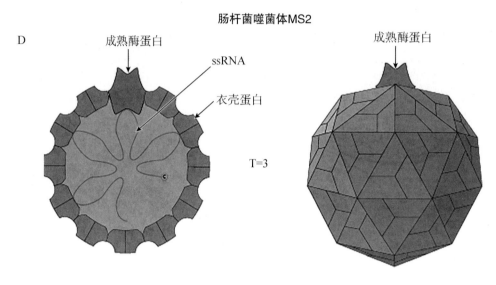

D

成熟酶蛋白

ssRNA

衣壳蛋白

成熟酶蛋白

T=3

肠杆菌噬菌体phiX174

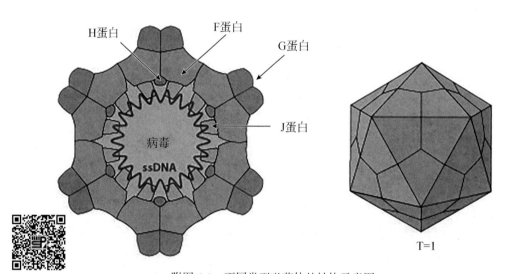

E

H蛋白   F蛋白

G蛋白

J蛋白

病毒

ssDNA

T=1

附图 4-1　不同类型噬菌体的结构示意图

A. 肠杆菌噬菌体 T4（肌尾噬菌体科）；B. 肠杆菌噬菌体 T5（长尾噬菌体科）；C. 肠杆菌噬菌体 T7（短尾噬菌体科）；
D. 肠杆菌噬菌体 MS2（轻小噬菌体科）；E. 肠杆菌噬菌体 phiX174（微小噬菌体科）。经授权本图引自：ViralZone，SIB
Swiss Institute of Bioinformatics（有改动）

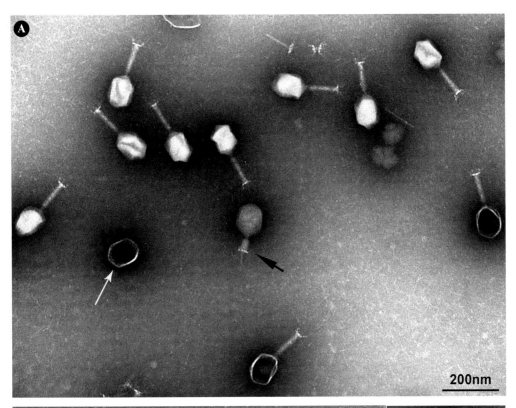

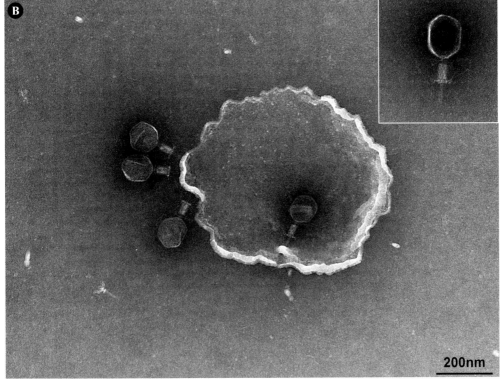

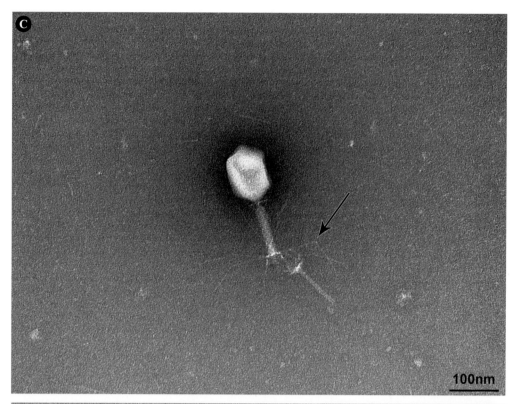

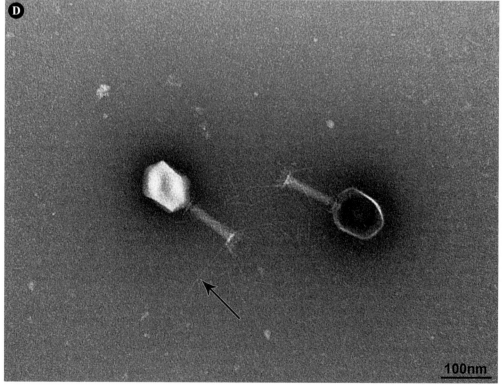

附图 4-2　肠杆菌噬菌体 T4 的形态（负染）

A. 粗箭头示收缩变短的噬菌体尾，细箭头示游离的呈空壳状的噬菌体头部；B. 病毒颗粒吸附于膜表面，尾呈收缩状态，插图
示头部呈空心状态、尾部收缩的病毒颗粒；C、D. 高倍放大，可见尾丝（箭头示）

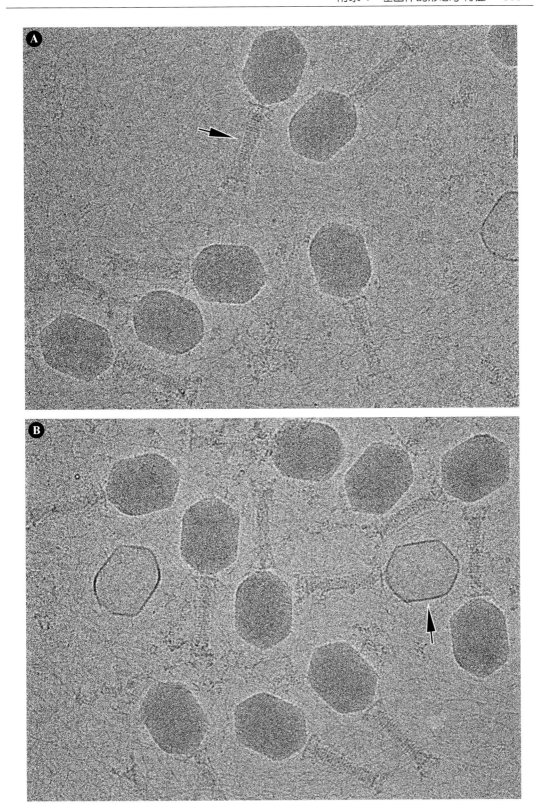

附图 4-3　肠杆菌噬菌体 T4 的形态（冷冻电镜）

A. 箭头示螺旋状噬菌体尾部；B. 箭头示空心状噬菌体头部

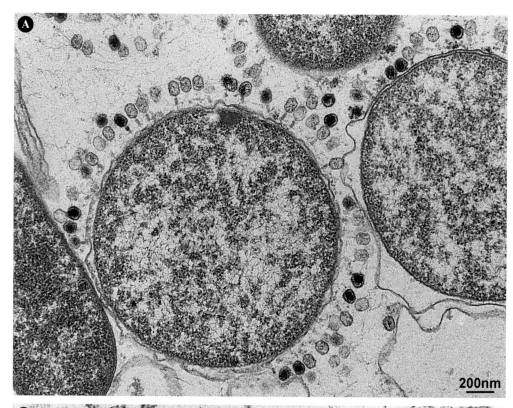

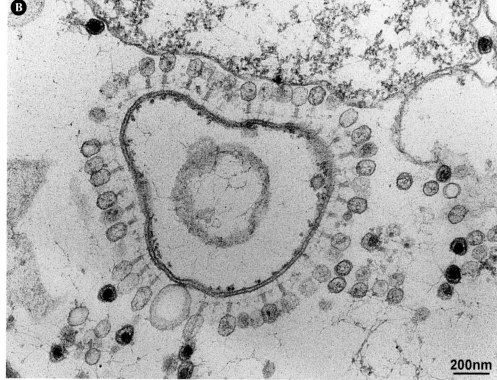

附图 4-4　肠杆菌噬菌体 T4 吸附在细菌表面（大肠杆菌超薄切片）

A. 大量头部呈实心和空心状噬菌体吸附在细菌表面；B. 细菌表面吸附大量释放基因组后头部呈空心状的噬菌体，可见尾部呈收缩状

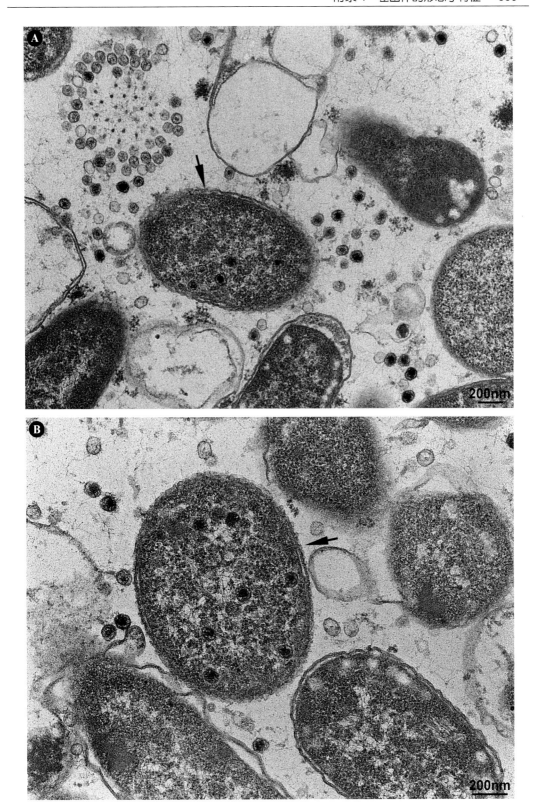

附图 4-5 肠杆菌噬菌体 T4 在细菌内复制（大肠杆菌超薄切片）
箭头示细菌内可见合成的大量噬菌体头部

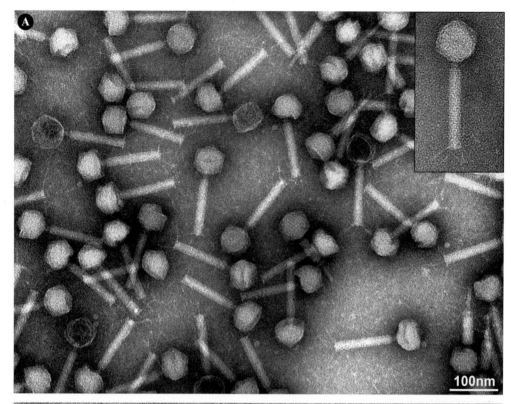

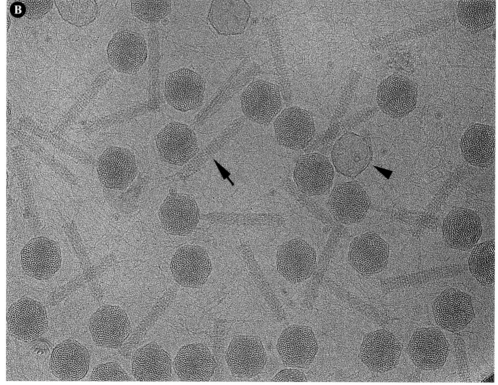

附图 4-6　肠杆菌噬菌体 Mu 的形态

A. 负染形态，可见头部呈实心或空心状，插图可见噬菌体螺旋状的尾部及尾丝；B. 冷冻电镜形态，箭头示螺旋状尾部，
三角示游离的空心状头部

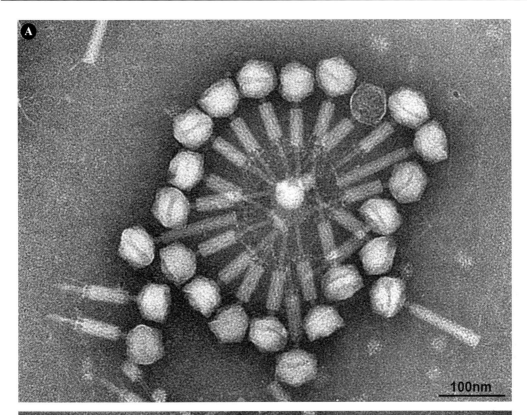

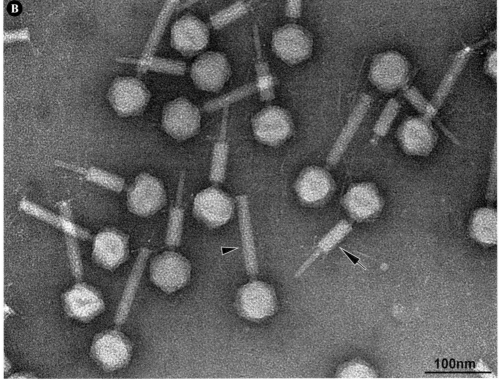

附图 4-7　肠杆菌噬菌体 Mu 的形态（负染）

A. 多个噬菌体尾部吸附在同一个颗粒上，多数噬菌体尾部呈收缩状；B. 箭头和三角分别示尾部收缩和未收缩的噬菌体颗粒

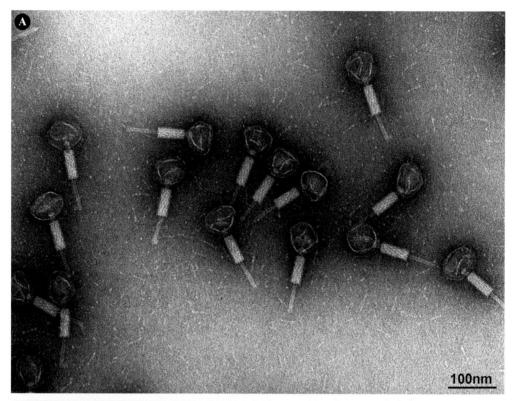

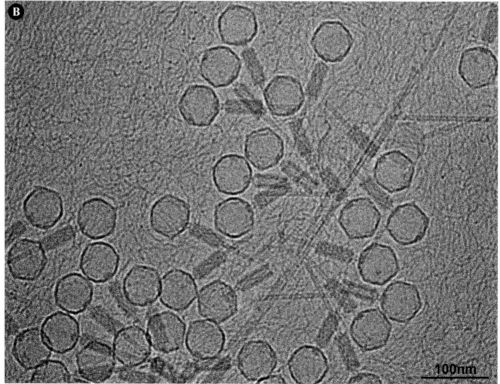

附图 4-8　尿素诱导基因组释放后肠杆菌噬菌体 Mu 的形态

噬菌体头部呈空心状，尾部收缩。A. 负染形态；B. 冷冻电镜形态

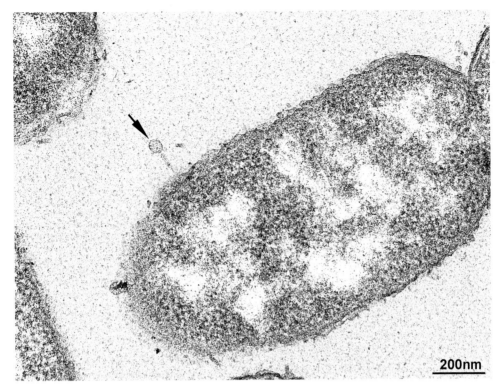

附图 4-9　肠杆菌噬菌体 Mu 吸附在细菌表面（大肠杆菌超薄切片）

箭头示吸附于细胞表面的噬菌体，尾部收缩，头部呈空心状，提示基因组已释放

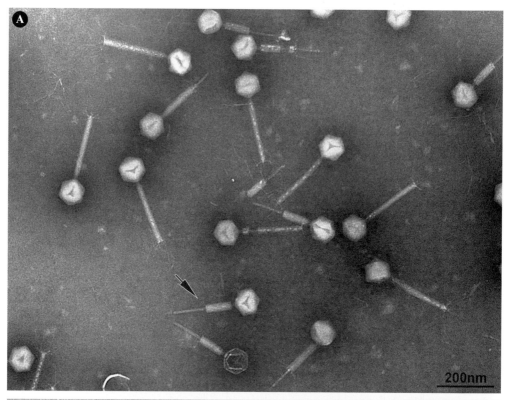

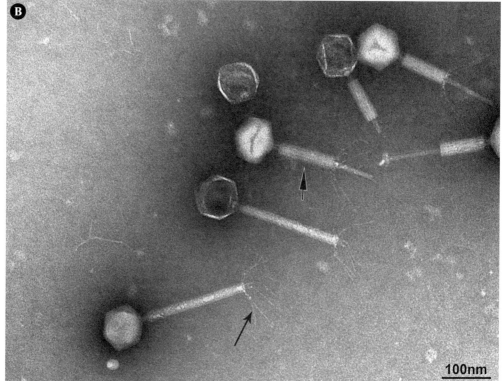

附图 4-10　肠杆菌噬菌体 P1 的形态（负染）

A.低倍放大；B.高倍放大，可见部分噬菌体尾部收缩（粗箭头示），亦可见尾丝（细箭头示）

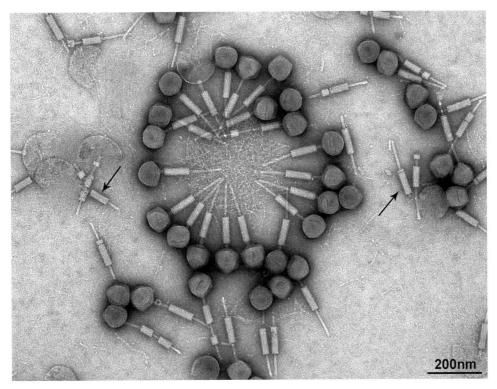

附图 4-11 肠杆菌噬菌体 P1 的形态（负染）

尿素诱导后噬菌体尾部收缩，箭头示游离状尾部

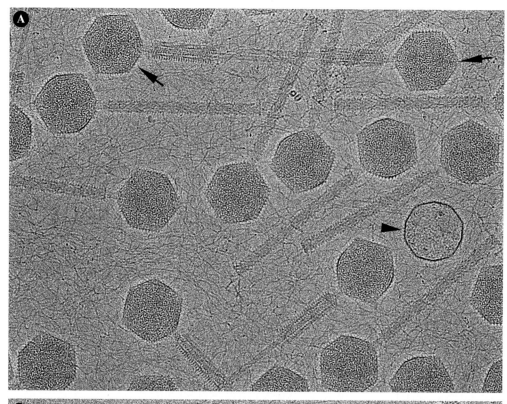

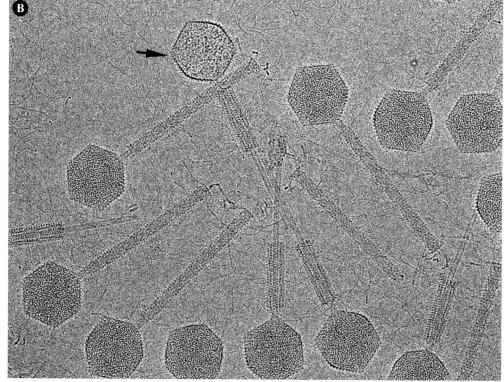

附图 4-12　肠杆菌噬菌体 P1 的形态（冷冻电镜）

A. 箭头示尾部收缩，头部呈实心状的噬菌体颗粒，三角示空心状游离头部；B. 箭头示头部呈空心状、尾部收缩的噬菌体颗粒

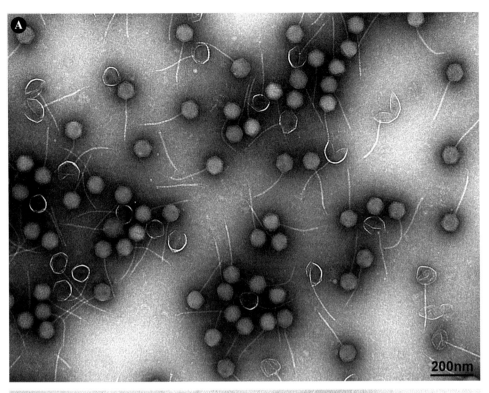

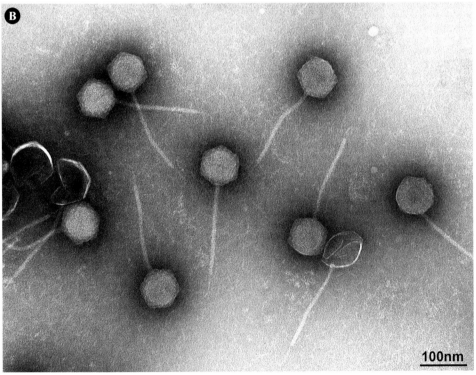

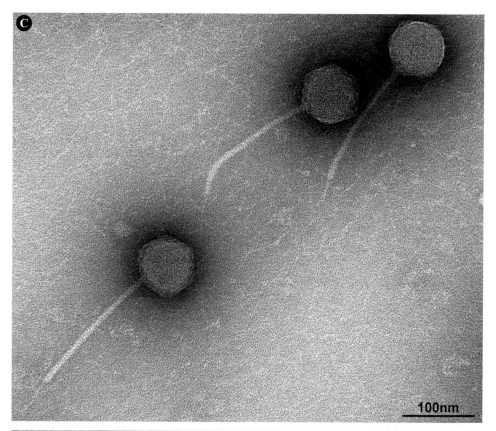

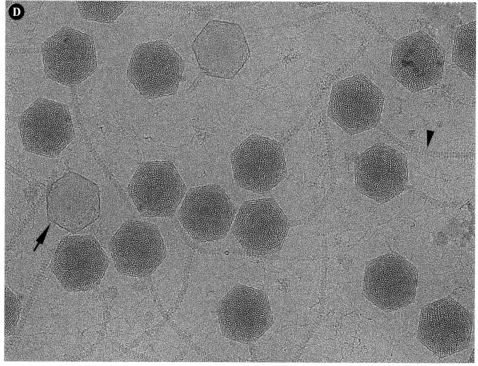

附图 4-13　肠杆菌噬菌体 T5 的形态

A、B、C 为负染形态，D 为冷冻电镜形态；C.可见螺旋状尾部；D.箭头示空心状头部，三角示螺旋状细长、弯曲的尾部

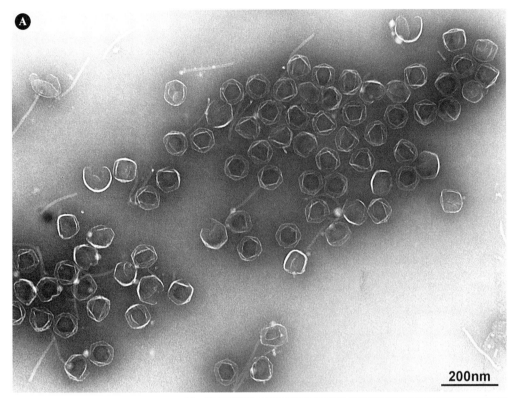

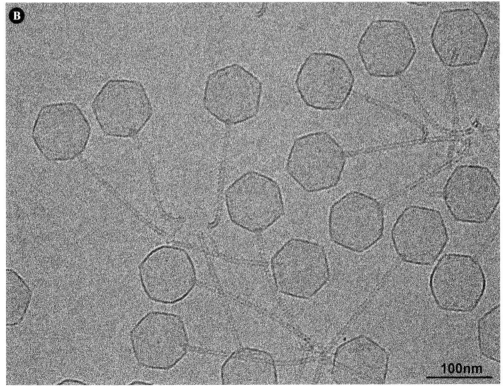

附图 4-14　尿素诱导肠杆菌噬菌体 T5 释放基因组后的形态

噬菌体头部呈空心状。A. 负染形态，B. 冷冻电镜形态

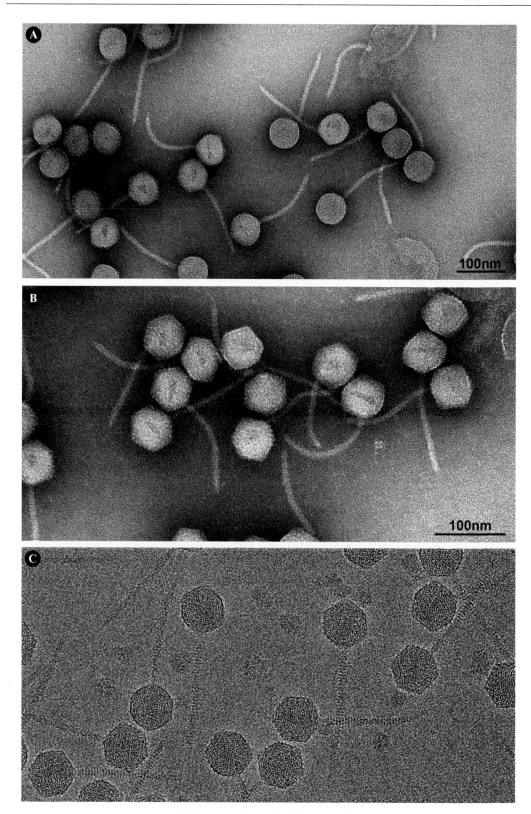

附图 4-15　肠杆菌噬菌体 λ 的形态

尾部细长呈螺旋状，可弯曲。A、B. 负染形态；C. 冷冻电镜形态

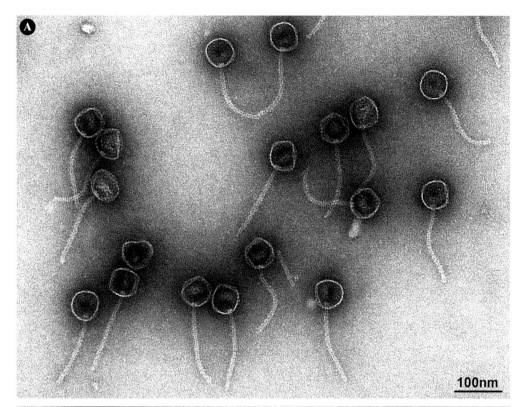

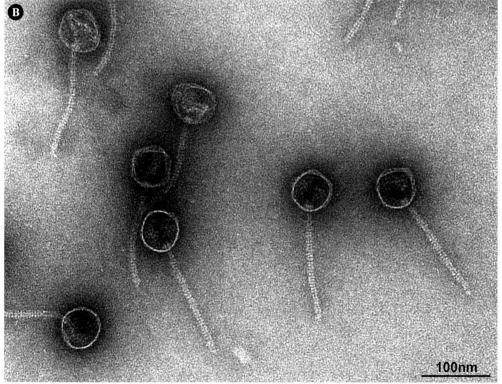

附图 4-16　尿素诱导肠杆菌噬菌体 λ 基因组释放后的形态

噬菌体头部呈空心状

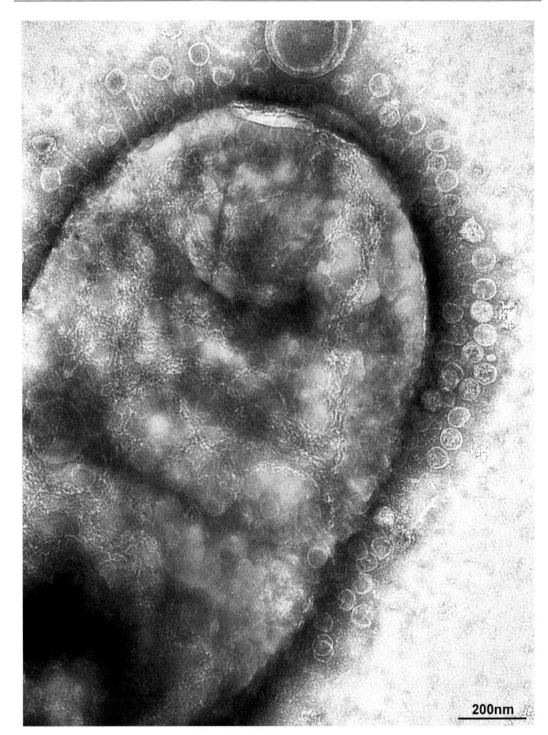

200nm

附图 4-17 肠杆菌噬菌体 λ 的形态（负染）

大量噬菌体吸附在大肠杆菌表面，大部分噬菌体头部呈空心状，预示噬菌体可能已释放基因组

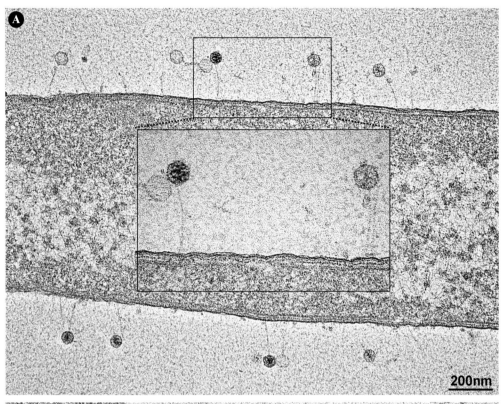

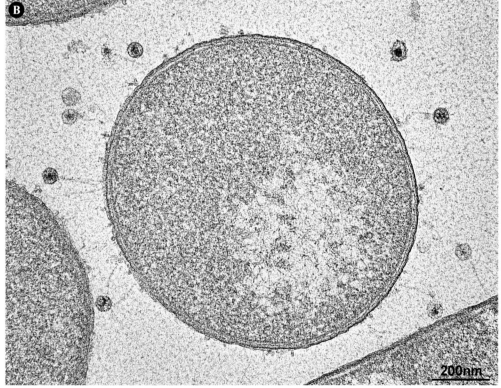

附图 4-18　肠杆菌噬菌体 λ 吸附在细菌表面（大肠杆菌超薄切片）

噬菌体头部呈空心或实心状

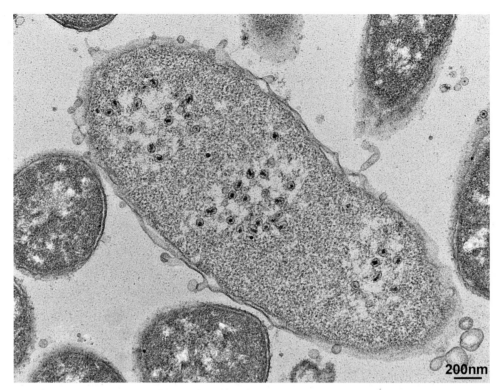

附图 4-19　肠杆菌噬菌体 λ 在细菌内复制（大肠杆菌超薄切片）

细菌内可见合成的大量噬菌体头部

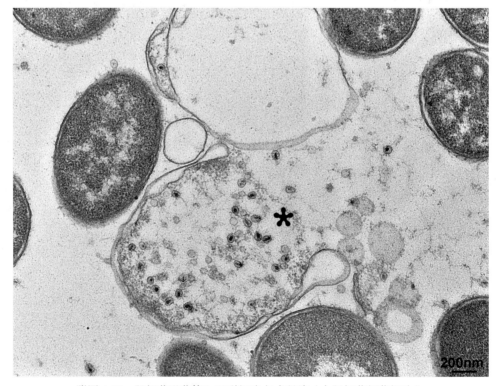

附图 4-20　肠杆菌噬菌体 λ 以裂细胞方式释放（大肠杆菌超薄切片）

星号示细菌裂解处，噬菌体从此处释放

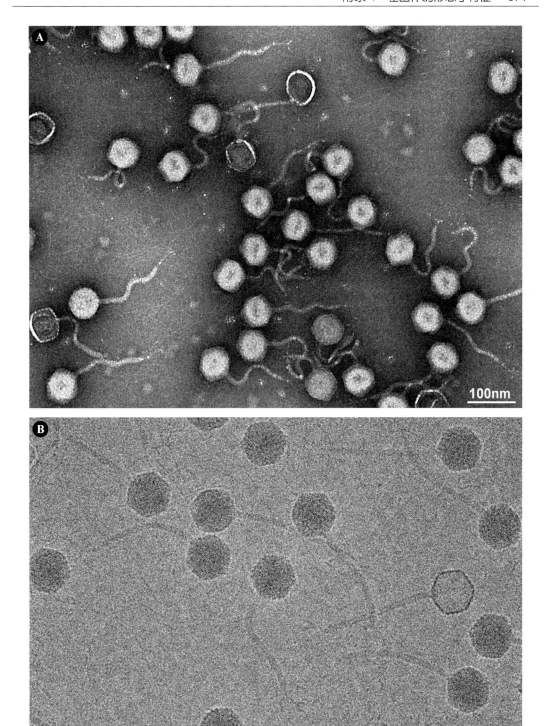

附图 4-21 肠杆菌噬菌体 T1 的形态
A. 负染形态，噬菌体尾部卷曲显著；B. 冷冻电镜形态，噬菌体尾部仅少许弯曲

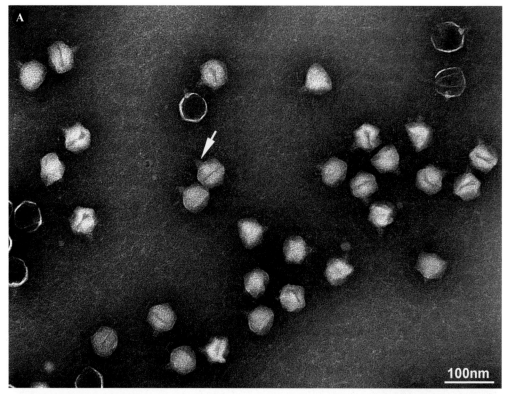

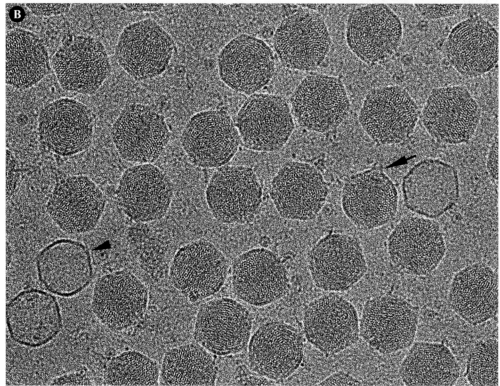

附图 4-22　肠杆菌噬菌体 T7 的形态

A.负染形态，箭头示短小尾部；B.冷冻电镜形态，箭头示尾部，三角示空心状噬菌体

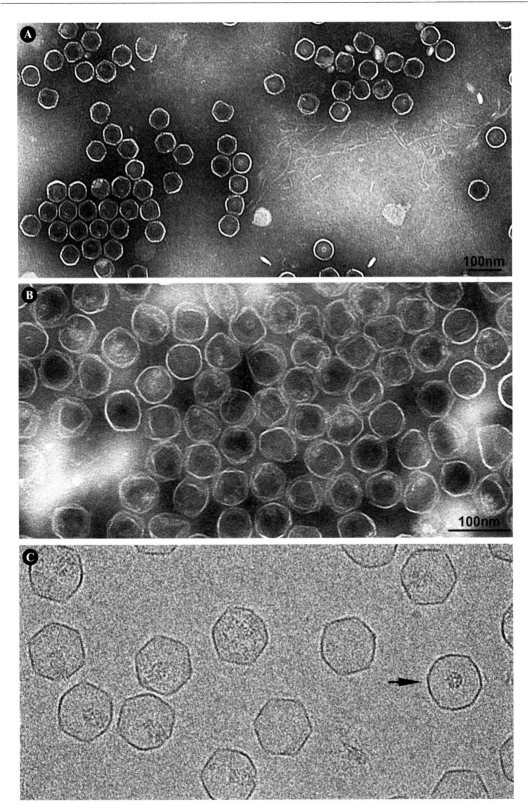

附图 4-23　肠杆菌噬菌体 T7 空衣壳的形态
A、B.负染形态；C.冷冻电镜形态，箭头示衣壳中心可见尾部（俯视）

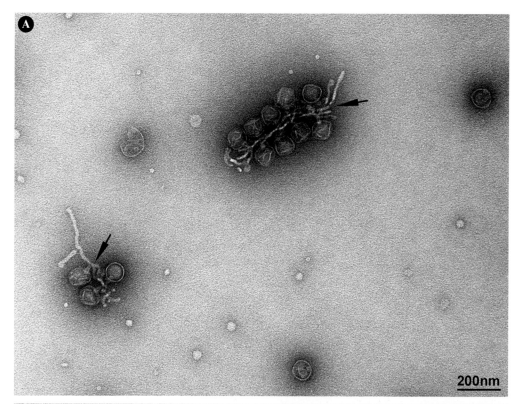

200nm

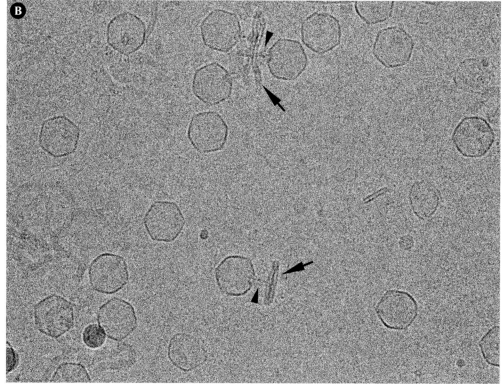

附图 4-24 脂多糖（LPS）诱导肠杆菌噬菌体 T7 释放基因组后的形态

与 LPS 结合的噬菌体头部均呈空心状，显示基因组已被诱导释放。A. 负染形态，箭头示 LPS；B. 冷冻电镜形态，箭头示 LPS，三角示噬菌体尾

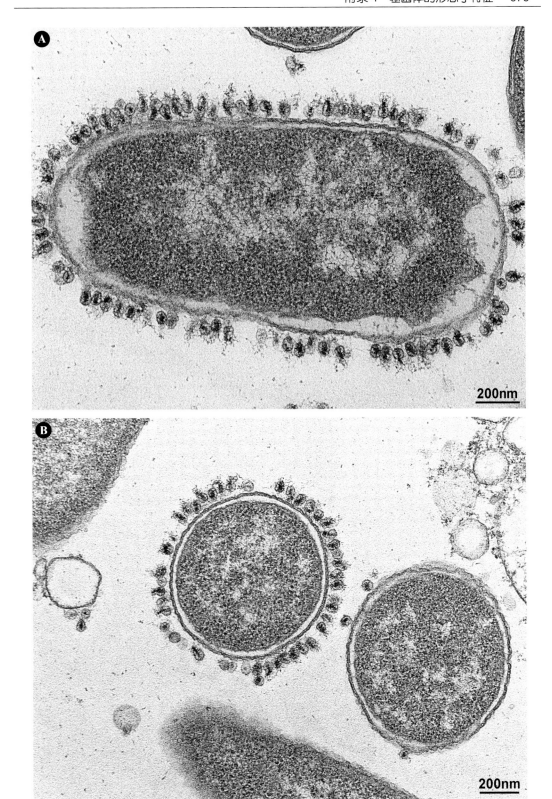

附图 4-25　肠杆菌噬菌体 T7 吸附在细菌表面（大肠杆菌超薄切片）

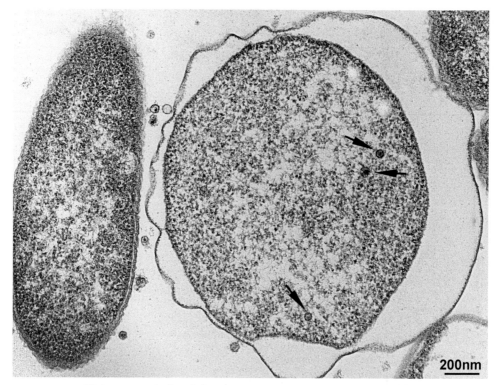

附图 4-26　肠杆菌噬菌体 T7 在细菌内复制（大肠杆菌超薄切片）

箭头示细菌内部合成的噬菌体头部

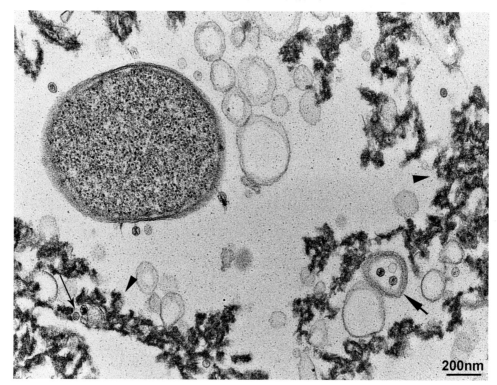

附图 4-27　肠杆菌噬菌体 T7 以裂细胞方式释放（大肠杆菌超薄切片）

粗箭头示细菌裂解后囊泡包裹的噬菌体颗粒，细箭头示游离的噬菌体，三角示细胞裂解物

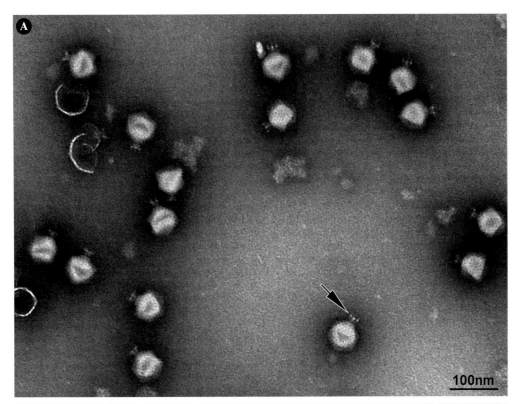

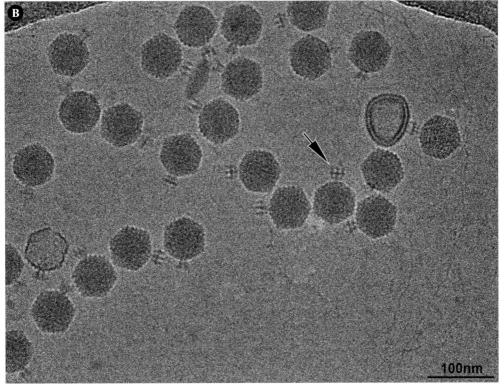

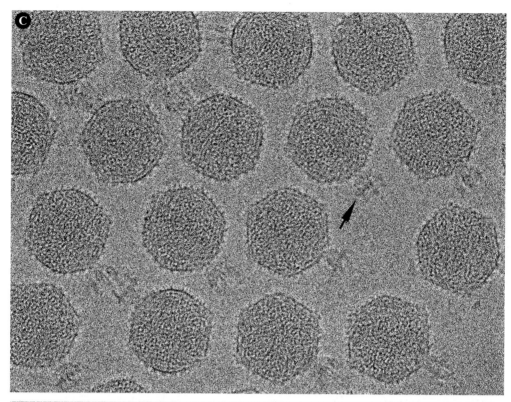

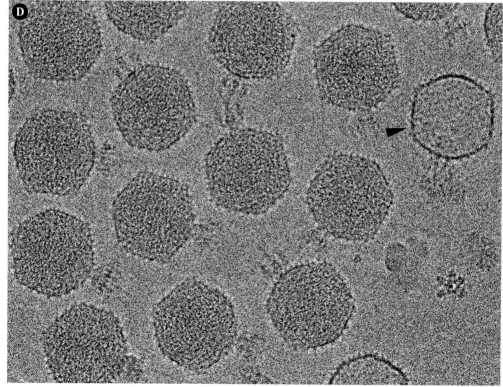

附图 4-28　肠杆菌噬菌体 P22 的形态

箭头示噬菌体尾，三角示空心状噬菌体头部。A. 负染形态；B、C、D. 冷冻电镜形态

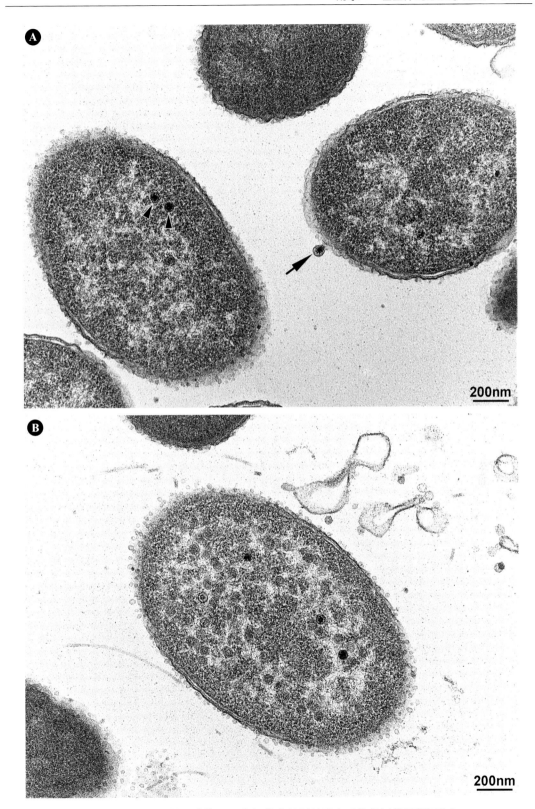

附图 4-29　肠杆菌噬菌体 P22 在细菌内复制的形态（伤寒杆菌超薄切片）

A. 粗箭头示噬菌体吸附在细菌表面，三角示细菌内已合成的噬菌体头部；B. 细菌内部可见合成的多个噬菌体头部

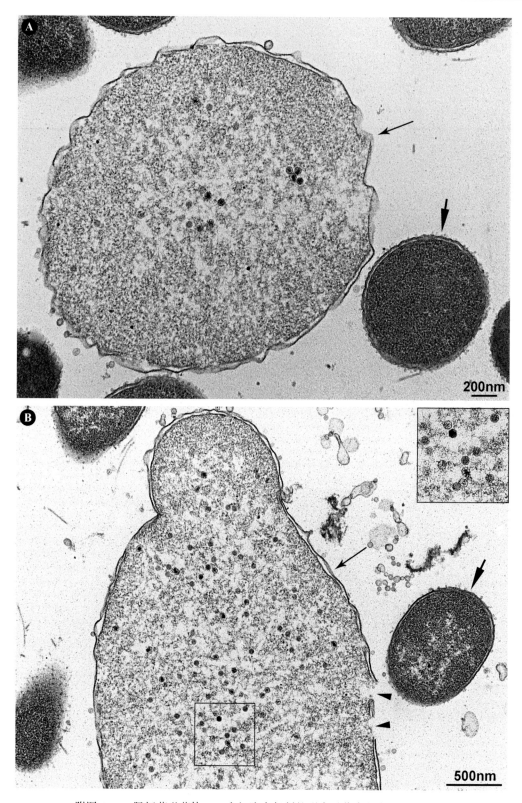

附图 4-30　肠杆菌噬菌体 P22 在细胞内复制的形态（伤寒杆菌超薄切片）

A、B. 细箭头示感染噬菌体的细菌，菌体肿大，电子密度变低，其内可见已组装的噬菌体头部；粗箭头示正常细菌，菌体小且电子密度较高。B. 三角示细胞破裂处，插图示方框区域放大的细菌内合成的噬菌体头部

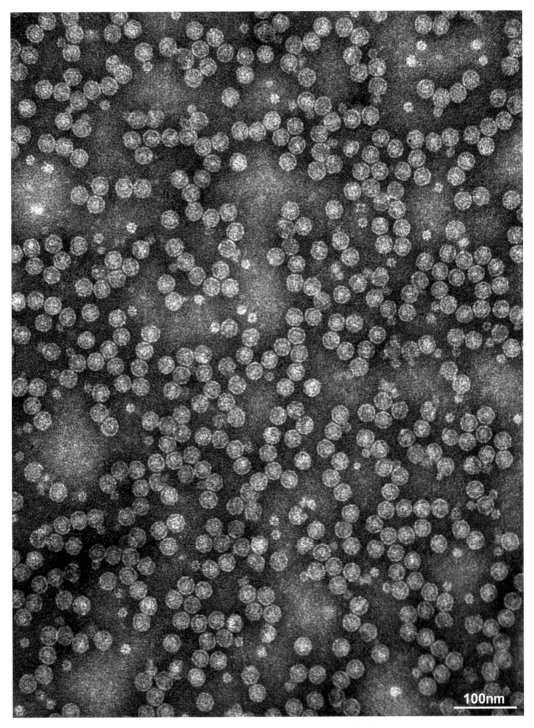

附图 4-31　肠杆菌噬菌体 MS2 的形态（负染）

噬菌体呈光滑球形，无包膜

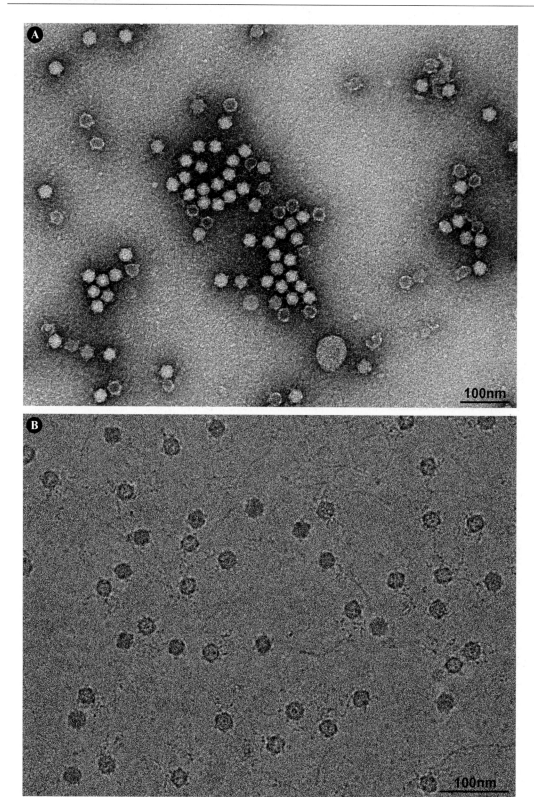

附图 4-32　肠杆菌噬菌体 phiX174 的形态

噬菌体呈二十面体立体对称，无尾、无包膜，有较为明显的顶角。A. 负染形态；B. 冷冻电镜形态

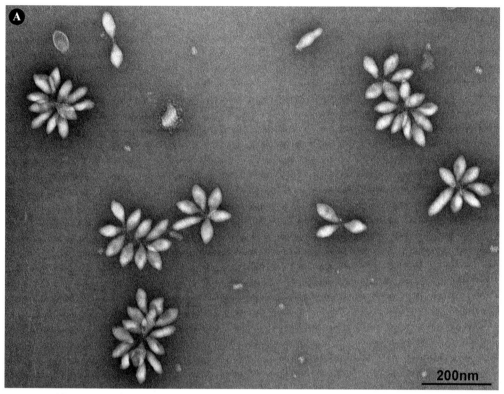

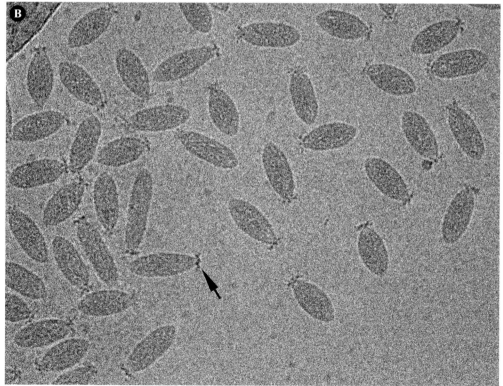

附图 4-33 硫化叶菌纺锤形噬菌体 19 的形态

A. 负染形态，噬菌体尾端聚集；B. 冷冻电镜形态，可见噬菌体一端有尾（箭头示）

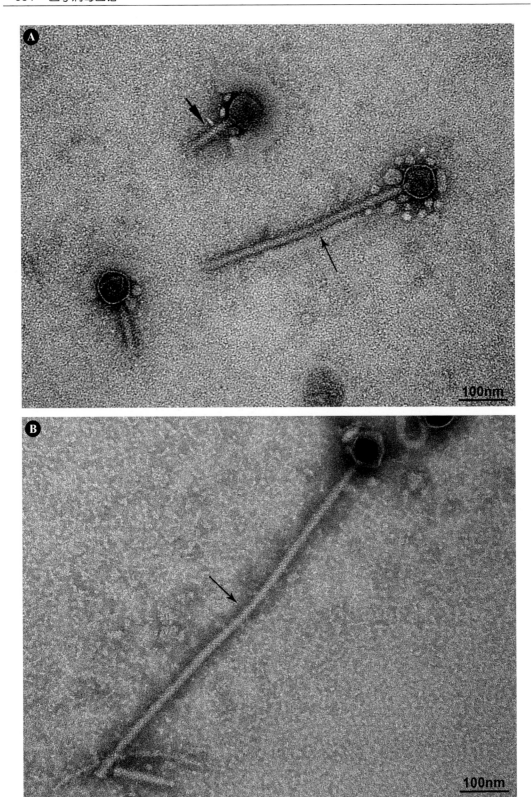

附图 4-34　沙门菌异形噬菌体的形态
A. 粗箭头示正常噬菌体；A、B. 细箭头示异常尾部的噬菌体

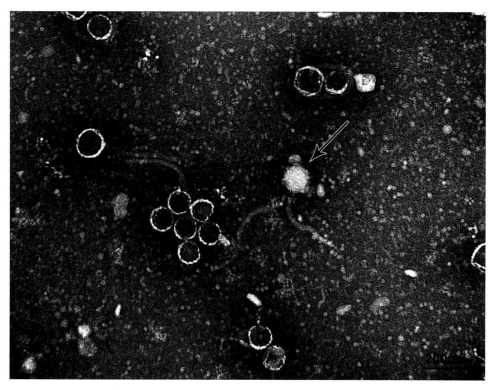

附图 4-35　具有双尾的异形气单胞菌长尾噬菌体 phiA（箭头示）

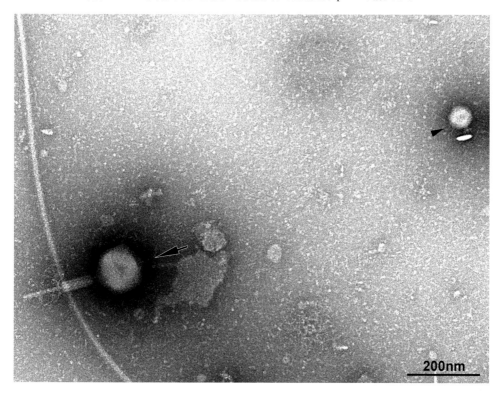

附图 4-36　同一份样本中检测到两种不同类型的噬菌体

箭头示肌尾噬菌体，三角示短尾噬菌体

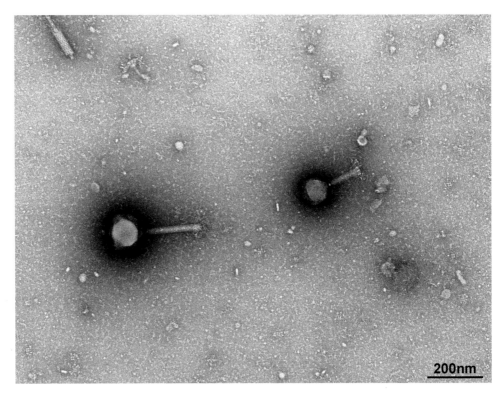

附图 4-37 同一份样本中检测到两种噬菌体

两种噬菌体均为有尾噬菌体，但头部及尾部大小不同

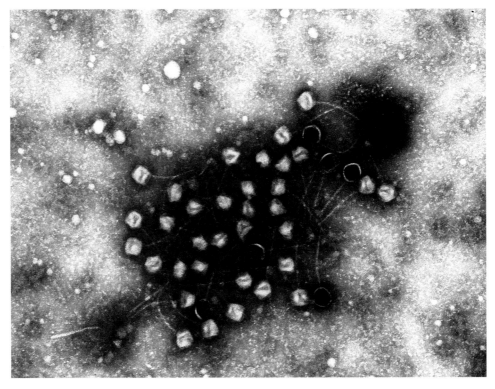

附图 4-38 人粪便中长尾噬菌体的形态（负染）

【主要参考文献】

［1］Roger W Hendrix. Bacteriophages//Knipe DM，Howley PM. Fields Virology. 6th ed. Philadelphia：Lippincott Williams & Wilkins，2013：2384-2417.

［2］Divya-Ganeshan S，Hosseinidoust Z. Phage therapy with a focus on the human microbiota. Antibiotics（Basel），2019：8（3）：131.

［3］Duan Y，Young R，Schnabl B. Bacteriophages and their potential for treatment of gastrointestinal diseases. Nat Rev Gastroenterol Hepatol，2022，19（2）：135-144.

［4］King AMQ，Adams MJ，Carstens，EB，et al. Virus taxonomy：Ninth Report of the International Committee on Taxonomy of Viruses. 9th ed. San Diego：Elsevier，2012：24-107.

［5］闻玉梅. 精编现代医学微生物学. 上海：复旦大学出版社，2002.

附录5　支原体的形态学特征

支原体（mycoplasma）又称类胸膜炎微生物（pleuropneumonia like organism，PPLO），是一类没有细胞壁的原核细胞微生物，在自然界中广泛存在。支原体是目前已知能在无生命培养基中生长繁殖的最小微生物。支原体因仅有细胞膜，没有细胞壁，不能维持固定的形态而呈现多形性，多为球形，亦可呈丝状、杆状、哑铃形或不规则形态等，较小的支原体大小为200～300nm[1]，支原体的负染或超薄切片形态有时易与病毒形态混淆。

在世界范围内培养细胞的支原体污染（特别是传代细胞）普遍存在。研究表明，不同国家的实验室培养细胞的支原体污染率为15%～80%[2, 3]。目前，在培养的细胞中已发现的支原体多达30种，95%的样本污染是由以下6种支原体引起的，包括精氨酸支原体（*Mycoplasma arginini*）、发酵支原体（*M. fermentans*）、人支原体（*M. hominis*）、猪鼻支原体（*M. hyorhinis*）、口腔支原体（*M. orale*）和莱氏无胆甾支原体（*Acholeplasma laidlawii*）[2-5]。研究表明，培养细胞的支原体污染主要是人源的，因此推测操作者可能是主要来源（一些支原体在人体是正常菌群）。污染支原体的细胞造成的交叉污染是另一个重要的原因。另外，工作环境的污染、培养基的污染、实验器材带来的污染和用来制备细胞的原始组织或器官的污染也是值得考虑的因素[2]。

病毒是严格的细胞内寄生，电镜检测的病毒样本很多来源于细胞培养物，因此无论是负染还是超薄切片常常能够检测到支原体。有时支原体形态还与病毒形态相似，易被混淆。支原体负染呈多形性，有时其表面可见细小绒毛状突起，需要与病毒刺突鉴别（附图5-1）。有研究表明，细菌培养基张力、渗透压及培养基内成分、样本的化学固定、离心处理、负染过程中样本脱水干燥等因素均可对支原体形态产生影响，因此上述支原体表面刺突不排除是假象[1]。超薄切片上支原体多形性特征明显，可呈圆形、哑铃形、丝状、不规则形，易于鉴定（附图5-2）。支原体内部通常不见细胞器，外部脂质膜有时可见、有时不可见（可能与支原体类型有关）（附图5-3）。成熟支原体细胞内容物呈基本均匀的高电子密度，衰老的支原体内部疏松，整体电子密度低于成熟支原体（附图5-4、附图5-5）。有时支原体的切面细胞膜清晰，膜外可见模糊的结构包绕，似病毒刺突，此时应仔细鉴别，避免误判（附图5-6）。

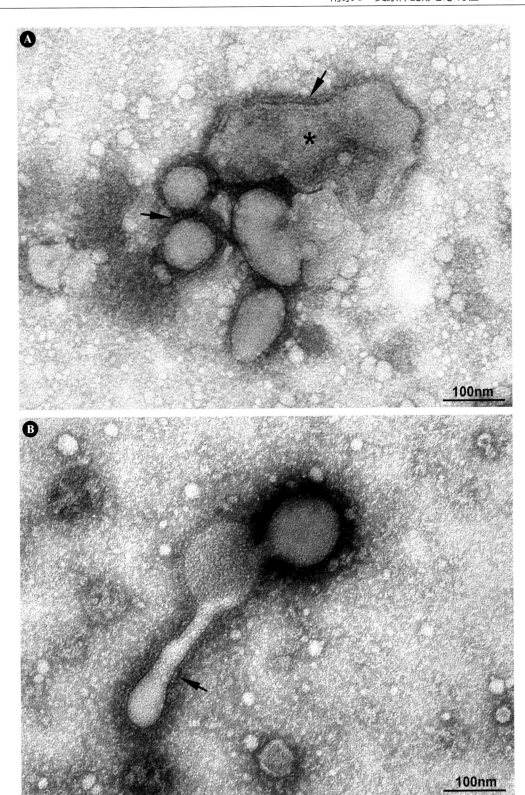

附图 5-1 支原体的形态（负染）

A、B.箭头示支原体表面刺突样结构；A.星号示不规则形态的支原体

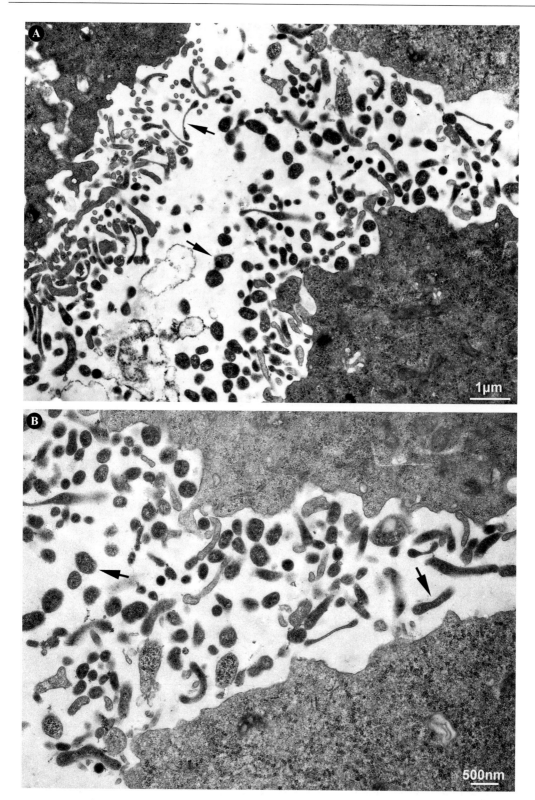

附图 5-2　细胞间大量的多形性支原体（箭头示）（超薄切片）

低倍放大图片，支原体呈较高电子密度。A. 293 细胞切片；B. Vero 细胞切片

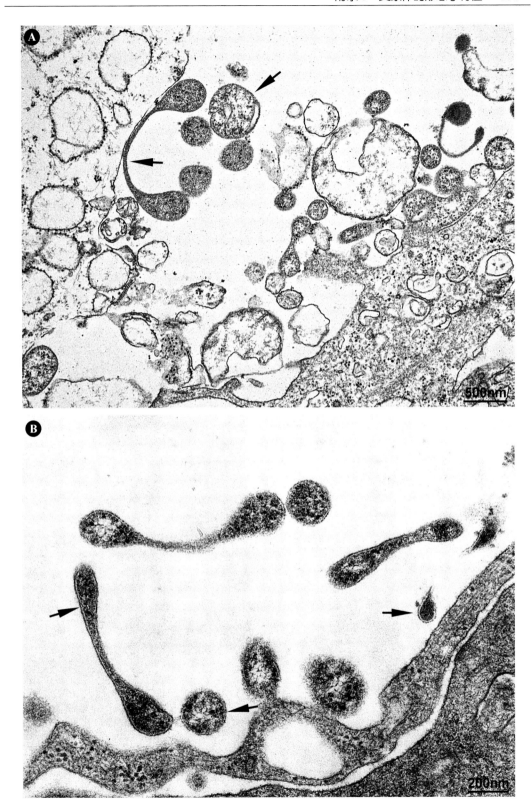

附图 5-3　支原体形态（箭头示）（超薄切片，高倍放大）
A. Vero 细胞切片，支原体包膜不甚清晰；B. 293 细胞切片，支原体包膜清晰可见

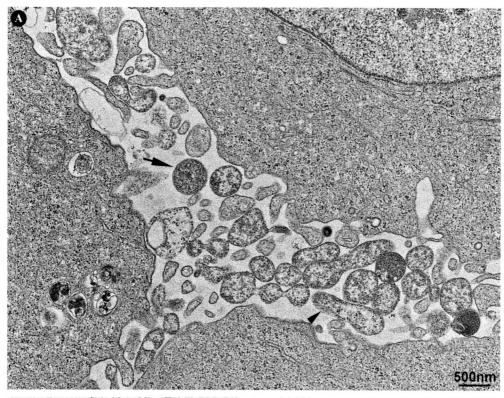

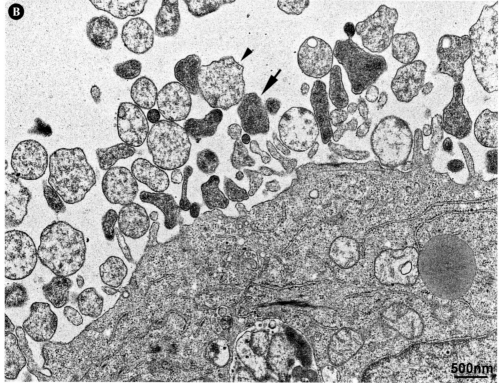

附图 5-4　支原体的形态（A549 细胞超薄切片）

箭头示高电子密度支原体，三角示结构疏松的支原体

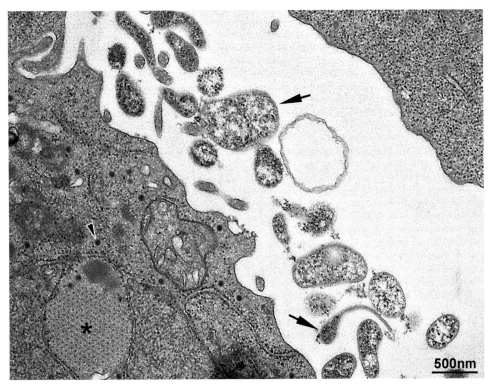

附图 5-5　支原体的形态（293 细胞超薄切片）1

箭头示支原体，三角示腺病毒，星号示病毒成分形成的包涵体

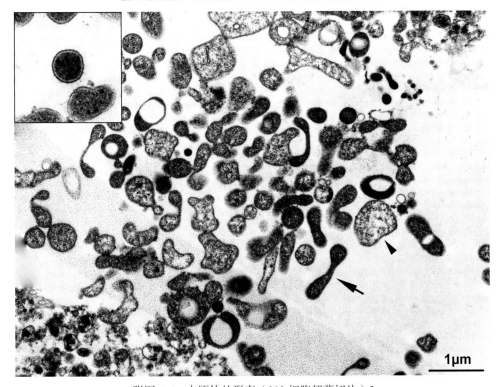

附图 5-6　支原体的形态（293 细胞超薄切片）2

箭头示高电子密度支原体，三角示低电子密度支原体。插图示支原体切面呈圆形，包膜清晰，其形态易与病毒混淆

【主要参考文献】

［1］Razin S. Physiology of mycoplasmas. Adv Microb Physiol，1973，10：1-80.

［2］Drexler HG，Uphoff CC. Mycoplasma contamination of cell cultures：incidence，sources，effects，detection，elimination，prevention. Cytotechnol，2002，39（2）：75-90.

［3］Rottem S，Kosower NS，Kornspan JD. Contamination of tissue cultures by mycoplasmas//Ceccherini-Nelli L，Matteoli B. Biomedical Tissue Culture. London：IntechOpen，2012.

［4］Uphoff CC，Drexler HG. Eradication of mycoplasma contaminations. Methods Mol Biol，2013，946：15-26.

［5］Chernov VM，Chernova OA，Sanchez-Vega JT，et al. Mycoplasma contamination of cell cultures：vesicular traffic in bacteria and control over infectious agents. Acta Nature，2014，6（3）：41-51.

附录6 病毒常规电镜样本制备技术简介

负染技术、超薄切片技术和免疫电子显微镜技术（简称"免疫电镜技术"）是病毒形态学鉴定常用的技术[1-4]。负染技术通常适用于液体样本。超薄切片技术通常适用于固体样本（如组织、培养细胞等）。免疫电镜技术通过将携带标记物的抗体与抗原特异性结合，再利用电镜观察二者在超微结构水平的定性和定位，故既可用于液体样本，也可用于固体样本。

一、负 染 技 术

1959年Brenner和Horne建立了负染技术的标准操作程序。负染色是一种反衬染色，即通过将样本周围染色而衬托出样本的形态。样本染色后重金属盐溶液聚集在生物标本外围，当溶液中水蒸发后样本周围形成均质的重金属盐，形成电子不透明环境从而呈现为程度不同的黑色，电子透过生物标本而呈现程度不同的亮度从而显示为负的（即较透明的）反差，成像的效果为在黑色背景上低密度的标本（如病毒颗粒）呈现白色透亮状态，从而形成负染色成像[1]。

（一）常用染色剂

用于负染的染色剂通常为含有钨、铀、钼等重金属元素的盐溶液，如磷钨酸（phosphotungstic acid，PTA）、磷钨酸钠（sodium phosphotungstate）、磷钨酸钾（potassium phosphotungstate）、乙酸双氧铀（uranyl acetate）、硅钨酸（silicotungstic acid）、甲酸铀（uranyl formate）、钼酸铵（ammonium molybdate）等。其中磷钨酸和乙酸双氧铀是较为常用的染色剂。

使用蒸馏水配制0.5%～2%磷钨酸溶液，用1mol/L的NaOH调整pH为6～7即可使用。磷钨酸往往能够穿透病毒包膜而显示病毒内部结构，如可以穿透疱疹病毒包膜从而显示二十面体立体对称的衣壳，穿透副黏病毒包膜显示内部螺旋对称的核衣壳，磷钨酸还能够较好地显示包膜病毒的刺突。磷钨酸对病毒无固定作用，染色后的样本载网无法长期保存，故建议染色后尽快进行电镜检测。另外，某些病毒（如轮状病毒）可被磷钨酸破坏，所以在此情况下建议先用甲醛（终浓度2%）或戊二醛（终浓度0.5%）固定样本后再进行染色。磷钨酸溶液具有较好的稳定性，在隔绝CO_2的情况下能够长期保存。其在电子束下具有较好的稳定性，电子束照射后不形成可见的异常结构。

使用蒸馏水配制0.2%～2%乙酸双氧铀染液，配制好的染液pH为3.7～4.5，无须调节 pH。乙酸双氧铀负染病毒样本能够得到较好的分辨率及反差，所获得的病毒图像细节较磷钨酸染色更清晰。另外，乙酸双氧铀对病毒有一定的固定作用，并能够稳定核酸和脂质，因此经此染色的样本载网可保存数月。但在电子束轰击下，乙酸双氧铀容易形成颗粒状结构，所以观察和成像时应迅速，避免长时间电子辐照而导致成像效果变差。另外，乙酸双氧铀溶液被光线照射后会形成沉淀，因此需要避光保存。其易与磷酸盐缓冲液反应形成磷酸铀沉淀，故含有磷酸盐缓冲液的样本吸附在载网后，在染色前应用水清洗吸附于载网上的样本，然后再进行乙酸双氧铀负染。

（二）常用的负染方法

常用的负染技术有载网漂浮法和悬滴法，两种方法都较为简单。

（1）载网漂浮法：是将一滴样本（约30μl）滴在封口膜上，用载网覆膜面接触样本，将载网漂浮在液滴上以吸附样本数分钟，之后用滤纸吸去载网上多余的样本。再以同样的操作将载网置于一滴染色液（约30μl）上染色，之后用滤纸吸去载网上的染液，待载网干燥后即可进行电镜观察。

（2）悬滴法：是将样本（2～5μl）滴在载网覆膜面上以吸附样本，之后用滤纸吸除样本，再将染色液（2～5μl）滴在载网进行染色，最后用滤纸吸除染色液，待载网干燥后进行电镜观察。此方法更适合在样本量少的情况下使用。

上述两种方法吸附样本的时长因样本的质量而定，通常病毒含量高的样本吸附数秒钟至1min即可，而含量低的样本则需要较长时间，如十几分钟甚至可以过夜（保湿状态下）。通常染色数秒钟至1min即可。需要注意的是，当使用含铀染液时，通常染色前需要用蒸馏水清洗载网样本面2～3次，以免产生磷酸铀沉淀。

另外，当样本中含有甘油、蔗糖等成分，尤其是浓度较高时，往往会影响染色效果，通常高浓度的上述成分会导致样本在载网上分布不均匀或染色过重。因此，样本内需避免含高浓度甘油、蔗糖，或者将样本稀释后再进行染色。

需要注意的是，对多个样本进行负染时一定要注意染色过程中由镊子导致的交叉污染。有如下建议：①若使用同一把镊子，每次夹取载网后需要彻底清洗和擦拭镊子。②样本数量少时，建议每个样本使用一把镊子进行操作，并及时清洗镊子。

（三）负染病毒样本的处理

样本采集和处理对负染检测十分重要，采集样本时应注意样本的种类、取材部位、数量、性状等信息。以样本的种类为例，通常粪便样本、皮肤或黏膜疱疹液样本及病毒的细胞培养上清中病毒载量较大，容易检测到病毒颗粒；而脑脊液、鼻咽拭子、唾液、泪液、尿液及组织活检样本，通常因病毒载量小、取样困难或取样量少等因素增加了电镜检测的难度。收集患者急性期血清及恢复期（发病后4～6周）血清对于免疫电镜检测十分必要。此外，为了尽可能保存病毒的活性及抗原性，以便进行病毒分离培养或免疫电镜检测，采集的病毒样本最好在4℃条件下送至电镜实验室。通常，对于液态的负染样本，需要根据样本的状况选择处理方法。当样本（如粪便）内含有大量杂质时，一般需要通过离心以沉淀大部分杂质，再进行负染制样。如果样本内病毒含量低，可采用超速离心、超滤等方法对样本进行病毒富集。如果对疱疹进行采样，可以直接将无菌处理后的载网覆膜面接触皮肤破损处的液体进行染色。对于结痂或组织活检样本，可加入适量蒸馏水，研磨、离心后取上清进行负染检测。

值得注意的是，在样本采集及负染过程中应注意生物安全防护，避免意外感染事件发生。

（四）提高病毒负染样本检测效率的常用方法

影响负染检测效果主要有两个因素：一是样本内病毒的含量，二是载网吸附样本的能力。可以通过富集样本内病毒颗粒，增加载网吸附能力以增加载网上病毒颗粒的数量两个方面提高负染检测的效率[5]。

富集样本内病毒颗粒的方法如下。

（1）超速离心（ultracentrifugation）：是一种常用的高效浓缩病毒的方法。可以将样本直接进行离心使之沉淀，之后用少量缓冲液重悬沉淀后再进行负染；也可以采用密度梯度超速离心进行病毒的纯化、浓缩；还可以使用特殊的超速离心设备将样本直接离心富集到网上，然后再进行负染处理[6]。

（2）琼脂过滤（agar filtration）：是将样本滴在凝固的2%（W/V）琼脂表面，通过凝胶吸收水分达到浓缩病毒的目的，当液体快被吸干时将载网漂浮于样本上，使病毒吸附于载网上[7]。

（3）超滤（ultrafiltration）：通过超滤管利用离心作用去除样本内水、盐类和小于超滤管过滤孔径的物质而截留病毒颗粒，从而达到浓缩病毒的目的。

（4）免疫凝集（immuno-aggregation）技术[8]：是将病毒抗体（如单克隆抗体、多克隆抗体或抗血清）与样本混合，二者于37℃反应1h（或于4℃过夜），从而通过抗体聚集病毒，然后再进行负染制样；也可以将反应液进行超速离心，经浓缩后再行负染制样。通常抗体能够使病毒颗粒聚集在一起，以便于观察到病毒颗粒。值得注意的是，通过该方法富集的病毒颗粒其表面结合了抗体，会使病毒形态细节变得不清晰，对较小病毒颗粒的形态影响更为明显。

（5）固相免疫电镜技术（solid phase immunoelectron microscopy，SPIM）：是先以载网吸附病毒抗体，然后再以此载网吸附样本，从而特异性地"钓取"样本内的病毒颗粒[9]。

除了上述方法，还可以采用假复型技术（pseudoreplica technique）[10]、血清琼脂法（serum-in-agar）[11]、离子交换捕获技术（ion-exchange capture technique）[12]等方法进行样本富集。

提高载网吸附能力的方法如下。

（1）辉光放电（glow discharge）：通过辉光放电仪使载网处于电离环境中，从而改变载网表面的电荷情况，提高吸附能力。该方法是提高载网吸附样本最有效的方法之一[13]。

（2）样本内加入牛血清白蛋白（bovine serum albumin，BSA）：简便易行，通常在样本内加入终浓度为0.005%～0.05%的BSA，可使疏水的载网变得亲水，从而提高载网的吸附能力，亦可先用浓度为0.1%的BSA浸润载网覆膜面1min，以增加其亲水性，再吸附病毒样本[1]。

（3）用阿尔辛蓝（alcian blue）或多聚赖氨酸（poly-L-lysine）处理载网：二者可增加载网表面的正电荷而增强其吸附病毒的能力。方法是将载网悬浮于1%（W/V）阿尔辛蓝（1%乙酸配制）液滴或0.01%多聚赖氨酸水溶液的液滴上，从而改变载网表面电荷状况，以蒸馏水洗涤载网，再吸附样本后进行负染制样[14]。

（4）用紫外线照射载网：可使载网表面携带电荷而增加其吸附能力，通常在距离6～10cm范围内用紫外线照射载网覆膜面20min，通过使载网处于紫外线电离空气形成的负氧离子微环境中，改变载网的电荷而增加其吸附样本的能力[14]。

不同病毒样本采用不同的处理方法后所获得的负染效果不尽相同，应当根据样本的具体情况选择合适的方法，以提高透射电镜检测病毒的灵敏度。

二、超薄切片技术

超薄切片技术是使用超薄切片机将包埋在树脂内的组织或培养细胞样本切割成厚度为50～100nm的超薄切片，以便在透射电镜下进行细胞超微结构及病毒形态的观察。进行超薄切片检测的样本，通常需要经过取材、固定、脱水、浸透、包埋、聚合、修块、切片、染色等步骤处理。超薄切片技术已较成熟，有较多的经典专著可供参考[1, 3, 15]，此处仅作简要介绍。常规的超薄切片制样周期为2～5天，通常不能满足重大疫情样本或应急工作快速检测的需求，微波辅助的超薄切片制样技术已日趋完善，可以将制样周期缩短至2～3h，能够显著提高超薄切片的效率[16-18]。病毒颗粒较小，可通过多种方法提高超薄切片的成像衬度[19-24]，增强病毒在超薄切片上的形态呈现效果。下文将对上述几个方面进行简要介绍。

（一）超薄切片制样流程

1. 取材　是病毒电镜检测的重要步骤之一，甚至是最重要的步骤。超薄切片的取材需要注意以下几点：①取样要快。尽快取样的目的是尽量保持样本在生理生活状态下进行固定，以避免取材时间过长导致细胞超微结构发生明显的变化。②样本的体积要小。组织或细胞的样本不宜过大，以免内部固定不充分影响超微结构的效果，样本体积通常以不大于1mm×1mm×1mm为佳。③保持低温（约4℃）状态取样。这样可以降低细胞的新陈代谢及细胞内酶的活性，从而减少细胞自溶造成的超微结构损伤。④避免挤压和牵拉对样本目标部位造成机械损伤。⑤取材部位准确可靠。由于取样体积小，取材容易遗漏或偏离目标[1]。

对于病毒感染的贴壁培养细胞可采用两种方式取样。①离心后固定：用刮子将细胞刮下，转移至离心管，以800～1000g于4℃离心10～20min沉淀细胞，去除上清后加入固定液，并用牙签将细胞沉淀与离心管壁剥离，使其周围均与固定液接触。若细胞沉淀体积大于1mm³，则应在加入固定液后用牙签尖部或锐器切割细胞沉淀使其变小，以确保固定效果。②原位固定：对于需要进行原位切片的样本，采用此种方法固定。可有两种方式：其一，将2倍浓度的固定液与等体积的细胞培养基混合，固定5min后去除固定液-培养基混合液，更换正常固定液继续固定。其二，吸除培养基后，直接将固定液加入培养器皿内进行细胞固定。

通常，需要根据检测目的和样本的实际情况选择采用上述哪种取材方式。例如，对于感染病毒后易脱落的培养细胞，建议使用离心后固定。若此种样本采用原位固定，经过后续洗涤、脱水、浸透等处理后，细胞会丢失过多，从而可能降低检测到病毒的概率。离心后固定取材的样本，通常可观察到较多的细胞，但是由于经过刮取处理，有可能对细胞造成一定程度的损伤。如果需要针对病毒感染的细胞进行靶向性定位超薄切片，则需要选择原位固定，原位固定的优势之一是可保留细胞相对接近天然状态。另外，根据实验目的确定固定剂的温度，如使用低温固定时细胞微管容易降解，建议在37℃环境下固定。

对于悬浮培养的细胞，可采用离心后固定或将2倍浓度的固定液与等体积的细胞培养基混合，再离心后收集细胞沉淀进行后续处理。

对于组织样本，则建议将组织放在冷台上，先在组织表面滴加数滴固定液，然后按照上述取材注意事项，用锋利的刀片快速切割以获取目标组织，并放入固定液内固定即可。通常取材部位为病毒感染的病变部位，建议多点取样，以增加检测到病毒的概率。

冷冻会导致冰晶的产生，从而破坏细胞的超微结构，因此取材、样本运输等处理过程中应避免样本被冷冻。如果电镜观察的目的为确定病毒与细胞结构的关系，则冷冻过的样本不宜进行超薄切片制样处理。由于冷冻通常不会对病毒形态产生显著影响，因此检测的目的若是确定病毒颗粒是否存在，此类样本可以尝试进行超薄切片制样、检测。

2. 固定　目的是把细胞在活体状态时的超微结构尽可能完整、真实地保存下来，避免酶对细胞的自溶，或外界微生物侵入繁殖而腐败并破坏细胞的超微结构。通常超薄切片的样本需要进行醛类和四氧化锇双固定，而免疫电镜样本应避免四氧化锇和高浓度戊二醛固定，以避免抗原表位被破坏。固定液常选用2.5%戊二醛-2%甲醛（Karnovsky固定液）和1%四氧化锇（OsO_4）溶液。免疫电镜样本常用4%或更低浓度的甲醛固定，不用或少用戊二醛（浓度可降低至0.025%）。常用的缓冲液为0.1mol/L二钾胂酸盐（cacodylate）缓冲液、0.1mol/L磷酸盐缓冲液（PBS）及0.1mol/L PIPES缓冲液。根据样本体积的大小固定0.5～2h即可。实验动物样本需要进行灌注固定后再取材[1]。通常，经过充分固定的病毒超薄切片样本病毒被灭活。

3. 脱水 是以浓度逐步增加并与树脂相溶的脱水剂（如乙醇、丙酮、环氧丙烷等）逐步替换样本内水的过程，最终使样本处于无水的有机溶剂中。以乙醇为例，常将其配制为50%、70%、90%直至100%梯度浓度的水溶液，使样本在经过上述梯度乙醇溶液（逐级提高浓度）的过程中逐步置换出样本内的水。对于采用何种脱水剂，可依据后续使用树脂的说明书进行选择。

4. 浸透 是用比例逐渐增大的树脂/无水脱水剂混合物逐渐置换样本中脱水剂的过程，最终以纯树脂取代样本中的脱水剂，并使树脂分子浸透至细胞内。

5. 包埋 是将浸透好的样本转移至包埋模具中。有时需要使用特殊形状的包埋模具或将样本进行特定方位摆放后进行包埋。例如，对血管或神经组织进行横切面切片时，需要将样本纵轴沿包埋模具纵轴摆放。

6. 聚合 是使包埋有样本的液态树脂在特定温度或特定波长的光波（如紫外线）照射等条件下发生聚合反应成为固体树脂的过程。聚合后的固体树脂能够使样本获得足够强度的机械支撑，以满足超薄切片的需要。树脂的使用参数依据产品说明而定。

7. 修块 是对聚合后的树脂样本块进行修整，以暴露树脂内的样本，并将暴露的样本平面修整为适于在超薄切片机上进行超薄切片的大小和形状。

8. 切片 超薄切片是通过超薄切片机对完成修块的样本进行切片，切片厚度一般为50～100nm。切片的过程一般包括对刀、切片、展片、捞片等环节。

在超薄切片前，可进行半薄切片对切面上样本的情况进行观察评估。半薄切片是厚度为0.5～2μm的切片（通常为1μm），用浓度为1%的甲苯胺蓝（toluidine blue）、亚甲基蓝（methylene blue）、天青Ⅱ（azure Ⅱ）或碱性品红（basic fuchsin）染色后进行光镜观察。半薄切片厚度介于超薄切片（50～100nm）和石蜡切片（3～5μm）之间，由于半薄切片较薄，且树脂包埋能更多地保留细胞结构，故光镜下能够更清晰地观察到细胞结构的细节，因此半薄切片是联系超微结构与光镜下细胞结构的桥梁。通过半薄切片，可观察到切片上更加清晰的细胞或组织结构，从而能够定位切面上目标区域，为削减切面上非目标区域的树脂和样本提供位置信息[15]。

9. 染色 超薄切片需要经过正染色以增加样本的反差才能进行电镜观察。正染色通过将重金属盐与超薄切片内生物样本结合，提高样本本身各成分间的密度对比，使其呈现出清晰的黑白像。常用的染色剂为乙酸双氧铀（1%～2%水溶液）和枸橼酸铅（0.2%～0.4%水溶液）。乙酸双氧铀主要提高核酸和蛋白质反差，枸橼酸铅主要提高细胞膜和脂类反差。通常正染色的步骤：用乙酸双氧铀在避光条件下对切片染色5～10min，之后以蒸馏水充分清洗载网。再用枸橼酸铅对切片染色2～5min，最后以蒸馏水充分清洗切片，载网干燥后即可进行电镜观察。

（二）微波辅助的超薄切片制样技术

微波是一种非电离辐射的高频电磁波，在其作用下生物组织中的各种离子、蛋白质侧链和水分子等极性分子发生高频振动并可快速而均匀地产热，促进化学试剂在样本的扩散，提高反应速度，从而缩短试剂的反应时间。微波技术应用于超薄切片制样，能够显著提高生物样本超薄切片制作过程中固定、脱水、浸透、树脂聚合等环节的效率，显著缩短生物样本超薄切片的制样时间[16-18]，可以实现在2～3h内完成从固定到聚合或电镜检测的过程，而超薄切片常规制样的周期通常为2～3天。目前已有商品化的微波组织处理仪，如美国Ted Pella公司产品PELCO BioWave®Pro、德国Leica公司产品EM AMW、美国Electron Microscopy science公司产品EMS 9000、意大利Milestone公司产品REM等。不同微波组织处理仪的样本制备流程和参数可根据具体情况确定。本部分以美国Ted Pella公司产品PELCO BioWave®Pro为例，简要介绍本实验室制作病毒感染的细胞、组织样本超薄切片的流程（参考https://www.tedpella.com/microwave_html/EM-proto.aspx，有改动），具体流程和参数如附表6-1所示。结果显示，微波辅助的超薄切片样本能够满足快速病毒形态识别的需求（附图6-1）。另外，微波也可应用于超薄切片染色，并可在2min内完成[19]，从而可进一步缩短超薄切片检测的周期。

附表6-1 PELCO BioWave®Pro微波制样程序

流程	试剂	步骤	功率（W）	作用时长	备注
固定及清洗	2.5% 戊二醛	步骤1	150	1min 开—1min 关—3min 开	使用真空盒，20mmHg 负压
	缓冲液	步骤2	150	40s	
		步骤3	150	40s	
	1% 四氧化锇	步骤4	100	3min 开—2min 关—3min 开—2min 关—3min 开	使用真空盒，20mmHg 负压
	水	步骤5	150	40s	
块染	1% 乙酸双氧铀水溶液		100	2min 开—2min 关—2min 开	使用真空盒，20mmHg 负压
脱水	50% 丙酮	步骤1	150	40s	
	70% 丙酮	步骤2	150	40s	
	90% 丙酮	步骤3	150	40s	
	100% 丙酮	步骤4	150	40s	
	100% 丙酮	步骤5	150	40s	
浸透	1:1的树脂PON812：丙酮	步骤1	250	5min	使用真空盒，20mmHg 负压
	树脂PON812	步骤2	250	5min	使用真空盒，20mmHg 负压
	树脂PON812	步骤3	250	5min	使用真空盒，20mmHg 负压
聚合				60min	聚合仪内完成，90℃
合计用时				约100min	

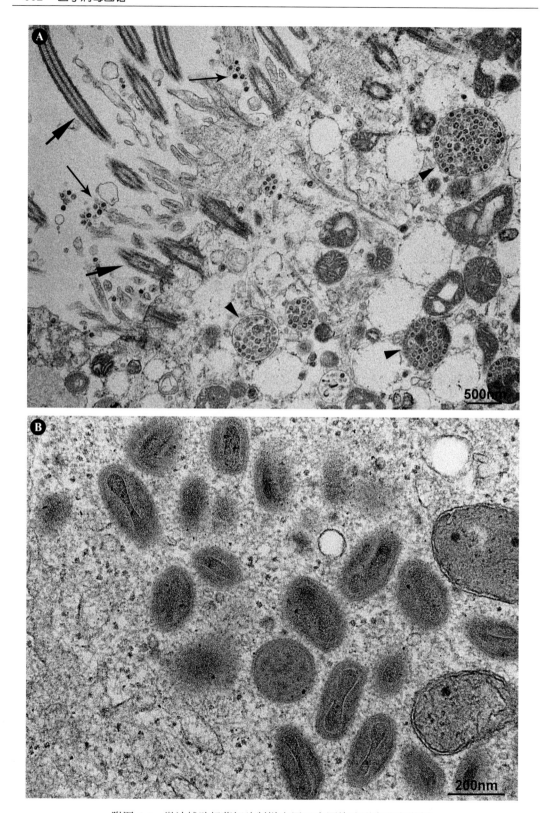

附图 6-1　微波辅助超薄切片制样应用于病原快速形态鉴定举例

A. SARS-Cov-2 的形态鉴定，细箭头示呼吸道纤毛细胞表面游离的病毒颗粒，三角示细胞质内的病毒颗粒包涵体，粗箭头示纤毛；B. 猴痘病毒的形态鉴定，Vero 细胞质内可见大量痘病毒颗粒，部分颗粒的核心呈特征性的哑铃状

（三）提高超薄切片超微结构衬度的方法简介

为了更好地显示病毒和细胞的超微结构，可通过如下几种简单易行的方法提高超薄切片的成像衬度。

1. 增加脂质结构衬度的方法

（1）戊二醛固定液中加入鞣酸（tannic acid）[15, 20]，其终浓度为0.5%～2.0%（W/V），现配现用。固定液中加入终浓度0.05%皂角苷（saponin）还可增加本方法对细胞内部的染色效果。

（2）使用OsO_4与亚铁氰化钾（potassium ferrocyanide）混合固定液[15, 21]，通常使用二者浓度（W/V）比例为1：1.25的混合液固定样本；也可使用铁氰化钾（potassium ferricyanide）代替亚铁氰化钾，其染色效果相似，但铁氰化钾溶液易降解，不利于保存。

（3）OTO［osmium-thiocarbohydrazide（TCH）-osmium， 锇-硫代碳肼-锇］或ROTO（reduced osmium OTO，还原锇OTO）方法处理样本[22, 23]：OTO法是样本在完成OsO_4固定后再与1%TCH作用30min，之后再次进行OsO_4固定。ROTO法则是首先使用2% OsO_4-1.5% TCH混合液固定样本，然后使用1%TCH与样本作用，之后再使用2% OsO_4固定样本。OTO法和ROTO法的区别在于，ROTO法较OTO法能更好地显示脂质膜、肌质网和糖原颗粒。

上述三种方法通过增加锇在脂质成分部位的结合，提高OsO_4的染色效果，更适用于含有冠状病毒、流感病毒等包膜病毒的样本处理。

2. 全面提高超薄切片上超微结构衬度的方法　最为常用的简单易行的方法是对样本进行乙酸双氧铀块染[15, 24]，即在完成醛和OsO_4固定后，将样本浸泡在0.5%～2%乙酸双氧铀水溶液中，在室温或者60℃作用2～4h。

除此之外，固定液中含浓度1.5%钌红（ruthenium red）可提高细菌超微结构的衬度[15]。通过铅溶液块染也可实现避免切片铅污染、提高超薄切片制样质量的目的[15, 25]。

三、免疫电镜技术

免疫电镜技术是通过将携带标记物的抗体与抗原特异性结合，再利用电镜观察二者结合的位置，实现在超微结构水平上的定性和定位。由于电镜下不易直接观察到抗体分子，因此抗体需要携带标记物，标记物为具有高电子密度的物质（如胶体金颗粒、铁蛋白颗粒、量子点颗粒等），常用的免疫电镜标记物是胶体金颗粒和二氨基联苯胺（diaminobenzidine，DAB）。免疫标记后形成病毒（抗原）-病毒抗体（一抗）-胶体金抗体或酶标记抗体（二抗）复合物，在电镜下可观察到被胶体金颗粒标记或DAB标记的病毒抗原[4]。

免疫电镜技术可分为负染免疫电镜技术和超薄切片免疫电镜技术。负染免疫电镜技术主要针对液体样本，一般使用胶体金标记的抗体对液体标本内的病毒颗粒进行免疫标记。通常使用两步法，即先将病毒样本吸附在载网上，然后依次进行一抗和胶体金标记二抗的反应；也可以将液体标本与一抗混合反应后，再用胶体金标记的二抗与之反应，最后将样本吸附在载网上，进行负染制样。

超薄切片免疫电镜技术通常用于标记细胞或组织样本，通常用于超薄切片样本的标记物为胶体金颗粒及DAB。常用的标记方法有表面标记、穿透标记、包埋后标记和免疫酶标记。表面标记针对位于细胞表面的抗原，进行表面标记的样本，首先经醛类（主要为甲醛）固定，然后进行一抗及胶体金二抗标记，之后进行常规的超薄切片制样处理。穿透标记针对位于细胞内部的抗原，进行穿透标记的样本除了需要用醛类进行固定外，还需要使用穿透剂（通常为皂角苷、Triton X-100等）进行处理，以便使细胞膜出现孔隙从而使一抗及胶体金标记的二抗能够进入细胞内部。标记完成后进行常规的超薄切片制样处理。包埋后标记是先进行超薄切片制样，之后再在超薄切片上进行一抗及胶体金二抗反应。免疫酶标记的二抗是经过酶标记的抗体，酶的催化作用使其底物反应形成高电子密度物质，电镜观察证明酶的存在，从而对抗原进行定位。免疫酶标记技术常用的是辣根过氧化物酶（horseradish peroxidase，HRP）。DAB是HRP底物，在过氧化氢作用下HRP催化DAB反应形成高电子密度产物，从而在电镜下对抗原进行定位。

【主要参考文献】

[1] 洪涛. 生物医学超微结构与电子显微镜技术. 北京：科学出版社，1984.

[2] Keith RJ. Lennette's Laboratory Diagnosis of Viral Infections. 4th ed. New York：Informa Healthcare，2010.

[3] Kuo J. Electron Microscopy Methods and Protocols. 2nd ed. Totowa：Humana Press Inc，2007.

[4] Hyatt AD，Eaton B. Immuno-gold Electron Microscopy in Virus Diagnosis and Research. Boca Raton：CRC Press，1992：3-45.

[5] 宋敬东，屈建国，鲁茁壮，等. 提高负染法透射电镜检测病毒灵敏度的制样方法及应用. 病毒学报，2013，26（6）：596-601.

[6] Jansons J，Harnett GB，Bucens MR. Electron microscopy after direct ultracentrifugation. Pathology，1985，17（1）：29-30.

[7] Anderson N，Doane FW. Agar diffusion method for negative staining of microbial suspensions in salt solutions. Appl Microbiol，1972，24（3）：495-496.

[8] Kjeldsberg E. Immunonegative stain techniques for electron microscopic detection of viruses in human faeces. Ultrastruct Pathol，1986，10（6）：553-570.

[9] Katz D，Straussman Y，Shahar A，et al. Solid-phase immune electron microscopy（SPIEM）for rapid viral diagnosis. J Immunol Method，1980，38（1-2）：171-174.

[10] Palmer EL，Martin ML. An Atlas of Mammalian Viruses. Boca Raton：CRC Press，1982.

[11] Lamontagne L，Marsolais G，Marois P，et al. Diagnosis of rotavirus，adenovirus，and herpesvirus infections by immune electron microscopy using a serum-in-agar diffusion method. Can J Microbiol，

1980，26（2）：261-264.

[12] Codd AA，Narang HK. An ion-exchange capture technique for routine identification of faecal viruses by electron microscopy. J Virol Method，1986，14（3-4）：229-235.

[13] Aebi U，Pollard TD. A glow discharge unit to render electron microscopic grids and other surfaces hydrophilic. J Electron Microscop Tech，1987，7（1）：29-33.

[14] Robert Koch Institute. 19th Basic Lab Course in Diagnostic EM of Infectious Diseases. Berlin，2012.

[15] Hayat MA. Principles and Techniques of Electron Microscopy：Biological Applications. 4th ed. Cambridge：Cambridge University Press，2000.

[16] Giberson RT，Demaree RS. Microwave Techniques and Protocols. New Jersey：Humana Press，2001.

[17] Schroeder JA，Gelderblom HR，Hauroeder B，et al. Microwave-assisted tissue processing for same-day EM-diagnosis of potential bioterrorism and clinical samples. Micron，2006，37（6）：577-590.

[18] Laue M，Niederwöhrmeier B，Bannert N. Rapid diagnostic thin section electron microscopy of bacterial endospores. J Microbiol Methods，2007，70（1）：45-54.

[19] 冯红丽，肖浩，于海斌，等. 微波辅助超薄切片快速染色技术的优化与应用. 中华实验和临床病毒学杂志，2020，34（5）：556-561.

[20] Pollard MTD. Improved preservation and staining of HeLa cell actin filaments，clathrin-coated membranes，and other cytoplasmic structures by tannic acid-glutaraldehyde-saponin fixation. J Cell Biol，1983，96（1）：51-62.

[21] White DL，Mazurkiewicz JE，Barrnett RJ. A chemical mechanism for tissue staining by osmium tetroxide-ferrocyanide mixtures. J Histochem Cytochem，1979，27（7）：1084-1091.

[22] Tapia JC，Kasthuri N，Hayworth KJ，et al. High contrast en bloc staining of neuronal tissue for field emission scanning electron microscopy. Nature Protocol，2012，7（2）：193-206.

[23] Willingham MC，Rutherford AV. The use of osmium-thiocarbohydrazide-osmium（OTO）and ferrocyanide-reduced osmium methods to enhance membrane contrast and preservation in cultured cells. J Histochem Cytochem，1984，32（4）：455-460.

[24] Locke M，Krishnan N，McMahon JT. A routine method for obtaining high contrast without staining sections. J Cell Biol，1971，50（2）：540-544.

[25] Tapia JC，Kasthuri N，Hayworth KJ，et al. High-contrast en bloc staining of neuronal tissue for field emission scanning electron microscopy. Nat Protocol，2012，7（2）：193-206.

附录7 病毒电镜样本操作中的实验室生物安全

用于电镜观察的生物样本来源多种多样，其中可能含有活的病原微生物，因此在电镜样本的制备中，如何保证实验室生物安全是首先需要考虑的问题。在常规电镜样本操作技术中，负染操作通常对生物样本的活性无显著影响，电子束冲击和真空状态也不能完全灭活样本中的病原微生物[1]，反而可能导致电镜内部的污染，因此在进行负染操作时必须对样本进行灭活处理；超薄切片技术需要用醛类对样本进行固定处理，而多数病原微生物对醛类固定剂敏感，但如何保证灭活的有效性需要操作人员根据操作对象制定详细的风险评估程序和灭活效果验证规程。

一、制定电镜样本生物安全操作规程应考虑的要素

（1）风险评估：根据操作样本的活性、生物危害分类和拟使用的样本制备方法等确定其风险。

（2）操作人员：需要经过实验室生物安全培训，建立健康档案并进行必要、合理的免疫接种。操作感染性样本的人员工作中和工作后要求进行健康监测。

（3）设施设备：应配备生物安全柜、压力蒸汽灭菌器和空气消毒设备等基本设备。样本制备应与电镜设备在相对隔离的区域[2]。

（4）体系文件：实验室要根据病原微生物实验室生物安全管理条例建立管理体系文件。

二、负染样本制备中的生物安全风险及控制方法

在使用负染技术制备样本时，对感染性样本的操作需要根据其生物安全等级选择相应级别的生物安全实验室，对于负染样本常采取以下方法进行灭活。

（一）负染操作中的样本灭活方法

对用于负染制备的样本多采取醛类固定剂进行灭活，对高致病性病原微生物则需要增加紫外线照射和（或）含氯消毒剂进行灭活[3]。

1. 醛类固定剂灭活方法　大多数病原微生物能够被甲醛和戊二醛灭活。通常采用的

几种操作方法如下：

（1）在样本内加入终浓度为2%的甲醛溶液或0.5%的戊二醛溶液，并作用至少20min。此方法简单易行，最为常用。该方法会因为样本内加入了固定液而稀释了样本中病原微生物的颗粒浓度，必要时可以富集后再进行负染色制样。研究表明，含有终浓度2%甲醛溶液的病毒样本经37℃加热1h，可有效灭活痘病毒、腺病毒和诺如病毒[4]。

需要注意的是，上述方法灭活处理的样本，建议尽快进行负染检测，因有的病毒在长期使用醛类固定后，其形态可能发生变化，而导致不易进行形态鉴定（附图7-1）。

（2）将吸附了样本的载网漂浮在2%甲醛溶液或0.5%戊二醛溶液的液滴上，并作用至少20min。该方法的缺点是可能导致吸附在网上的部分病原颗粒被洗脱掉。

（3）将载网放在平皿内的滤纸上，将盛有浓度为37%的甲醛溶液的瓶盖也置于平皿内的滤纸上，盖上平皿盖，使载网暴露于甲醛环境中至少30min。

另外，当怀疑样本内含有孢子时，需要调整甲醛的浓度，使用终浓度为10%的甲醛溶液进行灭活。具体使用上述哪种方法应根据操作样本中病原体的种类、浓度和所属生物安全级别等情况进行综合评估后确定。

2. 紫外线照射和含氯消毒剂灭活方法　如果样本中疑似含有高致病性病原微生物，为确保灭活病毒（包括操作过程中使用的镊子、滤纸、平皿等器物上的病毒），除了对样本进行醛类灭活外，还应该进行紫外线照射或次氯酸处理。具体做法是将载网及接触样本的物品（如镊子）置于紫外灯下，并与载网相距6.5cm照射10min，然后反转载网照射另一面10min。向大平皿中加入10%次氯酸溶液，使其覆盖整个平皿底部，将盛有载网的小平皿放入大平皿内，并移除小平皿盖子。

负染操作过程中的其他物品、设备，如镊子、滤纸、移液器、台面等也应进行相应的病毒灭活处理。

（二）超薄切片样本制备中的风险及控制方法

超薄切片样本制备时，在对感染性样本进行固定前的吸取和转移等操作可能有人员暴露风险，需要根据其生物安全等级选择在相应级别的生物安全实验室内操作，人员采取相应的防护措施后进行样本制备、固定处理。固定后完全灭活的样本可在普通实验室完成后续制备程序。

需要强调的是，超薄切片样本取材时不可过大，对于过大的样本固定剂无法有效穿透，从而无法有效固定及灭活病毒，有造成操作人员感染的风险。

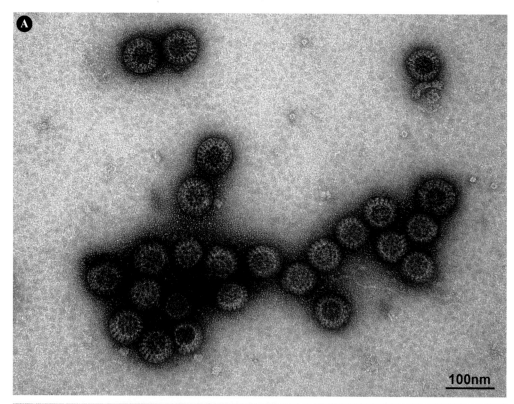

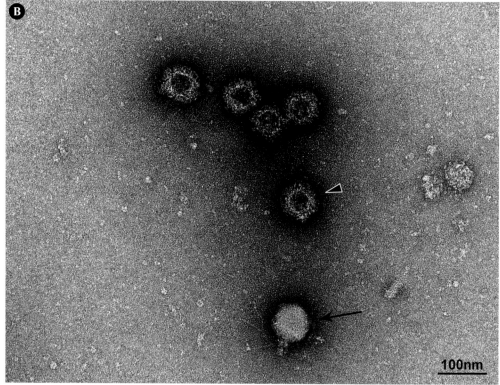

附图 7-1　不同固定时长对人粪便样本内轮状病毒形态的影响（1% 乙酸双氧铀溶液负染）

A. 2% 甲醛溶液固定 2h，病毒呈典型轮状病毒形态；B. 2% 甲醛溶液固定 45 天，三角示轮状病毒，可见长时间固定后，轮状病毒表面结构变得模糊不清，导致其形态变得不典型，箭头示噬菌体

【主要参考文献】

［1］洪涛. 生物医学超微结构与电子显微镜技术. 北京：科学出版社，1984.

［2］Pien BC，Saah JR，Miller SE，et al. Use of sentinel laboratories by clinicians to evaluate potential bioterrorism and emerging infections. Clin Infect Dis，2006，42（9）：1311-1324.

［3］Centers for Disease Control and Prevention. Specimen Collection. [2023-05-15]. https：//www.cdc.gov/smallpox/lab-personnel/specimen-collection/index.html.

［4］Möller L，Schünadel L，Nitsche A，et al. Evaluation of virus inactivation by formaldehyde to enhance biosafety of diagnostic electron microscopy. Viruses，2015，7（2）：666-679.

附录 8　重要医学病毒分类简表（按核酸类型）

科（Family）	亚科（Subfamily）	属（Genus）	种（Species）（举例）
		双链 DNA 病毒（dsDNA virus）	
痘病毒科（Poxviridae）	脊椎动物痘病毒亚科（Chordopoxvirinae）	正痘病毒属（Orthopoxvirus）	痘苗病毒（Vaccinia virus）、天花病毒（Variola virus）、猴痘病毒（Monkeypox virus）、牛痘病毒（Cowpox virus）
		副痘病毒属（Parapoxvirus）	口疮病毒（Orf virus）、伪牛痘病毒（Pseudocowpox virus）
		软疣痘病毒属（Molluscipoxvirus）	人传染性软疣病毒（Molluscum contagiosum virus）
疱疹病毒科（Herpesviridae）	α 疱疹病毒亚科（Alphaherpesvirinae）	单纯疱疹病毒属（Simplexvirus）	人疱疹病毒 1 型（Human herpesvirus 1）（herpes simplex virus 1）、人疱疹病毒 2 型（Human herpesvirus 2）（herpes simplex virus 2）、猴 B 病毒（Monkey B virus）、
		水痘病毒属（Varicellovirus）	人疱疹病毒 3 型（Human herpesvirus 3）（vericella-zoster virus）、伪狂犬病病毒（Pseudorabies virus）
	β 疱疹病毒亚科（Betaherpesvirinae）	巨细胞病毒属（Cytomegalovirus）	人疱疹病毒 5 型（Human herpesvirus 5）（human cytomegalovirus）
		玫瑰疱疹病毒属（Roseolovirus）	人疱疹病毒 6 型（Human herpesvirus 6）、人疱疹病毒 7 型（Human herpesvirus 7）
	γ 疱疹病毒亚科（Gammaherpesvirinae）	淋巴滤泡病毒属（Lymphocryptovirus）	人疱疹病毒 4 型（Human herpesvirus 4）（Epstein-Barr virus）
腺病毒科（Adenoviridae）		哺乳动物腺病毒属（Mastadenovirus）	人腺病毒 3 型、7 型、55 型、5 型、40 型、41 型（Human adenovirus type 3、7、55、5、40、41）
多瘤病毒科（Polyomaviridae）		多瘤病毒属（Polyomavirus）	人 BK 多瘤病毒（BKV）、人 JC 多瘤病毒（JCV）
乳头瘤病毒科（Papillomaviridae）		α 乳头瘤病毒属（Alphapaillomavirus）	人乳头瘤病毒（Human papillomavirus）

续表

科（Family）	亚科（Subfamily）	属（Genus）	种（Species）（举例）
单链 DNA 病毒（ssDNA virus）			
细小病毒科（Parvoviridae）	细小病毒亚科（Parvovirinae）	红细小病毒属（Erythroparvovirus）	人细小病毒 B19（Human parvovirus B19）
		依赖细小病毒属（Dependoparvovirus）	腺相关病毒（Adeno-associated virus）
DNA 和 RNA 逆转录病毒（DNA and RNA reverse transcribing virus）			
嗜肝 DNA 病毒科（Hepadnaviridae）		正嗜肝 DNA 病毒属（Orthohepadnavirus）	乙型肝炎病毒（Hepatitis B virus）
逆转录病毒科（Retroviridae）	正逆转录病毒亚科（Orthoretrovirinae）	α 逆转录病毒属（Alpharetrovirus）	
		β 逆转录病毒属（Betaretrovirus）	
		γ 逆转录病毒属（Gammaretrovirus）	
		δ 逆转录病毒属（Deltaretrovirus）	人嗜 T 淋巴细胞病毒 1 型、2 型（Human T-lymphotropic virus 1, 2）
		慢病毒属（Lentivirus）	人免疫缺陷病毒 1 型（Human immunodeficiency virus 1）
	泡沫病毒亚科（Spumaretrovirinae）	泡沫病毒属（Spumavirus）	人泡沫病毒（Human foamy virus）
双链 RNA 病毒（dsRNA virus）			
呼肠孤病毒科（Reoviridae）	刺突呼肠孤病毒亚科（Spinareovirinae）	正呼肠孤病毒属（Orthoreovirus）	哺乳动物正呼肠孤病毒（Mammalian orthoreovirus）
	光滑呼肠孤病毒亚科（Sedoreovirinae）	轮状病毒属（Rotavirus）	A、B、C 种轮状病毒（Rotavirus A, B, C）
单股负链 RNA 病毒（negative-sense ssRNA virus）			
弹状病毒科（Rhabdoviridae）		狂犬病毒属（Lyssavirus）	狂犬病毒（Rabies virus）
丝状病毒科（Filoviridae）		马尔堡病毒属（Marburgvirus）	马尔堡病毒（Marburg virus）
		埃博拉病毒属（Ebolavirus）	埃博拉病毒（Ebola virus）
副黏病毒科（Paramyxoviridae）	腮腺炎病毒亚科（Rubulavirinae）	正腮腺炎病毒属（Orthorubulavirus）	腮腺炎病毒（Mumps virus）
	禽副黏病毒亚科（Avulavirinae）	正禽副黏病毒属（Orthoavulavirus）	新城疫病毒（Newcastle disease virus）
	正副黏病毒亚科（Orthoparamyxovirinae）	呼吸道病毒属（Respirovirus）	仙台病毒（Sendai virus）
		麻疹病毒属（Morbillivirus）	麻疹病毒（Measles virus）
		亨尼帕病毒属（Henipavirus）	亨德拉病毒（Hendra virus）、尼帕病毒（Nipah virus）

续表

科（Family）	亚科（Subfamily）	属（Genus）	种（Species）（举例）
肺病毒科（Pneumoviridae）		正肺病毒属（Orthopneumovirus）	人呼吸道合胞体病毒（Human respiratory syncytial virus）
		偏肺病毒属（Metapneumovirus）	人偏肺病毒（Human metapneumovirus）
正黏病毒科（Orthomyxoviridae）		甲型流感病毒属（Influenzavirus A）	甲型流感病毒（Influenza A virus）
		乙型流感病毒属（Influenzavirus B）	乙型流感病毒（Influenza B virus）
		丙型流感病毒属（Influenzavirus C）	丙型流感病毒（Influenza C virus）
周布尼亚病毒科（Peribunyaviridae）		正布尼亚病毒属（Orthobunyavirus）	拉克罗斯病毒（La Cross virus）
汉坦病毒科（Hantaviridae）		正汉坦病毒属（Orthohantavirus）	汉坦正汉坦病毒（Hantaan orthohantavirus）
内罗病毒科（Nairoviridae）		正内罗病毒属（Orthonairovirus）	克里米亚-刚果出血热病毒（Crimean-Congo hemorrhagic fever orthonairovirus）
白蛉病毒科（Phenuiviridae）		白蛉病毒属（Phlebovirus）	裂谷热病毒（Rift Valley fever virus）、大别班达病毒（Dabie bandavirus）
沙粒病毒科（Arenaviridae）		沙粒病毒属（Arenavirus）	拉沙病毒（Lassa virus）、淋巴细胞性脉络丛脑膜炎病毒（Lymphocytic choriomeningitis virus）、胡宁病毒（Junin virus）
单股正链 RNA 病毒（positive-sense ssRNA virus）			
小 RNA 病毒科（Picornaviridae）		肝炎病毒属（Hepatovirus）	甲型肝炎病毒（Hepatitis A virus）
		肠道病毒属（Enterovirus）	脊髓灰质炎病毒（Poliovirus）、人肠道病毒 C 种（Human enterovirus C）、人阿萨奇病毒（Human coxackivirus）
			人鼻病毒（Human rhinovirus）
		心病毒属（Cardiovirus）	脑心肌炎病毒（Encephalomyocarditis virus）
		口蹄疫病毒属（Aphthovirus）	口蹄疫病毒（Foot-and-mouth disease virus）
星状病毒科（Astroviridae）		哺乳动物星状病毒属（Mamastrovirus）	人星状病毒（Human astrovirus）

续表

科（Family）	亚科（Subfamily）	属（Genus）	种（Species）（举例）
冠状病毒科（Coronaviridae）	正冠状病毒亚科（Orthocoronavirinae）	α冠状病毒属（Alphacoronavirus）	人冠状病毒229E（Human coronavirus 229E）、人冠状病毒NL63（Human coronavirus NL63）
		β冠状病毒属（Betacoronavirus）	严重急性呼吸综合征冠状病毒（severe acute respiratory syndrome coronavirus, SARS-CoV）、严重急性呼吸综合征冠状病毒-2（severe acute respiratory syndrome coronavirus-2, SARS-CoV-2）、中东呼吸道综合征冠状病毒（Middle East respiratory syndrome coronavirus, MERS-CoV）、人冠状病毒OC43（Human coronavirus OC43）、人冠状病毒HKU1（Human coronavirus HKU1）
黄病毒科（Flaviviridae）		黄病毒属（Flavivirus）	黄热病毒（Yellow fever virus）、登革病毒（Dengue virus）、日本脑炎病毒（Japanese encephalitis virus）、圣路易斯脑炎病毒（St. Louis encephalitis virus）、西尼罗病毒（West Nile virus）
		丙型肝炎病毒属（Hepacivirus）	丙型肝炎病毒（Hepatitis C virus）
风疹病毒科（Matonaviridae）		风疹病毒属（Rubivirus）	风疹病毒（Rubella virus）
披膜病毒科（Togaviridae）		甲病毒属（Alphavirus）	辛德毕斯病毒（Sindbis virus）、西方马脑炎病毒（Western equine encephalitis virus）、东方马脑炎病毒（Eastern equine encephalitis virus）、委内瑞拉马脑炎病毒（Venezuelan equine encephalitis virus）、基孔肯雅病毒（Chikungunya virus）、罗斯河病毒（Ross River virus）
戊型肝炎病毒科（Hepeviridae）		戊型肝炎病毒属（Hepevirus）	戊型肝炎病毒（Hepatitis E virus）